100세 시대를 위한

자연식품과 건강관리

100세 시대를 위한
자연식품과 건강관리

펴 낸 날   2017년 7월 7일

지 은 이   이채호
펴 낸 이   최지숙
편집주간   이기성
편집팀장   이윤숙
기획편집   허나리, 윤일란
표지디자인 허나리
책임마케팅 하철민, 장일규
펴 낸 곳   도서출판 생각나눔
출판등록   제 2008-000008호
주   소   서울 마포구 동교로 18길 41, 한경빌딩 2층
전   화   02-325-5100
팩   스   02-325-5101
홈페이지   www.생각나눔.kr
이 메 일   bookmain@think-book.com

- 책값은 표지 뒷면에 표기되어 있습니다.
  ISBN 978-89-6489-730-0   03510

- 이 도서의 국립중앙도서관 출판 시 도서목록(CIP)은 서지정보유통지원시스템 홈페이지
  (http://seoji.nl.go.kr)와 국가자료공동목록시스템(http://www.nl.go.kr/kolisnet)에서
  이용하실 수 있습니다(CIP제어번호: CIP2017014261).

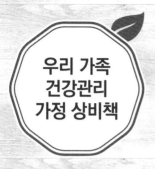

우리 가족
건강관리
가정 상비책

이채호 지음

100세 시대를 위한

자연식품과 건강관리

신이 인간에게 허락한 자연식품

우리가 주로 먹는 식품인 채소나 과일,
그리고 주식으로 먹는 곡류까지 총망라!

자연식품은 영양성분은 물론 병을 고치고 예방하며,
치유 효과가 있는 약효 성분을 함유하고 있습니다.

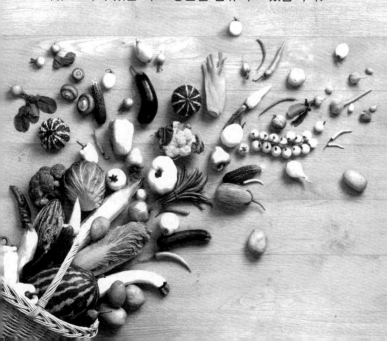

생각나눔

　우리가 어릴 적 시골에 살면서 부모님이 유기 농법으로 채소를 재배하여 시장에
내다 팔기도 하고 가족들에게 반찬으로 사용한 채소들이나 곡물들이 현대 사회에
서 '다이어트 식품'으로 인기를 얻고 있는 것은 그 가치 즉, 효능을 잘 알려진 이후
부터입니다.

　보리밥이 당뇨 및 비만에 도움이 된다거나 메밀이 고혈압에 좋다는 것과 산모들
이 주로 먹는 미역이 혈액 순환제로 작용하여 모유를 잘 나오게 한다는 것이 이에
대한 좋은 예라 할 수 있습니다.

　허준 선생의 『동의보감』이 세계문화유산에 등재될 정도의 한의학 서적으로 유명
한 것도 우리 주위의 야생초에 대한 연구 및 실험 자료를 근거로 하였기 때문입니
다. 우리는 자연식품으로 모든 질병에 대처하지 않고 오직 현대 의학으로만 만병을
치유하려고 합니다.

　게다가 우리 몸의 건강유지를 위해 아주 기초적인 자연식품마저도 다른 사람이
좋다고 하면 마구잡이로 섭취함에 따라 때로는 독이 되기도 하는 부작용을 초래하
기도 합니다.

　우리가 재배하고 사육하여 항시 섭취하고 있는 일반 식품이나 산과 들이나 강, 그
리고 바다 등에서 자라고 있는 자연식품을 자기 체질에 맞게 잘 섭취함으로써 부작

용을 방지하는 일상생활의 지침서라 할 수 있을 정도로 자연 식물에 대한 효능을 저자 이채호 선생은 자신의 폭넓은 경험을 토대로 잘 기술하고 있습니다.

따라서 이번에 수정 보완하여 재발행하는 『100세 시대를 위한 자연식품과 건강관리』라는 이 책은 현대병이라 하는 성인병의 만연시대에 사는 우리에게 가족의 건강관리에 큰 도움이 되는 필독 지침서로 믿어 의심치 않기에 모든 가정에 이 한 권의 책을 자신 있게 권하고 싶습니다.

2017년 5월

전 한국폴리텍II대학 인천캠퍼스 학장
현 한국폴리텍I대학 서울정수캠퍼스 외래교수
대한민국산업현장교수, 공학박사 이 병 기

神이 人間에게 허락한 자연식품

창세기에 의하면, "하나님이 가라사대 땅은 풀과 씨 맺는 채소와 각기 종류대로 씨 가진 열매 맺는 과목을 내라 하시매 그대로 되어" 지구에 자라고 있는 모든 식물들의 잎 모양, 잎 수, 줄기, 뿌리, 열매 등이 하나같이 똑같은 것이 없는가 하면, 인간들 또한 같은 사람이 없다는 것과 인간의 오장육부가 완전한 사람이 없다는 것은 천지를 창조하신 하나님께서 분명한 이유가 있을 것입니다.

자연의 모든 생물들의 모양이 다르고, 계절에 따라 색상이 변하고, 잎, 열매, 줄기, 뿌리가 다른 것에도 모두 이유가 있을 것입니다.

유네스코에 문화재로 등록된 『동의보감』에 기록된 한약재 역시 각종 산야초 들로, 지역에 따라 인간들이 먹는 음식물 모두 똑같은 종류가 없으며, 각기 다른 음식물로 처방이나 약재의 효능이 각기 다르게 기록되어 있습니다.

이는 분명 자연의 생물에 따라 질병의 치유력이나 영양학적이나, 인체의 기능적 측면을 고려하여 모든 인간이 슬기롭게 활용하도록 조물주가 창조하셨기에 우리는 이를 깨달아 잘 활용하여야 할 것입니다.

뉴욕 내외과대학 교수인 알론조 클라크 박사는 "우리들이 쓰는 약은 모두가 독이며, 먹으면 먹을수록 환자의 활력을 떨어뜨린다."라고 주장하고 있으며, 병을 낫게 하려는 의사의 열성이 오히려 심한 해독을 주고 있다는 주장을 하고 있습니다. 이는 자연에 맡기면 저절로 회복될 것을 오히려 우리들이 서둘러 묘지로 보내고 있다는 것입니다.

우리는 병을 치료하는 데 단순히 신체적인 병만을 문제 삼을 것이 아니라 자신의 생활환경, 습관, 태도, 내면의 갈등, 대인관계, 영양 상태, 가정환경, 직업적 여건을 고려하여 전인적인 치료의 관리가 필요하다는 것을 깨달아야 할 것입니다. 따라서 만물을 창조하신 하나님께서 지상의 모든 생물들을 인간이 잘 관리하고 보존하도록 하셨기에 인간은 이를 잘 관리하고 활용하여야 할 것입니다.

유명한 철학자 히포크라테스는 음식으로 고칠 수 없는 병은 약으로도 고칠 수 없다고 하였으며, 미국 상원 영양특별위원회 위원장을 지낸 맥거번의 보고서를 요약하면 "잘못된 식생활이 성인병을 만든다."라고 주장하였는데, 이는 잘못된 식습관이 성인병의 원인임을 알 수 있습니다.

수천 년 동안 임상시험을 통해 우수성과 안전성을 보장받은 우리의 민중의술(民衆醫術)은 물론, 허준 선생의 『동의보감』을 재조명하여 이를 현대 의학으로 접목하여 연구하지 않으면 대한민국의 한의학은 완성될 수 없습니다.

우리의 민중의술은 먹어서 소화를 통해 스스로의 건강을 지키는 것이 대부분이기 때문에 화공약품의 알약에서 오는 해독을 줄일 수 있다는 점에서 서양의학의

한계와 문제점을 극복할 수 있는 대안으로 떠오르고 있다는 사실을 우리는 유념하여야 할 것입니다.

  산업이 발전하고, 생활의 수준이 향상되면서 식생활 패턴이 서구화되어 채식에서 육식과 함께 인스턴트 식품이 주도하는 가공 음식으로 식단이 변모해 가고 있으니 체질 또한 서구화로 인하여 성인병이 일반화되어 가는 것을 보고 있으니 안타깝기만 합니다.

  우선 우리가 주로 먹는 식품의 채소나 과일, 그리고 주식으로 먹는 곡류까지 영양 성분은 물론 병을 고치고, 예방하며, 치유 효과를 가지는 약효 성분을 함유시켜 주었으니, 우리 인간들은 이를 잘 관리하고 보존하면서 활용하여야 할 것입니다.

  첫 번째 색상별로 우리 인체의 오장육부에 어떠한 영향을 주고 있는가에 대하여 고찰하였고,

  두 번째 체질에 따라 어떠한 식물이 자기 몸에 적합한지를 고찰하였으며,

  세 번째 어떠한 식품과 음식이 자기 몸에 맞는지 또는 맞지 않는지를 구분하여 섭취하여야 건강을 관리할 수 있음을 기록하였습니다.

이 자료를 근거로 하여 자연식품을 효소 또는 발효식품으로 복용하거나 차 또는 탕으로 복용하는 데 있어서 자기체질에 맞는 식품을 선택하여 어떠한 방법으로 조화롭게 응용하여 복용하느냐에 따라 100세 시대에 사는 우리에게 건강을 유지하는 데 크게 도움이 될 것입니다.

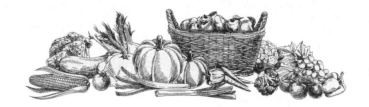

차 례

• 『100세 시대를 위한 자연식품과 건강관리』를
출간하면서

• 참고문헌

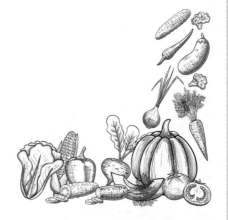

自然食品
健康管理

식품의 기본원칙(基本原則)

제 1 장

1. 서 론

본 교재 제8장 2에 의하면, 카본 광선 치료 요법에서 언급한 바와 같이 일본이 제2차 세계대전 시 원자 폭탄에 의해 발생한 각종 피부병을 치유하기 위하여 黑田保次良(흑전 보차량)에 의해 개발한 태양광선요법에서 알 수 있듯이, 오늘날 모든 양계장에는 닭들이 형광등 불빛 속에서 화학물질이 들어간 사료를 먹으면서 무정란만을 마구 쏟아내고, 혈액암으로 죽어 가는 닭들을 인간들은 쳐다만 보고 있는 것이 현실이다.

하지만 이들을 들이나 야산에 풀어 놓고 2~3개월만 관리를 잘 해주면 대부분 건강을 회복하는 것은 그들의 몸에서 무너져 가던 자연치유 능력이 존재하고 있음을 입증하고 있다.

그들의 환경변화, 즉 생활조건과 먹이의 변화로 인하여 인간이 그렇게도 무서워하는 혈액암이 치유되는 것은 위대한 자연치유능력이 있기 때문이다.

닭장 안에서 죽어 가는 닭들의 병명은 무엇인지 알 수는 없지만, 일단 풀어 놓기주기만 하면 다시 살아난다는 사실을 알고 있으며, 이 또한 모두가 경험하였다.

그렇다면 이러한 닭들이 첨단 암 치료의 수단도 없이 다시 살아날 수 있었던 원동력은 어디에 있을까? 그것은 바로 화학물질로부터의 해방이며 닭 본연의 먹이인 자연의 먹이로 복귀하였기 때문이 아닐까?

닭 본연의 먹이는 자연의 식물과 열매, 그리고 메뚜기, 개구리 등 작은 곤충들로 먹이의 주종을 이루고 있는 자연 속에 있는 생물들이다. 그들은 본능적으로 자연 속에 있는 풀잎을 뜯어먹고, 풀씨를 주워 먹고, 각종 곤충들이 닭들의 자연적인 먹이다.

여기에 건강한 물과 건강한 공기, 그리고 자연 속의 흙이나 돌에서 나오는 원적외선과 같은 생명선에 의해서 생체내의 자연 치유력이 되살아나듯, 인간 역시 자연식품을 그대로 먹으면서 살아갈 때 비로소 건강한 몸을 유지하면서 인간의 수명을 다할 것이다.

2. 곡류는 배아까지 먹어라

우리 선조들은 좁쌀로 위대한 환자식을 만들었으나, 지금은 새들의 먹이로만 인식되어 그 가치가 떨어지게 되었다. 그러나 그 작은 좁쌀도 하나의 생명체이기 때문에 이 역시 의미가 있는 피조물임에 틀림이 없다.

보통 생선을 섭취할 때 큰 물고기 한 마리보다 작은 물고기를 여러 마리를 섭취하는 것이 영양학적으로 더 효과적인 것과 마찬가지로, 곡류 또한 배아가 있는 곡류를 많이 섭취하는 것이 더 효과적이라 할 수 있는데, 그 의미가 바로 인간의 음식물이다.

곡식의 배아 속에는 아연(Zn)이나 규소(Si), 망간(Mn) 등 크게 주목받고 있는 약효성 외에도 다른 다양한 필수성분이 많다. 그중 '즉효의 산소'라고 하는 판가민산은 비타민B13라 하여 체세포의 산소 이용율을 높이고 항암효과까지도 있어 각광 받는 필수성분이다.

모든 곡류들은 하나같이 같은 것이 없고 모두 다른 특성을 가지고 있어, 특히 현미의 배아에는 농약 해독제인 휘친산이 들어있어 수은(Hg)과 같은 맹독성 물질로부터 인간을 보호한다. 그러나 현미가 백미로 바뀌면 위대한 생명력이 담긴 씨눈이 모두 떨어져 나가버리니 몸에 좋을 것이다 생각한 것이 오히려 해를 끼치고 있다 할 것이다.

동양인의 주식인 쌀의 현미와 유럽인의 주식인 밀과 옥수수의 씨눈 속에 많이 들어있는 비타민E(토코페롤)가 인체 내에서 세포변이를 억제하고, 혈액순환을 원활하게 하며, 세포의 노화현상을 억제할 뿐 아니라, 임신을 가능케 하는 곡물의 씨눈을 모두 깎아내 버리고 먹는 식생활의 습관이 과연 왜 생겼는지 이해하기 힘들다.

그런데 사람들은 이것을 다시 가공하여 가축들의 먹이나 가난한 나라의 구호 식량으로 그 가치를 격하시켜 놓고 말았다.

배아가 달린 곡식을 인간이 먹고사는 식생활의 태도가 바로 우리의 몸에 장치되어 있는 자연 치유력을 활성화하는 방법임이 분명하므로 우리 인간들은 이에 역행하지 말고 배아까지 먹어야 할 것이다.

3. 채소는 뿌리와 함께 먹어라

모든 채소의 생명력은 뿌리에 있기 때문에 근채류를 즐겨 먹든가 아니면 채소를 뿌리까지 먹어야 자연 치유력이 높아진다.

채소에는 근채류와 엽채류, 그리고 줄기채소가 있는데, 특히 암을 위시한 만성병 환자에게는 근채류가 좋다.

채소는 어디까지나 주식이 아니기 때문에 그렇다고 지나치게 많이 먹거나 적게 먹을 이유는 없지만, 충분히 먹는 것이 좋다.

체구가 건장하고 비만한 사람은 채소 잎을 즐겨 먹는 것이 좋고, 몸이 가냘프고 허약해 보이는 사람은 뿌리 채소가 좋다.

또한, 밤에는 뿌리 채소류가, 낮에는 엽 채소류가 좋으며, 겨울철에는 채소류 를 말리거나, 땅속에 묻어 보관하거나, 발효시켜 보관하게 함으로써 채소류를 신선하게 유지하면서 먹도록 가르치고 있다.

그러나, 지금 우리는 고유의 식생활이 사시사철 아무것이나 포식하는 생활로 바뀌게 되었는데 이는 비닐하우스 재배에 의한 성장촉진제, 비료, 농약 등을 사용하여 대량 생산과 소비를 유도하므로 인하여 채소의 생명력이 20% 효과밖에 기대할 수 없는 채소들이다.

모든 자연의 식품에는 각기 다른 특성이 있어 여러 가지를 고루고루 먹을 때 비로써 건강증진에 상승효과를 기대하게 된다.

뿌리 채소에 속하는 것들은 더덕, 도라지, 당근, 무, 감자, 고구마, 마늘, 파, 생강, 우엉, 연근 등이 있지만, 이들 모두 골고루 먹도록 하여 우리 체내의 자연 치유력을 부활시키도록 하여야 할 것이다.

흰색의 도라지나 무, 붉은색의 당근, 푸른색의 무 윗부분, 노란색의 양배추, 흑갈색의 우엉을 위시하여 햇빛을 받으면서 자란 각종 채소들이 모두 우리의 건강을 지켜줄 것이다.

채소는 모두가 좋지만, 이는 뿌리까지 통째로 먹는 습관을 길러 만성병의 예방과 치료에 자연의 섭리를 이용하여야 할 것이다.

특히 자연 속에서 자라나는 산나물, 산채는 모두 건강한 것들이며, 이들이 모두 위대한 무공해 의약품임을 잊지 않도록 하여야 할 것이다.

4. 과실은 껍질까지 먹어라

모든 과일의 씨 속에는 필수 영양소는 물론이고 각종 비타민, 미네랄이 골고루 들어있어, 그리고 생명체가 번식하는 데 필요한 생명 물질이 들어있는 씨와 영양분이 풍부하게 함유된 껍질을 먹는 것이 곧 병을 고치는 약을 먹는 것과 같다.

실제로 과일의 씨는 대부분 의약품으로 지정되어 있는데, 특히 주목해야 하는 살구씨(杏仁), 복숭아씨(桃仁), 자두 씨, 매실 씨, 사과 씨 속에 들어있는 아미그다린이라고 하는 물질은 항암효과, 조혈효과, 혈압 조정 효과, 진통 효과, 살균 효과가 있기 때문이다.

또한, 과일의 씨가 자연 치유력을 높이는 데 있어서 큰 역할을 하는 이유로는 판가민산이라고 하는 영양성분이 씨 속에 들어있는데 일명 '즉효의 산소'라고 불리는 일종의 비타민으로 아미그다린과 함께 항암제로 각광 받아 마땅한 필수성분이다.

과일은 역시 여름철에는 수분이 많은 과일, 겨울철에는 수분이 적게 들어있는 과일로 제철에 맞는 과일을 먹어야 하고, 그것도 자기가 태어나 사는 곳에서 나오는 과일을 먹는 것이 제일 좋다.

수입 과일의 종류가 무엇이든, 그리고 그 과일 속에 들어있는 성분이 무엇이건 간에 자기 나라에서 나오는 과일이 제일 잘 맞는 과일이라고 믿으면 틀림이 없다. 그리고 과일은 제철에 먹어야 한다.

대량 생산을 위하여 촉성 재배의 진실을 모르는 소비자로는 과일 또한 화학물질의 오염에서 벗어날 수 없는 현실을 직시해야 한다.

한마디로 수입 과일은 온통 화학물질에 오염된 것이라고 믿으면 된다.

비록 먹을 것이 별로 없고 맛이 시고 떫다 하더라도 자연에서 자란 과일은 진짜이기 때문에 자연 치유력을 높여 준다. 과일을 먹을 때 항상 씨까지 먹는 습관을 길러두는 것이 만성병을 예방하는 길이 될 것이며 자연치유를 가능하게 할 것이다.

과일은 보통 80% 이상 수분으로 구성돼 있으며 이 수분은 과일에 들어있는 풍성한 영양소를 포함하고 있다.

그래서 과일의 영양성분은 곡류나 육류 같은 다른 식물에 비해 인체에 가장 빠르게 흡수하는 생명력 있는 과일을 껍질까지 먹어야 할 것이다.

종류에 따라 그 함량은 다르지만, 일반적으로 햇볕을 많이 받고 자란 과일, 노란빛의 과일일수록 함량이 높다.

중요한 것은 과일의 성질은 알칼리성이 강해 일반적인 식단만으로 산성화되기 쉬운 현대인들의 체액 pH를 적정하게 유지하는 데 큰 도움이 된다는 점이다.

우리나라의 가장 대표적인 과일 중 특히 영양이 가장 풍성한 사과, 배, 복숭아 등은 수분이 가장 많은 과일로 이는 껍질까지 먹어야 한다.

특히 사과를 하루에 한 개씩 먹으면 의사를 만날 일이 없게 된다는 말이 있을 정도로 종합영양제인 비타민C와 나트륨, 칼슘 등 무기질이 풍부하여 고혈압을 예방하고 치료하며, 타닌산과 펙틴이 풍부하여 장의 소화를 돕기 때문에 위장장애를 해소하는 한편 비만을 예방해준다.

또한, 철분흡수를 돕고 긴장을 풀어주는 진정작용과 불면 해소, 빈혈, 두통에 효과가 있으며 구연산 주석산 등은 피로물질 제거에 탁월한 효과가 있다.

감은 『향약구급방』 민방의 구전을 통해 고혈압, 중풍, 이질, 설사, 대장염, 구토, 야뇨증 등에 효과가 있다고 설명돼 있는데, 비타민C가 사과보다 10배가량 많을 정도로 풍부하여 악성 빈혈에 아주 좋다.

비타민A도 다량 함유돼 있어 비타민제로는 여러 과일 중에 으뜸이다.

비타민A의 원료인 베타-카로틴은 비타민C와 함께 몸의 저항력을 높여 주기 때문에 푸른 감잎을 따두었다가 차로 만들어 마시면 겨울 동안 감기 예방에도 좋은 효과가 있다.

특히 곶감을 만들면 표면에 하얗게 끼는 가루(시상)가 생기는데, 한방에서는 가래와 기침, 만성기관지염과 폐열을 낮추는 약재로 사용한다.

배는 고기를 요리할 때 소화를 돕기 위해 무와 함께 사용되기도 하는 가장 오래된 한국 전통 과일 중 하나다.

강한 알칼리 식품으로, 사과산 주석산 시트르산 등의 유기산과 비타민C가 들어있어, 다른 과일과 달리 비타민B의 유효량이 특징이다.

기관지 천식 등에 효과가 있어 꿀에 재어두고 먹기도 하고 배변과 이뇨작용을 도우며 가래와 기침을 멎게 한다.

배의 해독작용은 특히 숙취 해소에 더욱 효과를 발휘한다.

5. 소금은 천일염만 먹어라

지구의 70%가 바닷물로 가득 차 있으며, 인간의 몸 또한 70%가 물로 가득 차 있지만, 그 물의 0.9%가 소금물로 되어 있다는 사실과 인간은 소금과는 밀접한 관계를 유지하지 않으면 생존이 불가능하다는 것이다.

이렇게 소금에 대한 가치는 인정하면서도 현대인들의 머릿속에는 고혈압, 신장염 등의 만성병을 일으키는 것으로 인식되어 무조건 기피하려는 생각들이 만연된 것이 현실이다.

의약품의 소금이 아닌 식품으로의 막소금(조염)이 우리 몸에 좋다는 것을 잊어버렸기 때문이다.

막소금에는 필수물질인 칼슘(ca), 칼륨(k), 마그네슘(mg)을 모두 없애버린 순수한 소금(의학용)인 염화나트륨(N2CL) 98.5%와 1%의 화학조미료가 배합된 화학물질인 맛소금은 고혈압을 유발하나, 천일염은 인체에 잘 맞는다는 것을 부정할 사람은 아무도 없다.

그러나 우리는 가공된 맛소금에 입맛을 길들여 놓아 쉽게 이를 떨쳐 내지 못하고 있다.

우리 몸에 생기는 만성적 질병을 예방하고, 또한 발생하면 자연 치유력을 높여주어야 하는데, 현대 의학에는 소금을 고혈압이나, 신장병을 일으키는 것으로 알고 적게 먹거나 이를 기피하고 있으며, 소금은 가짜 소금인 맛소금을 진짜 소금으로 착각하고 있으니 만성병 환자의 식탁에는 진짜 소금에 의해 만들어진 된장국이나 된장찌개가 반듯이 준비되어야 할 것이다.

맛소금이 끓인 물이나 無精卵(무정란)에 비유한다면 굵은 소금, 즉 막소금은 생수나 有精卵(유정란)에 비유될 것이다.

여기서 우리는 만성병 환자를 위하여 다시마와 海藻(해조)를 태워서 만든 소금을 권장하는데 이를 조염(천일염)이라 하며 특히 고혈압, 간장병, 신장병, 당뇨병 환자에게 자연치유 효과가 크다. 소금 기피증에 있는 만성질환자에게는 粗鹽(조염)이나 막소금(천일염)으로 발효시킨 식물성 식품인 간장, 고추장, 식초와 된장을 국이나 찌개를 통하여 체내에 소금을 충분히 공급해 주어야 질병의 자연 치유력이 높아진다는 사실을 기억하기 바란다.

6. 물은 지하 암반수를 먹어라

성인은 하루 평균 2,900㎖의 물이 필요한데, 이는 주로 음료수로 1,800㎖를 섭취하고, 음식물로 900㎖, 그리고 신진대사에 의한 200㎖의 물이 합쳐져 2,900㎖가 필요하다.

물은 구성 원소가 순수한 산소와 수소로 되어 있어 산소를 체내에 보급해주는 물질로도 중요하지만, 무기물이나 각종 미네랄, 철분 등이 함유되어 이것을 보충하는 데도 필요하다. 이 물을 우리는 크게 세 가지로 분류하고 있다.

첫째: 중성 물(H_2O)을 우리는 일명 증류수라고 하는데 수소이온농도 pH −7로 의약용이나 실험용이므로 사람은 식용이 불가능하다.

둘째: 산성 물은 수소이온농도 pH −1~6.9까지를 말하는데 음료용(pH -6.7~6.7)으로 가능하며, Cl, S, P 등이 다른 물질보다 많이 들어있다.

셋째: 알칼리성 물은 수소이온농도 pH −7.1~14까지의 물로, 사람이 먹을 수 있는 식수는 알칼리성 물로 pH −7.1~8.0까지이며 약알칼리성 물이 좋을 것이다.

인간의 혈액 수소이온농도가 7.36~7.45인 점을 감안한다면 Ca, K, Na 등의 무기물이 많이 들어있는 약알칼리성 물이 좋다.

암, 당뇨병, 심장병, 고혈압, 동맥경화증, 신장염, 만성간염 등은 체액의 산성화 경향으로 생기는 질병이므로 약알칼리성 식품 및 물을 먹어야 치유의 효과가 높아진다. 정상적인 세포는 산소가 요구되나 암세포 등 이상세포는 생존할 수 없으므로 물을 끓이면 산소가 없어져 죽은 물이 되고 만다.

물은 인간의 생명을 위해서 가장 거대한 필수물질이며 생명의 근원이 되고 있지만 끓인 물은 절대로 생명의 근원이 될 수 없다는 것이다.

이는 끓인 물속에서는 물고기 한 마리도 살지 못하며, 풀 한 포기도 살릴 수 없다. 하물며 인간의 몸이 병들어 지쳐있는 몸에 새로운 氣運(기운)을 넣어 주기 위해서는 약알칼리성 천연수를 마셔야만 자연 치유력이 부활하여 다시 태어날 수 있는 바, 가능한 물은 지하 암반수를 먹는 것이 좋지만, 오염이 심한 현실에서는 물을 끓여 먹도록 하되, 가능한 볶은 현미차를 만들어 완전히 식은 후(공기와 충분히 접촉하게 한다.) 수시로 마시면 혈액순환 개선, 노화 방지 및 소화 기능은 물론 유산균 증식에 아주 효과가 있다.

7. 고기는 뼈까지 먹어라

우리가 주식으로 먹고 있는 곡류에는 모두 씨눈이 있다. 따라서 우리는 씨눈을 많이 먹어야 하는데, 이는 씨눈이 제일 많은 좁쌀을 먹는 것이 우리 몸에 좋은 것 같이 생선도 마찬가지로 제일 작은 멸치를 통째로 먹는 것이 좋다.

너무 작아 먹을 것이 없는 멸치지만, 그것도 하나의 생명체임에 틀림이 없다.

따라서 큰 고기 한 마리를 먹는 것보다 멸치와 같은 작은 생선을 통째로 많이 먹는 것이 우리 몸에 좋다.

그래야만 자연 치유력이 높아진다.

그리고 생선은 먹되 비늘과 지느러미가 달린 생선을 먹어야 한다.

우리 조상님들 제사상에는 조기 한 마리는 절대 잊지 않았다는 것과 성서에 기록된바 예수그리스도가 수천 명이 먹을 음식을 준비할 때 어김없이 생선으로 해결한 사실을 생각해야 한다.

창조주는 색상에 따라 약효가 다르도록 하였으니, 생선을 먹을 때도 색상을 잘 선택하여 먹는 것이 질병의 예방과 자연치유에 큰 차이가 있다는 점도 잊어서는 안 될 것이다.

그런데 비늘이 없는 물고기들은 비린내도 많이 나고, 식중독도 많으며, 특히 알레르기성 체질에는 많은 피부병 증세를 나타내기도 하니, 인간에게 맞는 물고기는 역시 붕어 및 잉어와 같이 비늘과 지느러미가 달린 물고기임을 알 수 있다.

성서가 진리의 요람이라면 모든 불치의 병 또는 난치성 만성병 환자들은 먹으라는 유혹에 넘어가지 말고 성서의 가르침대로 복귀를 하여야 할 것이다.

작은 멸치를 통째로 먹어라. 그리고 생선을 먹되 비늘과 지느러미가 있는 생선을 먹으면서 그 생선이 가지고 있는 색깔을 잘 선택하여 먹으면 자연 치유력은 부활할 것이다.

저 넓은 바닷속에 우글거리는 모든 물고기는 창조주가 전 인류를 위해 준비해 놓은 식량임이 틀림없다.

自然食品
健康管理

색상별 채소와 과일의 효능

제 2 장

1. 흰색(White) 과일 및 채소

폐장과 대장은 金(금)에 해당하며, 폐, 대장, 코에 연결된다.

폐나 대장이 인체의 호흡기와 배설기관이라는 점을 감안해 볼 때 백색 식품들이 배설을 촉진하는 효과를 가지고 있음을 인지한 우리 선조들은 오늘날과 같이 의약품이 많지 않을 때 해소 기침이나 가래가 심하면 길경이나 무, 배 등의 백색을 가진 천연식품의 즙을 내서 마시면 기침이 멈추고 거담의 효과가 커서 백색 식품을 많이 이용해 왔는데, 이들이 모두 진해거담 작용이 있는 것이나 생약 중 대부분의 백색 생약이 폐나 기관지 등 호흡기에 약효가 있는 것으로 보아 선조들의 가르침이 얼마나 중요한 것인가를 알 수 있다.

생강, 마늘 등이 대표적으로 면역 시스템을 향상하고 암의 성장을 막아준다. 바나나 역시 이 부류에 속한다. 바나나엔 칼륨이 듬뿍 들어있어서 심장 및 혈관 건강에 이로우며, 뼈에서 칼슘이 빠져나가는 것을 방지하는 효능이 있으며, 거기에 섬유소까지 가득 들어있어 금상첨화이다.

속을 달래고 면역력을 높이는 콩나물, 배 등의 흰색 식품(White Food) 또는 담황색을 만드는 것은 플라보노이드 계열의 안토크산틴인데, 이 성분이 들어있는 채소와 과일은 성질이 따뜻해서 폐나 기관지가 약한 사람에게 좋은 보양 재료이며, 소화가 잘 되는 것도 큰 장점이지만 세균과 바이러스에 대한 저항력도 길러주기 때문에 더 효과적이다.

양파에 들어있는 각종 항산화 성분은 노화를 막고 암도 예방해주지만, 양파의 대표적 효능은 바로 당뇨병을 치료하는 것인데, 이는 디페닐아민이라는 화합물이 혈당을 낮추기 때문이다.

콩 역시 진정한 웰빙 식품으로, 콩이 만드는 펩타이드는 생체조절기능에 관여하고 항암작용, 면역증강 효과가 있으며 동맥경화를 예방하며, 인삼, 도라지 등의 사포닌 성분은 노인성 치매를 예방하는 것으로 알려져 있으며, 정력 식품인 마늘과 바다의 우유인 굴, 각종 성인병과 암을 예방하는 버섯, 콩과 함께 단백질의 양대

산맥을 이루는 참깨와 비타민 덩어리인 무와 양배추는 건강한 중년을 책임지는 하얀색 식품의 대표주자다.

♠ 민간요법

- 흰색 식품은 폐나 기관지를 튼튼하게 해주므로 감기에 걸리기 쉬운 환절기에 먹는 것이 좋다.
- 감기를 치유하거나 기관지 보호를 위한 일반적 식품으로, 조선 무 1개+콩나물 1근+도라지 1근+마늘 20개+대추 2~30개+배 1개+생강 2쪽+양파 1개를 한 말의 물에 1/2 정도 되게 푹 삶아 차처럼 수시로 마신다.

☘ 식품의 효능

1) 감자

비타민C는 조리 후에도 파괴되지 않으며, 칼륨성분이 풍부하여 몸속의 나트륨을 체외로 배출시키므로 고혈압 환자의 건강식품이며, 감자 생즙은 민간요법으로 고혈압 치료에 이용한다.

흰색의 채소와 감자 등은 항알레르기, 항염증 기능이 탁월하다.

2) 도라지

칼슘과 섬유질, 철분과 사포닌, 무기질과 비타민 등이 풍부한 알칼리성식품으로 냉증이나 목을 보호하는 치료제로 사용해 왔다.

사포닌 성분 또한 풍부하여 혈관질환 예방에도 도움이 된다.

3) 마늘

간과 뇌세포의 퇴화를 방지하므로 노화 방지에 효과가 있으며 강장효과가 있어 스테미너 식품 중 하나이다.

마늘의 매운맛은 알리신으로 유황성분의 일종으로 호르몬 분비를 촉진하고, 세포 노화를 방지한다. 또한, 항암과 혈당을 낮추며 혈액 속 인슐린의 양을 높인다.

4) 무

소화를 도와주며, 육류가 탈 때 발생하는 발암물질을 제거해 주는 역할을 하며, 생 무즙은 고혈압 환자는 물론 변비, 동맥경화, 골다공증 예방, 뇌졸중, 소화 작용에 도움을 주고 기침이나 가래를 없애는 데에 효과적이다.

5) 양배추

단백질, 당질, 무기질, 비타민이 풍부하며, 위장장애를 치유하는데 뛰어난 효과가 있고, 섬유질이 풍부하여 변비 예방과 뇌세포 기능을 촉진하는 라이신이 함유되어 성장 어린이에게 좋은 식품이다.

양배추의 설포라페인 등은 항암효과가 있는 것으로 밝혀져 있다.

6) 양파

육류를 과다 섭취하거나, 혈액 속의 불필요한 지방과 콜레스테롤을 녹여 없애 줄 뿐 아니라 혈액을 맑게 하여 혈액순환을 돕고, 체내 산소 공급을 도와주며, 겉껍질의 케르세틴은 고혈압 치료에 이용한다.

7) 생강

제암 성분을 풍부하게 함유하고 있어 신체의 면역기능을 강화하고, 암세포의 번식을 억제해주며, 혈액순환을 원활하게 하여 냉증을 치료하는 데 효과적이며, 몸을 따뜻하게 해준다.

8) 흰 콩

혈액순환을 원활하게 해주며, 단백질을 섭취할 수 있으며, 콩 속의 사포닌과 비타민E는 노화에 의한 피부의 기미를 방지해 주고, 암을 예방하며, 레시틴 성분은 노화 방지에 도움을 준다.

콩나물은 콩이 발아 시 풍부한 비타민C가 생성된다.

9) 콩나물

콩이 발아 시 비타민C가 생성되는데, 비타민 섭취는 약으로 복용하는 것보다 식품으로 섭취하는 것이 더 효과적이다.

다른 채소보다 비타민, 단백질, 지방함량이 높아 알코올 분해와 숙취 해소는 물론 피로해소, 성인병, 암 예방에도 효과적이다.

10) 대파

탕 요리에 자주 들어가는 대파는 소화액분비를 촉진하며 양기를 잘 통하게 하고 살균 해독작용이 있으며 혈관을 부드럽게 하고 혈지방을 낮추는 효능이 있어 찬바람을 맞아 감기에 걸려 열은 있지만 땀이 나지 않고 코가 막히고 머리가 아프면서 가래가 있고 기침을 할 때 적합하다.

겨울철 호흡기 감염이나 여름철 장에 염증이 있을 때 살균작용을 하고 콜레스테롤이 높거나 혈 지방이 높은 사람에게 효과가 있으며 두피가 가려운 증상에도 효과가 있으며, 고기나 생선의 독을 제거하므로 요리할 때 빠트리지 말고 대파를 넣어 함께 먹는 것이 좋다.

2. 검정(Black), 보라(Purple)색 과일 및 채소

신장과 방광은 水(수)에 해당하며, 신장, 방광, 귀, 뼈 등과 연결된다.

검은콩, 검은깨, 흑염소, 오골계, 숙지황 등과 같이 검은색을 띠고 있는 자연의 식품이나 약품은 모두 腎臟(신장)이나 膀胱(방광), 생식기에 활력을 넣어 주고, 질병을 예방해주기도 하며, 치유의 효과를 높여 주기도 하는데, 검은색 자연식품은 腎氣(신기)를 다스릴 수 있기 때문에 腎虛腰痛(신허요통)이나 양기 부족 또는 陰氣不足(음기부족)에는 검은색을 띠고 있는 自然食品(자연식품)을 즐겨 먹는 것이 좋을 것이다.

대개 짙은 색의 과일을 떠올리면 가장 먼저 블랙베리, 무화과, 자두, 가지, 건포도 등이 대표적인 식품이다.

이들은 낮은 칼로리에 높은 비타민C와 섬유소 함유량을 자랑하는데, 이 부류의 과일 중엔 무엇보다 블랙베리가 가장 강력한 종류로, 안토시아닌(Anthocyanin)이라 불리는 색소가 항산화, 항암, 혈관 정화 등의 이로움을 제공한다.

젊음을 되찾아 주는 검은색 식품(Black Food)에 존재하는 안토시아닌의 항산화 작용과 그에 의한 항암, 노화 방지 효과가 드러나기 시작하면서 소위 블랙푸드 3총사라 불리는 검은쌀, 검은콩, 검은깨의 인기가 급상승 중인 식품 중 특히 흑미가 검은색을 띠는 것은 안토시아닌 때문인데 이는 심장질환과 노화 방지에 효과가 있는 물질로 신체기능을 활성화하는 데 큰 역할을 한다.

흑미에는 현미와 마찬가지로 칼슘, 인, 철, 나트륨, 칼륨 등 미네랄이 풍부하고 비타민B1, B2, B3, 나이아신, 엽산, 비타민E 등이 다량 함유되어 있다.

검은깨는 항산화제가 신체의 전반적인 기능을 개선해 기력을 북돋워 주며, 콜레스테롤 저하, 변비 개선, 대장암 예방에 효과가 있고, 모발이나 피부에 윤기를 주고 노화를 막아주며, 지방을 빨아들이는 가지와 열을 식혀주고 혈관의 보약이 되는 메밀, 뼈와 피부 노화를 방지하는 해삼과 피로를 몰아내는 초콜릿도 뇌 건강까지 책임지는 종합영양식 '검은색 식품'에 포함된다.

🌱 검정색 식품의 효능

1) 검은콩

비타민E나 불포화 지방산은 혈관을 확장해 말초신경 순환을 원활하게 하여 발모를 촉진하며, 손상된 조직을 빠르게 회복시켜 주므로 탈모 예방에 효과적이다.

2) 검은 쌀

검은 색소인 안토시아닌이 풍부한 미네랄이 다량 함유한 알칼리성식품이며, 셀레늄은 간세포를 활성화하며, 간세포 파괴를 억제한다. 그러나 다량 섭취 시 신장에 해롭다.

3) 검은깨

레시틴 성분은 뇌 기능을 활성화하므로 기억력과 집중력을 향상해 학습능력을 높이는 효과가 있으며, 신진대사와 혈액순환을 원활히 하여 동맥경화를 예방하고, 탈모 방지에 도움이 된다.

4) 다시다

염분이 적고, 미네랄이 풍부하다. 또한, 섬유질 성분인 알긴산은 콜레스테롤을, 칼륨은 나트륨을 체외로 배출시키는 역할을 한다.

혈관을 튼튼히 하므로 고혈압뿐 아니라 동맥경화, 심장병, 성인병, 변비의 예방에 도움이 된다.

5) 미역

콜레스테롤을 제거하고, 뇌를 건강하게 하며, 조혈작용을 한다.

또한, 칼슘은 골다공증 예방에, 정장작용에 좋은 식이섬유가 풍부하며, 칼륨성분은 나트륨 배출을 시키는 작용을 한다.

6) 연근

주성분은 탄수화물이며, 식물성 섬유가 풍부하게 들어있는데, 이는 장을 깨끗하게 해주며, 콜레스테롤을 떨어뜨리며, 철분과 타닌 성분은 소염작용이 뛰어나 조직의 염증을 완화해 효과가 있다.

7) 우엉

알칼리성식품이며, 필수아미노산인 아르기닌 성분이 들어있는데, 이는 성장호르몬의 분비를 촉진하므로 성장 어린이에게 효과적이다.

철분도 많아 빈혈 예방에 효과적이며, 미네랄과 식이섬유가 풍부하여 장을 깨끗하게 해준다.

8) 오징어먹물

멜라닌 색소는 항암효과와 항균 효과가 뛰어나며, 위액을 분비시켜 소화를 촉진시키며, 알렉신 성분은 종양 증식을 억제한다.

보라색 식품은 안토시아닌계 색소를 가지고 있는데, 이 색소는 침전물이 혈관에 생기는 것을 막아 심혈관계 질환을 예방하는 효과를 가지며, 빛의 자극을 전달하는 로돕신의 재합성을 증가시켜 시력을 보호하고, 유해산소를 제거하므로 항암효과가 뛰어나다. 특히 짙은 보라색을 띠는 포도 껍질에 함유된 플라보노이드는 지나친 육류섭취로 인하여 혈관에 지방이 축적되는 것을 방지하며, 이를 꾸준히 섭취하면 심장병도 예방할 수 있다.

또한, 보라색은 식욕을 감소시키는 효과가 있어 다이어트식으로도 활용할 수 있으며, 적포도주는 백포도주보다 심장질환에 더 효과가 좋지만, 포도주는 술이라는 것을 잊지 말아야 하며, 심혈관질환에 좋다고 해서 과음하면 오히려 간에 문제가 생길 수 있다.

보라색 양배추, 블루베리, 무화과, 자두, 가지, 건포도 등 보라색이나 검은색 채소는 비교적 낮은 칼로리로 질 좋은 비타민C와 섬유소가 풍부하게 함유하고 있으며, 안토시아닌 성분이 풍부해 시력저하, 망막질환을 예방하며 혈압을 상승시키는 효소를 억제해 고혈압, 동맥경화, 심근경색 등에 효과적이다.

🌱 보라색 식품의 효능

1) 가지

지방을 잘 흡수하고, 혈관 안의 노폐물을 분해하고, 배출하는 역할을 하므로 혈중 콜레스테롤을 저하하며, 간장 기능을 항진시키고, 이뇨작용을 하며, 민간요법으로 통증을 감소시키는 데 사용한다.

2) 강낭콩

주성분은 당질과 전분이지만 단백질과 비타민의 함량도 높은 편이며, 풍부한 탄수화물은 신진대사를 원활하게 하며, 체내의 독소를 제거하는 데 효과가 있으며, 간 기능을 회복시키며, 스트레스를 해소하는 데 도움을 준다.

3) 비트

사포닌이 풍부하며, 당질이 많은 식품인데, 부종을 가라앉히고, 각종 피부병 치료에 효과적이며, 철분은 혈액을 맑게 해주며, 빈혈을 예방해준다.

뿌리보다 잎에 영양성분이 더 많은데, 이는 생리통을 완화한다.

4) 블루베리

노화를 유발하는 산화스트레스를 항산화 물질이 이를 차단하여 노화를 억제하며, 면역력을 증가시켜 혈액순환을 도와 체지방을 줄이는 효능이 있다.

5) 복분자

안토시아닌 색소는 노화를 방지하고, 시력을 보강해주며, 사포닌과 타닌의 유해 성분 흡수를 막아주며, 콜레스테롤 분해를 촉진한다. 이외에도 남성의 성 기능을 높여 주며, 호흡기 질환과 천식을 치료하는 데 효과가 있다.

6) 자두

식이섬유는 변비를 치료하며, 다른 과일에 비해 철분 함량이 많아 빈혈을 예방하며, 피로해소제인 구론산과 골다공증을 예방해주는 칼슘이 풍부하다.

7) 포도

포도 껍질에 함유된 플라보노이드는 육류섭취로 혈관의 지방 축적을 방지하며, 장기간 섭취 시 심장병을 예방할 수 있다.

3. 노란색(Yellow) 과일 및 채소

위장과 비장은 土(토)에 해당하며, 비, 위, 입 등에 연결된다.

『황제내경』이라는 의서에 소화가 안 되는 사람에게 매일 좁쌀 떡 2개씩을 먹으면 좋다고 기록되어 있는데, 이는 비장과 위장을 보호해 주는 효과가 있어 크게 도움이 되며, 위장병 환자뿐만 아니라 모든 환자에게 있어서 기초식품인 좁쌀 미음 죽을 먹도록 지도한다면 위장의 활동을 활성화할 수 있어서 고통에서 빨리 회복될 것이다.

노란색과 오렌지색 채소와 과일은 베타-카로틴(beta-carotene)이라는 영양소가 들어있어 비타민A를 보충시키고 면역력을 향상하는 고구마, 망고, 살구, 멜론 등이 대표적인 베타-카로틴 공급원이며, 파파야, 자몽, 오렌지, 파인애플, 레몬 등에는 또한 비타민C가 가득 들어있어, 이들이 가장 잘 익었을 때 먹으면 최고의 항산화물질의 효과를 볼 수 있다.

건강한 몸의 기초를 만드는 노란색 식품(Yellow Food)은 자연 상대의 노란색을 나타내는 성분 중 하나가 바로 베타-카로틴인데, 이는 활성산소(유해산소)가 세포막과 유전자를 손상해서 노화를 촉진하고, 암세포를 만들며, 성인병에 걸리게 하는 것을 막아주는 카로틴계열이 풍부하여 황산화제인 베타-카로틴이 체내에 흡수되어 비타민A로 변해 정자형성, 면역반응, 식용 등 생리적인 기능의 활성화를 도와준다.

항산화 작용을 하는 카로틴이 'carrot'에서 유래되었을 만큼 당근은 많은 카로틴이 들어있는 대표적인 노란색 식품(yellow food)으로 꼽을 수 있다.

특히 당근의 껍질에 베타-카로틴이 많으므로 껍질은 얇게 벗기고, 기름에 볶는 것이 흡수율을 높일 수 있다.

동맥경화, 백내장, 야맹증, 빈혈, 저혈압, 암 예방은 물론 피부를 매끄럽게 하여 피부 저항력을 높이는 효과가 있다.

현미에는 칼슘, 인, 철, 나트륨, 칼륨 등의 미네랄과 각종 비타민, 지방, 식이섬유까지 다양한 영양소가 풍부하게 들어있어 대장 벽에 붙어 있는 발암물질을 변과 함께 내보내 대장암을 예방해주는 호박과 '종합 위장약'이라 불리는 생강, 식이섬유로 대장암을 예방하고, 토코페롤이 풍부한 고구마 이외에도 호박, 살구, 멜론 등 노란색 채소를 '노란색 식품'으로 꼽을 수 있다.

🌱 식품의 효능

1) 감

비타민C가 풍부하며, 숙취해독과 멀미 예방에 뛰어난 효과가 있고, 떫은맛을 내는 타닌은 장의 점막을 수축하여 설사를 멎게 하고, 모세혈관을 튼튼하게 하여 동맥경화, 고혈압에 좋으며, 카로틴과 비타민C는 귤의 2배나 많아 감기 예방에 효과적이다.

2) 고구마

성인병을 예방하고, 나트륨을 몸 밖으로 배출하여 혈압을 조절하며, 다양한 호르몬의 생성을 도와 노화를 방지해 준다.

풍부한 섬유소는 변비를 예방하고, 베타-카로틴은 항암효과를 낸다.

3) 견과류

지방 성분이 많아 혈관을 깨끗이 청소작용을 하며, 아몬드는 노화를 방지하는 비타민E와 플라보노이드가 풍부하게 들어있다.

특히 땅콩은 노화 방지뿐 아니라 피부미용에도 효과가 있다.

4) 꿀

노란색 식품의 하나인 꿀은 색깔이 짙을수록 황 산화 성분이 많아 피로해소가 빠르다.

5) 옥수수

비타민B1이 풍부하여 식욕부진을 개선시켜 체력증강에 도움이 되며, 섬유질이 풍부하여 장의 개선작용으로 소화불량 개선은 물론 피부 건조와 노화를 방지하며, 수염은 이뇨작용에 효험이 있다.

6) 유자/감귤/오렌지

『본초강목』에 몸이 가벼워지고, 수명이 길어진다고 극찬하며, 특히 식초와 유자를 끓여 마시면 몸에서 땀이 나거나, 열을 내리며, 감기나 기침을 심하게 하거나, 가래를 삭일 때, 해열, 편도선염 등에 좋다.

7) 누런 호박

이뇨작용과 해독작용을 하므로 몸이 붓거나, 간이 좋지 않을 때 먹으면 효능이 있으며, 죽이나, 찜으로 먹으면 위장기능을 높인다.

8) 파인애플

비타민C가 풍부하여 피로해소에 좋고, 신맛을 내는 구연산의 작용으로 식욕을 증진한다. 육류 조리 시 첨가하면 소화가 잘 된다.

9) 바나나

감자 못지않은 칼로리와 단백질과 칼륨, 카로틴, 식물성 섬유가 풍부하게 들어 있어 장 기능을 활발하게 하고, 변비에 우유와 달걀을 믹서에 갈아 함께 먹으면 좋은 효과가 있다.

10) 귤

알칼리성식품으로 신진대사를 원활히 하며, 피부와 점막을 튼튼히 하여 감기 예방 효과가 있다.

비타민C의 작용으로 피부미용과 피로해소에 좋으며, 칼슘흡수를 도와준다.

4. 푸른색(Green) 과일 및 채소

간장과 쓸개는 木(목)에 해당하며, 인체는 간, 담, 근육에 연결된다.

이는 물론 위장에도 영향을 주기 때문에 胃酸過多症(위산과당증), 胃潰瘍(위궤양)에도 효과가 있는 것으로 알려져 간장이나 담낭 질환 환자의 식단에는 푸른 콩이나 푸른 채소가 빠져서는 안 되는 식품이다.

간장병 환자에게 돌미나리즙을 권장하는 것이나 케일이나 인진이 몸에 좋다는 것은 모두 엽록소를 먹기 위함인데, 녹색 먹거리엔 상추만 있는 게 아니라 녹색 파프리카, 브로콜리, 녹색 양배추 등에도 비타민C가 가득 들어있어 암 발생률을 낮추고 철분흡수를 도우며, 상처를 자연 치유하는 항산화 기능을 제공한다. 그뿐 아니라 루테인(lutein)이라 불리는 특별한 영양소가 가득 담겨있는데, 특히 케일, 근대, 상추 등에 들어있는 루테인은 노년기에 시력 상실의 주범인 황반변성을 막아주는 역할을 한다.

지친 몸과 마음의 피로를 풀어주는 신선한 녹색 식품(Green Food)은 마음을 안정시키며, 신진대사를 활발하게 하고 피로를 풀어주는 엽록소가 풍부하여 자연 치유력을 높일 뿐 아니라 피를 만들고 세포재생을 도와주므로 노화 예방은 물론 혈압과 혈중 콜레스테롤 수치를 낮추는 효과까지 있다.

매실은 풍부한 구연산으로 피로해소 기능이 탁월하며, 음식의 독, 피 속의 독, 물의 독을 없애는 효능이 있을 뿐 아니라 식중독이나 배탈, 설사와 숙취 해소에도 한몫을 단단히 한다. 특히 녹색 식품 하면 가장 먼저 떠오르는 것 중 하나가 녹차인데, 떫은맛을 내는 카테킨이라는 성분은 성인병과 암 예방, 중금속제거, 다이어트, 항균작용, 항산화 작용, 충치 예방 등에 효능이 있다. 또한, 엽록소는 신진대사를 원활하게 만들어 주고 피로를 풀어주는 효과도 뛰어나고, 풍부한 마그네슘은 인체 내에서 철로 바뀌면서 조혈작용과 세포재생을 도와주며, 식이섬유는 혈중 콜레스테롤 수치를 낮춰주어 변비에 뛰어난 효과가 있으며 다이어트에도 매우 좋다.

시금치, 오이, 키위 등 푸른잎채소와 두뇌발달과 관절염 고통을 덜어주는 등푸른 생선도 삶의 활력을 주며, 이 밖에 아보카도, 셀러리, 키위, 오이, 아스파라거스, 초록색 사과 등이 초록색 식품에 포함된다.

그리고 신선초와 브로콜리는 발암물질을 억제하고, 다시마는 바닷속 면역 치료제로 알려져 있다.

🌱 식품의 효능

1) 녹차(녹즙)

노화를 촉진하는 활성산소를 막아주는 카테킨 성분이 풍부하여 항암 및 노화 방지와 간 기능을 도와 신진대사를 원활히 하는 효과가 있는데 이는 물에 타서 먹는 것보다 가루를 만들어 음식에 첨가하여 먹는 것이 더 효과적이다.

2) 냉이

단백질, 당질, 섬유질, 비타민A, B1, B2, C 등이 풍부하며, 『동의학사전』에 맛은 달고, 성질은 평하다고 되어 있다. 간경, 심경, 폐경에 작용하며, 지혈작용, 혈압을 낮추며, 자궁수축작용에 효과가 있다. 특히 몸이 쇠약한 사람이나, 만성질환자가 쌀을 넣고 끓인 죽을 아침, 저녁으로 먹으면 훌륭한 영양식품인 동시에 간장에 이롭고, 눈을 맑게 해 준다.

3) 달래

봄철에 입맛을 돋워주는 들나물로 된장찌개나 초장에 무쳐 먹으면 별미인데, 마음을 안정시키고, 잠을 잘 오게 하며, 정력을 좋게 하는 식품으로 알려져 있으며, 이는 양파나, 마늘, 파와 비슷한 성질을 가지고 있는데, 『약용식물사전』에는 뱃속의 덩어리, 즉 장염, 위암 등을 낮게 한다고 적혀 있다.

4) 브로콜리

피부 노화를 방지하는 비타민E가 많아 피부를 생기 있게 하고, 비타민C는 멜라닌 색소에 의해 기미, 주근깨를 예방한다. 이외에 해독작용과 노폐물 배출을 도와 준다.

5) 셀러리

비타민B군이 풍부하여 뇌 신경 활성화를 돕고, 신경을 안정시키는 데 효과적이며, 혈압조절에도 도움을 주며, 섬유질이 많아 변비와 다이어트에도 효과적이다. 또한, 간 기능을 도와 신진대사를 원활히 한다.

6) 시금치

피부 노화를 촉진하는 유해산소를 없애주는 비타민A가 다량 함유되어 있어 세포재생능력으로 기미, 잡티, 주근깨를 방지하는 효과가 있으며, 각종 비타민과 영양소가 서로 상승하는 효과를 내는 대표적인 녹색 식품이다.

7) 쑥갓

혈압을 내리는 작용을 하며, 담 제거, 가래, 기침에 좋다. 이외에도 야맹증, 신경불안에 효과를 보이는 무기질과 섬유질이 다른 채소에 비해 풍부하다.

8) 어린 보리잎

비타민과 칼슘이 풍부하며, 시금치보다 카로틴이 6배나 많고, 면역기능이 있으며, 황산화 작용을 돕는다.

9) 파슬리

비타민E가 있어 황산화 작용으로 암 예방과 노화 방지를 방지하며, 비타민C는 레몬의 2배가 되며, 혈액을 응고시키는 데 필요한 비타민K와 칼슘이 풍부하여 뼈를 튼튼하게 한다.

10) 인진이나 케일, 돌미나리

녹색식물의 즙이나 요리가 간장병 환자에게 크게 도움을 준다.

5. 붉은색(Red) 과일 및 채소

심장과 소장은 火(화)에 해당하며, 인체의 심장, 소장, 혀 등과 연결된다.

붉은색의 자연식품들은 심장과 소장에 생기는 병을 예방해주는 것으로 심장과 혈관 또는 소장계통에 이상이 있거나 그 부위를 강건하게 해주기 위해서는 일차적으로 식생활을 통하여 붉은색의 자연식품 섭취가 필요하다.

붉은색과 보라색 채소와 과일에는 강력한 항산화 물질인 리코핀(lycopene)을 듬뿍 함유하고 있는데, 이는 여러 종류의 암을 예방하는 효과가 있는 것으로 유명하며, 또한 혈관이 경화되는 현상과 종양이 자라는 것을 막아주기도 한다. 특히 빨간색소가 많이 들어있는 채소에는 대장암을 예방하고 정상적인 세포의 성장을 돕는 엽산을 제공해 준다.

암을 예방하는 붉은색 식품(Red Food)에 특히 많이 함유된 리코펜은 우리 몸속에서 암을 유발하는 물질이 형성되기 전에 위험 인자들을 몸 밖으로 배출하는 역할을 하기에 폐암에 탁월한 효과가 있다.

특히 토마토, 당근, 고추, 붉은피망, 수박 등의 붉은색 채소는 리코펜 성분이 많아 10대 암 예방식품 중 1위를 차지하고 있을 정도이다.

토마토에 풍부하게 함유된 리코펜은 베타-카로틴보다 10배나 강한 암세포 성장 억제 효과가 있을 뿐 아니라, 아침에 일어나 공복에 먹으면 혈압을 낮추는 데 많은 도움을 주며, 고혈압과 동맥경화에 효과가 뛰어나 몸에 쌓인 유해산소를 제거해 노화를 예방해준다. 비타민C와 E, 셀레늄도 함유되어 항암작용에 우수하다.

이외 타우린으로 성인병을 예방하고 숙취 해소, 기력회복에 좋은 멍게와 함께 이뇨작용을 돕고 피로, 식욕부진을 덜어주는 붉은팥, 노화 방지와 항암효과가 우수한 수박, 비타민C의 보고 딸기 등도 대표적인 '빨간색 식품'이다.

☘ 식품의 효능

1) 당근

섬유질과 무기질뿐 아니라 풍부한 베타-카로틴은 비타민A로 바뀌어 시력을 향상하고, 피부 저항력을 높여 노화 방지에 효과가 있으며, 하루 1개의 당근 섭취로도 표준섭취량을 채운다.

2) 대추

비타민, 식이성 섬유, 플라보노이드, 미네랄 등이 함유되어 있어 노화 방지는 물론, 신경안정, 고혈압 치료에 효과적이며, 베타-카로틴은 발암물질을 체외로 배출시키므로 항암작용을 한다.

3) 딸기

비타민C가 사과의 10배인데 하루에 6~7개만 먹어도 충분한 섭취량이 되며, 이는 부신피질의 기능을 활발하게 하여 체력을 보강하며, 우유와 함께 먹으면 흡수율이 높아진다.

4) 붉은 고추

매운맛을 내는 캡사이신 성분은 위산분비를 촉진해 소화에 도움을 주며, 지방을 분해하는 작용으로 다이어트에도 효과적이며, 항암에 효과가 있다.

5) 붉은 팥

섬유질과 사포닌 성분은 장의 운동을 촉진해 변비를 치료하고, 장을 깨끗하게 하며, 이뇨작용이 뛰어 부종을 치료하는 데 효과적이며, 소화흡수율을 높여 주며, 비만과 고혈압을 방지해 주므로 성인병 예방에 도움이 된다.

6) 사과

펙틴은 체내에 쌓인 콜레스테롤이나 유해물질을 체외로 배출시키는 정장작용을 한다. 펙틴은 사과의 겉껍질에 많이 있다.

7) 석류

천연 에스트로젠은 콜라겐의 합성을 도와주는 역할을 해서 노화를 방지하여 피부를 젊게 하며, 두피에 영양을 주어 머리카락을 검게 한다.

8) 토마토

토마토에 들어있는 라이코펜은 고혈압과 동맥경화 예방 성분이 있어 심장을 건강하게 한다.

6. 총 론

자연식품이 색상에 따라 약효가 다르다는 사실을 과학은 인정하고 있지 않지만, 우리의 선조들은 이미 알고 있었으니 그 지혜와 슬기에 다시 찬사를 보내지 않을 수 없다.

이러한 것들이 오늘날에는 과학 발전에 힘입어 하나씩 증명되어 가고 있으니 우리 선조들의 가르침이 비과학적이라고 단정해서는 안 될 것이다.

크고 작은 모든 곡식의 씨눈은 한 개씩 가지고 있어 씨눈을 많이 먹을 수 있는 좁쌀 미음 죽은 모든 환자들의 기초식품으로 훌륭한 것인데도, 과학이 이를 입증하지 못하여 환자들에게 아예 잊어버리고 말았으니 정말 안타까운 일일 뿐이다.

이것이야말로 위대한 질병 치료 식품인 동시에 위대한 의약품으로 평가되어야 마땅하다.

오늘날 모든 가공식품의 색상은 모두 인간의 눈을 속이는 가짜들이다. 잘 만들어진 인공색소가 오장육부에 약효가 있는 것이 아니라 오히려 해독기능을 혹사하는 유해한 것임을 절대로 잊어서는 안 된다.

그렇다고 해서 특정 색상의 식품만을 고집하라고 하는 것은 절대 아니다.

원래가 질병은 특정한 기관에만 머물러 있는 것이 아니라 상호 상생상극의 관계를 가지고 있기 때문이다.

따라서 우리 선조들은 오곡잡곡밥에 산나물, 산채, 밤, 대추, 호두, 잣, 땅콩 등을 먹는 것이 가장 바람직한 건강식이라고 가르쳤다.

이 얼마나 자연에 순응하면서 살아왔는지를 짐작할 수 있을 것이다.

이 건강식을 색상으로 관찰하면 실로 여러 가지 색깔로 구성되어 있음을 확인할 수 있으며, 오장육부에 골고루 약효를 주어 건강을 유지할 수 있는 것이 된다.

끝으로 과학적으로 정리되어 인정받고 있는 모든 인스턴트 가공식품들은 비록 과학이 인정은 했지만, 식품첨가물이라는 화학물질이 들어가 있기 때문에 신선하고 깨끗한 천연의 식품보다는 비교될 수 없을 만큼 질이 떨어져 있으며, 첨가물의 축적에 의한 부작용까지도 염려가 되기 때문에 모든 만성병 환자는 인스턴트, 즉 加工食品(가공식품)을 가능한 피하는 것이 좋다.

自然食品
健康管理

식품별 효능

제 3 장

1. 서 론

과연 우리가 먹고 있는 식품 중 그 성분 함량을 명확히 규명할 수 있는 것이 몇 가지 있을 것으로 생각하는가?

아무리 현대 과학이 발달했다 하더라도 유기물인 식품을 화학적으로 분석하고, 실험하여 얻어 낼 수 있는 것은 기대할 만큼 크지는 않을 것이다.

그 예로 인삼의 사포닌만을 추출하여 약으로 쓰는 일은 별로 없다.

인삼에 포함된 무수한 성분의 함량이 하나로 조화를 이룰 때 인삼 고유의 약효가 발휘되기 때문이다.

우리 선조들이 개발한 발효식품 중 고추장, 된장, 간장, 김치는 물론 식초, 주식으로 사용하고 있는 쌀(현미, 백미), 보리, 밀, 조, 수수, 기장, 팥, 콩 등에 어떤 성분이 있는지, 인삼, 대추, 사과, 배, 복숭아, 자두, 살구, 앵두, 매실, 감, 딸기 등의 과실이나 생강, 고추, 마늘, 양파, 파, 시금치, 부추, 미나리, 상추, 배추 등 일상 우리들이 먹고 있는 식품에 어떤 유효한 약성이 있는지 일일이 징확하게 규명하고 있지는 않지만, 우리가 매일 먹고 있는 밥상 위의 보약들이 얼마나 소중한 것인지 잘 모른다.

하지만 인류는 탄생과 더불어 수천수만 년을 살아오면서 오랜 경험과 검증을 통해서 이를 안전한 먹을거리와 유효한 치료제로 일상생활에 응용하고 있다.

이러한 식물들이 성장하면서 색상이 변하고, 계절에 따라 생육 시기에 따라 각기 모양과 색상이 다르기 때문에 영양가와 용도 또한 분명히 다를 진데, 우리 선조들은 자연의 섭리를 깨달아 허준의 『동의보감』에 그 이치를 상세히 설명하고 있으며, 이를 바탕으로 우리는 오늘도 일상생활에서 이들을 섭취하면서 살아가고 있기에 더 이상의 검증이 필요한지 의문을 가진다.

따라서 우리는 값비싼 의료장비와 의료비를 부담하면서 사람들의 질병을 고칠 수 있다는 생각부터 바꿔야 한다.

돈을 한 푼이라도 들이지 않고, 우리 주위에서 손쉽게 재료를 구하여 스스로 병을 치유할 방법이 있다면 이를 활용하여야 할 것이다.

2. 한국인의 기본 식품: 찹쌀과 멥쌀

찹쌀과 멥쌀은 찰기, 즉 전분성인 아밀로오스의 함량에 따라 차이가 나며, 아밀로오스 함량이 낮을수록 차진 성질이 강해지는데, 멥쌀은 아밀로오스가 16~32%이고 아밀로펙틴이 68~84%인데, 찹쌀은 거의 아밀로펙틴으로 되어 있어 소화가 잘되는 특징이 있어, 소화 능력이 약하거나, 위장에 염증이 있는 사람은 멥쌀 대신 찹쌀을 먹거나 죽을 만들어 먹는 것이 좋지만, 무조건 찹쌀을 먹는 것이 위장에 도움이 되지는 않는다.

찹쌀은 따뜻한 성질이라 열이 많은 체질에는 좋지 않으며, 멥쌀과는 달리 수분을 많이 가지고 있으며, 맛이 달고 멥쌀보다 끈기가 많으며, 한의학적으로 비위 등의 소화기를 튼튼하게 하고 기운을 북돋는 효능이 있어서 위산 과다, 위궤양, 급성 위염 환자들이 멥쌀 대신 사용하면 좋은 효과를 볼 수 있다.

그러나 멥쌀이 찹쌀보다 소화가 잘 되는 사람도 있어서 위장이 좋지 않다고 무조건 찹쌀밥을 먹는 것은 좋지 않으며, 성질이 따뜻하므로, 열 때문에 생긴 위장병이 있거나 체질적으로 몸에 열이 있는 경우에는 오히려 소화에 도움이 되지 않을 수도 있으니 주의해야 한다.

찹쌀은 차진 기운이 높아 찰떡·인절미·경단·단자 등 여러 가지 떡을 만들며, 찰밥, 약밥, 식혜, 술, 고추장 등을 만드는 데 주로 쓰인다.

🌱 찹쌀의 효능

1. 설사가 심할 때 찹쌀죽을 먹으면 설사가 멎는다.
2. 찹쌀은 산모가 모유가 부족할 때 먹으면 젖이 잘 나오게 도와준다.
3. 찹쌀은 비타민D가 풍부하여 뼈를 튼튼하게 하는 데 도움을 준다.
4. 찹쌀은 병을 앓은 다음 소화도 잘 되고, 체력회복을 도와준다.
5. 찹쌀은 혈중 콜레스테롤을 낮추어주는 효능이 있어 동맥경화, 고혈압 등의 성인병 예방에 좋다.
6. 찹쌀은 식물성 식이섬유가 풍부하며, 수분 유지력이 커서 변비를 예방한다.
7. 찹쌀에는 비타민E가 풍부하여 피부를 보호하고, 노화를 예방하며, 심장질환을 예방한다.
8. 항산화와 활성산소로부터 세포막 보호 및 심장병 예방에 효과가 있다.

3. 다이어트 식품: 귀리

천기누설에 의하면 귀리밥은 통곡물에 비해 단백질 및 지방의 일반적인 영양 가치 이외에 섬유질과 필수아미노산, 비타민, 라이신, 트립토판, 칼슘, 칼륨, 철, 마그네슘, 구리, 아연 등이 풍부하게 함유돼 있어 다른 통곡물에 포함된 단백질보다 훨씬 더 농축된 형태의 단백질도 들어있다. 수용성 식이섬유인 베타글루칸(β-glucan)을 포함한다는 점은 귀리의 대표적인 특징이며, 혈중 콜레스테롤 수치가 240~300mg/dl인 사람들에게 약 3주간 귀리를 꾸준하게 먹게 했더니 평균 23mg/dl이 낮아졌다는 실험결과가 있다.

또한, 귀리는 섬유질이 풍부해 혈중 콜레스테롤을 낮추고 변비를 예방해 다이어트를 하는 사람에게 좋을 뿐 아니라 풍부한 불포화 지방산은 혈압을 떨어뜨리고 필수아미노산 등이 어린이들의 성장 발육을 촉진하는 역할을 하고 있다.

보통 귀리는 빵으로 섭취하는데, 불포화 지방산과 섬유질이 풍부하므로 비타민이 풍부한 채소 주스와 같이 먹으면 영양상 부족한 부분을 모두 채울 수 있다. 피부 미용에도 효과적이며 단단한 귀리를 볶아 부수거나 눌러서 죽처럼 조리한 오트밀을 플레인 요구르트에 섞어 스크럽 팩으로 사용하면 더욱 효과적이다. 그러나 임산부는 먹지 않는 것이 좋다.

✿ 효능

1. 췌장에서 분비하는 인슐린 치를 안정시켜 혈당을 정상화하므로 당뇨 예방.

2. 콜레스테롤 수치를 낮추는 효과가 있어 혈관계 질환 치료 및 예방 효과.

3. 인체의 발암물질과 바이러스가 활성화되지 못하도록 억제하는 프로테아제 효소가 있어 대장암과 같은 장에서 발생하는 암 종류를 예방.

4. 칼슘과 철분 성분이 많이 함유되어 있어 골다공증 예방과 빈혈에 효과.

5. 식이섬유가 풍부하여 장운동을 촉진해 변비 예방.

6. 균형 잡힌 영양식품으로 성인은 물론, 어린이 영양식으로도 좋음.

7. 칼로리가 낮고, 포만감이 큰 곡물로 다이어트 및 항산화 작용을 통해 피부 미용과 비타민C는 피부미용에 좋으며, 비타민E는 세포의 노화 방지 효과.

8. 접촉 습진과 같은 피부에 소염효과가 있어 귀리가루를 팩으로 하면 피부 보습과 각질 제거에 효과.

4. 내 몸을 살리는: 발아현미

우리는 일상적으로 흰쌀밥만을 고집하고 있지만, 건강의 첫째 조건은 밥을 바꾸는 것인데, 백미가 죽은 쌀이라면 현미는 잠자는 쌀이고, 발아현미는 살아있는 쌀이라 할 수 있는데, 특히 현미를 발아시키면 우리 인체에 필요한 효소가 수백 배 증대되는 효과가 있어 현대인들에게 매우 유용한 효소 보충원으로 건강과 장수를 위해 꼭 필요한 생명의 에너지원이라 강조한다.

현미를 1분도로 도정하여 약 32도에서 22시간 정도 담가두면 싹이 나는데, 이때 싹이 0.5mm 정도 성장한 상태를 발아현미라고 정의하고 있으며, 발아현미로 싹을 틔우면 원래 현미에는 없던 새로운 영양소가 생겨나고 원래 있던 영양성분은 더 강한 효능으로 변신하는데, 이는 새 생명의 탄생에 필요한 영양 공급을 위해 영양 활성도가 대폭 증가하기 때문이다.

🌱 발아현미는…

현미에는 없던 새로운 아미노산의 일종인 감마아미노낙산이 발생하여 뇌 속의 중추신경계를 억제하여 고혈압을 정상으로 찾고 동맥경화를 예방할 수 있는 가바가 발아현미에 풍부하게 있어 뇌의 혈행 촉진과 뇌세포의 활성화에 도움되기 때문에 가바는 뇌졸중 후유증, 동맥경화에 의한 두통, 귀울림, 의욕 저하 등의 치료약으로 널리 사용되기도 한다.

🌱 가정에서 발아현미 만드는 법

1. 1분도 현미를 넣고 현미를 덮을 정도의 물을 채우고 나서 쌀의 두께가 균등해지도록 손으로 고르게 편다.
2. 1분도 현미를 1cm 이하의 두께로 펼 수 있는 접시를 사용해야 한다.
3. 접시 위에 랩을 씌워 송곳 등으로 적당한 수와 크기의 구멍을 여러 개 뚫어주는데, 이는 물의 온도가 올라가기 쉽도록 도와주는 역할을 한다.

4. 여름이면 어디에도 상관없지만, 겨울에는 실내 창가 등에 두는 것이 좋다.

5. 현미가 물을 흡수하여 발아준비를 시작할 때, 그냥 내버려 두면 쉰 냄새가 나므로 여름에는 3~4회, 겨울에는 2회 정도 물을 갈아주는데, 이때 단순히 물만 갈아주지 말고 쌀을 소쿠리 등에 받쳐서 쌀 전체를 가볍게 씻어준다.

6. 물을 교환할 때 물 온도를 측정하여 채우는 물도 같은 온도로 해 준다.

7. 이렇게 해서 24~28시간 후에는 거의 80%가 발아하기 시작한다.

🌱 발아현미밥을 맛있게 먹으려면…

전기밥솥으로 밥을 짓는 경우

– 현미 쌀을 씻어 7~8시간 정도 불린 후 잡곡을 섞어 물이 손등의 절반 정도 올라오게 부어 잡곡 코너로 취사를 한다.

압력솥으로 가스에 밥을 짓는 경우

– 현미+잡곡을 씻어 압력솥에 넣고 물을 손등의 3분의 1 정도 채운 다음 추가 제일 약한 불로 10분 정도 취사 후 김이 자연히 다 빠진 후 식사를 한다.

배아현미를 만들 경우

– 하루에 한 번씩 물을 갈아 주면 2~3일 후 싹이(발아) 나오기 시작할 무렵 냉장고에 보관하며, 필요한 양만큼 밥을 하면 된다.

– 위의 방법대로 밥을 하면 소화에 문제가 없고 단점보다는 장점이 많아 몸 안의 노폐물 배출에 훌륭한 식품이다.

🌱 발아현미의 6가지 효능

1. 다량의 식이섬유 작용으로 포만감이 지속되고 과식을 방지하는 효과가 있어 비만 예방 및 다이어트 효과는 물론, 부작용 시 나타나는 칼슘, 칼륨, 마그네슘, 아연, 철 등의 미네랄 흡수율이 크게 개선된다.

2. 거친 피부를 개선하고 기미, 주근깨의 원인인 활성산소를 억제는 물론, 멜라닌 색소 생성을 억제하여 피부를 희게 만드는 천연의 피부 미용제이다.

3. 풍부한 식이섬유로 쾌변을 촉진해 대장암을 예방하고, 항산화 작용 성분이 다량 함유 및 고혈압 조절 감마아미노산을 다량 함유하고 있다.

4. 발아현미에 다량으로 포함되어 있는 철분은 왕성한 대사 작용으로 소화, 흡수되므로 빈혈과 어지럼증에 좋다.

5. 성인병을 예방한다. 동맥경화와 혈전증 예방, 콜레스테롤치를 저하하는 성분과 항산화 작용 및 각종 암 예방에 효과적인 성분을 다량 함유하고 있으며, 고혈압 예방 및 혈압을 조절하는 감마아미노낙산은 백미의 10배 이상 함유돼 있기도 하다.

6. 최근 연구에서 알츠하이머형 치매증 예방 및 개선에 도움을 주는 PEP 성분이 들어있어 뇌혈관질환을 예방하고 기억력을 높이는 것으로 발표되었다.

5. 필수 건강식품: 콩

가. 콩

콩의 종류에 여러 가지가 있지만, 일반적으로 알려진 흰 콩(백태, 白太)은 메주나, 두부를 만들 때 주로 이용하며, 검은 콩(서리태)은 최근에 약 콩으로 널리 이용하고 있으며, 파란 콩, 붉은 콩, 강낭콩, 작두콩, 완두콩, 팥, 녹두 등도 콩과 식품으로 알려졌지만 이들 모두가 식품의 효능이 각각 다르게 알려졌다. 따라서 이들 식품에 대한 효능을 알아보았다.

나. 검은 콩(흑태, 黑太)

검은 콩은 신장과 관련 있는 식품으로 혈액순환을 돕고, 소변을 잘 나오게 하여 근육이 오그라드는 것을 치료하며, 껍질은 강력한 항산화 물질인 안토시안을 함유하고 있어 껍질과 함께 먹어야 효과적이다.

또한, 고기보다 65% 이상 들어있는 지방질은 혈액 내 콜레스테롤 수치가 높아지는 것을 막아주고 동맥혈관 벽에 달라붙은 콜레스테롤을 녹여주는 작용은 물론, 항암효과만 있는 것이 아니라 비만증, 고혈압, 동맥경화증은 물론 영양물질이 풍부하여, 두유로 마시는 것을 권장하고 있는데, 이는 콩 속에 들어있는 식품 섬유질이 이용성 섬유질, 즉 피에 녹아 들어가는 섬유질과 불용성 섬유질이 함께 들어있어 혈중 콜레스테롤 저하, 항산화, 두뇌에 영양 공급, 다이어트에 도움을 주는 것으로 알려져 있다.

검은콩은 발모를 촉진하거나 혈액순환을 원활하게 하며, 심혈관질환, 동맥경화, 고혈압 질병 예방이 가능하며, 레시틴이라는 성분이 있어 아세틴콜린의 재료로 기억력과 집중력 향상, 두뇌발달, 노년기 치매 예방은 물론 노화 방지에 뛰어난 효능이 있어 콩으로 만든 식품을 장기간 섭취하면 콩 속의 제니스틴이 암을 비롯한 각종 성인병 예방에 탁월한 효능이 있다는 사실을 세계에서 처음으로 입증하였을 뿐 아니라, 특히 암 예방에 큰 도움이 되는 식품으로 검은콩은 약효가 뛰어나 한방에서는 약재로 사용하고 있다.

서리태는 일명 약콩으로 껍질은 검고, 속은 푸르며, 콩나물 콩으로 유명하며, 쥐눈 같다 하여 쥐눈 콩이라 하는데, 검은 콩으로 알려져 있다.

🌱 효능 및 복용법

1. 기관지를 강하게 하고, 내장의 점막을 튼튼하게 한다.
2. 기관지 및 천식에도 효과적이다.
3. 비타민이 풍부한 해조류(김, 미역, 다시마, 파래 등)와 함께 조리해 먹으면 폐경기 여성들의 증후군 예방 및 갱년기 개선과 골다공증에 좋다.
4. 콩을 삶은 물(즙)을 장기간 복용하면 혈액을 깨끗하게 해주어 심장질환, 뇌 계

통 질환 예방 및 혈액 속의 나쁜 콜레스테롤 수치를 낮추어 혈액 정화작용을 하여 몸속의 노폐물을 배출(이뇨작용) 및 해독작용을 한다.

5. 콩을 곱게 갈아 드레싱을 만들어 채소나 과일을 곁들여 샐러드로 먹으면, 피부 미용이나 다이어트로 인한 피부탄력이 젊어지는 효과를 얻을 수 있다.

6. 검은콩을 먹으면 다이어트 효과는 물론, 삶은 물을 이용해서 마지막에 머리를 헹구어 내면 탈모 예방에 도움이 된다.

7. 검은 콩 식초는 통풍에 좋다.

♨ 감두탕

– **효능**: 온몸이 붓거나, 중금속이나, 약물 중독 시 해독작용을 한다.
– **요리법**: 검은 콩 20g+감초+참대나무잎+물(1회 150㎖ 비율)을 붓고, 1.5시간 정도 끓인 후 복용한다.

다. 흰 콩(백태, 白太)

흰콩은 주로 메주 및 두부용으로 이용하고 있어 제5장 발효식품에 그 효능을 참조하길 바라며, 또한 **제3장 식품별 효능 7. 다이어트와 뼈 건강식품: 두부와 유부**에서 효능을 참조하시기 바란다.

♨ 민간요법

– 잘 낫지 않는 기침에 마늘과 삶은 콩류를 함께 먹으면 효과가 있다.
– 신장을 도와주며, 자양강장이나 이뇨작용 및 해독작용에는 콩을 물에 담가 발효시킨 후 삶아 먹는다.
– 갑자기 말을 못하거나, 중풍에는 콩을 삶아 진하게 달인 것을 물엿과 함께 먹으면 많은 효과가 있다.

라. 강낭콩

단백질도 많지만, 주성분은 녹말이 60% 정도이며, 단백질이 20%, 특히 무기질, 비타민B군이 많이 들어있어 강장 작용을 하는 식물성 섬유가 풍부하여 밥과 함께 먹으면, 쌀밥만 먹을 때 부족한 영양분을 보충해 주기 때문에 아주 효과적이다.

🌱 흰강낭콩의 효능

- 흰강낭콩의 대표적인 효능은 탄수화물 흡수를 막아주어 다이어트용으로 몸매 관리에 효과적이며,
- 풍부한 섬유질을 함유하고 있어 꾸준히 먹으면 장의 숙변을 해결하여 변비를 막아준다.
- 특히 간 기능 향상에 도움을 주어 피로해소와 간 기능 개선에 효과가 있다.

🌱 붉은 강낭콩의 효능

- 오장을 보호하는 작용이 있어 흰 머리카락을 예방하고, 설사, 만성 위장병, 간염과 간 경변, 백혈구 감소증, 류머티즘성, 소아 바이러스 폐렴, 면역성 질환과 기능에 관계되는 질병에 혼합하여 사용한다.
- 단백질이 풍부하여 풍부한 영양성분을 섭취할 수 있다.
- 레시틴 성분이 들어있어 피로해소와 간세포 재생력을 돕고, 체내 노폐물을 배출하고, 혈관을 깨끗이 하여 혈관질환을 예방한다.
- 또한, 푸른 콩깍지는 단백질과 비타민A, B, C가 풍부하여 채소로 많이 이용되고 있으며, 주스로 만들어 마시면 당뇨에도 좋다.

마. 완두(豌豆)

풋완두의 깍지에는 카로틴과 비타민C, 그리고 아미노산이 풍부하여, 다른 콩류보다 비타민A, C 등과 식물성 섬유 등 균형 있게 영양소가 있어 많이 먹어도 좋다. 또한, 껍질에는 단백질, 당질은 물론, 철분, 칼슘, 인 등이 많다.

효능

− 깍지보다 콩에는 췌장과 당뇨병에 좋으며, 완두 수프는 이뇨작용과 연관이 있어 소변은 물론 약한 위장, 구역질, 설사에 좋다.

6. 완벽한 식품: 콩잎과 콩나물

이소플라본(Isoflavone)은 주로 콩과 식물에만 함유하고 있는데, 이는 유방암, 전립선암, 골다공증, 심장병 등 성인병 예방에 효과적이며, 인삼 사포닌과 유사한 소야 사포닌(Soyasaponine)과 플라보놀(Flavonol)은 강력한 항암효능과 고지혈증, 동맥경화 등에 뛰어난 효능을 가지며, 테로카판(Pterocarpan)은 성인병에서 가장 문제가 되는 동맥경화증 예방에 도움을 주는 물질인 혈액 내의 LDL 산화 억제 물질로 콩잎에서 새로 확인되어 새로운 고부가가치 기능성 식품소재로 입증되었다.

콩나물 또한 발아되면서 영양소의 일부가 변화하는데, 단백질 이용률은 콩의 10%밖에 되지 않으며, 아연, 인, 철분, 칼슘 등의 무기질과 비타민이 많아지고 발아 중에 생산되는 엽록소 성분은 직장암을 비롯한 여러 가지 암 병변을 저지시키는 작용을 할 뿐 아니라 대뇌로 들어가는 효소가 있어 간질 환자에게도 효과가 있다고 한다.

콩나물의 성질은 차고 맛은 달며, 습열을 내리고 변비를 해소하는 작용이 있어 위에 열이 쌓여 있는 사람이나 임신 중 고혈압이 있는 사람에게 적합하며 규페증, 비만, 암증, 간질, 변비, 치질 등에 효과가 있다.

☘ 효능 및 복용방법

푸른 콩잎이나 약간 노란 콩잎

간장이나 된장에 절여 두었다가 반찬용이나, 쌈용으로 먹을 경우 웰빙 음식으로 효과적이라는 것을 농촌진흥청에서 콩보다 훨씬 다양한 건강기능성 성분이 존재한다는 새로운 사실을 발견하였다고 한다.

콩나물밥

콩나물, 율무, 하염을 넣고 밥을 하여 간장소스를 만들어 비벼 먹으면, 비만인 사람에게 좋고, 몸에 열이 많고 지방이 많거나, 고혈압 환자에게도 좋은 약선 식품이며, 특히 부추와 콩나물을 동시에 섭취하면 지방 대사를 촉진해 변비나 비만 환자에게 아주 효과적이다.

7. 다이어트와 뼈 건강식품: 두부와 유부

가. 두부

'밭의 소고기'라는 콩을 원료로 하여 만든 두부는 고단백 저칼로리 식품으로 소화흡수율이 높지만, 열량이 낮아 다이어트에 효과적이며, 일반 곡류에 결핍한 필수 아미노산을 골고루 함유하고 있어 결핍된 다른 곡류와 함께 먹으면 영양 면에서도 아주 효과적이다. 또한, 칼슘이 풍부하여 골다공증 예방과 변비 예방에도 특효 식품이다.

콩의 이소플라본 성분은 암세포가 성장하기 위한 필수효소를 억제해줄 뿐만 아니라, 콜라겐은 피부 건강을 유지해 주름이나, 기미를 개선시킨다.

☘ 궁합에 좋은 음식

- 두부를 어류와 함께 섭취하면 어류의 비타민D가 인체의 철분흡수를 20배 이상 촉진시킨다.
- 콩의 사포닌이 요오드를 체외로 배출시켜 균형을 맞추는 역할을 함으로 미역, 다시마 또는 비타민이 풍부한 부추와 함께 먹으면 좋다.

☘ 효 능

다이어트 및 변비 개선

두부는 고단백 저칼로리 식품으로 체내에 지방이 쌓이는 것을 막아주고 체지방을 분해하는 효능이 있어 다이어트에 좋을 뿐만 아니라, 근육 만들기와 같은 몸매 가꾸기에도 도움이 될 뿐 아니라 올리고당이 풍부하여 이를 섭취하면 올리고당이 장의 연동운동을 활성화시켜 주기 때문에 소화흡수를 도와주기 때문에 변비가 있는 이들이나 음식을 섭취하고 소화가 안 되거나 속이 더부룩할 때 두부의 효과를 볼 수가 있다.

치매 예방 및 장염 개선

두부에 들어있는 이소플라본이 뇌혈관을 깨끗하게 해주고, 레시틴 성분이 뇌를 건강하게 만들어 주기 때문에 치매를 예방하는 데 도움이 될 뿐 아니라 장염 증상인 설사나 구토로 인해 쇠약해진 기력을 회복해주고 소화를 도와주는 효능이 있어 생으로 먹거나 순두부와 같이 국물을 만들어 죽처럼 먹어도 장염증상에 아주 효능이 있다고 한다.

동맥경화 및 심장병 예방

두부에는 리놀산 성분이 풍부하게 함유되어 있어 콜레스테롤의 수치를 낮추는 작용을 하여 효능을 가지고 있어 혈액순환이 좋아지고 피가 맑아져 동맥경화를 예방하는 데 크게 도움이 되며, 피토스테롤이라는 성분이 심장병 예방에 도움이 된다고 한다.

골다공증 개선 및 어린이들의 성장 발육

두부에 풍부한 칼슘이 뼈가 손상되는 것을 막아주고 뼈 조직을 생성해주는 효능을 가지고 있어 골다공증을 치료하거나 예방하는 데 효능이 있다. 또한, 칼슘과 함께 단백질이 풍부하여 어린이들의 성장 발육에도 큰 도움이 된다.

나. 유부

유부는 두 종류로 생양은 생두부를 강하게 압착하여 식용유에 튀긴 것이며, 유양은 보통 두부를 얇게 썰어 기름에 튀긴 것을 말하는데, 이때 지방이 침투하여 영양가가 증가하여 맛이 고소하고 질감이 풍부하게 변한다.

콩 가공식품으로 가장 칼로리가 높아 다이어트에 적합하며, 끓는 물에 데쳐서 기름기를 어느 정도 제거 후 초밥이나, 전골에 사용하면 칼로리를 줄일 수 있는데, 이때 데치기 어렵다면 유부를 체에 놓고, 끓인 물에 부어 기름기를 제거하는 방법이 있다.

🌱 효능

– 다이어트에 아주 효과적이다.

8. 건강식품의 상징: 보리

통보리는 다른 맥류와 비교해 볼 때 탄수화물의 함량이 높고 칼슘·인·철분 등의 무기질과 비타민B가 풍부하다.

수분 15%, 질소 복합물 13%, 고무질 6.7%, 당분 3.2%, 녹말 60%, 지방 등을 함유하고 있다.

과거에는 보리쌀로 배고픈 춘궁기를 버텨 왔지만, 경제성장과 더불어 먹을거리가 풍부해지면서 한동안 우리 식탁에서 보이지 않다가 최근 건강 열풍이 불면서 웰빙 식품으로 다시 태어나면서 보리밥 전문점이 생기면서 건강식의 상징이 되고 있다.

보리는 풍부한 섬유질로 인해 위를 편하게 하며 소화를 촉진해 변비를 없애주며, 풍부한 영양을 바탕으로 고혈압, 뇌졸중, 위궤양, 변비, 대장질환 등을 예방 치료하는 효과가 있는 보리는 또한 자율신경을 조절해줌으로써 스트레스를 해소해주는 기능이 있어 웰빙 효과를 뽐내고 있다.

또한, 항산화 물질이자 항암 물질인 셀레늄과 어린잎(엿기름)엔 유해산소를 없애는 강력한 효소인 SOD가 들어있다.

❦ 효능

- 쌀보다 섬유질이 5배나 많아 복부 팽만감이나 통증 등을 유발하는 변비를 예방하고 치료하는 데 매우 좋으며, 장염, 대장암이나 치질 예방 및 대장의 기능을 좋게 하는 데 도움을 준다.
- 먹는 심장약이라 불릴 정도로 동맥경화증을 예방하여 고혈압이나 나아가 뇌출혈, 뇌졸중 등과 같은 뇌혈관질환 예방에 효과가 있다.

❦ 보리밥 짓기

통보리를 잘 씻어 2배 이상의 물에 15분 정도 삶아 탄력이 있어 보일 때 체에 건져 내어 물기를 뺀 후 냄비나 솥에 쌀을 넣고 물의 양을 맞춘 후 센 불, 중간 불,

약한 불로 끓이다가 물이 거의 없어지면 가장 약한 불로 20~30분간 뜸을 들인 뒤에 불을 끄고 골고루 섞어 먹는다.

🌱 보릿가루 만들기

보리쌀을 삶으면 수용성 영양소가 빠지기 때문에 영양분을 가장 많이 이용하는 방법은 볶아서 가루 형태로 먹는 것이 좋다.

* 맥아: 한방에서는 단맛이 많아 소화효소가 증폭되는 효과가 있다.

9. 혈액 순환제: 팥

본격적인 여름철이 되면 대표적인 간식인 팥빙수가 인기인데, 팥은 여름뿐만 아니라 겨울에도 팥죽을 먹는 등 사계절 내내 보양식으로 쓰이고 있다.

또한, 비타민B1 함유량이 현미보다 많아 예전에는 각기병의 특효약으로 이용하기도 하고, 전통적인 식생활에 팥을 이용하는 음식들이 많다.

특히 팥은 무더운 여름에 열과 땀이 많은 사람에게 해독작용이 탁월한 팥은 몸속에 있는 알코올이나 해독물을 소변으로 내보내는 것으로 알려져 있으며, 특히 팥의 바깥 껍질에는 사포닌과 식이섬유가 풍부할 뿐 아니라 탁월한 이뇨작용으로 다이어트나, 신장병, 심장병, 각기병 등에 의한 붓기와 변비를 없애 주는 효능이 있지만 과다복용은 금물이다. 이때 삶은 팥을 2~3일 동안 주식으로 먹는 것이 좋다.

팥에 함유된 올리고당과 식이섬유가 장의 운동을 활발하게 해줄 뿐 아니라, 배변의 양을 늘리고 부드럽게 만들어 주기 때문에 변비 해소에 도움이 되며, 부종을 빼주는 효과가 있어 오줌이 잘나가지 않고 다리가 붓는 것과 심리적 불안정에 의한 병 치료는 붉은 팥 5홉, 뽕나무 뿌리껍질 80g, 차조기 한 줌, 생강 20g을 넣고 달인 물을 건져 낸 팥과 같이 먹으면 좋다.

특히 꽃이나 열매를 달여 물을 마시면 열을 내리고, 눈을 맑게 하며, 소변을 이롭게 하지만 소양인의 신장 강화를 돕지만, 위장기능이 약한 소음인의 경우 과다 섭취에 주의가 필요하다.

❦ 효능

- 다이어트 효과 외에도 비타민B1, 식이섬유 등의 성분이 풍부해 혈액순환, 혈관계 질환을 개선하는 데도 좋다.
- 팥을 꾸준히 챙겨 먹으면 혈액순환 문제가 개선되고 모세혈관에 영양분이 제대로 공급되어 탈모에 도움이 된다.
- 혈관 내에 쌓인 콜레스테롤 수치를 낮추며, 혈액이 깨끗해지면서 혈액순환이 개선되어 고혈압, 뇌졸중, 고지혈증, 동맥경화 등에 효능이 있다.
- 비타민B1 함유량이 풍부하여 소화 장애 및 식욕을 촉진한다.
- 이 밖에도 요실금을 앓고 있는 여성은 팥의 잎을 짓이겨 만든 즙을 마시면 좋고, 출산한 산모가 젖이 부족할 때 삶은 국물과 함께 먹으면 좋다.

10. 비타민의 창고: 밀

동양인들의 주식이 현미에서 백미로 바뀌듯이 서양 또한 애초에 통밀가루로 빵을 만들던 것이 어느 사이 흰색 밀가루, 즉 섬유질과 씨눈을 모두 갉아내버린 밀가루 먹다 보니 섬유질 결핍으로 만성병이 증가하고 있는 것이 사실이며, 아울러 우리 음식문화도 점차 서구화가 되었다.

밀의 씨눈에는 단일 곡식으로 비타민E(토코페롤)가 제일 많이 들어있고 다음으로 탄수화물, 지방, 단백질은 물론 비타민A, E, B군, 글리아신, 글루테린, 칼슘, 철분,

인, 망간, 섬유질 등 다른 곡식들과 같이 생리 물질들로 가득 채워져 있다.

곡식의 차이는 함량과 색상의 차이로 인하여 약효가 다르게 나타나므로 가능한 여러 종류의 곡식을 먹어야 할 것이다.

미국의 암연구소인 NCI에서 통밀가루 처방을 암 환자들에 내린 결과 큰 변화가 오고 있음을 밝힘에 따라, 밀가루 음식에 대한 경각심을 주고 있어 천만 다행한 일이 아닐 수 없다.

🔵 민간요법

- 파상풍, 식은땀 날 때, 유방의 종기, 신경통, 타박상, 이질, 설사, 삔 데에 사용되고 있다.
- 식은땀 날 때는 물에 뜨는 밀이나 밀 껍질을 볶아서 가루를 만들어 10g씩 매일 식간에 밥물과 같이 복용하면 좋다.
- 신경통, 삔 데, 타박상에는 식초에 밀 껍질을 넣어 볶은 다음(뜨거울 때) 가제에 싸서 환부에 붙여 주면 효과가 있다.
- 이질, 설사에는 밀을 노랗게 볶아 가루를 만들어 7.5g씩 식전에 복용하면 좋다.
- 유방, 종기에는 밀을 노랗게 볶아 가루를 만들어 식초로 죽을 써 환부에 두껍게 발라주면 좋다.
- 파상풍에는 밀 한 줌과 볶은 소금 한 줌을 섞어 가루를 만든 다음 물에 개어서 환부에 바르면 효과가 있다.
- 황달에는 밀 싹으로 즙을 내어 1일 3회 식간에 복용하면 좋다.

11. 고혈압 치료제: 메밀

우리 주위에서 잊혀가는 곡물로 다만 메밀묵, 메밀국수, 냉면이라는 이름으로 명맥을 유지하고 있는 메밀은 『본초강목』에 성질이 차고, 달며, 겨울철에 즐겨 먹는 냉면으로 특유의 溫性(온성) 때문에 엄동설한에 먹어도 배탈이 없는 식품으로 오장의 기능을 단련시키고, 혈압을 조절한다고 나와 있는데, 이는 통변이 잘 되는 곡물로 고혈압에 메밀이 좋다는 것은 메밀의 검은 겉껍질이 변통과 이뇨작용을 돕기 때문이다.

또한, 옛 선조들께서는 베개 속에 메밀을 넣어 사용했는데 이는 혈압강하 작용도 하지만, 두풍열을 제거하여 뇌와 눈을 맑게 하여주므로 고혈압 환자는 물론 혈관성 질환자가 있는 가정에서는 꼭 필요하다 하겠다.

메밀 성분은 단백질 13.1%, 지방 2.7%, 탄수화물 68.6%, 섬유질 1.1%, 회분 1.4% 등과 혈압조정의 미네랄인 칼륨이 풍부하고, 혈관 벽을 강화하면서 이뇨작용까지 하는 비타민P(루틴 또는 싸이트린)가 있어 동맥경화증이나 고혈압 환자들에게는 절대로 필요한 자연의 식품이다.

메밀 속에 들어있는 단백질은 대부분 필수아미노산이며, 섬유질의 입자도가 적고, 이용성 섬유질이 풍부하여 피를 맑게 해주기 때문에 만성질환자들이 즐겨 먹을 수 있는 곡식이다. 이 메밀 역시 생명력 있는 씨눈까지 먹는 노력을 하여야 메밀의 약성이 극대화 될 수 있음을 잊어서는 안 된다.

위와 같이 메밀은 흡착, 배출하는 성질이 있어 순환기 계통의 활동에 도움을 주며, 또한 위장을 이롭게 하며, 기력을 돕고, 독소를 풀어주고, 창종을 제거하며, 이질 같은 설사병을 해결하지만, 돼지고기나, 양고기, 생선을 같이 먹으면 풍을 일으킨다.

🌱 메밀의 효능

– 고혈압, 혈액순환과 이뇨작용에 효과가 있다.
– 적백 이질: 메밀가루 7.5g을 진한 흑설탕 물로 하루 3회 식전에 복용하면 효과
  가 있다.
– 화상: 메밀가루를 노랗게 볶아 물에 개어 화상 부위에 바르면 좋다.
– 瘡毒(창독), 腫痛(종통): 메밀가루 75g과 유황 75g을 함께 가루를 만들어 물에
  개어 바르면 효과적이다.

12. 약용식물: 조

조(일명 좁쌀)는 화본과에 속하는 일년생 초본으로 옛날부터 재배해 온 오곡이다.
차조는 메조보다 조금 잘고 빛깔이 훨씬 누르스름하면서도 약간 파르스름하며, 점
성이 있어서 찰진 편이며 맛은 달짝지근하게 느껴지지만, 메조는 맛이 짭짤하면서
그 성질이 차가운 편이어서 묵은 메조는 그 맛이 쓰고 더 냉하게 느껴지며, 좁쌀은
속미라고도 불리는데 이는 비위의 열을 없애는 것으로 알려져 신기를 높이는 약재
로 민간에서는 곧잘 응용한다.

좁쌀은 일명 서숙이라고 하는데 음력 정월 대보름날이면 잡곡밥을 해먹는 풍습으
로 찹쌀, 보리, 좁쌀, 수수 등으로 밥을 지어 먹는 음식의 주된 곡물로 주성분은 전
분 63%, 지방 1.4%, 단백질 7%, 환원당 2.2% 등을 함유하고 있으며 섬유분, 회분,
비타민B군, 칼슘, 철분 등도 상당량 함유하고 있다. 좁쌀은 쌀에 비하여 영양가가
월등한데, 좁쌀은 미음 죽으로 끓여 병상에 누워 있는 환자들에게 먹이면 원기를
빠르게 회복시켜 주는 영양소를 가지고 있다.

따라서 앞으로 주목해야 점은 생명력을 먹는다는 측면에서도 좁쌀을 이용해야

할 것이며, 현미 한 스푼과 좁쌀 한 스푼을 비교한다면 비록 부피는 같지만, 씨눈의 숫자가 좁쌀이 훨씬 더 많기 때문이다.

♈ 효능 및 복용법

- 장기 기관의 열을 다스려주기 때문에 위에 통증이나 설사를 치료해준다.
- 불면증이나 근육통은 물론 신장기능을 강화해 준다.
- 좁쌀 미음을 먹으면 소화력이나 방광염, 이뇨작용과 단백뇨의 증상이 호전
- 당뇨병이 있어 소갈증이 있을 때, 가슴이 답답할 때 좁쌀로 죽을 쑤어 마시면 갈증이 멈추고 가슴의 답답증이 풀리며 치질에도 효과적이다.
- 좁쌀 뜨물을 끓인 후 간을 맞추어 마시면 갈증이 없어지고 장염을 예방하며, 피부병이 있어 가려울 때 좁쌀 뜨물로 닦아내게 되면 치유가 빠르고, 인삼과 황기 달인 물에 함께 좁쌀 미음을 쑤어 마시면 좋다.
- 아이가 이유 없이 토할 때는 좁쌀 가루를 물로 반죽해서 0.3g가량 되는 알약을 만들어 7개씩 삶아낸 물에 소금을 약간 넣어 빈속에 마시게 하면 구토증이 가라앉는다.
- 자연 치유력을 높이기 위해서는 현미, 좁쌀, 보리, 밀, 수수, 콩, 팥, 율무, 참깨 등 9가지를 같은 양으로 미숫가루를 만들어 복용하면 좋다.

13. 청혈제: 수수(高粱)

붉은 수수는 우리나라에 어떻게 전해졌는지는 잘 모르지만, 중국을 거쳐서 우리나라로 들어온 것으로 추측되며, 수년 전만 하여도 생산량이 제법 많았으나 밀가루와 쌀의 소비가 늘어나면서 생산량이 점차 감소하고 있는데, 옛날부터 아이들의 돌

잔치나 생일에 악귀를 막고 건강을 기원하고, 액운을 막는 의미로 수수 팥떡을 만들어 나눠 먹은 것에는 다 이유가 있었다.

정원대보름에 해 먹는 오곡밥(쌀, 조, 수수, 팥, 콩)이 건강에 좋다는 사실은 현대인들이라면 모두가 아는 사실이다.

입맛에 맞지 않아서 먹기 싫어서 모르는 척할 뿐이며, 오곡 중에서도 수수의 효능이 과학적으로 밝혀졌다.

농촌진흥청은 의학적 효능이 있는 작물로 여겨져 여러 민간요법에 활용된 잡곡의 다양한 건강기능 활성을 평가하고 산업화를 위해 지난 2008년부터 한양대, 창원대, 건국대, 경북대 등과 공동연구를 수행하면서 수수가 高脂血症(고지혈증), 고혈당증, 혈전 생성 등 최근 사회문제화되는 주요 생활습관병의 예방 효과가 약 4.5배 지연효과가 있었으며, 이는 대표적으로 항혈전(피떡을 방지하는) 기능이 있는 아스피린(10mg/ml)의 효과와 비슷하다고 하였다.

수수의 추출물을 쥐에 투여했을 때 암세포의 생존율은 36%의 효능 및 혈당과 관련이 있는 글루코스와 인슐린의 함량을 각각 30%와 50%로 떨어뜨리는 효과와 고지혈증의 원인인 콜레스테롤의 흡수를 최고 50% 정도 억제하는 효과가 있다고 한다.

농촌진흥청 機能性雜穀(기능성잡곡)과 서명철 박사는 "고지혈증, 고혈당증 예방 효과와 더불어 항암, 항산화 등 수수의 다양한 기능성이 밝혀짐으로써 건강기능식품과 의약품 소재개발에 대한 전망이 매우 밝다."라고 말했다.

🌱 효능

- 칼로리가 낮아 포만감을 주어 먹으면서 다이어트에 도움이 된다.
- 프로안토시아니틴이라는 성분이 방광의 면역력을 높여 준다.
- 타닌과 페놀 성분이 있어 항암효과가 있다고 한다.
- 따뜻한 성질이 있어 위장을 보호하고 소화촉진과 설사에 도움을 준다.
- 인, 철 등의 무기질 함량이 많이 피부를 부드럽게 가꾸어 준다.

14. 이뇨 작용제: 옥수수

옥수수의 성분은 수분 64%, 당질 29%, 단백질 5%, 지방 1.2%여서 훌륭한 다이어트 식품으로 식이섬유가 많아 위 속에서 오랫동안 소화되기 때문에 포만감이 오래 가고 장운동을 활발하게 하여 변비를 예방한다.

또 옥수수 알맹이 씨눈에는 비타민E가 많이 들어있어 신체 노화를 효과적으로 막을 수 있으며, 옥수수수염차는 필수 지방산인 리놀레산은 혈액 속 콜레스테롤의 수치를 낮추고, 성인병을 예방하는데 탁월한 효능이 있다.

그리고 옥수수에서 추출한 베티-시토스테롤이란 성분은 잇몸질환 치료제의 주성분으로 옥수수수염은 갈색인 것이 좋다.

1981년 Lousiana 주립대학 메디컬센터의 Korerha 박사는 결장암, 유방암, 전립선암으로 인한 사망률과 옥수수, 콩, 쌀 등을 먹은 사람 간에 역학 관계가 있다고 밝혔다.

옥수수의 씨눈에는 질이 좋은 불포화 지방산이 많고 토코페롤이라는 비타민A, B, E가 풍부해서 성인병 예방과 노화 방지에 효과가 있는 것으로 알려져 있으며, 이뇨나 지혈, 강압 등에 효능이 있어 옥수수수염을 달여서 복용하면 신장염이나, 이뇨작용 및 혈액순환개선, 체력증강, 임신 중 부기를 해소하는 데 효능이 좋다고 알려져 있다.

일반적인 과일과 달리 옥수수는 삶거나 찌는 등의 조리를 하면 항산화 성분이 더 만들어져 노화, 암, 심장병 등의 예방에 좋다고 한다.

또한, 옥수수를 차로 즐기게 되면 한여름 차가워진 속을 달래는 데 좋다.

🌱 효능 및 복용법

- 푹 삶은 옥수수를 매일 1개씩 섭취하면 내장지방 제거에 특효이다.
- 차 또는 발효제는 지혈제와 이뇨작용을 하여 소변이 원활해지며, 혈당수치를

조절하여 당뇨병 환자에게 좋다.

– 신경을 진정시키는 작용과 눈의 피로 그리고 초조함을 진정시킨다.

– 비타민B1이 많이 함유하고 있어 식욕부진, 무기력함에 효과적이다.

* 햇볕에 3일 이상 완전히 건조한 수염을 살짝 씻은 후 1되 주전자에 1.8L 물을 넣고 센 불로 끓이다가 약한 불로 5분 정도 더 끓인다.

– 이뇨작용, 성인병, 혈액 순환제로 효능이 있다.

15. 신경안정제: 녹두

따뜻한 기후에서 자라며 모래와 점토가 적절하게 섞인 토양일수록 잘 자라는 녹두는 다른 말로 안두 또는 갈두라 하는데, 우리 주위에서 많이 섭취할 수가 있는 음식으로 청포묵이나, 녹두차, 떡고물, 그리고 술안주로 사랑받는 녹두전은 물론 숙주나물까지 모두 녹두를 사용하고 있다.

녹두는 비타민C가 풍부하여 항산화 작용을 하며, 혈관 안의 노폐물들을 밖으로 빼내는 작용을 하며, 주성분은 전분이 53%로 가장 많이 차지하고 있고, 단백질은 약 26% 정도 함유하고 있어 단백질의 비중이 상당히 높다.

맛은 팥과 비슷하지만, 요리법에서 상당히 차이가 나는데, 팥은 그 자체를 이용한 팥죽, 팥물 등이 있으나 녹두가 들어가는 요리는 대부분 맷돌 혹은 믹서기로 간 즙을 이용하여 요리를 한다.

한방학적으로 녹두는 기운과 식욕이 없을 때 유용한 음식으로 성질이 차고 단맛이 있어 비위를 돕고 오장육부를 골고루 조화롭게 하는 효능이 있다.

또한, 12경맥을 원활하게 제 기능을 할 수 있도록 할 뿐 아니라 수술 등의 큰일을 치른 후에 입맛을 살리고 기를 살리는 데에 효과적이며, 열을 내리는 음식이라 체질적으로 찬 사람은 피하는 것이 좋다.

열이 발생하는 체질로 혈압, 감기몸살, 해열작용, 열병에 기력을 보충한다.

이뇨작용 역시 녹두의 좋은 효능 중 하나지만 지나친 이뇨작용을 몸속의 칼슘과 같은 이로운 영양분을 배출시키기도 하지만, 이뇨작용이 원활하면 할수록 노폐물과 찌꺼기가 빠지므로 소변을 자주 못 보시는 분에게 좋다.

🌱 효능 및 복용법

- 고혈압, 동맥경화 예방 효과와 성인병 예방에도 도움을 준다.
- 피부트러블을 없애주고, 피부를 탄력 있게 해 준다.
- 식이섬유가 풍부하게 들어있어서 변비, 다이어트에 도움이 된다.
- 피로해소, 감기 예방, 이뇨작용, 항산화 작용, 소화 개선, 성장 발육에 좋다.
- 녹두죽은 녹두를 삶은 후 으깬 후 채로 걸러 잠시 가라앉힌 웃물에 쌀을 넣고 끓이다가 녹두를 넣어 끓여 먹는다.
* 녹두 팩 : 녹두가루 2스푼, 꿀 1스푼, 우유 조금을 넣고 걸쭉하게 팩을 만들어 20분 정도 바르고 흐르는 물에 씻어준다.

16. 명약 중의 명약: 참깨(胡麻), 들깨

신농본초경에 참깨는 허한 몸과 五臟(오장)을 보호하고 윤택하게 하며, 간장과 신장의 기능을 도와주며, 들기름은 장을 윤택하게 하고, 독을 풀어주며, 변을 무르게 하여 변비를 없애주는 효과가 있다.

참기름이나 들기름은 성질이 더운 냉습에 의한 위염, 십이지장염, 대장염 같은 질병을 치료하고, 다스리며, 몸을 따뜻하게 하여 추위와 더위를 타지 않고 오래 살 수 있게 하며, 그 어떠한 항생제보다 강한 살균력이 있다.

그래서 식중독이나, 장염, 이질 등 세균성 감염은 물론 화상이나 각종 피부염 등에 약재를 개어 붙이면 효과가 상승한다.

참깨나 들깨는 기력을 보해주는 효능이 있어 노약자의 보양식으로 깨죽이 많이 이용되고 있으며, 특히 참깨를 계속 먹으면 비타민E가 있어 모발의 탈모를 방지하고, 피부를 윤기 있게 하고, 노화를 억제하며, 참기름 마사지를 할 경우 특정 부위의 체중 감소는 물론 피부미용에도 좋고, 냉증 치료는 물론 검은 깨를 많이 먹으면 몸이 가볍고, 중풍, 고혈압, 동맥경화를 예방한다.

🌱 불포화 지방산이 풍부한 들기름의 효능

1. 피를 만들어 주는 조혈작용이 뛰어나 빈혈이나 저혈압에 좋다.
2. 리놀렌산이 있어 콜레스테롤의 침착을 감소시켜주어 혈중 콜레스테롤치를 낮추어 혈관의 노화를 방지 및 동맥경화 예방에 좋다.
3. 리놀산 성분이 있어 피부가 거칠고 주근깨나 기미가 많은 사람에게 좋다.
4. 신장의 기운이 부족하여 머리칼이 희어지는 것을 예방한다.
5. 필수 지방산이 들어있어 건성유에 속하므로 공기 중의 산소와 쉽게 결합해 굳어지는 성질을 가지고 있다.

🌱 참기름의 효능

- 선조들이 개발한 보양식품으로 사용한다.
- 피부미용, 임산부의 변비 해소, 양기 부족, 허약체질, 눈이 침침할 때 좋다.
- 두뇌발달, 탈모 방지, 항암작용, 치아건강용, 해독제, 지혈제로 사용한다.

💧 민간요법

- 참기름 한 숟가락+소주 한 잔을 복용 시 신경통, 관절염, 수족 등에 좋다.

– 흰콩+대추+참깨를 함께 쪄서 건조한 후 단자로 복용하면 보기(補氣)에 좋다.

17. 암을 이기는 음식: 가지

신라 시대에 이미 가지 재배에 관한 기록이 있는 것으로 보아 매우 오래전부터 우리 식단의 주요한 채소로 취급한 것 같다.

한여름 특별 보양식으로 꼽힐 정도로 다양한 효능을 갖고 있다.

특히 담백한 맛과 씹을 때 부드러운 촉감 등으로 인하여 사람들이 좋아한다.

최근 일본에서는 건강식품으로 혈관을 강하게 하고, 열을 낮추며, 잇몸이 나 구강염에 좋고, 고혈압, 동맥경화 예방에도 효과가 크다고 한다.

보라색 채소나 과일에 함유된 발암물질인 폴리페놀 플라보노이드의 일종인 안토시아닌 성분이 가지에 많이 함유되어 있어 암 억제의 80% 이상도 억제할 수 있는 채소 중의 으뜸이라고 한다.

일본에서는 둥근 것은 생채나 샐러드용으로 사용하고, 긴 것은 절임용, 그 외에는 튀김용, 불고기용, 생채용으로 이용하는데, 소비 면에서 일본에는 1인당 2kg, 우리나라는 100g 내외로 별로 먹지 않는다.

일본 종합식품 연구소 자료에 의하면, 가지는 벤조피렌, 아플라톡신, 또는 탄 음식에서 나오는 발암물질 등에 대해 시금치 보다 약 2배 정도의 돌연변이 유발억제 효과를 나타내어, 암세포를 이용한 실험에도 항암 활성이 높게 나타났다.

가지에 함유된 암 예방 물질로 알칼로이드, 페놀화합물, 클로로필, 식이섬유소 등이 있는데, 특히 항산화 활성 및 암 예방 활성이 있는 청색의 안토시아닌이 중요한 역할을 하는 것으로 보인다.

효능

- 장 기능을 강화해 주는 것은 장내 노폐물을 제거해 주며, 변비를 예방.
- 폴리페놀 성분이 있어 발암물질을 억제하는 효과가 매우 높다.
- 차가운 성질의 음식이라 뜨거운 사람이 꾸준히 먹으면 열을 내리는 것을 도와
  주며, 정신을 맑게 하며, 특히 염증 치료에 도움을 준다.
- 피를 맑게 해주기 때문에 꾸준히 먹으면 고지혈증 예방이나, 어지럼증, 고혈압
  을 낮추어주는 효과가 있다.
- 비타민 함량이 많아 꾸준히 섭취하면 기본적인 영양을 공급으로 세포들의 스
  트레스를 없애주어 만성피로 회복에 좋다.

18. 회복기 환자 식품: 호박

호박에는 여러 가지 종류가 있다. 일상적인 생활의 식탁에 오르는 애호박, 고랭지
에서 재배하는 단호박(밤호박)은 그 맛이 밤과 고구마를 섞은 듯 당도가 높아 수출
용으로 재배하기 시작하였고, 관상용으로 재배하는 약호박(화초호박)이 있으며, 일
반 농가에서 재배하는 호박(누런 호박)으로 초기에는 애호박으로 이용하다가 가을
에는 누렇게 익는 호박을 장기간 보관하기 위하여 저온창고에 보관하는 냉동 호박
과 떡집이나 제과점에서 건포도나 밤 등의 대용품으로 사용하고 있는 건조 호박으
로 구분한다.

늙은 호박은 전통적으로 호박죽, 호박범벅 등 건강식품과 약용으로 쓰이고 있으
며, 현대에는 신체 노폐물 제거에 효능이 있기 때문에 다이어트 식품으로 널리 이
용되고 있다.

당질, 단백질, 비타민, 미네랄 등의 성분을 함유하고 있으며, 특히 당질은 애호박의 2배가 넘어 생체 활동 에너지의 근원이 되며, 일반적으로 식이섬유가 많다는 양배추와 양상추보다 훨씬 많고, 또한 섭취하기 쉬워 장내의 증식을 도와 소화흡수는 물론 피부를 곱게 하고, 장을 튼튼하게 하며, 카로틴과 비타민C가 풍부하여 미용효과와 노화 방지 등에 좋다. 또한, 아스파라긴산을 함유하고 있다.

☛ 호박의 효능

- 늙을수록 당질의 함량이 늘어나는데, 이는 신경통, 당뇨병, 야맹증, 각기병 환자에게 좋다.
  특히 이뇨작용을 촉진하는 성분이 많이 있어 산후부기 제거에 주로 이용하고 있다.
- 비타민A인 카로틴이 풍부하여 위 점막보호는 물론 소화흡수가 잘되어 위장이 약한 사람이나, 속이 아플 때도 효과가 있어 이를 補中益氣(보중익기)라 하여 회복기 환자들에게 좋다.
- 고혈압 예방, 동맥경화 방지는 물론 대장암 발병억제에 효과가 있다.
- 호박씨는 두뇌발달에 좋고, 기침이 심한 경우 설탕이나 꿀을 섞어 먹으면 효과가 좋고, 젖이 부족한 산모가 먹으면 젖이 잘 나온다고 전해지고 있다.

19. 저칼로리 알칼리성식품: 감자

미국 의학 연구소에서도 장수를 연구하는 과정에서 감자를 주식으로 하는 지역의 주민들이 장수자가 많은 것으로 조사되었는데, 이는 감자에 들어있는 비타민C가 다른 채소처럼 열을 가해도 파괴되지 않기 때문이다.

감자는 암세포를 직접 공격하거나, 파괴하는 약이 아니라 체력을 회복시켜 자연치유력을 활성화하는 역할을 하는 알칼리성 건강식품인 만큼, 과식을 피하고, 적당한 운동과 충분한 휴식, 그리고 절제된 생활을 하면서 감자 생즙을 내어 꾸준히 먹는 것이 장수의 필수적인데, 생즙을 먹기가 어려우면 삶아서 먹거나, 요리해서 먹어도 좋다.

일상생활에서 무수한 스트레스를 받으면서 견디어 나가는 것은 부신이라는 장기에서 부신피질호르몬을 분비하여 몸을 보호해 주기 때문인데, 이때 반드시 비타민C가 필요하다. 따라서 감자에는 비타민C가 사과의 2배나 들어있어 이를 많이 먹으면 스트레스 해소에 큰 도움을 준다.

유럽 국가에서는 감자를 땅속의 사과, 또는 땅속의 영양 덩어리라고 하는데, 일반적으로 비타민C가 100g당 23mg이나 들어있어 다른 채소 보충 없이 감자 2개 정도면 가능하다.

❦ 효능

– 감자에 포함된 비타민은 노인치매를 예방하는 효과가 있으며, 일본의 요리 전문가 신토우 원장은 감자요법을 실천하면 암 등 난치병에 효과가 있다고 한다.
– **기타효능**: 식사대용이나 다이어트 식품, 또는 야식용으로 한다.

❦ 요리방법

– 껍질을 벗기지 말고 요리를 하여야 한다.
– 자를 때 가능한 크게 자르도록 한다.
– 자른 후 물에 씻지 말아야 한다.
– 튀기는 것보다 볶는 것이 좋다.

20. 혈관보호 작용의 식품: 고구마

곡식이 귀했던 시절 구황작물로 사랑받던 고구마가 최근 미국의 메이오 클리닉에서 10대 건강식품으로 선정하였고, 대한 암 예방학회에서는 항암 식품으로, 미국국립암연구소에서는 항암 식품 목록에 포함되는 등, 다양한 의학적 가치를 인정받아 최고의 건강식품의 하나로 자리 잡고 있다.

당뇨, 고혈압과 같은 성인병은 동맥경화로 인한 합병증이 가장 큰 문제가 되는데, 이는 혈액이 혈관을 원활하게 순환되지 못하여 혈관 벽에 찌꺼기처럼 붙어 있는 저밀도지단백질(low density lipoprotein)에 의해 혈관이 막히는 요인 즉, 산화를 방지하는 기능이 고구마에 있어 이를 섭취하면 동맥경화를 예방하는 데 도움이 된다.

보라색과 붉은색 색소에 들어있는 안토시아닌은 고구마의 껍질에 많은데, 이는 세포의 노화를 막고, 암세포 증식을 억제하는 효능이 있는 것으로 밝혀졌고, 항산화, 항암효과로 알려진 베타-카로틴과 비타민C가 풍부하며, 식이섬유와 셀룰로스가 있어 대장암 발생을 예방하고, 최근 스위스에서 연구한 결과에 의하면 고구마 추출물의 복용이 성인병(2형 당뇨병) 치료에 이용한 결과 콜레스테롤 수치의 저하 효과 및 혈당 저하와 인슐린 저항성의 완화 효과를 확인하였다고 한다.

또한, 고구마의 줄기와 잎에는 여러 종류의 카페산 유도체들과 강력한 폴리페놀 성분이 들어있는데, 이들은 혈압상승요인으로 작용하는 안지오텐신 변환 효소(ACE)를 저해하는 작용과 각종 면역작용을 가져 이를 복용하면 곧 정상 수치로 회복함을 알 수가 있다.

❀ 효능

- 최고의 항암효과 식품으로 채소 82종 중 1위로 껍질 색이 진하고, 속이 누런 고구마가 더 좋다.
- 콩, 토마토와 함께 칼륨이 많은 채소로 혈압을 낮추며, 또한 심혈관질환 치료와

예방에 도움이 되며 당뇨 예방에도 도움이 된다.

– 셀룰로오스와 식이섬유는 배설촉진은 물론 비장과 위를 튼튼하게 하여 혈액순환은 물론 만성 변비, 설사, 소화불량 치료에 효과가 있다.

21. 위암 억제용 당뇨 식품: 고추(풋고추, 당조고추)

한국인의 음식문화를 대표하는 김치와 고추장을 담그는 주원료인 고추는 우리 식탁에서 빼놓을 수 없는 채소 중의 하나이다.

1인당 소비량이 가장 많은 것으로 연간 2~4kg에 이른다고 한다.

고추에는 비타민A와 C가 풍부한 녹색건강 식품으로 오렌지나, 레몬보다 많은 양의 비타민C가 함유되어 있으며, 당근만큼이나 비타민A가 듬뿍 들어있다.

고추는 뜨겁고 매운데, 독특한 매운맛은 캡사이신(capsaicin)이라는 알칼로이드 화합물 때문인데, 이는 고추씨에 가장 많고, 껍질에도 상당량 들어있는데 몸이 차고, 소화기관이 약한 사람에게는 매우 좋은 식품이다.

매운맛이 몸속을 데워주고, 피부를 자극하는 효과가 있으며, 위 점막에 손상을 주어 만성위염의 원인이라고 생각되어 왔으나, 실험결과 오히려, 위궤양의 발생을 억제하는 효과가 있을 뿐 아니라 몸속에서 지방연소를 촉진 시키므로 다이어트 식품으로도 주목을 받고 있다.

캡사이신이 배양된 헬리코박터의 증식을 억제한다는 연구결과는 위암 발생의 원인인 헬리코박터에 의한 위 점막 손상이 고추에 의해 예방될 가능성이 있음을 시사한다.

이는 매운 고추의 소비량이 많은 미국이나, 싱가포르, 인도 등에서는 오히려 위궤양이나, 위암의 발병률이 줄어들고 있다는 것이 이를 증명하고 있다.

연구결과, 고추의 캡사이신이 발암 억제제 또는 항암제로 작용하며, 캡사이신은 항산화, 염증 억제 작용을 하므로 조직의 산화적 손상을 막고, 종양 촉진을 억제할 수 있을 것으로 생각한다.

또한, 최근에는 당조고추(당을 치료한다)가 당뇨병에 효험이 있는 것으로 알려져 널리 이용하고 있는데, AGI가 당조고추는 물론 고춧잎에도 있어 차로 널리 이용되고 있다.

⚘ 효능

- 내장기능과 면역기능, 소화촉진, 혈액순환 개선에 효과가 있다.
- 산화 방지 및 다이어트 효과가 있다.
- 한방에서 한, 건위 구충제, 신경통, 류머티즘성, 기관지염을 완화시킨다.

22. 만성질환 예방용 채소: 녹황색 채소

과일과 채소는 보통 5가지 색깔로 구분하는데, 미국에서는 식탁에 빨강, 주황, 노랑, 초록 및 검푸른색이 포함되는 식사를 하도록 권장하고 있다. 그중에 주황색은 주로 과일류이고, 채소는 주로 초록색이 많다.

우리 식탁에 자주 오르고, 많이 먹는 것으로 오이, 시금치, 근대, 아욱, 깻잎, 브로콜리, 케일, 부추, 미나리, 상치, 갓, 풋고추, 당조고추 등은 물론 산 들풀 등을 합하면 수없이 많다.

한국인 식탁에서 먹는 30여 가지 채소류들 모두가 대부분 돌연변이 유발을 크게 억제하는 효과를 보여주고 있다. 특히 항암효과를 나타내는 식품으로 녹황색 채소를 많이 섭취하면 전체적으로 암 발생률이 낮아지고, 특히 위암 예방이나 인체 암

세포의 성장도 억제한다고 하였다.

 이러한 연구결과는 미국국립암연구소에서 나왔고, 또한 이를 권장하고 있는바 "하루에 5가지 과일과 채소를 섭취하자."라고 캠페인을 주도할 정도로 관심이 집중되었다.
 채소 내의 식물 화합물은 암을 포함한 만성질환을 예방하는 효능이 있는 것으로 알려져 있으며, 이러한 효과는 녹색이나 황색이 진한 채소들일수록 큰 효과를 내는 것이 많다.
 황색을 띠게 하는 색소인 카로티노이드는 산화를 방지할 뿐만 아니라 야맹증 예방 등 시각과 관련된 중요한 기능을 하는 비타민A가 특히 항산화 작용을 해 암 발생을 예방하는 효과가 있다.

🌱 녹황색 채소의 효능

- 비타민C, E, 엽산 또는 셀레늄 등의 무기질 함유로 항암효과가 있다.
- 칼슘과 칼륨 같은 무기질도 많아 육류와 곡류 같은 산성식품을 중화하는 알칼리성식품의 역할을 한다.

🖐 당조고추 복용법

- 처음 50g 정도를 시작하여 당이 떨어지면 10g 감소, 변동이 없을 경우 10g씩 증가하여 복용하면 효능이 있다.

23. 입맛이 없고 춘곤증: 냉이

『본초강목』에 냉이는 오장을 이롭게 하는 식물이라고 평하였으며, 화기전초에서는 소변을 시원하게 하는 이뇨작용과 변비에도 좋은 약초라 했고, 신농본초경에서는 간장병과 고혈압에 좋다고 쓰여 있다. 봄의 일곱 가지 풀의 하나로 성질이 따뜻하고, 맛은 달며, 독성은 없다.

차서 생기는 이질을 치료하고, 이뇨작용을 활발히 하여 있어 전신이 붓고 소변을 잘 보지 못하는 데 좋다. 특히 소변 색깔이 우윳빛일 때 효과가 있다.

봄의 채소로 단백질 함량이 가장 많을 뿐 아니라 칼슘, 철분이 풍부하고, 회분, 섬유질, 탄수화물 등의 영양성분이 골고루 들어있을 뿐 아니라, 눈이 밝아지는 비타민A가 많아 봄철에 몸이 나른하고, 기운이 없으며, 밥맛이 없을 때나 봄철에 주로 발생하는 춘곤증 예방에 좋은 봄나물로 많이 알려져 있다.

🌱 효능

- 간을 튼튼하게 하고 눈을 밝게 하며, 기운을 나게 한다.
- 위를 튼튼하게 하며, 소화가 잘되게 하고, 소변을 잘 나오게 한다.
- 토혈, 대변, 자궁 등의 출혈을 멎게 하는 효력이 있는 약초이다.
- 눈이 충혈되고, 아픈 증상을 치료한다.
- 출산 후 나타나는 부종에 효과가 있다.

🖐 복용법

- 냉이에 함유된 무기물은 끓여도 잘 파괴되지 않아 줄기와 뿌리를 달여서 차 마시듯 장기간 복용하면 눈이 밝아지고, 눈병에 잘 걸리지 않는다고 한다.
- 산후 자궁 출혈과 철분 결핍성 냉이 40g에 물을 넣고, 달여서 1일 2회 마시면 효과가 있다.

– 냉이를 건조하여 달여 마시면 간, 위, 신장 질환, 고혈압, 변비와 눈을 밝게 하는 효과가 있다.
– **민간요법:** 씨를 침대나 옷장에 두면 벌레가 생기지 않는다.

24. 항암 치료제: 당근

당근은 성질이 따뜻하고 맛이 달며, 건강식품으로 소화를 돕고 간을 윤택하게 하며 보혈작용이 있어 눈을 밝게 하고 가래를 없애며 기침을 멈추게 할뿐더러 열을 내리는 해독작용이 있는 식품이며, 양인 체질은 생으로 먹으며, 음인 체질은 삶아서 먹는 것이 좋다.

아울러 빈혈, 영양불량, 식욕부진에 적합하고 고혈압, 고지혈증, 담 결석증, 장기적인 수은 접촉자나 피부가 거칠고 두피가 가려운 증상에 효과가 있으며 콜레스테롤을 낮추고 시력감퇴, 야맹증, 안구건조증에 효과가 있다.

당근이 주홍빛을 띠는 베타-카로틴 성분은 다른 식품에도 들어있긴 하지만 함유량이 당근을 따라오지 못한다.

베타-카로틴은 껍질에 많으며, 몸 안에 들어간 비타민A가 프로비타민A로 바뀌는데 이는 피부를 매끄럽게 하는 효과가 있으며, 부족하면 살결이 거칠어질 뿐 아니라 피부의 저항력이 떨어져 여드름이 잘 생기고 쉽게 곪는다.

또한, 베타-카로틴은 발암물질과 독성 물질을 무력화시키고, 유해산소가 세포를 손상시키는 것을 막아 줄 뿐 아니라 비타민과 미네랄 등이 균형 있게 들어있는 알칼리성식품이어서 고기 등 산성식품과 함께 먹으면 산성을 중화시킬 뿐 아니라 홍역, 빈혈, 저혈압, 야맹증 등에도 효과가 있다.

한방에서는 당근이 심장과 위장을 튼튼하게 하고 폐에도 좋다고 하여 폐결핵약으로 이용되기도 하였으며, 잎과 씨는 몸의 불순물제거, 이뇨작용 및 방광염과 신장 결석을 예방하는 효능이 있다고 한다.

🌱 효능 및 복용법

- 육고기와 같이 섭취하면 영양흡수율이 높지만 채소를 동시에 섭취하면 비타민 C를 분해하는 효소가 들어있어 비타민이 파괴된다.
- 당근 죽 또는 주스는 식욕을 증진 시키고 소화를 도우며 설사, 소화불량, 빈혈, 야맹증에 효과가 있다.
- 당근대추탕은 백일해, 만성기관지염, 마른기침에 효과가 있다.
- 사과(껍질 포함) 1+당근 1+벌꿀 1스푼=매일 아침 1잔씩 복용할 경우 원기회복과 내장기능 강화에 도움이 된다.

25. 비타민C가 풍부한: 달래

달래는 한방에서 비늘줄기를 소산이라는 약재로 쓰이며, 토사곽란과 복통을 치료하고, 종기와 벌레에 물렸을 때와 협심 통에 식초를 넣고 끓여서 복용했다고 한다.

또한, 겨우내 잃었던 입맛을 돋우며, 혈액순환을 촉진시켜 예로부터 자양강장 음식으로 알려졌는데, 불가에서는 이 강장 효과로 달래를 '오신채'라고 하여, 파, 마늘, 부추, 무릇 등과 함께 금지 음식으로 정하기도 했다.

달래는 성질이 따뜻하여 손, 발이 찬 사람에게 좋다.

특히 산 달래는 햇볕이 잘 드는 곳이면, 어디에서든 찾아볼 수가 있다. 풀밭이나 길가, 제방 등 우리 주변 곳곳에서 싱싱한 달래를 채집할 수가 있는데, 이는 냉이에 이어 봄나물인 달래는 100g에 27kcal로 저열량 다이어트 식품이다. 톡 쏘는 매운맛이 미각을 자극하기 때문에 매콤하게 무쳐 먹거나 된장찌개 등에 넣어 끓여 먹으면 달래 향이 국물에 배어서 더욱더 맛있는 된장찌개를 먹을 수가 있다.

🌱 효 능

- 달래에는 비타민A가 다른 영양소보다 많이 함유되어 있는데, 이는 사람들의 몸에 저항력을 높여 주는 효과가 있어 특히 면역력이 떨어진 사람들이 먹으면 면역력을 높여 주기 때문에 잡병에 걸리지 않아 건강도 좋아진다.
- 달래에는 비타민C가 많이 함유하고 있는데, 이는 신진대사를 촉진하여 주근깨의 원인이 되는 멜라닌 색소의 생성을 억제해주기 때문에 피부 미용과 노화 방지를 도와주는 효과가 있는데, 이는 비타민C가 풍부하게 함유되어 과일을 많이 먹으라는 이유도 과일에는 비타민C가 풍부하기 때문이다.
- 불면증은 심한 스트레스로 인해 날카로운 신경성 때문인 경우가 많은데, 달래에는 신경을 안정시켜 주는 성분이 있어 신경을 달래주어서 불면증에도 효과가 있다.
- 달래에는 철분 성분이 들어있어 빈혈을 예방을 해주는 효과가 있다. 하지만 심각한 빈혈 환자들은 당연히 병원에 가야 하지만, 철분 부족을 예방하기 위하여 반찬으로 먹어도 효능이 있다.

26. 사포닌 성분의 약리효과: 도라지

한의학에서는 도라지 뿌리를 벗기거나, 그대로 말린 것을 길경(桔梗)이라 하며, 다양한 처방전에 활용된다.

도라지의 주요 약리 성분은 트리테르페노이드(triterpenoid)계 사포닌으로 밝혀졌으며, 기관지 분비를 항진시켜 가래를 삭이는 효능이 있다.

도라지에 함유된 물질들은 곰팡이의 독소생성을 감소시키며, 동물에 투여했을 때 살균작용을 촉진하였을 뿐 아니라 특히, 이눌린(inulin) 성분은 항암 실험에서 강력한 항암활성을 확인하였다.

아직까지 도라지에 대하여 더 연구하여야 하겠지만, 염색체 말단에 존재하는 텔로미어(telomere)라는 DNA 가닥의 조절 가능성 여부인데, 텔로미어는 우리의 소명을 조절하는 시계 역할을 하는 것으로 알려져 있는데, 암세포의 경우 텔로머레이즈라는 효소의 강력한 활성에 의해 세포분열이 계속되더라도 텔로미어의 길은 변하지 않는다.

따라서 도라지 추출물의 처리에 의한 암세포 증식억제 현상은 텔로머레이즈 효소의 활성 저해와 연관되어 있으며, 이를 조절하는 유전자의 발현을 강력하게 억제할 수 있음을 확인하였다.

도라지는 한방에서 값비싼 인삼 대신 보약으로 쓰면 좋다고 하며, 오래 묵은 것은 산삼 못지않은 약효가 있다고 알려져 있다.

☙ 사포닌 성분의 효능

- 호흡기 질환 치료제, 천식 및 폐결핵의 거담제로 사용하고 있다.
- 배농, 거담, 편도선염, 진해, 화농성 종기에 좋다.
- 혈당 강하, 콜레스테롤 대사개선, 항콜린, 항암작용, 위산분배 억제 효과 등에 효과가 있다.

100세 시대를 위한 자연식품과 건강관리

🌱 도라지 배즙 만드는 법

- 배 2개(6조각)+대추(2~30개)+도라지(4~5뿌리)+생각(1쪽)+물(적당)으로 깨끗이 씻어 압력밥솥에 넣고 50분 끓인다.
- 복용 시 꿀이나, 인삼을 추가하면 좋다.

27. 천연 인슐린: 돼지감자

돼지감자의 경우, 몇 년 전만 해도 맛도 없고 쓸모도 없어서 버린다고 하였지만, 그 효과가 유명해지면서 찾는 사람이 많아진 작물로 원산지는 미국, 캐나다 등지로 1년생 식물에 속하며, 해바라기 모양의 꽃이 피는데, 뿌리가 마치 감자와 비슷하다 하여 돼지감자(뚱딴지)라고 부른다.

대표적인 성분으로는 인슐린 역할을 하는 이눌린이라는 성분이 있는데, 돼지감자 만큼 이눌린을 다량으로 함유량하고 있는 식물이 없을 정도이며, 당뇨환자에게 특히 권장하는 식품이다.

또한 돼지감자의 칼로리는 매우 낮은 편인데, 이는 다당류에 속해있기 때문이며 천연 인슐린으로 불리고 있는 돼지감자의 성분은 이눌린 외에도 단백질, 회분, 당질, 칼슘, 비타민B, C, 나이아신 성분을 포함하고 있을 뿐 아니라 칼로리가 매우 적으며 소화가 잘 안 되기 때문에 흡수율이 낮다.

그 때문에 돼지감자의 섭취를 많이 한다고 해도 혈당이 높아지거나, 낮아지지 않아 혈당을 정상치로 유지하는 데 유효한 성분이기 때문에 오래전부터 돼지감자 사용이 당뇨 환자들에게만은 꾸준히 이용되고 있다.

췌장의 기능을 정상화해주는 기능을 하는 요리를 많이 먹는 예루살렘의 사람들은 췌장의 기능이 매우 뛰어나다고 한다.

돼지감자의 이눌린은 체지방을 분해하는 효과도 있는데, 실제로 꾸준하게 돼지감자를 섭취하는 경우 체내의 중성지방의 농도를 줄였다는 연구결과도 있으며, 돼지감자의 섭취를 통해 다이어트의 효율을 더욱 높일 수가 있다.

당뇨병에 도움이 되는 이눌린이 다른 식물 중에 최고로 많이 들어있어서 이는 혈당치를 상승시키지 않고, 인슐린의 역할을 하기 때문에 피곤해진 췌장을 쉬게 할 수 있어 돼지감자를 천연의 인슐린이라고 한다.

이눌린을 많이 함유하고 있어 조리하면 특유의 단맛이 나는데, 감자류가 이눌린을 함유하고 있지만 0.2%에 그친 반면, 돼지감자는 15~20%를 함유하고 있어 천연 인슐린 식품으로 평가를 받아 옛날부터 당뇨 환자용으로 사용됐으며, 조리를 하면 특유의 단맛이 나는데 돼지감자에는 '이눌린' 외에도 비타민이나 미네랄을 풍부하게 함유하고 있다.

☘ 효능

1) 독이 없기 때문에 이를 꾸준히 먹을 시 암을 예방하는 기능뿐 아니라 특히 어린이들에게는 성장을 촉진시키는 역할을 한다.
2) 식이섬유 함유율이 매우 높은 편으로 장내의 유산균을 증식시키는 역할까지 하기 때문에 다이어트 효율을 높이는 만성 변비를 예방함은 물론 대사를 촉진해주어 장운동을 좋게 하는 기능이 포함되어 있다.
3) 췌장은 당뇨와도 연관이 있는 기관으로 인슐린을 분비하는 작용을 한다.

♦ 보관방법

- 냉장고(저온)에 넣어서 보관하는 것이 좋고, 상온에서 보관하면 시들거나, 발아가 될 수 있어 모래를 섞어 춥게 보관하거나, 땅에 묻는 것이 좋다.

✿ 조리법

- 하루 섭취량은 100~150g 정도가 적당하며, 이때 우유 1컵과 함께 믹서기로 갈아서 아침, 저녁으로 복용하면 좋다. 이때 아카시아 꿀 10g과 프로폴리스

5~6방울을 넣어 마시면 최고의 건강식품이다.

- 후식(後食)으로 생고구마 먹는 것처럼 껍질도 같이 씹어서 먹으면 더 좋다.
- 튀기거나 간장, 된장으로 달콤하게 즙을 내어 팩에 담아 수시로 먹는다.
- 잘 씻은 돼지감자에 랩을 씌워 전자레인지에 2~3분 익힌 후 믹서기에 물을 조금 넣고 갈아서 콩가루, 토마토케첩, 크림, 우유 등을 섞어 스프를 만든다.
- 약간의 샐러드유로 볶아 소량의 다진 고기와 함께 익힌 다음 부드러워지면 간장, 올리고당 외에 양념으로 고기볶음을 만든다.
- 수용성 식물인 '이눌린'은 지방의 분해를 촉진하므로 튀김에 사용하는 기름을 신속하게 분해해, 상호작용에 의해 매우 궁합이 좋은 음식으로 바뀐다.
- 썰어서 물김치로 담가 먹으면 시원한 맛을 낸다.
- 고구마 같이 삶아 먹거나, 갈아서 수제비 만들어 먹는다.
- 돼지감자는 한겨울 꽁꽁 언 흙 속에서도 절대 얼지 않고 썩지 않으며, 날것으로 먹어도 아린 맛이 없어 샐러드에도 안성맞춤이다.
- 감자밥과 부침개 등 주식과 간식용으로 이용하면 좋다.

28. 급성 간염: 돗나물

돌나물과에 속하는 것으로 돌나물이라고도 하며, 봄철에 새움을 따서 김치를 만들어 먹는 산나물로 봄철의 구미를 돋우는 새콤하고, 시원한 돗나물김치로 크게 각광을 받는다. 약명으로 수분초라 하며, 다른 이름으로는 석채라고도 하는데, 섬유질이 적고 비타민C와 칼슘, 인산이 풍부하며 새콤한 신맛이 있어 식욕을 촉진하는 건강식품으로 각광을 받는다.

그러나 성질이 차기 때문에 열이 많은 태양, 소양인에 좋고, 열이 없는 태음, 소음인에게는 이롭지 않다.

특히 여성의 갱년기에 효과가 탁월하며, 간염, 간 경화증에 효력이 있다 하여 생즙을 내어 마시기도 한다. 몸의 열을 내리고, 독을 풀어주며, 부종을 없애주는 역할을 한다. 유행성 간염 치료제로도 쓰이며, 살균작용을 하므로 부스럼이나, 화상을 입은 데, 후두염 등에도 좋다. 특히 후두염에는 돗나물을 49g의 즙을 내어 마시고 찌꺼기는 몸에 붙이면 좋다.

돗나물을 약으로 쓸 때는 우려낸 물은 마시고, 찌꺼기는 붙이는 방법을 겸하면 더욱 효과적이다. 돗나물즙에 술을 섞어 목 안쪽으로 약물이 미치도록 하루 5분~10분씩 양치질을 하면 좋다. 유해성 간염일 경우에는 30g를 달여서 하루에 세 번, 급성간염일 경우 하루에 두 번 나누어 먹는다. 치료 기간은 보통 15일에서 20일이다.

🌱 약리 효과

– 담석증, 강장 보호, 고혈압, 급 만성간염, 간 경화 등에 효과가 있다.
– 피를 맑게 하여 대하증에도 좋다.
– 잎의 즙: 해독, 화상 등의 약재로 사용한다.

💧 물김치 만드는 법

– 돗나물 300g+꿀, 소금 약간+가는 파 3뿌리+미나리 50g과 양념으로 생강, 마늘, 고춧가루, 찹쌀가루 등을 적당량을 첨가한다.
– 깨끗이 씻어 소금을 약간 뿌려 절인 다음 물기를 뺀다.
– 파, 미나리는 3cm 정도 썰고, 생강, 마늘은 곱게 채를 썬다.
– 찹쌀로 풀을 쑨 다음, 이를 모두 버무려 담고, 고추 물을 붓는다.

29. 항산화 작용제: 마늘

동양의학에서는 마늘이 太陽(태양), 陽明(양명)에 속하며, 氣(기)는 五臟(오장)을 통하여 寒(한)과 濕(습)을 없애주고, 육류식품을 소화하는 힘이 크다고 가르쳐준다.

그래서인지 전국 어디서나 육류식품 또는 어류 식품을 주도하는 식당에는 마늘이 필수적이라 고기를 먹을 때 마늘의 量이 엄청난 것이다.

마늘 속에는 '알리신'이라는 물질이 항균작용으로 박테리아와 곰팡이의 증식을 억제하는 성분이 있으며, 항생제로 사용되기도 하였다.

또한, 성 기능을 촉진시키는 '스코르지닌'이라는 성분이 性(성)을 자극시켜 성기의 발기를 왕성하게 한다고 하여 佛家(불가)에서는 금기해온 식품인 마늘이 이제는 스테미너 식품으로 세계적으로 인기 있는 식품으로 각광을 받고 있다.

이뿐 아니라 암세포의 증식을 억제하고, 면역작용을 증가시켜 병원균 침입을 막아 알레르기 작용을 완화시키고, 항산화 작용으로 항암작용을 한다.

역학 조사에 의하면, 마늘을 포함한 파속과(부추, 양파, 파) 소비량에 비례 하여 위암 및 대장암 발생이 감소하는데, 마늘이 나쁜 콜레스테롤인 LDL을 줄이고, 좋은 콜레스테롤인 HDL을 증가시켜 콜레스테롤 수치를 응집과 혈액 응고를 억제하여 피를 맑게 하는 작용과 장수의 효과까지 얻을 수 있다.

스트레스 대응 능력이 증가하고, 생명력을 연장하며, 기억력을 회복시키는 등의 효과를 보이며, 치매 환자들에게 효과가 있는 것으로 보이며, 마늘은 폭넓게 약용으로 쓰이는 식품으로 이제는 전 세계적으로 이용하고, 또한 연구 대상 식품으로 선정되어 그 효능이 입증되고 있는바, 자라는 청소년들이나 젊은 현대인들은 이에 무관심한 것이 안타까울 뿐이다.

🌱 10대 효능

– 강력한 살균 및 항균작용, 체력증강, 강장효과 및 피로해소, 당뇨를 개선 동맥

경화 개선, 신체 노화 억제, 고혈압 개선작용, 항암작용, 아토피성 피부염 및 알레르기 억제작용, 정장 및 소화 작용 촉진, 해독작용, 신경안정

🔻 민간요법

– 충치에 마늘 대를 사용하며, 음위증 치료에는 생강+마늘을 이용한다.
– 마늘은 익혀 먹으면 효능이 감소되어 생으로 먹는 것이 효과적이다.

30. 어혈과 통증 완화제: 머위

머위는 산지의 습지가 있는 곳에 자생하는 여러해살이 식물로 여름이나, 가을에 채취하여 햇볕에 말리거나, 그대로 사용하며, 맛은 쓰고, 약간 떫고 매우며, 성질은 따뜻하며, 개화기는 4월이며, 결실기는 6월인 머위는 전국적으로 재배할 수 있으며, 시골 논두렁이나 밭두렁에서 자라며, 연할 때 자란 꽃봉오리나 어린잎 줄기를 나물로 먹으며, 잎이 크고, 억세지면 잎은 떼어내고 줄기만 취해서 겉껍질을 벗긴 다음 요리하여 먹으면 맛이 좋다. 또한, 잎은 채소로 사용하며, 줄기나 꽃봉오리, 줄기 등은 약재로 사용한다.

민가에서 잎과 뿌리는 가래를 삭이고, 기침을 멎게 하며, 위장을 튼튼하게 하고, 마음을 편안하게 하며, 종기를 삭이고, 소변을 잘나게 하며, 몸속에 쌓인 독을 풀어주는 효능이 있는 것으로 잘 알려져 있으며, 또한 최근에 편두통, 위궤양, 천식에 좋은 효과가 있고, 혈관을 튼튼하게 하여 혈압과 콜레스테롤 수치를 낮추며, 간 기능을 좋게 하여 혈액을 맑게 하여 청혈제, 해독제 작용으로 혈압을 낮추는 효능과 특히 여성의 자궁암, 유방암, 뇌종양에 뛰어나며, 요도염, 방광염, 위암, 폐암, 간암 등에도 효능이 있다고 한다.

🌱 효능

- 최고의 암과 염증 치유제이며, 또한 남성의 전립선염, 위염, 장염, 당뇨 등 각종 암이나, 기관지염, 아토피 피부염 등에 뛰어난 효능이 있다.
- 신경통, 류머티즘성, 신경쇠약, 식욕 증진, 타박상, 옹종정독, 어혈, 편도선염, 염좌, 감기 가래를 다스리는 데 사용한다.
- 청혈제로 해독작용과 어혈을 없애고, 혈액순환을 좋게 하여 고지혈, 당뇨병 치료에 효과적이다.

💧 민간요법

- 뇌졸중 예방으로 매실을 첨가하여 복용할 경우 성인병에 효과가 있다.
- 꽃봉오리는 민간요법으로 기침, 가래 등 감기약으로 사용한다.
- **복용방법**: 뿌리 또는 잘게 자른 잎 6kg에 물 9,000㎖를 붓고, 약한 불로 8시간 정도 달여 공복에 100㎖씩 하루 3회 복용한다.

31. 자연 소화제: 무

『본초강목』에 의하면 무는 止咳(지해), 地血(지혈)과 소독, 그리고 해열작용이 있어 삶아서 먹으면 디아스타제 같은 소화효소는 물론, 식물성 섬유인 리그닌이라는 성분이 장운동을 활성화시켜 장 속에 쌓인 노폐물을 배출시키고, 단백질 분해효소도 가지고 있어서 소화작용을 촉진하여 소화불량이나, 체했을 때 소화흡수 및 변비는 물론 소염작용, 이뇨작용이 있어서 혈압을 내려 주며, 폐에 들어가서 기운을 소통시키고 담을 제거하기 때문에 꿀이나 조청을 섞은 무즙이나 삶은 무즙은 감기의 치료뿐만 아니라 예방에도 아주 좋다.

실제, 무에 풍부한 비타민C와 A는 호흡기 점막을 튼튼히 해주고, 몸의 면역력을 강화시키는 효과가 있으며, 기침과 가래를 진정하는 효과는 물론 칼슘이나, 비타민, 미네랄이 부족하면 피로나 권태로 인한 빈혈로 혈색이 나쁜 사람, 스테미너가 없는 사람, 치아가 약한 사람, 임신부에게도 좋다.

특히 아밀라아제가 함유되어 있어서 전분 식품의 소화를 촉진시키고 해독작용이 있어 몸을 가볍게 하며, 피부가 고와진다.

무는 뿌리와 잎을 사용하며, 매운맛과 단맛이 강한 것이 있는데, 이는 폐에 작용하는 매운맛이 속보다 껍질과 푸른빛이 많은 윗부분에 더 많아 껍질을 같이 갈거나 삶아서 섭취하면 더 좋다.

🌱 효능

- 감기로 인해 고열이 나고 목이 붓거나 기침, 가래, 인후통이 심하면, 삶은 물에 꿀을 넣거나 무 조청을 섭취하면 약효가 있다.
- 기미와 주근깨 등에 도움이 되며, 숙취 해소, 노화 방지에 효과가 있다.
- 살균작용이 있어 여드름 상처에는 무즙을 환부에 올린 후 20분 정도 지난 후에 깨끗한 물로 매일 씻어주는 것이 좋다.
- 중풍에는 생즙에 조청과 생강즙을 혼합하여 마시면 좋다.
- 생즙은 물을 2:1 비율이 적합하며, 비타민C는 시간이 지남에 따라 점차 감소하므로 바로 식초를 넣으면 파괴되지 않고 맛도 부드러워진다.

32. 피를 맑게 해주는 채소: 미나리

『본초강목』이나 『동의보감』에 따르면 미나리는 머리를 맑게 하며, 대장과 소장을 원활하게 해주는 등 신진대사를 촉진하는 식물이다. 또한, 고열을 내려 주고, 류머티즘성에 유효하며, 혈압을 내려 주는 효능이 있어 고혈압 환자들이 즐겨 찾는 식품이며, 변비를 해소하고, 독을 제거하는 작용도 있다고 알려져 있는데, 이는 최근에는 미나리가 간염이나 위염에 효과적이라는 결과 보고 때문이 아닐까?

미나리는 예부터 피를 맑게 해주는 대표적인 식품으로 궁중에 진상하던 식품이다. 정유 성분으로 인하여 독특한 향과 맛을 지니기도 하지만, 비타민A와 C, 칼슘, 철분 등 무기질이 풍부한 알칼리성식품이며, 달고, 매우며, 서늘하여 열을 내리고, 음식물의 대장, 소장 통과를 좋게 한다.

미나리는 보통 시중에 판매하는 논미나리보다 냇가 도랑에 자생하는 돌미나리가 좋으며, 이를 분석해 보면 돌미나리는 항암효과뿐 아니라 항바이러스성과 알코올 해독에도 뛰어난 효과가 있다는 것이 과학적으로 규명된 사실이다. 또한, 단백질, 지방, 무기물과 함께 플라보노이드라고 불리는 식물성 색소 물질인 겔세틴과 캠프페롤 등을 함유하고 있다.

겔세틴은 항산화 물질로 체내 세포를 산화시키는 물질로부터 보호하고, 항염증, 항암에 유효한 물질임이 밝혀지고 있다.

🌱 미나리의 효능

- 독특한 향과 맛이 입맛을 돋우며, 정신과 피를 맑게 해 준다.
- 꾸준히 섭취하면: 고혈압 예방, 항염증 및 예방과 억제 효과가 있다.
- 변비 해소, 신진대사 촉진, 빈혈 치료, 냉증, 류머티즘성 관절염, 고혈압.

- **두드러기**: 생즙을 하루 2~3회 1컵씩 식초를 타서 마신다.
- **관절염**: 마늘3과 돌미나리 즙1로 찧어 아픈 곳을 찜질한다.
- **비만증**: 즙을 내어 매일 식후에 마신다.
- **어깨 결림, 류머티즘성**: 미나리를 건조하여 우려내어 목욕을 한다.

33. 여름용 보양 채소: 부추

삼국시대부터 재배된 것으로 추정되는 부추는 소화작용을 돕는 달래과에 속하는 다년생 초본 식물로 여름을 이기게 하는 보양식품으로 주로 생채로 먹지만 특히 전통 발효식품인 된장에 부족한 비타민A와 C가 부족하여 이를 보완해 줌으로씨 된장과 김치와도 미묘한 조화를 이루는 채소이며, 전이나, 김치, 국거리용으로 이용되고 있으며, 특유의 향미 성분으로 알릴화합물과 엽록소를 함유하고 있어 생선이나, 육류의 냄새를 제거하며, 소화 기능을 도우며, 항균작용이 있어 식중독이 잦은 여름철에는 특히 권장할 만한 채소이다.

부추는 『동의보감』에 '간의 채소'라고 기록되어 있을 정도로 간에 좋은 효능을 발휘하는데, 부추가 간의 주요 기능인 해독작용을 보조한다는 기록이 있으며, 연구결과에 의하면 부추는 발암원에 의한 돌연변이 유발을 억제하고, 위암, 유방암, 간암 세포의 성장을 억제하는 것으로 보고되고 있다.

더욱이 부추김치는 배추김치보다 항암효과가 더 높은 것으로 나타났는데, 이는 부추 속에 함유된 '알릴화합물'과 '엽록소 및 철분'이 풍부하여 빈혈 예방은 물론 소화효소 분비를 촉진시키고, 장을 따뜻하게 하여 혈액순환을 도와 장 속의 독소를 배출시킬 뿐 아니라 다른 채소류 특히 파 종류보다 단백질, 지방 등의 영양소 함량이 월등히 높을 뿐 아니라, 특히 비타민A, B1, C, 칼슘과 철분을 많이 포함하고 있어 건강에 매우 좋다.

✝ 효능

- **생식 기능 강화**: 이뇨작용과 지사작용을 가지고 있어 양기가 허해졌을 때 생기는 정력감퇴, 유정, 조루와 같은 성 신경쇠약과 정액 감소를 억제한다.
- **간과 신장기능을 강화**: 간의 주요 기능인 해독작용을 보조하며, 허약해진 신장을 강화한다.
- 충치나 풍치로 인한 통증 때 부추는 놀라운 약효를 발휘하는데, 부추 119g과 식염 12g, 오리 알 두 개를 깨어 세 사발의 물을 한 사발로 끓인 다음 이를 삼등분하여 하루 세 번 식후에 한 번씩 복용하면 치통이 낫는다.
- 혈액순환을 도와 몸을 따뜻하게 하는 성질이 있어 몸이 차거나 몸이 냉한 여성이 배앓이를 할 경우 혈액순환을 원활하게 하여 인체를 따뜻하게 한다.
  생리작용을 증가시켜 생리통을 완화하는 작용과 냉한 체질을 개선한다.
- 체내의 독성을 제거하는 한편 이뇨작용을 촉진한다.
  - 오줌 싸는 아이에게 매일 아침, 저녁 공복에 약간의 소금을 탄 온수에 부추 씨를 15알 정도 먹이면 효과가 있다.
  - 밤에 빈번히 소변을 보는 야뇨증에는 아침 식전과 잠자리에 들기 전에 부추 씨 20알을 소금물과 함께 복용하면 차도가 있다.
  - 어린이일 경우에는 절반, 증상이 심한 성인이라면 그 두 배로 복용한다.
  - 부추 씨 3g을 한 잔의 물에 넣어 절반으로 졸아들도록 달여서 한 번에 다 마시는 방법도 좋다.
- **변비나 설사 해소**: 부추와 쌀 한 되를 반죽해 찜통에 쪄서 떡을 만든 다음 매일 세 번 주식으로 삶아 먹으면 한 달 만에 효과를 볼 수 있다.
  일반적인 설사에는 부추 뿌리의 인경을 떼어내어 두세 개 먹으면, 소화력 향상은 물론 섬유질이 풍부하여 변비를 개선하며, 향균 효과가 있어 설사, 이질, 혈변, 구토 증상을 완화하는 데도 좋다고 한다.

- 칼륨이 풍부하여 인체의 붓기나 부종을 유발하는 나트륨을 효과적으로 배출해주며, 나트륨이 많은 된장찌개에 부추를 넣으면 좋다.

  부추를 삶은 물에 소금을 조금 넣고 매일 한 컵씩 4회 정도 마시면 상처 치료뿐만 아니라 내상이 재발하지 않도록 예방하는 역할도 한다.

- 지혈작용을 하기 때문에 민간과 한방에서 토혈, 각혈, 코피 등의 지혈제로 사용하는 것 외에 환부에 부추를 직접 올려두는 것도 효능이 있다.

- 인체에 유해한 활성산소를 억제 및 배출해주는 베타-카로틴이 풍부하기 때문에 노화를 효과적으로 방지해 주며 암을 비롯한 각종 성인병 예방과 엽록소 및 철분이 풍부하여 빈혈 예방, 체하거나 감기에 효과적이다.

🍴 부추로 먹는 법

- 부추 전, 부추김치, 부추 무침, 부추즙으로 먹는다.
- 부추 국이나, 겉절이 또는 샐러드 등 여러 가지로 요리를 할 수가 있다.
- 특히 추어탕에 초피와 함께 꼭 필요한 음식이다.
- 꿀과 함께 먹는 것은 삼가야 한다.
- 뜨거운 성질의 음식을 한꺼번에 많이 먹는 것은 좋지 않기 때문이다.
- 열매인 구자는 강장제나 강심제, 혈액 정화에도 효능이 있는 약재이다.

34. 질병에 대한 면역력: 브로콜리

빈혈을 예방하는 철분이 다른 채소에 비해 으뜸으로 꼽히는 알짜배기 영양 덩어리 채소인데, 이를 하루 3쪽씩만 먹어도 암을 예방하고, 피가 맑아져 각종 성인병을 예방해준다.

　신맛이 없으면서 레몬의 2배, 감자의 7배나 될 정도로 비타민C가 풍부하게 들어 있어 우리 몸의 활력을 충전시켜 피로해소에 도움을 줄 뿐 아니라 기미나 주근깨 등 색소를 막아주어 특히 여성들에게 약이 되는 채소이다.

　또한, 이는 고춧잎, 쑥갓 다음으로 비타민E가 풍부한데, 이 또한 노화를 방지하고, 피부에 생기를 불어넣는 영양소이므로 섭취하면 피부미용에 좋다.

　브로콜리에 들어있는 비타민A는 피부나 점막의 저항력을 강화해 감기 등 세균 감염을 막는 역할을 하기 때문에 꾸준히 섭취하면 질병에 대한 면역을 키워 각종 질병을 막을 수 있으며, 미국국립암연구소에서는 브로콜리에 들어있는 설포라판이 유방암 세포의 증식을 막는 데 유용하다는 것 외에 폐암, 대장암, 간암, 췌장암 등의 예방에도 뛰어난 효과가 있는 것으로 나타났으며, 특히 대변 속에 식이섬유량이 많을수록 암을 발생시키는 물질의 농도가 약해지고, 장 속에 잔류하는 시간이 짧아지므로 암 발생률도 그만큼 감소하고, 대장암을 예방하는 작용도 한다.

　또한, 이는 식물성 섬유질이 풍부하여 장 속의 유해물질을 흡착시켜 배출하므로 몸속을 깨끗하게 비워주는 역할을 하지만, 특히 위장병에 좋은 활성산소를 억제하는 비타민 U가 양배추보다 월등히 많아 노화 방지 및 위장병 예방에 명약으로 꼽힌다.

효능

- 비타민C가 풍부하여 항암 물질을 다량 함유하고 있다.
- 질병에 대한 면역물질을 소화체계에서 분비하여 항암 치료를 도와준다.
- 철분이 많아 여름철 피로해소는 물론 특히 여성들의 피부 미용에 좋다.

먹는 방법

- 날것으로도 먹지만 끓이거나, 증기로 쪄서 먹는 것이 효험을 유지한다.
- 비타민K가 다량 함유되어 있어 데쳐서 고추장에 찍어 먹는다.

35. 여름에 입맛을 돋우는 채소: 상추

열매는 수과이고, 모가 난 줄이 있으며, 끝에 긴 뿌리가 있고, 그 끝에 관모가 낙하산 모양으로 퍼져 있다. 꽃줄기가 나오기 전에 잎을 따서 식용한다. 한방에서는 뿌리를 제외한 식물체 전체와 종자를 약재로 쓰는데, 식물체는 소변 출혈과 산모의 젖이 부족할 때 효과가 있고, 종자는 고혈압과 산모의 젖이 부족할 때 물을 넣고 달여서 복용한다.

상추는 주로 샐러드나 쌈을 싸 먹는 데 이용되고, 겉절이로도 먹는다. 비타민과 무기질이 풍부하여 빈혈 환자에게 좋으며, 줄기에서 나오는 우윳빛 즙액에 락투세린과 락투신이 들어있는데, 이것이 진통과 최면 효과가 있어 상추를 많이 먹으면 잠이 온다.

상추에는 수분이 93.4%, 단백질이 2.2g, 탄수화물이 3.1g 칼슘이 106ml 등이 들어있고, 당류는 대부분이 포도당인데, 설탕과 과당이 들어있다. 유리 아미노산으로 로이신과 발린이 다른 채소보다 많으며, 라이신, 티로신, 페닐알라닌, 알라닌도 비교적 많다.

채소치고는 비타민C가 적고, 향기 성분은 알파, 아미노, 낙산황산염이 주성분이다. 사과산 0.1%, 구연산 0.02%가 있으며, 감칠맛 성분으로 아테닐산이 들어있다.

상추에는 정신안정과 진정작용이 있어 사소한 일에 마음 상해 두통이 생길 때는 상추를 생즙 내어 마시면 효과가 있다.

♈ 효능

– 스트레스를 받을 때, 산모가 젖이 잘 안 나오거나 분비가 적을 때, 젖몸살이 날 때 효과가 있다.
– 불면증, 황달, 빈혈, 신경과민에 날로 먹는다.
– 타박상이나, 담이 결릴 때는 잎을 환부에 붙인다.

– 피를 깨끗하게 하는 정혈제로 사용.
– 편도선염에는 상추의 뿌리를 솥에 넣고 검게 구워 가루를 목에 바른다.

36. 종합 위장약: 생강

『동의보감』에 생강은 담을 없애고 기를 내리며 구토를 그치게 하고 풍한과 종기를 제거함과 동시에 천식을 다스린다고 하였으며, 건강은 구풍 소화제로써 심기를 통하고 양을 돋우며 오장육부의 냉을 제거하는 데 쓴다고 기록되어 있는데, 2천 년 전 중국의서 기술에 의하면 한방처방의 절반이 약재로 쓰이는데, 사용방법도 다양한 생강을 찌거나 삶아서 건조한 것을 건강이라고 하고 또 불에 구워 말린 것을 흑강이라 하며 생약명은 생강이다.

신농본초경에는 생강을 계속 먹으면 신명이 통한다고 적혀 있는데, 그 뜻이 정확히 무엇인지는 모르나 좋다는 것을 의미하는 것만은 틀림없다.

또한, 생강은 한방에서도 비린내 등 좋지 않은 냄새나 맛을 고쳐주는 방향성 물질, 구역질, 신진대사 기능이 떨어졌을 때 사용하거나 기침, 현기증, 손발이 찬 경우 요통, 설사, 구토 등의 치료제로 활용하고 있으며 디아스타제와 단백질 분해효소가 들어있어 생선회 등의 소화흡수를 돕는다.

생강의 맵싸한 성분과 어울려 티푸스균이나 콜레라균 등 특히 진저롤과 쇼가올은 여러 가지 병원성 균에 대해 강한 살균작용이 있어 식중독을 일으키는 균에 대해 향균 작용이 있다.

식물 약리학의 구문의사인 앨버트 풍 박사에 의하면 멀미를 진정시키는 데 흔히 사용하는 멀미약 드라마민보다 생강이 더 효과가 있는 것으로 증명되었으며, 뇌에 작용하지 않고 장에 작용하기 때문에 드라마민처럼 졸음을 가져오는 법이 없으며,

몸을 훈훈하게 하는 효능이 있어 부인병, 산후통과 하복통에는 생강을 차로 달여 소주에 타서 마시면 효과가 크고, 월경 시 복통이나 몸이 찬 여성은 매일 식전에 생강차 한 잔을 마시면 효과가 있다.

☘ 생강의 효능

- 소화액의 분비를 자극하여 식욕을 돋워주고 소화흡수를 돕는다.
- 두통으로 열이 있어 땀을 내고 가래를 삭이며, 혈액순환과 체온을 증가시키는 것으로 알려져 발한 해열약 혈액장해에 사용한다.

♠ 민간요법

- 감기와 기침에는 생강즙 반 홉에 꿀을 한 숟갈 넣고 데워서 매일 5회 정도 복용하면 좋다고 알려져 있다.

37. 부부금실이 좋아지는 채소: 셀러리

현대 약리학 연구에 따르면, 셀러리는 혈압을 낮추는 데 있어 탁월한 효과가 있으며, 이는 주로 대동맥궁에 존재하는 화학수용기를 통해서 이루어진다.

이 밖에도 성 기능 강화 효과가 있어 서양에서는 부부금실 채소라 하는데, 여성이 셀러리를 자주 섭취하면 젊음의 활력을 되찾는 여성 호르몬 분비를 촉진하여 생리불순이나, 갱년기 장애를 개선하여 주기 때문이라 한다. 또한, 탄력적인 피부를 유지하도록 돕는 효과도 있다고 한다.

셀러리는 서늘하고, 단맛과 쓴맛이 나며, 위경과 간경의 기능을 왕성하게 하는데, 이는 단백질, 지방, 당류, 비타민, 무기염류, 그리고 아피인, 정유 성분, 유기산, 알칼로이드 등이 함유되어 있다.

셀러리는 미나리와 효능이 비슷하지만, 특히 간 기능을 활성화하는 채소로 간장을 보하고, 열을 내리며, 혈압을 낮추는데 미나리보다 뛰어나다.

반면에 폐 기능을 왕성하게 하는 미나리는 폐의 열을 식히고, 소변을 잘 보게 하며, 습열을 없애주는 효능이 있지만 셀러리는 카로틴이 줄기나, 잎자루보다 잎에 80배나 더 많이 함유되어 있으며, 비타민C는 17배, 비타민P는 13배, 칼슘염류는 2배나 더 많이 함유하고 있을 뿐 아니라 다른 식물보다 단백질과 인이 풍부하게 함유되어 있으며, 칼슘과 철 함유량이 토마토보다 무려 20배나 더 높다. 하지만 비장과 위장이 허하고, 냉하거나, 설사 또는 묽은 변을 보거나 임산부 또는 출산을 한 여성은 먹지 않는 것이 좋다.

🌱 효능

- 열을 내리고, 독소를 제거하며, 위장을 튼튼하게 하며, 간을 편하게 하며, 소변을 잘 보게 하며, 습한 기운을 없게 한다.
- 항암, 노화 방지, 고혈압, 고지혈증, 혈중농도를 낮추는 데 아주 효과적이다.
- 당뇨병, 철분 결핍증, 빈혈증, 간에 열이 많거나, 양기가 위로 올라와 머리가 어지럽고 몸이 붓거나, 머리가 무겁고 다리에 힘이 없는 사람, 걸음걸이가 불안정한 사람, 얼굴과 눈이 지나치게 벌건 사람, 입 안이 쓰거나 귀에 소리가 나는 사람에게도 효과적이다.

38. 비타민의 왕: 시금치

시금치는 명아주과에 속하는 자웅이주의 1~2년생 작물로 비타민류, 철분, 칼슘 등이 다른 채소보다 많이 함유된 알칼리성 채소이고, 섬유질이 적어 緩和劑(완화제)로 또는 빈혈증, 신장병과 어린이들의 골반발육에 특효가 있는 보건 채소이며, 여성미용에도 좋아 그 수요가 연중 계속 늘어나고 있다.

옛날부터 강장 보혈에 효과가 있는 채소로 알려져 있으며, 사포닌과 질 좋은 섬유가 들어있어 변비에도 효과가 좋은 동시에, 칼슘과 철분, 그리고 옥소 등이 많아서 발육기의 어린이는 물론 임산부에게 좋은 식품이며, 비타민A는 채소 중에서 가장 많으며 비타민B_2와 더불어 탈모를 막는 역할을 해 준다.

시금치에 칼슘과 철분 성분이 많아서 어린이 성장촉진과 빈혈 예방에 도움이 되기 때문에 이를 어린이들이 많이 섭취하도록 하여야 할 것이다.

비타민A, B1, B2, C와 철분, 칼슘, 카로틴, 엽산 등을 다량 함유하고 있으며 이외에도 베타-카로틴, 루테인, 페놀, 비타민C, 비타민E, 식이섬유, 비타민B의 일종인 엽산과 철이 가득하며, 혈액 속 혈관을 긴장시키고 심장질환과 관련 있는 아미노산 수치를 감소시키며, 특히 시금치에는 루테인과 제아산틴이라는 두 종류의 식물 화학물질이 있는데, 이 성분은 실명의 주요 원인인 안구 백반의 퇴화를 예방하는 효과가 있는 듯하다.

🌱 효능

- 기운을 안정시키고, 위와 장을 잘 통하게 하는 작용이 있다.
- 지혈작용이 있어 습관성 변비나 대변이 건조할 때 또는 치질로 변혈이 보일 때 효과가 있으며, 철, 엽산 성분은 빈혈을 예방한다.
- 주독을 풀어주는 작용을 하며, 야맹증에도 좋다.
- 피부가 거칠 거나 피부 알레르기, 고혈압, 당뇨병, 감기에 효과가 있다.

– 인슐린분비를 촉진해 당뇨에 도움이 되며, 다이어트에도 도움이 된다.

– 일상생활에서 필수적인 채소로 시금칫국, 무침 나물, 된장국으로 많이 먹고 있다.

39. 대장암 예방 식품: 시래기

겨울의 매서운 눈 서리를 이겨내며 그늘에서 서서히 말린 시래기, 암 환자들의 식단에도 빠지지 않을 만큼 훌륭한 식품인 무청 시래기의 이름이 어디서 왔을까? 일부에선 인도방면에서 이동해서 고조선을 세웠다고 추정되는 아리아 족의 언어와 비슷한 단어로 그 뜻은 살아있는 목초라는 설이 있다.

시래기용 무청은 가급적 푸른빛이 돌고 잎이 연한 것이 좋다. 자연건조 시 누렇게 변색된 부분이 생기는데, 이 갈변 부위는 맛이나 영양에서 떨어지지는 않지만 마른 시래기는 직사광선을 피하고 서늘하고 건조한 곳이나 양파망이나 통풍이 잘되는 바구니에 보관하는 것이 좋다.

시래기를 부드럽게 삶는 방법은 먼저, 시래기를 하룻밤 정도 푹 잠길 정도로 찬물에 담가 불린 다음 이물질이 없도록 중간에 물을 갈아주면 더 좋다.

시래기를 처음부터 넣은 뒤 찬물이나 쌀뜨물에 굵은 소금을 넣고 잘 불린 후 1시간 정도 삶은 후 끓어오르면 약한 불로 20여 분이 지나 2시간 정도 삶은 물에 충분히 식힌 뒤 찬물에 3~4번 깨끗하게 씻어 물기를 짜서 냉동 보관한다.

시래기에는 비타민(A, B1, B2, C)과 칼슘, 그리고 무기질이 풍부하고 식이섬유로 구성되어 있으며, 게다가 열량이 매우 낮아 영양성분과 식생활 불균형으로 건강을 잃어가는 현대인에게 희망을 주는 식품으로 체내에서 비타민A로 변하는 베타-카로틴은 유해활성산소를 제거하는 항산화 작용을 한다. 최근에는 이를 이용한 암 치료방법들이 연구되고 있는데, 특히 체지방을 연소시키는 비타민C 함유량이 배추나 무보다 월등히 높다. 10월, 11월이 되면 무의 영양분이 비타민A와 C, 칼슘, 철분 등 다양한 영양소가 잎 쪽으로 이동을 많이 해서 이 시기에 무보다 영양분이 더 많은 시래기를 따끈한 된장국으로 먹으면 건강에 좋다. 최근에 시래기의 영양가가 부각되면서 약 안 치고 잘 말린 시래기를 명품 시래기라고 부르기도 하는데 그만큼 시레기는 활용도가 높은 음식이라고 할 수 있겠다.

무청을 말리는 과정에서 수분이 줄면서 다른 영양성분이 농축되고 또 햇빛에 의한 비타민D가 생성되기 때문에 날채소보다 영양가가 높아지는 것이다.

시래기에 함유된 비타민A와 C는 항산화 작용을 해서 암, 동맥경화, 노화를 촉진시키는 활성산소를 억제시키는 효과가 있는데 한국식품연구원에 따르면 무청 시래기 효능에는 간암 억제 효과가 있다고 한다.

더군다나 시래기 속에는 식이섬유와 칼슘이 많아 포도당과 콜레스테롤의 흡수를 막아 당뇨, 동맥경화, 변비에도 효과가 좋으며 또 철분이 많아서 빈혈을 예방해준다니 그 영양적인 면에서의 장점을 가히 짐작할 수 있다.

무청 시래기에는 칼슘과 나트륨 같은 미네랄이 다량으로 포함되어 있어 골다공증 예방에 좋고 무기질과 섬유질이 풍부하여 류머티즘성과 관절염이 있는 분은 배추(김치)보다도 무청이 특효가 있다는 사례도 있다.

❦ 무청 시래기의 효능

1) 무청을 말린 시래기는 철분이 다량 함유되어 있어 철분이 부족한 빈혈의 증상에 효능이 있으며, 섬유질이 풍부해서 변비와 숙변 제거에 도움을 줄 뿐 아니라 칼슘과 미네랄이 많아 뼈와 이를 튼튼하게 하며 손발이 찬 부인냉증에 효과가 있다고 한다.

2) 시래기는 섬유질이 풍부하고 포만감을 주기 때문에 장에도 도움을 주고 다이어트 식품뿐만 아니라 대장의 운동을 촉진시켜 변이 대장을 통과하는 시간을

짧게 하고 배변량을 증가시킨다.

3) 무청에 풍부하게 함유된 항산화 비타민A, C, B군, 엽록소, 카로틴, 안토시아닌
   이 풍부하게 들어있어 과도하게 생성되는 활성산소를 제거하고, 식이섬유가 풍
   부해 체내의 노폐물 배출을 원활하게 배출할 수 있도록 한다.

4) 몸에 좋은 식이섬유소와 칼슘이 포함되어 있어 혈중 콜레스테롤을 낮추어 동
   맥경화를 억제하는 것이 무청 시래기 효능이 있다.

5) 예방한국식품연구원에 따르면 무청 시래기 효능에는 간암 억제 효과가 있다고
   한다. 더군다나 시래기 속의 식이섬유가 포도당과 콜레스테롤의 흡수를 막아
   당뇨, 변비에도 효과가 좋은 것으로 밝히고 있다.

🔶 무청 시래기 사용법 및 보관법

1. 말린 시래기는 부서지지 않도록 잠길 만큼의 물을 붓고 불려 준다.

2. 시래기를 삶을 때는 쌀뜨물에 소금을 약간 넣고 1시간 정도 푹 삶은 다음 불
   을 끄고 그대로 12시간 정도 불린 다음에 헹구어 주면 된다.

3. 충분히 삶은 시래기는 서서히 식혀주어 영양성분이 빠져나가지 않도록 완전히
   식힌 시래기는 물기를 제거해 준다.

4. 먹기 좋은 크기로 잘라 한번 먹을 분량만큼 포장해서 냉동실에 보관한다.

✔ 요리방법

시래깃국이나 시래기나물, 시래기 밥 등 많은 요리에 사용하며, 특히 고등어조림
이나 생선조림에 같이 넣으면 아주 맛있고 건강에 좋은 특별요리가 된다.

이렇게 미네랄이 풍부하고 암 예방에 효과적이며, 식이섬유와 비타민이 풍부한
시래기는 위와 장에 머물면, 포만감을 주어 과식을 방지하기 때문에 비만 예방으로
다이어트는 물론 대장암이나 변비 예방에도 아주 효과적이다.

가자미 시래기 조림 만들기

1. 대파를 1/2대 정도로 얇게 썰어 준비한다.

2. 삶은 무시래기는 4줄기, 고구마순은 50g, 먹기 좋은 크기로 잘라 분량의 된 장

과 들깨 2순가락과 설탕, 파를 다져 넣고, 참기름을 약간 넣어 무친다.

3. 프라이팬에 2번의 분량에 물 1컵을 넣고 끓기 시작하면 뚜껑을 덮고 중간 불에서 10분간 더 끓인 후 위에 가자미 4인 기준 2마리에 양념을 끼얹어 가면서 5분간 익히다가 다시 약한 불로 줄여 뚜껑을 덮고 익힌다.

무시래기 밥 만들기

1. 4인 기준으로 불린 무시래기 120g을 송송 썰어 간장 2순가락과 들기름을 각 4순가락씩 넣고 골고루 버무린다.

2. 밥솥에 불린 쌀과 물 1+1/2컵을 넣고 그 위에 양념한 무시래기를 얹은 뒤, 고슬고슬하게 밥이 다 되면 골고루 섞는다.

3. 간장에 풋고추, 붉은 고추 각 1개씩, 파, 통깨 한 숟가락을 곱게 다져 넣고 섞어서 밥에 곁들인다.

시래기 차 만드는 법

1. 물 1L에 시래기 10g을 약한 불에 묽게 끓여 수시로 마신다. 특히 가래나 기침이 심할 경우 무말랭이 5g을 추가하여 함께 끓여 마신다.

2. 숙취로 인하여 간 보호 및 겨울 추위에 시래기, 콩나물, 북어, 조개류, 미나리 등이 들어간 음식을 먹으면 크게 도움이 된다.

40. 비타민의 보고: 쑥갓

쑥갓은 소화가 잘되는 알칼리성식품으로 위장이 약한 사람이나, 입맛이 없을 때, 소화가 안 될 때, 설사나 변비가 있을 때 섭취하면 치료 효과가 있을 뿐 아니라 꾸준히 먹으면 심장이 튼튼해지고, 중풍도 예방하며, 비타민A와 C가 풍부해서 노화한 혈관을 튼튼하게 해주며 칼륨과 마그네슘의 함량도 높아서 혈압을 내리고 모세혈관을 넓혀주므로 고혈압과 동맥경화 등에 좋다.

또한, 100g당 21㎉밖에 안 되는 저칼로리 식품으로 비타민, 미네랄 등 각종 영양소가 풍부하여 암과 성인병 예방에 효과적일 뿐 아니라 불면증에 효과가 있어 숙면에 도움이 되며, 무기질인 칼륨은 각종 근육운동의 조절에 관여하고 고혈압이나 뇌졸중을 예방한다.

쑥갓은 비타민의 보고로 시금치보다 많은 카로틴이 들어있어 철분과 비타민B가 풍부하게 함유되어 있어 빈혈 예방뿐 아니라 비타민C가 아주 풍부해 기미, 주근깨 및 각종 색소침착 질환을 제거하는데, 아주 효과적이다.

쑥갓의 독특한 벤즈알데히드 향이 강한 휘발성 기름 성분으로, 혈액순환을 개선하여 어깨결림 등 근육통과 신경통 치료에 뛰어난 효능을 보인다.

쑥갓은 싱싱할 때 쌈으로 먹어도 좋고, 된장찌개나 생선 찌개, 조개탕 등에 얹어 먹으면 독특한 향취와 산뜻한 맛을 즐길 수 있지만, 영양가만을 생각한다면 쑥갓은 데치거나 무치는 것보다 기름에 튀기는 게 좋다.

열량이 낮고, 영양가가 아주 풍부한 알칼리성 음식으로 피부미용에 탁월하여 여성들에게 아주 좋은 음식으로 몸을 따뜻하게 해주는 성질이 있고 신경안정에 정말 좋은 칼슘이 다량 함유되어 있어 갱년기 장애로 인한 불안함, 불면증, 우울증, 가슴 두근거림 등에 아주 효과적이다.

위장이 약해 항상 소화불량 및 식욕부진으로 인해 힘들어하시는 사람이 쑥갓을 꾸준히 섭취해주면 위장기능을 강화해 주어 설사 및 변비에도 도움이 되며 식욕 증진에도 효능이 있을 뿐 아니라 항암효과가 있어 암 예방에 좋으며 기관지 질환 예방 및 치료, 중풍, 고혈압 등 각종 성인병뿐 아니라 카로틴, 비타민B2, C, 칼슘, 칼륨, 철분, 아미노산 등을 균형 있게 포함하고 있어서 신경통, 거담, 편도선염, 인후염에도 효능이 있다.

🌱 효능 및 복용법

1. 쑥갓 된장국은 차가운 속을 뜨뜻하게 풀어주는 최고의 음식으로, 싱싱한 쑥갓과 파의 흰 부분, 그리고 유부를 넣고 구수하게 된장국을 끓여서 훌훌 마시면 제아무리 기운 센 감기도 물러가지 않을 수 없다.

2. 설사 증상으로 고생할 때에는 쑥갓의 잎과 줄기, 뿌리를 물에 넣고 푹 끓인 다음 그 물에 소금을 약간 타서 마시면 된다.

3. 생으로 먹을 수 있는 부드러운 채소로 나물로 매일 조금씩 먹게 되면 위장이 정돈되고 변비에 좋고, 냉한 체질에 적극 추천하는 채소다.

4. 기침이나 가래 때문에 무기력할 때 쑥갓 100g~150g을 물 500~600㎖에서 반 량이 될 때까지 달인 물을 2~3회로 나누어 몇 회 마시고 보면 기침도 안정되고 감기에 좋은 효과를 볼 수 있다.

5. 고혈압이 높은 사람이 정상적으로 유지하기 위해 물에 씻은 후 녹즙을 1잔 정도 물에 녹여 하루 2회 정도를 조금씩 계속 마시면 효과적이다.

6. 편도선염은 열이 나고 온몸에 기운이 없을 때 쑥갓 100g에 물 1컵으로 달인 액으로 양치질하면 편도선염뿐만 아니라 감기에 걸렸을 때 쑥갓, 대파, 두부를 넣은 따끈한 된장국을 만들어 먹으면 좋다.

7. 목의 통증, 타박상에 쑥갓 한 줌을 거즈에 싸서 짠 액즙에 약간의 물을 더 해 따뜻하게 하여 거즈에 적신 후 찜질을 해준다.

8. 통풍이 잘 되는 곳에서 건조한 쑥갓을 욕조에 넣고, 물을 받아 반신욕을 하면 신경통, 류머티즘성, 치질, 근육의 결림, 관절통에 효험이 있다.

41. 신이 내린 위장약: 양배추

양배추는 십자화과에 속하는 채소로 서양에서는 3대 장수 식품(요구르트, 올리브, 양배추) 중 하나로 꼽힐 만큼 몸에 좋은 성분을 듬뿍 갖고 있다.

일명 '캐비지'라는 양배추는 세계적으로 모든 식단에 등장하는 약성 식품이다. 양배추 속에 들어있는 성분은 단백질, 탄수화물, 지방, 회분, 유황, 인, 철분 등의 미네랄과 녹색 부위에 비타민A, 황색 부위의 비타민B군, 그리고 비타민U가 들어있어 비타민 창고라 할 정도로 풍부한 비타민을 함유하고 있다.

위산과다증이나 위궤양에 치료 효과가 있는 비타민U를 양배추에서 추출하여 이를 제제화시켜 위장병 치료제로 시판되고 있는데, 이는 노란색의 식품이 위장병에 약효를 준다는 동양적 소견이 현대 의학적으로 입증된 것이다. 그러나 양배추를 먹는 것만으로 치료되지 못하는 것은 충분한 용량이 아니기 때문인데, 다만 예방에는 필수적이며, 어디까지나 식품일 뿐 의약품은 아니다. 다만 예방할 수 있다면 치료도 가능하므로 우리는 이러한 것들을 약성 식품이라 하는데, 食藥同原(식약동원)이라는 말을 쓰는 것이다.

그렇다면 위장병 환자식에는 양배추나 노란색의 좁쌀이 들어가야 한다는 것이 바로 식이요법의 핵심이 되는 것이다.

자연 속에서 생산되는 모든 식품들이 특유의 색상을 하는 것은 질병의 예방과 치료물질의 선택기준이 된다는 것과 같다.

🔴 역학적 연구결과

- 위장약으로 이용하고 있다.
- 폐암, 위암, 대장암을 비롯하여 직장암 발생률을 저하한다.
- 비타민B1, B2와 위궤양에 효과 있는 비타민 U를 함유하고 있다.

– 위장병으로 즙을 만들어 마시거나, 쪄서 쌈으로 먹는다.
– 김치, 샐러드, 물김치, 피클로 날것으로 먹기도 한다.
– 양배추즙으로 마신다.

42. 위대한 신약: 양파

양파는 여러 당질과 특유의 단맛과 매운맛이 나지만 모양처럼 효능이 무궁무진하며, 음의 성질이 강한 식품으로 양성 체질인 사람에게 더 잘 맞는 식품으로 농촌진흥청의 연구발표에 따르면 활성산소가 동맥경화와 암 유발의 물질로 밝혀졌는데, 이를 억제하는 항산화 물질이 양파껍질(붉은색)에 다량 함유되어 있어, 이는 차처럼 끓여 마시면 체내 다량흡수로 효과적이며, 궤양 등 염증 치료와 예방에 탁월한 효과가 있음을 밝혀졌는데 다른 채소 비해 단백질이 많은 편이고 무기질과 식이섬유 엽산이 풍부하다.

양파연구소에 따르면 양파는 청혈제 작용은 물론, 혈관을 막는 혈전 형성을 방지함과 동시에 혈전을 풀어주는 효능이 있어 순환기 장애(협심증, 심근경색, 뇌졸중 등), 동맥경화와 고지혈증, 당뇨병 예방과 치료에 효능이 있다.

신기하게도 정상적인 혈당을 내리는 작용은 없고, 높은 혈당치인 경우에 작용하여 정상 혈당에서 멈추는 작용을 하여 당뇨병, 고혈압에 효능이 있는 것으로 밝혀졌으며, 말초조직에 쌓인 콜레스테롤 제거 역할을 하는 HDL콜레스테롤을 증가시켜 주는 기능은 물론 비타민B1의 흡수를 촉진시켜 인체의 신진대사를 활발하게 하는 성분이 있어 간장의 조혈과 해독기능을 유지하는 데 중요한 성분이 있어 애주가에 좋은 식품이다.

양파의 독특한 향과 자극적인 냄새는 육류나 생선요리의 비린내를 없애주기 때문에 없어서는 안 될 중요한 채소로 식이섬유가 풍부하여 변비나 비만 예방은 물론 이를 하루 1개씩 꾸준히 섭취하면 스테미너를 증진시킨다.

☘ 효능 및 복용법

- 당뇨병, 고혈압은 물론, 심근경색이나 백내장 등을 예방, 치료한다.
- 생양파를 썰어 머리맡에 두고 자면 수면효과가 있다.
- 거담 작용과 멸균작용으로 입 냄새를 제거한다.
- 백내장이나, 각막, 수정체의 투명도 및 각막질환의 치료에 효과적이다.
- 생것 섭취가 바람직하며, 양파즙을 내거나 물에 달여 마셔도 좋다.
- **민간요법**: 발모제로 양파즙을 이용하며, 신경통이나 관절염에는 양파를 찧어 아픈 곳에 부치면 효과가 있는 것으로 알려져 있다.

43. 피부 미용 음식: 오이

오이는 성질이 찬 알칼리성식품으로 향미가 좋고, 씹히는 맛이 있어 우리의 식탁에 자주 오르는 채소이다. 특히 오이는 노폐물의 배설을 돕고, 피부 미용과 갈증 해소에 효과가 커 봄철에 주부들이 많이 찾는다.

또한, 여성들의 대사 부진으로 아침에 손이 푸석거리는 증상이 있거나, 술을 마신 후 속이 아플 때, 구토, 두통이 심할 때, 오이즙을 먹으면 신통할 정도로 효과가 나타난다.

오이의 성분은 대부분 무기성 수분이고, 극소량의 단백질, 지방, 탄수화물인 섬유질 등이 들어있어 영양가는 별로 없으나 독특한 향기가 있고, 맛이 신선하며, 다른 음식과 조화가 잘된다.

특히 나트륨염을 몸 밖으로 내보내는 작용함으로써 몸 안의 노폐물을 제거하여 주므로 혈압을 안정시키며, 부종과 갈증 해소에 효과가 크다.

오이에는 비타민C와 B도 풍부하며 색소 성분은 엽록소인데, 엽록소는 비타민과 함께 피부에 작용하여 피부를 윤택하게 하고, 콜라겐 성분이 미백과 보습효과를 더하여 혈액순환을 촉진하고, 안색을 밝게 하여 피부를 뽀송뽀송하게 하며, 열을 흡수하여 화장독을 방지하고, 번들거림을 가라앉힌다.

흔히 껍질을 깎아버리는데 이는 진짜 기능 성분을 버리는 셈이므로 껍질째 먹는 식습관이 필요하다.

꼭지 부분의 쓴맛 성분은 암세포의 성장을 억제하는 쿠쿨비타신C와 간염에 특효가 있는 쿠쿨비타신B가 들어있을 뿐 아니라 17종의 아미노산이 고루 들어있어 혈관의 고지혈증을 예방한다는 연구 보고도 있다.

🌱 효능

- 항암 및 노화 방지 효과가 있다.
- 피부를 희게 하고, 여드름을 제거하는 효과가 있다.
- 숙취 해소 및 다이어트 식품으로 각광을 받고 있다.
- 등산이나 운동 후 갈증 해소에 도움이 된다.

44. 혈액 순환제: 버섯

1) 송이버섯

송이버섯은 9~10월에 소나무 그늘에서 자라는데, 동의학사전에 "맛은 달고, 성질은 평하며, 많은 다당류가 항암작용을 한다."라고 적고 있는데, 이를 섞어 밥을 지어 먹으면 소화가 잘되며, 강력한 소화효소와 셀라제, 헤밀라제, 벤트라제 등 섬유분해 효소가 많이 들어있기 때문이다.

위와 장의 기능을 도와주고, 기운의 순환을 촉진시켜 손발이 저리고, 힘이 없거나 허리와 무릎이 시릴 때 좋다.

또한, 송이버섯에는 항암 물질이 풍부한 것으로 연구되었는데, 특히 사르코마-180 암세포의 종양 저지율이 91.8%, 퇴치율이 55.6%에 이른다는 연구 보고가 있다.

마음을 안정시키며 염증을 치료하는 등 건강을 지키는 음식이다.

☘ 효능

– 항암에 대한 저항력은 물론, 당뇨병, 소화기 장애, 고혈압에도 효과가 높으며, 꾸준히 먹으면 혈압이 정상으로 되며, 소변이 탁한 것을 치료하는 데 좋다.

✋ 사용법

– 달이거나, 가루약 형태로 먹는다.

2) 표고버섯

참나무, 떡갈나무, 밤나무, 오리나무, 느티나무, 뽕나무 등에서 자라는데, 맛과 향이 좋아 인기이다. 최근에 발견된 것으로 표고 성분 중에 항암, 항종양, 다당체 물질인 렌티난이 함유되어 있어 사르코마-180 암을 80.7% 억제한다고 하며, 또한 다당류 성분이 항암작용은 물론, 고지혈증이나 면역 부활 활성이 있는 것으로 밝혀졌다.

표고버섯에는 멜라닌이라는 색소 성분이 있어 뇌 중심부에 작용하여 자율신경을 안정시켜 주는 효과가 있다고 한다.

표고의 등급에는 동고, 향고, 향신, 동고소립, 향고소립 등이 있는데, 그중에 동고소립은 포자가 많기 때문에 약효 성분이 많다고 판명되었으며, 갓의 색깔이 검은 표고에는 멜라닌 색소가 많기 때문에 호르몬이나 인슐린 등의 분비를 매우 좋게 한다.

🌱 효능

- 피를 잘 통하게 하여 풍의 치료 효과와 콜레스테롤의 저하로 혈액순환을 원활하게 하므로 고지혈증에 효과가 있다.
- 동맥경화를 예방하고, 여성의 냉증, 변비증, 뼈를 튼튼하게 한다.
- 저칼로리 식품으로 무기질과 비타민, 그리고 탄수화물 중 '헤미셀룰로스'의 섬유소는 위와 소장의 기능을 정상화시켜 비만증, 당뇨병, 심장병, 간장 질환 등에 예방 효과가 있다.

♨ 사용법

- **고지혈증**: 하루 6~9g을 나물로 먹거나, 달여서 먹는다.
- **몸이 쇠약하거나 대변에 피가 나올 때**: 대추를 넣고 죽을 끓여 먹으면 효과가 있다.

3) 느타리버섯

자작나무, 팽나무, 느티나무 같은 활엽수 나무의 썩은 부위에서 자라는데, 쫄깃한 맛이 있어 인기가 있는 식품으로 상질이 따뜻하여 몸을 덥게 해주며, 손발이 저리거나, 신이 허하여 요통이나 위암에 사용하여 효과를 본 사례가 있으며, 실험에서도 흰쥐의 사르코마-180 암의 75.3%나 억제 효과가 있는 것으로 나타났다.

특히 자작나무 버섯을 달인 물은 종양의 증식을 억제하며, 외과수술이나, 방사선 치료가 불가능한 환자에게 쓰면 치료 효과는 물론, 밥맛이 좋아지고, 소화가 잘된다고 한다.

🌱 효능

- 송이버섯과 느타리버섯(자작나무)이 항암작용에 강하다.
- 수술할 수 없는 환자에게 치유제로 사용한다.
- 몸을 덥게 하고, 소화를 촉진시킨다.

♨ 사용법

- 항암용으로 사용할 경우에 물 1L+버섯 300g을 8~15시간 끓인 후 액즙을 하루에 200mg씩 먹는다.

45. 야뇨증에 특효: 연근

연근은 녹말이 많아 날로 씹어 먹거나 즙을 내서 먹기도 하며, 맛이 달고 따뜻한 성질을 가지고 있어 요리나 약재로 다양하게 활용되는 식품이다.

망간 아연 등의 무기질과 리놀레산, 식이섬유 등이 풍부해 피부를 건강하게 하고 콜레스테롤을 저하시키는 데 도움을 준다.

특히 다른 채소에 비해 항산화 작용과 항암작용을 하는 비타민C와 항암성분인 폴리페놀이 많으며, 지혈작용과 해독작용을 하는 타닌 성분을 다량 함유하고 있어 궤양이나 치질로 생기는 출혈을 억제한다.

연근은 뮤신이라는 물질로, 세포의 주성분인 단백질의 소화를 촉진시켜 위벽을 보호해 주는 기능과 변을 수시로 보는 과민성 대장 증세, 어혈이 많이 생겨 가슴이 답답하고 팔, 다리, 관절이 쑤시는 임산부의 증상에 도움을 준다.

연은 한의학에서도 매우 유용한 한약재로 사용하고 있는데, 열매에서부터 잎, 꽃, 연밥, 연의 암술, 뿌리에 이르기까지 연의 대부분을 활용하고 있다. 가장 많이 사용하는 부분은 열매로, 기력을 돕고 오장을 보하며 갈증과 설사를 없애 주는데, 특히 마음을 안정시키는 효능이 있어 신경이 예민한 현대인들에게 많이 쓰이는 약재로 수렴제와 지혈제로 사용하고 있는데, 타박상을 풀어주고 어혈을 없애는 효능이 있어 민간에서는 외상을 입었을 때 연잎을 찧어 상처 부위에 바르기도 하며, 최근에는 연잎에 간의 해독을 촉진시키는 단백질, 지질, 당질의 함량이 높다고 밝혀져 관심을 모으고 있다.

🌱 효능

- 풍부한 무기질, 비타민C, 리놀레산, 식이섬유 등으로 뼈의 생성과 촉진, 배설 촉진, 피부 건강 유지에 효과적이다.
- 열을 내려 주고, 마음을 안정시키는 진정작용(신경과민, 우울증)을 한다.
- 고혈압 예방, 독성 물질 중화, 자궁 출혈, 혈뇨, 대하증, 위궤양, 위염 등에 죽을 쑤어 먹으면 효과가 있다.
- 천연 항산화제로 노화 방지와 불임 예방에 도움을 준다.

🔻 민간요법

- 야뇨증, 노인성 양기 부족, 숙취, 게 중독 해독제로 사용한다.

46. 인삼보다 좋은 최강식물: 우엉

우엉은 맛이 맵고 성질은 평이하며, 폐경, 위경에 작용하는 뿌리채소로 시골 밥상에나 올라와야 하는 고루한 음식이 아니라 유럽에서 물 건너온 유러피언 식물이며, '단무지 대신 우엉' 따위의 김밥 속으로 취급받을 것이 아니라 한약재 대접을 받아야 할 뛰어난 채소다.

우엉에도 '사포닌'이라는 물질이 들어있기 때문에, 인삼을 먹었을 때처럼 항암효과나 질병 면역력 증진 효과를 볼 수 있어 인삼만큼이나 좋은 식품이다.

특히 우엉의 사포닌에는 항산화 물질인 폴리페놀 성분이 풍부해 혈액 속의 지방과 콜레스테롤을 제거하는 데 효과적이며, 물에 녹으면서 생기는 미세한 거품이 혈중 콜레스테롤과 지방에 달라붙어 체외로 끌어내는 역할을 한다.

뿌리채소류 중에서도 특히 우엉은 식이섬유 함유량이 많은데, 이는 수용성 식이섬유와 불용성 식이섬유가 모두 들어있기 때문에 내장지방을 제거해 뱃살을 빼는 데 효과가 크고, 칼로리가 적어 포만감이 크기 때문에 허기를 달래주며, 변비 해소와 장 속 노폐물을 제거해 처진 아랫배를 다스리는 다이어트 식품으로 아주 효과적이다.

불용성 식이섬유의 하나인 리그닌은 항암효과가 있는 성분으로 주목을 받고 있으며, 수용성 식이섬유인 이눌린은 혈당조절을 돕는 천연 인슐린으로 통한다.

우엉은 암 환자, 당뇨병 환자 모두에게 권할 만한 식품이다. 특히 이눌린은 위 장장애, 피부 트러블 등에도 유효한 성분으로 알려져 있으며, 특히 아르기닌의 효과도 무시할 수 없다. 아르기닌은 필수아미노산으로 분류하는 단백질 성분으로 성호르몬의 분비를 촉진하고, 혈액순환을 원활하게 한다.

우엉이 생리불순이나 생리통에 좋은 이유는 아르기닌이 성장에 좋은 물질을 분비해 정신력과 체력을 강하게 만드는 효과가 있다.

성장기 아이들에게도 좋은 물질로 예로부터 '우엉을 먹으면 정력이 증진된다'는 얘기가 돌 정도로 강정(강장) 효과도 적지 않다.

우엉은 남녀노소 가릴 것 없이 먹으면 좋은 식품으로 양질인 국산 우엉을 농촌에 많이 심어 그 뿌리로 요리를 해서 먹거나 약용으로 섭취한다면 국민 건강에 큰 도움이 될 것이다.

효능

- 배뇨장애(변비), 류머티즘성 관절염, 당뇨병 등에 쓰이며, 기름을 추출하여 머리칼이 빠지는 데도 바른다. 요즘에 우엉 뿌리 추출액이 항암작용을 나타낸다는 것이 밝혀졌다.
- 찬 약성은 외감성으로 인한 해소와 가래가 잘 배출되지 않고 인후가 붓는 증상, 감기로 기침이 나면서 열이 있거나 편두선염에 쓴다.
- 폐열(肺熱)로 기침을 연달아 하고 가래의 배출이 안 되는 증상이나, 폐렴, 기관지염에 도에 쓰인다.
- 해열, 해독작용, 소염작용, 이뇨작용, 완하 작용, 억균 작용 등이 밝혀졌다. 이는 뿌리를 달이거나, 차로 복용한다.
- 홍역 초기와 피부 가려움증, 습진, 부스럼에 형개(荊芥) 등과 배합하여 치료하며, 해열, 해독작용이 있어 피부가 헐어 생긴 발진이나, 종기, 피부의 옴이나 버짐에도 활용된다. 이는 주로 신선한 잎을 다려 사용한다.

복용법

- 식이섬유를 최대한 많이 얻기 위해서는 조림보다 날것으로 먹는 것이 바람직하다.
- 날것으로 먹을 때는 강판에 갈아 즙을 내어 먹거나 채로 썰어 샐러드처럼 먹으면 좋다.
- 우엉을 볶아서 우엉 차로 우려먹을 경우 약재의 효능이 높아져 항산화 작용, 면역력 상승, 혈압 저하 효과가 더 뛰어나다.
- 몸이 찬 사람에게 우엉, 황기, 대추, 생강, 계피를 넣고 달인 차를 복용하면 몸이 따뜻해진다.
- 뿌리를 잘게 잘라 썰어 20~30g을 달여 복용하면, 통증, 관절염, 방광염, 감염

성 질병 등에 효과가 있다.

☕ **우엉 차 만드는 법**

– 뿌리를 깨끗이 씻은 후 편 썰기를 하여 실내에서 2~3일 정도 건조시킨다.
– 프라이팬에 2번 정도 볶은 재료를 끓는 물에 우려서 마신다. (저혈압, 몸이 찬 사람은 과용 금지)

47. 대표적인 강장식품: 파(대파)

『약용식물사전』에는 대파가 감기, 두통, 신경쇠약, 불면증, 부종 등에 효과적이라고 적혀 있는데 이는 성질이 따뜻하고, 매운 대파는 땀을 통해 냉한 기운을 몰아내는 효능과 해독작용이 있다고 한다. 베타-카로틴은 혈액순환을 촉진시켜 신진대사가 원활하게 이뤄지게 해주고 알리신은 장운동을 촉진시켜 변비 예방하며, 특히 파의 흰 뿌리를 대추와 함께 달여 마시면 몸이 따뜻해지고 폐 기능을 활성화해주며, 파를 잘게 썰어 볶아서 차로 마시면 초기 감기나 호흡기 질환, 혈액순환, 비염 환자에게 아주 좋다.

또한, 파에는 유화알릴이라는 성분이 있어 신경의 흥분을 가라앉히며, 정신적으로 힘들고 고민이 많을 때 파를 썰어 직접 냄새를 맡거나 파를 넣고 끓인 물의 증기를 쐬면 나아진다.

대파의 하얀 부분을 물에 넣고 1~2시간 끓인 뒤 꿀을 타서 아이들에게 한 잔씩 먹이면 감기 예방에 도움이 된다. 하지만 대파를 너무 많이 먹으면 대파 속 자극성분인 황화아릴로 인해 위장 장애가 발생할 수 있으며, 감기를 오래 앓아 체력이 약해진 사람은 예외다. 한때 여성들 사이에 대파 끓인 물을 마시는 파 뿌리 다이어트가 유행한 적이 있으며, 속이 냉하고 손발이 찬 사람은 대파를 먹으면 신진대사가 좋아져 노폐물 배설에 효과적이지만, 속에 열이나 땀이 많은 사람은 오히려 열을 부추긴다.

요리할 때 대파 뿌리는 버리는 경우가 많은데 고기를 삶을 때 넣으면 누린 내가 사라지고, 국물 낼 때 넣으면 진하고 깊은 맛이 난다.

⚘ 효능

- 대파에 함유된 비타민 성분이 인체 호르몬을 정상적으로 분비시키는 효능이 있어 성욕 자극과 촉진을 시키는 효과가 있다.
- 남성들에게 1주일 3회 정도 볶아 먹거나, 무침 요리로 섭취할 경우 양기 보충으로 정력 강화에 도움을 준다.
- 파에는 마늘 효소와 초산칼슘 성분 함유 및 지방, 당류, 카로틴, 비타민B, 비타민C, 니코틴산, 칼슘, 마그네슘, 철분 등이 함유되어 있어 땀을 내고, 세균을 억제하는 작용으로 열을 식히는 작용을 한다.
- 또한, 펙틴 성분과 셀렌 성분이 있어 암세포 성장억제 및 예방 효과가 있다.
- 위액의 분비를 촉진시켜 식욕을 증진시키며, 비타민B1 함량이 많아 다른 음식과 같이 섭취할 경우 전분과 당분이 열량으로 전환되는 역할을 하여 피로를 해소해준다.
- 비타민C가 풍부하여 혈액순환을 촉진시키는 작용을 하여 혈압상승에 의한 어지러움증 예방과 노인성 치매를 예방한다.
- 버섯과 함께 섭취하면 혈액순환 촉진작용을 한다.
- 장기적으로 섭취할 경우 체내 지방이 많고, 뚱뚱한 몸에도 콜레스테롤 함량을 낮추는 작용을 하며. 뿌리보다 잎 부분에 비타민A, C 및 칼슘이 많다.

※ 주의사항

- 위장 질환 및 궤양 환자들 또는 땀이 많이 흘리는 사람이 과다 섭취할 경우 몸에 해롭다. 또한, 시력에 장애가 올 수 있다.

🍳 조리법

- 흰 대를 곱게 채를 썰어 돼지고기나 쇠고기 등 육류를 재울 때 사용하면 잡내를 없애줄 뿐만 아니라 달짝지근한 맛이 난다.

- 국물 요리에 굵은 파의 흰 대를 동그랗게 송송 썰어 넣으면 맛깔스러워 보이는 고명 효과는 물론 파의 알싸한 맛이 고기의 누린내를 없애 국물에서 고소한 맛이 난다.

- 파의 흰 부분은 고온에서 단시간 끓여야 감미가 강하므로 요리가 완성되기 직전에 넣는 게 좋다.

- 무침에 파의 흰 대를 넣으면 달달한 맛이 나며, 걸쭉한 요리를 원할 때는 푸른 잎을 넣어라.

- 굵은 파의 푸른 잎에는 점성이 있어 깍두기를 담글 때 넣으면 국물이 걸쭉해진다.

- 파의 푸른 잎을 미리 데쳐 라면에 넣으면 강한 인스턴트 맛이 줄어들어 국물 맛이 시원하다.

- 육개장, 청국장찌개, 된장찌개 같은 찌개류에 데친 파의 푸른 잎 부분을 넣으면 씁쓸한 맛을 없애준다.

48. 변비에 특효: 토란

토란(土卵)은 '땅이 품은 알'이라는 뜻으로 지어진 이름인데, 이 이름에서 그 영양학적 가치를 미루어볼 수 있다. 이름에서 알 수 있듯이 주가 되고 가장 많이 섭취되는 부분은 근경(뿌리 형태의 열매)이며, 줄기 또한 식용으로 쓰이기도 한다. 토란은 주로 추석 차례상에 국에 넣어 끓여 먹으며 약리 기능이 있어 약재로도 이용되기도 하는데, "토란은 성질이 평하며 위·장을 원활히 하며 날것으로 먹으면 독성이 있지만 익혀 먹으면 독이 사라지고 몸을 보한다(『동의보감』中)." 또한, 감자보다 많은 칼륨이 다량 함유되어 있는데, 이 칼륨성분은 나트륨 배출을 자극해주는 효능이 있는데, 이는 혈압을 낮춰주기 때문에 고혈압 환자에게 좋으며 부종을 완화해준다고 한다.

토란의 대표적 성분인 멜라토닌은 수면유발 작용의 물질 이외 연구활동으로 널리 알려진 멜라토닌의 효능은,
  – 불면증 치료, 시차피로 해소와 면역기능 강화
  – 생체주기리듬(Circadian Rhythms) 조절, 세포파괴 방지
  – 두통 약화 (편두통 예방 효과)
  – 혈중 지질(콜레스테롤) 감소
  – 유방암 세포의 증식억제 (항암작용)
  – 성 기능 향상, (전립선의 크기를 축소하여) 전립선 비대증 치료
  – 뇌의 성숙, 혈관계와 신경 면역계의 기능 항진 등 여러 기능 조절에 관여
  – 걱정, 우울증 해소

토란은 알칼리성식품, 토란 요리할 때는 다시마, 쌀뜨물이 필수이며, 주성분은 녹말, 단백질, 섬유소, 무기질 등으로 소화가 매우 잘 되는 음식이다.
그렇지만 수산석회가 있어서 이를 제거하지 않고 먹으면 입이 아리기도 하고, 몸 안에 쌓이면 결석을 만들 수도 있기 때문에 꼭 제거하고 요리를 해야 하는데, 이것

을 막아주는 것이 바로 다시마와 쌀뜨물로, 먼저 쌀뜨물에 토란을 삶아 떫은맛을 없앤 후에, 다시마를 첨가하면 맛있는 토란의 맛을 느낄 수 있으며, 영양성분은 단백질 2.5g, 탄수화물 12.5g, 칼슘 17mg, 인 32mg, 비타민C 3mg을 함유하고 있다고 한다.

🌱 효능

1. 섬유질을 풍부하게 함유하고 있어 장의 운동을 원활하게 하여 변비를 해소.
2. 토란에 함유되어 있는 수산칼륨 성분은 인체에 불필요한 열을 내려 주고 염증을 가라앉혀주는 효능이 있어 타박상, 어깨 결림이 있을 때 좋다.
   타박상, 염좌, 화상에도 껍질을 벗긴 토란을 강판에 갈아서 밀가루를 섞어 반죽하여 환부에 두껍게 바른 다음 가제를 대고 붕대를 감아준다.
3. 토란 특유의 성분으로 점액질의 무틴이나 갈락탄이 있어 이것이 체내에서 글루크론산을 만들어 주어 간장이나 신장을 튼튼하게 해주어 노화 방지뿐 아니라 단백질의 소화촉진, 자양강장, 궤양 예방, 해독의 효능이 있다.
4. 토란의 껍질을 달인 물을 꾸준히 섭취하면 신경통이 완화되며, 임파선이 뭉쳐 있는 현상을 완화해 준다.
5. 독충에 쏘였을 때 토란 줄기를 갈아 즙을 환부에 발라주고, 심한 치통에는 볼이 부었을 때 토란과 생강을 갈아 발라도 효과가 있다.
6. 토란을 썰면 즙이 나오는데 그 즙으로 하루에 몇 번씩 사마귀를 문질러 주면 자연히 떨어져 없어진다.

토란을 날것으로 먹으면 유독하므로 맛이 아린 것은 먹으면 안 된다.
생선과 함께 먹으면 속을 정비하고 혀를 보호할 수 있다.
전분의 에너지화를 돕는 비타민B1, 지방의 연소를 돕는 비타민B2 외에 단백질도 충분히 함유되어 있어 소화흡수도 좋아 노인과 어린이, 환자의 영양 보급에 큰 도움을 준다.
갈락틴은 갈락토오스를 성분으로 하는 다당류로, 뇌세포를 활발하게 하는 기능은 물론 혈중에 돌아다니는 지방을 제거해 주어 동맥경화와 같은 혈관계 질환 예방에 아주 효능이 있으며, 특히 갈락탄은 뇌세포를 활성화 시키며, 특히 성장기 어린이들에게 좋고, 꾸준히 섭취하게 되면 건망증을 개선하는 데 효과를 볼 수 있다. 또 다른 영양성분인 뮤신은 소화 기능을 자극하는 기능이 있어, 위가 좋지 않거나 변비에 고생하는 사람이 꾸준히 먹게 되면 효과가 있다.

토란에는 수산석회가 많이 함유되어 있기 때문에, 과도한 양을 섭취할 경우 결석의 원인이 될 수 있으며, 많이 먹으면 소화가 잘 안 될 수 있어, 평소 소화력이 약한 자는 지양하는 것이 좋다.

49. 중풍, 고혈압에 특효: 감

잘 익은 감은 신맛이 없고, 14~15% 당분을 함유하며, 단맛을 내며, 땡감은 타닌 성분이 많이 들어있어 떫은맛이 나는데, 이는 위 점막을 수축시켜 위장을 보호해 주어 숙취를 덜어준다.

감의 주홍빛 그 자체가 비타민이라고 할 수 있는데, 카로틴계의 색소로 우리 몸 속에서 비타민A로 변한다. 또한, 감속에 있는 타닌 성분은 폴리페놀이나 카테킨이라고 하는데, 이는 중금속을 제거하고, 해독하는 성질이 있으며, 모세혈관을 튼튼하게 해주고, 혈압을 낮추어주는 성질이 있으며, 감즙은 예로부터 중풍의 명약으로 알려져 있다.

감잎은 폴리페놀 성분이 들어있어 피를 맑게 해주고 혈압을 내려 주며, 비타민C가 풍부하여 감기를 예방해 줄 뿐 아니라 피부를 곱게 해주기도 한다.

🌱 효능

- 감식초는 지방합성을 억제하고, 분해 작용을 하며, 감식초를 장기간 복용 시 성인병과 다이어트에 도움을 주며, 배탈과 설사를 멎게 한다.
- 중풍, 고혈압, 심장병 등 혈액순환계통에 뚜렷한 효과가 있다.
- 감잎차는 비타민C가 레몬의 20배이며, 칼슘 또한 풍부(5~6월)하여 임산부나 어린이는 물론 특히 피를 맑게 하여 빈혈, 고혈압에 효험이 있다.

🍵 복용법

- **감즙**: 5~6월경 땡감(씨가 생길 무렵)과 어린잎을 따서 깨끗이 씻어 물기를 뺀 후 잘게 썰어 믹서로 갈아 유리병에 넣고, 10% 물을 넣고 하루 1회 5일간 숙성 후 이를 짠 원액을 5~6개월 숙성하여 물에 희석하여 복용한다.
- **감 식초**: 감 5개, 잎 1장 비율로 잘게 썰어 유리병에 넣고, 재료의 15% 설탕을 넣어 즙이 나올 때까지 버무린 후 유리병에 넣어 밀봉 후, 1일 1회씩 5일간 다시 월 1회로 3회 정도 젓은 후 6개월간 숙성시킨 원액을 식초로 사용하거나, 20:1로 희석시켜 복용한다.
- **감차**: 감을 체로 썰어 햇볕에 건조시킨 후 찜통에 넣고 센 불로 20분간 찌고, 건조하는 것을 2~3회 반복 후 10분간 볶은 후 보관하여 차로 복용하면 좋다.

50. 정력 강화에 특효: 곶감

본래 곶감이란 말은 '곶다'에서 온 것으로, '꼬챙이에 꽂아서 말린 감'을 뜻하는 된소리로 '꽂감'이라 하는 것도 '꽂다'에서 유래된 말로 '꽂아서 말린 감'은 영양도 풍부한 것으로 알려져 있는데, 『동의보감』이나 『본초강목』에 는 곶감이 기침과 설사에 좋고, 각혈이나 하혈, 숙취 해소에도 좋다고 기록되어 있으며, 특히 곶감 표면의 시상(枾霜) 또는 시설(枾雪)이라 하는 흰 가루는 포도당과 과당(일종의 당분가루)이 넘쳐 밖으로 나온 것으로 기관지와 폐에 좋은 것으로 알려져 있으며, 몸을 따뜻하게 보강하고 장과 위를 두텁게 하고, 겨울철 감기 예방은 물론 기관지염과 폐에 도움을 주며, 비위를 튼튼하게 하여 얼굴의 주근깨를 없애며 목소리를 곱게 한다고 한다.

곶감에는 카로틴 성분과 비타민A 및 C가 풍부한데, 비타민C 함유량은 귤의 2배, 사과의 10배로 건강보조 식품으로 종합 비타민제라고 해도 과언이 아니다. 몸 안에서 비타민A로 바뀌는 카로틴과 비타민C의 상승효과로 질병에 대한 저항력을 높여 줄 뿐 아니라 겉면에 덮인 흰 가루가 정력 강화와 정액생성에 특효는 물론 갈증을 없애주고 가래를 삭이고 기관지의 열을 내려 주며, 정력제로 끝내준다. 감의 떫은 맛을 내는 타닌 성분은 장 점막을 수축시키고 설사를 멎게 한다. 흔히 '타닌'은 변비를 일으킨다고 알려져 있지만 곶감의 '타닌'은 활성이 없어 변비를 일으키지 않는다고 한다.

🌱 곶감의 효능

1. **고혈압 예방 효과:** 타닌 성분은 모세혈관을 튼튼하게 해주는 효과가 있어 고혈압을 사전에 예방할 수 있다.
2. **각종 기관지 강화 효과:** 한방에서 곶감 표면에 형성되는 하얀 가루는 기침이 많거나, 가래가 끓을 때, 폐가 답답할 때, 만성기관지염 치료에 쓰인다.
3. **위와 장을 보호:** 몸을 따뜻하게 만들어 주고 위와 장을 두텁게 만들어 주며. 비

위를 강화시켜 목소리를 곱게 해주고 얼굴의 주근깨를 없애 준다.

4. **정력 강화 효과:** 표면에 형성되는 하얀 가루는 시설이라고 불리는데 정력제로써 하얀 가루를 털어내고 먹는 행동은 복을 차버리는 것과 같다.

5. **감기, 기관지염:** 감기에 걸려 머리가 아프고 코가 막히며 기침이 날 때 곶감 3~4개를 구워 먹거나, 혹은 생강 한 뿌리를 함께 달여서 하루에 한 번씩 먹는다. 꾸준히 먹으면 감기를 예방한다.

♠ 외상치료

- **벌레에 물린 경우:** 곶감을 식초에 1개월 동안 절여 둔 걸 바른다.
- **팔다리를 삔 경우:** 염좌성 질환에는 곶감을 이겨 혹은 짓찧어 붙인다.
- **청각:** 고막 외부에 이물이 있을 때나 청취가 어렵거나 중이염 등의 질환으로 귓속이 흔들리거나, 알맹이가 구르는 느낌이 있으며 다른 질병이나 빈혈로 나타나는 경우 곶감 30개를 찹쌀 2~3되로 떡을 만들어 며칠을 나누어 먹든가 국을 시원하게 끓여 1~2주일 먹으면 청각에 효과가 좋다.
- **사마귀:** 여성의 얼굴에 검은 사마귀가 난 경우. 매일 아침, 저녁으로 곶감을 한 개씩 먹거나 익은 감 한 개씩을 오래 먹으면 없어진다.
- **목뼈를 다친 경우:** 곶감의 씨를 빼서 분마기에 곱게 찧어 팔팔 끓여서 즙을 낸다. 체에 걸러 즙만 마시면 해독작용으로 효과가 있다.
- **치질로 하혈할 때:** 곶감을 태워 가루로 하여 1회 2돈씩 물로 복용하면 유효하다.
- 치창에 찹쌀 1되에 곶감 6개의 비율로 넣어서 만든 곶감 떡에 밥을 쪄서 뜨거울 때 2~3개씩 먹으면 효과가 있다. (위가 약한 사람은 그 양을 적게 먹는다.)
- **부스럼, 화상, 탈황, 종기:** 부스럼이나 화상에는 불에다 직접 말린 감이나 곶감을 바른다.

♠ 내상치료

- **위암(위암으로 음식물을 토할 경우):** 밥을 지을 때 곶감을 밥 위에 올려 쪄서 이를 10일쯤 계속 먹으면 효과가 있다. 곶감 3개를 꼭지까지 함께 으깨서 이를 술에 타 마셔도 효과가 있다.

- **비염, 코막힘**: 볶은 현미 또는 찹쌀을 곶감과 반씩 섞어 죽을 만들어 2~3개월 동안 이를 공복에 계속 먹는다.
- **두부를 먹고 체했을 때**: 체기를 받아 토하지도 못하고 내려가지도 않을 때 오랜 식체로 잘 낫지 않을 때, 돼지고기를 먹고 체한 경우 곶감 3~4개에 물을 적당히 넣고 달여서 먹는데 하루에 세 번씩 달여먹는다.

51. 비타민이 풍부한 겨울철 과일: 감귤

한의학에서는 귤껍질을 '진피'라 하는데 겨울 과일의 왕자인 감귤은 카로티노이드 물질이 있어 이는 발함을 억제하는 효과가 있다. 그러나 지금 주목받고 있는 베타-크렙토키산틴산은 감귤의 노란색 성분으로 황 산화작용을 하는 카로테노이드의 일종으로 이는 콜레스테롤 함량을 낮주며, 혈압을 정상화하며, 불포화 지방산의 산화를 막아 콜레스테롤을 억제하는 역할을 할 뿐 아니라 감귤에만 들어있는 시네필린이라는 물질과 비티민C가 풍부하여 신진대사를 도와 감기에 효과적이다.

또한, 체내에 과도하게 많은 염분을 배출하는 칼륨, 피로해소에 좋은 쿠엔산이 들어있다. 귤에 붙어 있는 흰 줄과 껍질에는 식이섬유와 팩틴이 함유되어 있어 중금속이나 독성 물질을 흡착하여 제거하는 역할을 하여 장을 깨끗하게 해주는 효능이 있을 뿐 아니라 모세혈관을 보호해 주는 비타민p(헤스페리딘)가 풍부하여 고혈압에 뛰어난 효능이 있다.

🌱 효능

- 평상시 입맛이 없거나, 식욕이 떨어질 때 식욕을 증진시킨다.

– 비타민과 칼슘이 풍부하여 임산부의 건강관리에 도움을 준다.

– 변비나, 대장암을 예방한다.

– 피부의 기미, 주근깨, 잡티 등을 제거하여 피부를 매끄럽게 해준다.

– 고혈압이나, 동맥경화 등과 같은 혈관질환 예방에 도움을 준다.

– 피로를 회복시키며, 감기 예방에 효과적이다.

♠ 보관방법

– 깨끗한 물에 세척을 하여 농약을 제거한 후 하루 2~3개 정도가 적당하다.

– 7~8개씩 비닐봉지에 구멍을 내어 냉장고에 보관한다.

– 최적 보관온도는 3~6도가 적합하다.

– 너무 차가우면 단맛이 적다. 미온 상태에서 먹는 것이 좋다.

52. 항암제: 복숭아, 사과, 살구

지상에 존재하는 1,200종의 식물 속에 아미그다린이라고 하는 청산배당체가 들어있는데, 이중의 살구씨, 복숭아씨 및 사과 씨에는 충분히 들어있어 약으로 쓰이는 것이다. 아미그다린 성분은 베타글루코시다제에 의해서 가수분해가 되면 맹독성 물질인 청산(HCN)과 '벤즈알데하이드'가 상승 작용을 하여 이상세포, 즉 암세포 주위에서만 분해되어 암세포를 파괴하는 무시무시한 화학반응이며, 정상 세포에는 큰 이익을 주도록 되어 있으니, 이것이 자연의 절묘함이라 하겠다.

아미그다린이 들어있는 식품은 생명에 위협을 준다고 하지만 아직까지 동서고금을 통하여 살구씨를 먹고 목숨을 잃거나, 부작용을 일으킨 경우는 없다는 것이다.

아미그다린에서 유리되는 청산이나 벤즈알데하이드는 서로 상승 작용을 일으켜 암세포를 선택적으로 파괴시키고, 정상 세포에는 생체생화학에 의해서 절대적인 도움을 준다. 생체 내에서 일어나는 자연적 혈압조정이나 살균, 진통작용은 이때 일어나는 생화학 방정식에 의해 형성되는 물질에 의해서 가능해진다.

동양의학에서는 기침, 천식, 해소, 호흡곤란, 신체부종 등에 사용한다고 되어 있다. 살구씨 한 개 속에 들어있는 아미그다린의 양은 약 5mg 정도인데, 건강한 사람이 하루에 50mg 정도 필요하므로 매일 10개 정도의 살구씨를 꾸준히 먹는 것은 권장할 일이다.

그러나 환자들에게는 하루에 30~60개 정도 먹는 것은 바람직하다.

그러므로 이제 암 성분이 충분히 들어있는 복숭아씨, 살구씨 등은 암 환자에게 희망을 주는 식품임에 틀림이 없다.

1) 복숭아

장미과 자두 속의 교목성 식물로 맛은 달고, 시며, 성질은 따뜻한 과실로 수분이 많고, 부드러운 백도와 단단한 황도가 있는데, 이는 비타민A와 C가 매우 많이 들어있고, 펙틴질이 풍부한 알칼리성식품으로 단맛이 강하다. 또한, 당분, 유기산, 비타민, 섬유소, 무기질 등 인체 영양상 요구되는 영양소를 골고루 함유하고 있어 종합영양제라 할 수 있다.

가) 효능

캠페롤은 이뇨작용을 하며, 베타-카로틴은 암을 예방하고, 솔비톨은 변비 예방, 장내 유해균 억제하며, 비타민. 미네랄의 흡수를 촉진하며, 비타민C는 창상 치유, 항종양성 작용, 해독작용, 발암 성분 억제작용, 혈중 콜레스테롤 저하작용, 항피로성 작용, 항히스타민 작용, 면역기능 증강작용을 한다.

나) 보관 요령

냉장 보관 후 약 30분~1시간 정도 실온에 두었다가 먹을 때 가장 맛이 있다. 냉장고 장기간 보관 시 당도가 떨어지므로 1~ 2일 내 먹는다.

2) 사과

장미과에 속하는 강장식품으로 구연산과 주석산 등이 풍부하게 포함되어 있어 몸 안에 쌓인 피로해소 물질을 제거하는 구실을 한다. 미국에서는 "하루에 사과 한 개를 먹으면 의사가 필요 없다."라는 말이 있는데, 이는 그 만큼 사과는 비타민과 미네랄이 풍부해서 건강을 유지하는 데 없어서는 안 되는 과일이다.

가) 효능

- 순환계를 건강하게 하는 심장보호 작용
- 유기산이 풍부하여 피로해소, 식욕 증진, 정장작용에 효과적이다.
- 혈당 급상승을 막는 데 효과적이라 혈당치 강화작용을 한다.
- 다이어트 식품으로 체중조절 개선작용 식품으로 사과 주스가 좋다.
- Pectin이라는 식이섬유가 과육보다 껍질에 풍부하며, 장 속의 젖산균 등 유익한 세균의 번식을 도와 장을 건강하게 하므로 변비나, 설사에 좋다고 하며, 특히 껍질째 먹는 것이 효과적이다.

나) 보관 요령

- 과당, 포도당은 모두 저온에서 단맛이 강화되고, 고온(50c 이상)에서는 단맛이 떨어진다.
- 따라서 신선도 유지를 위해서는 낮은 온도와 높은 습도로 보관하는 그것이 장시간 신선한 상태를 유지 할 수 있다.

3) 살구

『동의보감』에서는 살구씨를 "급 만성기관지염, 폐결핵, 만성기침 환자 치료제와 진해거담제로 효험이 있다."라고 하는데, 이는 아미그달린 성분이 천식이나, 진해작용을 나타낸다는 것이 실험적으로 밝혀졌기 때문이다.

그뿐만 아니라 기를 하강시키는 작용이 있어서 기침과 천식을 다스리는데 살구씨 한 가지만 사용하여도 가래를 삭이는데 아주 좋은 효과를 볼 수 있다.

또한, 북한의 『동의학사전』에서는 살구씨에 대해서 이렇게 기록하고 있다.

"맛은 쓰고 달며 성질은 따뜻하며, 약간의 독성이 있지만, 폐경, 대장경에 작용한다. 대변이 잘 나가게 하고 땀을 나게 하며 해독을 한다."

살구는 아폴로 13호 우주탐사대의 건강식으로 사용한 것으로 유명한데, 무기질 칼륨을 다량 함유하고 있어 무중력 상태에서도 우주비행사들의 심장을 건강한 상태로 유지하는 데 도움이 되는 것을 보았기 때문이다.

잘 익은 살구의 황적색은 베타-카로틴이 함유된 '카로티이노이드' 색소로 인체에 들어가 프로비타민A가 많고, C는 적다. 살구의 신맛은 사과산이나 구연산 등의 유기산으로 피로해소에 효력이 있다.

간에 필적할 정도로 헤모글로빈 재생 효력이 뛰어나고 폐암, 췌장암, 비연암, 유선암을 예방하는 과일로 주목을 받고 있으며 화학요법이나 방사선 치료에 도움이 될 뿐 아니라, 유럽이나, 미국에선 살구씨가 암을 억제하는 데 효과가 있다고 알려져 항암제로도 사용하고 있으며, 일본에서 한 연구팀이 동물을 대상으로 살구에 많이 들어있는 베타-카로틴을 실험한 결과 폐암과 피부암을 포함한 여러 가지 암이 억제되는 놀라운 결과를 얻었다.

살구가 폐암 등에 탁월한 효능을 발휘하는 것은 다른 오렌지색을 띤 과일이나 채소와 마찬가지로 비타민A와 항암효과가 있는 베타-카로틴을 고농도로 함유하고 있어 폐암과 피부암을 비롯한 여러 가지 암을 치료하는 데 이용하고 있다.

영양학자들은 살구를 효과적으로 먹는 방법으로 생살구보다 마른 살구를 먹는 것이 고농도의 베타-카로틴을 섭취할 수 있다고 한다.

특히 비타민A가 풍부한 오일로 피부 통증을 완화시켜주고, 철분이 풍부하여 천연 Blood Tonic이라 불리는 오일이 혈액순환을 돕고 피부에 아주 쉽게 스며들어 피부의 탄력을 유지해준다.

🌱 효능 및 복용법

1. 호흡기 질환에 좋다.

살구에는 아미그달린이라는 성분을 풍부하게 함유하고 있어 폐의 기능을 강하게 해주기 때문에 감기, 몸살, 기침, 천식, 만성기관지염 및 노약자에게 좋다. 살구씨 껍질을 벗겨 말린 후 노랗게 볶아 가루를 만들어 꿀과 함께 식간에 한 숟가락씩 복용하거나, 껍질 벗긴 살구씨 7.5g, 도라지 7.5g, 자완 7.5g, 돼지 폐 1개를 씻어 약재의 3배 정도 물을 붓고 달여 매일 3~5회씩 복용을 하면 폐를 보호해 주는 효력이 있다.

2. 고혈압, 중풍, 반신불수

껍질 있는 살구씨 7~15개를 속히 찧어 보드랍게 한 다음 생참대 1자가량을 잘라 중간 매듭을 뚫고 은은한 불에 의해 물방울이 나오는 죽령 즙을 만들어 다른 구급 처방제와 병행하여 복용한다.

3. 위염, 십이지장궤양, 위장염, 궤양증

껍질을 벗긴 살구씨를 볶아 가루를 만든 후 37.5g, 오징어 뼈를 노랗게 구워 가루를 만든 것 약 113g을 함께 섞어 매일 세 차례 식전 30~60분 전에 큰 숟가락으로 하나를 따끈한 물로 장기복용하면 매우 효험이 있다.

4. 노화 방지 및 피부미용에 좋다.

살구씨에 '헤모글로빈'이라는 성분을 풍족하게 함유하고 있어 피부노화방지에 효능이 매우 탁월하여 미용용 화장품 원료인 비누를 만들어 활용하는데, 특히 여성들 얼굴에 기미나 거칠어진 피부에 살구씨 분말 한 스푼과 계란 노른자 2개, 꿀 한 스푼을 넣고 골고루 섞은 다음 계란 팩과 같이 가제를 밑에 깔고 팩을 한 후 따뜻한 술로 얼굴을 씻으면 효과가 있다.

5. 중병 또는 전신이 부었을 때

살구 잎을 진하게 삶아 농즙을 만들어 매일 세 차례씩 씻고, 또 이 즙을 한 컵씩 마시면 매우 효과가 좋다.

6. 변비 예방, 항암예방, 피로해소로 복용하면 효과가 있다.

🌱 배합의 효능

1. 산약과 살구씨를 배합하면 만성기관지염이나 천식에 좋다.
2. 양고기와 살구씨를 배합하면 폐를 따뜻하게 하여 기침을 멈추게 하는 작용이 있다.
3. 살구씨와 배를 배합하면 기침이나 내열이 있는 사람에게 효과적이다.
4. 살구씨와 바나나를 배합하면 노인성 변비에 좋다.
5. 살구씨와 국화잎을 배합하면 더위를 식히고 갈증을 해소하며 인후를 윤택하게 한다.
6. 돼지고기와 살구씨를 배합하면 복통을 유발한다.
7. 중풍으로 반신불수가 되었을 때 살구씨를 갈아 하루에 한 번 7개 분량을 7일 간 먹고 7일간 중단하고 다시 7일간 먹으면 효과가 있다고 한다.
8. 민간에서는 가래가 끓거나 숨이 차며 개고기를 먹고 체했을 때 살구를 사용하고 있다.

☕ 살구 냉차 효능과 제조법

심장병에 좋고, 변비에도 효과가 있지만, 특히 여름철 피로해소와 더위 먹은 데에 효과가 있는데, 씨를 제거한 살구 1kg, 올리고당 1,000㎖, 적당량의 물, 약간의 얼음을 항아리에 넣고 실온에서 1개월 정도 발효시킨 후 베 보자기로 여과시킨 즙을 유리병에 담아 밀봉 후 냉장고에 보관하면서 복용하거나, 생수에 살구 덩어리와 함께 마신다.

1. 잘 익은 살구 10kg을 깨끗한 물에 씻어 말린 후 씨를 제거한다.
2. 설탕 4.5kg과 잘 버무려 항아리에 넣고 식초 1.8L 2병을 넣고 2달간 발효시
   킨 후 건더기는 걸러내고 원액만 다시 1년간 발효 후 먹는다.

53. 불면증과 혈압조절: 도토리

도토리는 성질이 따뜻하고, 맛은 떫고 쓰다. 그러나 독이 없으므로 속이 차며 몸
이 약한 사람이라도 먹을 것이 없었던 시절에는 중요한 식품이었다. 이는 60~80%
가 녹말을 함유하고 있어 설사를 자주 하는 사람도 도토리를 먹으면 설사를 그치게
되는 것은 바로 타닌이 함량이 많기 때문이다.

도토리 1g이 중금속 폐수 3.5톤을 정화시킬 수 있는 뛰어난 무공해식품으로 열
량이 적으며 성인병과 비만에 아주 좋은 식품이다.

또한, 장과 위를 보호하고, 피를 맑게 하는 기능 식품으로 『동의보감』에는 늘 배
가 부글거리고 끓는 사람, 불규칙적으로 또는 식사를 끝내자마자 대변을 보는 사
람, 소변을 자주 보는 사람, 몸이 자주 붓는 사람은 도토리묵 한 가지만 섭취하여도
원인치료가 쉽게 이루어진다고 기록되어 있다.

도토리 열매 자체는 치질을 다스리고 하혈과 혈통을 그치게 하며, 장을 튼튼히
하고 마른 사람을 살찌게 하며, 특히 1989년 10월 28일 과학기술처에서는 도토리
에 항암작용이 있다고 발표하기도 하였다.

도토리로 만든 묵을 섭취하면 심한 설사를 멈추는데, 이는 불용성으로 존재하고

있는 타닌 때문이며, 수분함량이 80%, 당류가 20%인 묵을 먹으면 포만감(飽滿感)
은 있으나 칼로리가 적은 저열량 식품이기 때문에 적당량의 도토리 가루와 밀가루
를 섞어 국수, 빵, 과자, 피자, 빈대떡, 스프 등을 만들어 먹으면 다이어트식으로 권
장할 만하다.

⚘ 효능

1) 저칼로리 알칼리성 건강식품이며 아콘산은 인체 내부의 중금속 및 여러 유해
   물질을 흡수, 배출시키는 작용을 한다.
2) 피로해소 및 숙취에 효과가 있으며, 소화 기능을 촉진시켜 입맛을 돋우며, 강
   장 효과가 있다.
3) 당뇨 및 암 등 성인병 예방에 효과가 있으며 잇몸염, 인후두염, 화상 등에 효과
   가 있다.
4) 탄수화물과 지방이 많아 옛날부터 구황식물로 첫 번째는 도토리를, 그다음으
   로 소나무를 삼았다는 기록이 있다.
5) 도토리 속에 함유된 아콘산은 인체 내부의 중금속 및 여리 유해물질을 흡수,
   배출시키는 작용을 한다.
6) 피로해소 및 숙취에 탁월한 효과가 있고, 당뇨 및 암 등 성인병 예방에 효과가
   있다.
7) 입 안이 잘 헐고, 잇몸에서 피가 자주 나거나, 목구멍이 아프고 침을 삼킬 때
   거북하거나, 감기를 자주 앓은 사람에게도 효과를 발휘한다.
8) 한편 화상 입은 자리에 가루를 바르면 통증이 사라지고 빨리 아문다.
9) 한방에서는 갑자기 토혈을 하거나, 코피가 그치지 않을 때, 임질통, 축농증, 치
   질, 여인의 냉증·월경통, 여드름 등에 잎을 쓴다.

⬟ 도토리묵 제조방법

1) 도토리를 물에 불려 껍질을 없앤 다음 맷돌에 갈아 무명 자루에 넣어 짠다.
2) 앙금으로 가라앉힌 다음 윗물을 버리고 새 물을 조금씩 붓고 저으면서 계속

끓이면서 되게 엉기기 시작하면 약한 불에 뜸을 들인다.

3) 냉수를 부어 식히면 윤택이 나고 부드러운 묵이 된다.

👆 복용법

1) 도토리에는 떫은맛을 내는 타닌이라는 성분이 들어있어 물에 여러 번 우려서 쑤어야 떫은맛을 없앨 수 있다.

2) 하루에 15~20g을 달임 약, 가루약, 알약 형태로 또는 도토리묵을 쑤어서 먹는다.

3) 다만 도토리는 떫은맛이 있고, 성질이 따뜻해서 몸에 열이 많은 사람이 한꺼번에 너무 많이 먹으면 변비가 생기고 혈액순환 장애가 생길 수 있으므로 주의해야 한다.

54. 호흡기 질환: 배

농식품부 산하 배 수출연구사업단의 연구결과, 국산 배에서 항산화, 항암 면역력 증감 등의 효과를 가진 성분이 다량 함유돼 있다는 연구결과가 나왔기 때문이다. 배는 수분이 많은 과일로만 생각하고 있지만, 실제로는 많은 성분을 담고 있는 과일로 리그린과 펜토신이란 성분으로 된 세포막이 두꺼워진 배세포를 말하는데, 이는 배 표면에 붙어 있는 오톨도톨한 석세포는 위장에서 고기를 소화시키는 작용과 변비 치료에 효과적이며, 이뇨작용에도 효과적이다.

배가 다른 과실에 비하여 비타민의 종류가 많은 것은 아니지만, 사과에 비하여 B1, B2 함량은 다소 많은 편이나 다른 과실에 비해 신맛이 거의 없는 것은 사과산, 주석산, 구연산 등의 유기산이 적기 때문이다.

🌱 효능

– 호흡기 질환 즉 감기, 편도선염, 가래 등에 탁월한 효과가 있다.

– 변비 치료 및 이뇨작용은 물론 고기를 소화 시키는 작용을 한다.

– 조갈증을 해결하며, 외용약으로 종기 뿌리 제거에 사용한다.

💧 민간요법

– 감기로 기침이 심할 경우 배 2개와 무 1개로 즙을 내서 꿀에 타서 마시거나, 배 1개를 우유와 함께 달여서 마시면 효과적이다.

– 담에는 배즙과 생강즙을 꿀에 타서 먹거나, 숨이 찰 때 배즙과 무즙을 각 1/2 홉씩 만들어 생강즙 4~5숟가락을 타서 먹으면 유효하다.

– 소주에 배즙과 생강즙에 꿀을 넣고, 중탕을 해서 만든 술을 마시면 소갈증이나, 숙취에 매우 효과적인 식품이다.

– 배와 생강, 그리고 도라지를 넣고, 죽을 만들어 먹으면 감기, 마른기침 등에 효과가 있다.

🌰 배즙 만드는 법

– 무(1개)+콩나물(1봉지)+배(4개)+도라지(1근)+대추(20개)+생강(2쪽)+물(18L)을 약한 불로 1/2 정도 되게 서서히 달여 수시로 마시면 감기에 효과적이다.

55. 야뇨증에 특효: 매실

매실은 음식물의 독, 핏속의 독, 물의 독(3독)을 해독하는 뛰어난 웰빙 과실이다. 피로해소와 체질개선 효과가 탁월한 알칼리성식품으로 최근에 와서 재인식되고 있는데, 이는 한의학적 견해로『동의보감』果部 梅實(과부 매실)에 따르면, 매실은 맛이 시고, 독이 없으며, 기를 내리고 열과 가슴앓이를 없게 하며, 마음을 편하게 하며, 갈증과 설사를 멈추게 하여 근육과 맥박이 활기를 찾으며,『본초강목』에서는 간과 담을 다스리며 세포를 튼튼하게 하며, 피로해소에 효과가 있다고 기록하고 있다.

예로부터 매실은 과일로 알려지기보다 약재인 것처럼 알려져 왔으며 우리의 선조들은 이 열매를 식용이나 약용으로 이용해 왔는데, 언제부터인가 청매만으로 효소를 담그는데 이는 올바른 방법이 아니며, 잘 익은 매실로 만들어야 구연산, 사과산, 호박산 등 함량과 당도 증가 및 독성이 사라지고, 신맛이 강해 피로해소와 입맛을 돋우는 효과가 있다.

5월 말부터 6월 중순 사이에 수확한 매실이 최고의 효능이 있으며, 성분의 85%는 수분. 나머지는 10%의 당분과 5%의 유기산이 차지하며, 사과보다 칼슘이 4배, 철분이 6배, 마그네슘은 7배, 아연은 5배 이상 많이 들어있다.

구연산은 섭취한 음식을 에너지로 바꾸는, 대사 작용을 돕고 근육에 쌓인 젖산을 분해하여 피로를 풀어주고 칼슘의 흡수를 촉진하는 역할을 한다.

🌱 효능 및 복용법

– 꾸준히 먹으면 산성체질을 약알칼리성으로 유지할 수 있다.
– 농축액을 물에 타서 마시면, 간장을 보호하고 간 기능을 향상시킨다.
– 3독성 분해물질이 있어 식중독, 배탈 및 항암예방, 치료 효과가 있다.
– 신맛이 있어 장기간 복용 시 소화불량, 위장 장애를 없앤다.
– 장의 염증과 균 번식을 억제시켜 장 활동을 도와 만성 변비를 없앤다.
– 각종 유기산과 비타민이 혈액순환을 도와 피부에 좋은 작용을 한다.
– 성장기 어린이, 임산부, 폐경기 여성은 물론이고 이질, 설사, 하혈, 구토, 타박상, 기관지, 해수, 천식 등에 효험을 보이는 명약 중의 명약으로 친다.
– 매실을 술이나 식초로 만들어 이용하면 뛰어난 약성을 발휘한다.

56. 비타민의 창고: 자두

자두는 여름철 과일로 풍부한 과즙과 달콤한 맛으로 우리의 입맛을 사로잡는 과일이 바로 붉은 빛으로 보기만 하더라도 군침이 도는 자두가 다른 과일보다 신맛이 적은 이유는 비타민의 함유량이 적기 때문인데, 이는 상대적으로 다른 기능들이 풍부하여 비록 비타민은 적게 함유하고 있지만, 당분의 비중이 10%가 될 정도로 많이 함유하고 있으며, 섬유질 또한 다른 과일들에 비해 비교되지 않을 만큼 풍부하게 들어있다.

자두에 비타민 함유는 적지만 체내에 흡수가 되면 비타민A로 전환되는 물질인 카로티노이드가 풍부하게 함유되어 있어 비타민A가 부족으로 오는 야맹증, 안구건조증, 피부건조증, 생식 기능 저하 등의 질환을 예방할 수 있다.

자두에는 섬유질이 다른 과일에 비해 많이 함유하고 있어 이를 섭취할 경우 장을 자극하여 움직임을 촉진함으로써 대변량이 증가하여 대변이 체내에 머무는 시간을 단축해 장에 쌓여있는 숙변을 함께 배변시킬 뿐 아니라 이 과정에서 신장의 활동을 돕는 시트로닌 성분이 함유되어 있어 신장 활동을 자극하여 이뇨작용 및 붓기를 조절하는 데에 큰 역할을 하는데, 남성보다는 여성에게 효과적인 과일로 칼륨과 칼슘이 함유되어 있어 여성호르몬인 에스트로젠을 보충할 수 있는 식품의 하나이다.

칼슘성분은 생자두 보다는 말린 자두에 더욱 많이 함유되어 있어 갱년기의 여성 혹은 골다공증의 위험성이 있는 사람이라면 말린 자두를 섭취할 것을 추천한다.

⚕ 효능

- 절여 두고 장기간 복용하면 훌륭한 간장약으로 효능이 있다.
- 피로해소와 식욕 증진은 물론 산성체질을 개선시키고, 신장병, 골다공증, 혈압, 혈관성 질병 치료에도 효과가 있다고 한다.
- 진통, 해소, 신장염 등의 처방 약으로 쓴다.

– 갱년기 여성들에게 발생하기 쉬운 골다공증을 예방한다.

– 맛과 영양, 포만감을 고루 느낄 수 있어 다이어트 식품으로도 사용한다.

– 소화 기능 항진 및 여성 피부미용에 좋다.

57. 피로해소와 소화불량: 포도

우리가 포도의 진가를 알아보지 못하는 것 중 하나는 포도 씨를 대수롭지 않게 버리는데, 포도 씨의 폴리페놀 성분이 실제 미국 뉴욕의 마운트사이나이대학의 줄리오 파시네티 박사팀이 실험용 생쥐에게 포도 씨의 폴리페놀 추출물을 5개월 동안 투여한 결과, 기억력 감퇴에 영향을 주는 것으로 알려진 '아밀로이드 베타-56'이라는 신경독소 물질이 감소한 것으로 나타났다.

박사팀은 "포도에서 추출한 폴리페놀이 충치를 유발하는 연쇄상구균 증식을 억제하고 각종 바이러스 활동을 막아 줄 뿐 아니라, 알츠하이머 발병 위험이 높은 사람들이나 이미 발병 초기 단계에 접어든 환자에게 도움이 될 수 있다는 그것을 보여주는 연구결과"라고 밝혔다.

이와 함께 건포도는 무지방인 탄수화물, 식이섬유가 풍부해 변비, 노화 방지는 물론 다양한 비타민, 미네랄, 철분이 풍부하여 빈혈을 예방한다.

포도와 건포도는 당분이 많아 달짝지근한 맛이 나는데, 단맛이 나는 것은 포도 표면에 묻어 있는 흰색가루가 단맛을 내게 하는 당분이다.

건포도에는 올레오놀산과 올레오놀 알데하이드 등이 들어있는데, 이 물질들은 충치를 유발하는 뮤탄스균(mutans)과 치주 질환의 원인균인 포르피로모나스 진지발리스균(porphyromonas gingivalis)의 증식을 억제하는 효능이 있다. 다만 건포도를 제조하는 과정에서 설탕이 들어가면 비타민C가 파괴된다고 한다.

다른 과일에 비해 우리 몸에 좋은 영양소가 풍부하게 들어있어 과일의 여왕이라고 불리는 포도는 특히 포도당과 주석산, 그리고 펙틴과 타닌이라는 성분이 들어있어 장 활동을 촉진시키고 해독작용을 한다.

🌱 효능

- 장 활동 촉진, 해독작용, 피로해소, 소화불량, 체력증강, 갈증 해소.
- 다이어트 효과와 피부미용 효과는 물론 가슴이 두근거리고, 식은땀 흘리는 사람, 빈혈, 소변, 뼈를 강하게 하는 작용을 한다.

💧 민간요법

- 포도 씨 가루를 꿀에 재어 먹으면 정력 강화제, 이뇨제, 강장제 효능 있다.

58. 신장기능 강화제: 복분자(산딸기)

딸기는 주로 습지에서 자라는 뱀딸기, 논밭에서 재배하는 양딸기, 산과 들에서 자생하는 복분자와 산딸기로 크게 구분하는데, 우리가 주로 딸기 하면 산딸기를 말하는데, 산딸기의 대표주자인 복분자를 먹고 소변을 보았는데 화분이 엎어졌다는 유래로 붙여진 이름으로 이는 서로 다른 품종이다.

산딸기에 항산화 작용을 하는 안토시아닌 성분이 있어 사람이 호흡할 때 발생하는 혈관 속의 유해 산소, 노폐물, 혈관계 질환 및 노화의 주범인 활성산소를 제거해주는 효능이 있다.

한의학에 따르면 복분자는 신장기능을 강화하고, 강정 효능이 뛰어나다고 한다. 한방에서는 신맛이 강하고, 덜 익은 복분자(산딸기)를 말려서 약재로 사용하며, 새콤달콤한 맛이 나는 베리류(블루베리 등)는 항산화 물질이 많아 이는 신장기능을 강화하고, 비뇨 생식 기능에 효험이 정력이나, 요실금이나, 신장이 약해서 오는 허리 통증에 효과가 있으며, 갈증을 풀어주고, 식욕을 돋우는 데 좋고, 그늘에 말려 두었다가 차로 끓여 마시기도 한다.

❦ 효능

- 『동의보감』에 복분자를 "성질이 平(평)하며, 맛은 달고, 시며, 독이 없다. 남자의 腎氣(신기)가 虛(허)하고, 精(정)이 고갈될 때, 여자가 임신하지 않는 것을 치료한다."
- "간을 보하며, 눈을 밝게 하고, 기운을 도와 몸을 가뿐하게 하며, 머리털이 희어지지 않게 한다."라고 기록되어 있다.

💧 복분자 활용법

1. 술 담그기

- 깨끗한 재래식 항아리에 복분자를 1kg당 흑설탕 100g을 넣고, 2~3일 후 소주를 넣고 100일 정도 그대로 보관한다.
- 100일 후 깨끗이 걸러 페트병에 넣어 저온 냉장고에 보관하였다가 완전 숙성 후 마시면 좋다.

2. 차 만들기

- 복분자 1kg 기준으로 천천히 달려 국물이 없어지면 꿀 600㎖를 부어 한 차례 더 끓인 후 식힌다.
- 식힌 것은 시럽인데 이를 찻잔에 넣고 끓인 물을 부어 마신다.

59. 천국의 과일: 토마토

토마토는 안데스산맥의 고산지대가 원산지로 가짓과에 속하는 식물로 비타민A와 C가 풍부하며, 비타민H와 P가 포함되어 식물로 세계 10대 건강식품 중 하나로 선정된 토마토는 방울토마토에서부터 못난이 토마토까지 항상 가까이에 있는 친근한 과일로 인체 세포의 노화를 막아주고 혈관의 노폐물을 걸러내 줌으로 혈관을 깨끗하게 하고 탄력을 주어 뇌졸중과 심근경색에 도움을 주며, 콜레스테롤 배출 효과가 크다고 알려져 있다.

또한 구연산, 사과산, 주석산, 호박산 등의 유기산은 위액의 분비를 촉진시켜 소화를 도우며, 칼륨, 칼슘, 나트륨, 마그네슘 등의 알칼리성 미네랄은 산성화된 혈액을 중화하는 작용이 있다.

대표적인 저칼로리 식품으로 작은 토마토 1개(100g)의 열량이 16kcal 남짓 되지만, 100g에 148kcal인 밥과 비교하면 9배 이상 차이가 나고, 85kcal인 사과보다 5배 이상 적다. 반면 수분과 식이섬유가 많아 포만감이 크기 때문에 식사하기 전에 미리 토마토를 하나 먹으면 포만감을 느끼면서도 식사량을 줄이는 다이어트 효과를 볼 수 있다. 게다가 토마토는 비타민과 칼륨, 칼슘 등의 미네랄이 많아 다이어트 도중에 영양 결핍 상태를 예방한다.

항암효과가 큰 비타민C가 다른 과일보다 훨씬 풍부하고, 토마토의 노란 부분에 많은 비타민A는 항산화 효과가 뛰어나기 때문에 암이나 뇌졸중, 심근경색과 같은 질환에 효과가 있어 무엇보다 토마토의 붉은색을 내는 색소인 라이코펜은 탁월한 항암제로, 익혀 먹으면 몸에 흡수가 더 잘 된다.

방울토마토는 크기가 일반 토마토의 10분의 1 정도밖에 되지 않지만, 비타민과 무기질 등의 영양소는 일반 토마토와 큰 차이가 없어 성장에 꼭 필요한 철분, 칼륨 등이 풍부하게 들어있어 성장기 아이들에게 좋은 식품이다.

❦ 효능

- **노화 방지와 고혈압 예방:** 토마토의 루틴 성분 역시 혈압강하 작용과 혈당 저하의 효능이 있어 혈관의 기능을 강화해 고혈압에 좋은 식품이다.

- **소화 및 다이어트 식품:** 토마토의 유기산은 지방의 연소를 돕고 산성화된 체질을 중화시키는 역할 및 위장의 기능을 강화하는 효능이 있어 헛배 또는 더부룩한 증상이 있을 때 토마토를 갈아 마시면 도움이 된다.

- **뼈를 튼튼히 골다공증의 예방:** 갱년기 여성들에게 많은 골다공증은 뼈에서 칼슘이 빠져나가 구멍이 뚫리는 병으로 토마토에 함유된 비타민K는 칼슘이 빠져나가는 것을 막아준다.

- **새로운 발견된 항암효과:** 토마토 속에는 비타민C와 비타민A가 풍부하여 산성화에 의한 암 질환, 또는 성인질환을 좋게 해주는 효능이 있다.

- **동맥경화 예방:** 활성산소는 핏속에 있는 콜레스테롤을 산화시켜 동맥을 굳게 하거나, 세포를 손상시켜 암이나 노화가 오는 것을 리코펜은 이런 활성산소의 작용을 억제한다.

- **부종을 없애고 당뇨병을 예방:** 체내 수분을 조절하고 신진대사를 좋게 해서 신장의 기능이 좋지 않거나 부종이 있는 사람에게 효과가 있다.

- **소화를 돕고 피로 예방:** 칼륨, 칼슘 등 미네랄이 체내 수분량을 조절해 과식을 막고 소화를 촉진하여 위장, 췌장, 간장의 작용이 활발해진다.

- **변비와 비만 예방:** 또한 토마토 속의 식이섬유가 대장 운동을 돕고 혈중 콜레스테롤을 낮추는 작용을 해 변비와 비만을 막는 효과가 있다.

- **노화 방지:** 비타민A, C, E와 식이섬유 등도 노화 예방에 도움을 준다.

- **피부와 모발을 아름답게 보호:** 각종 비타민과 미네랄이 체내의 수분을 조절해 거친 피부를 생기 있고 깨끗하게 가꾼다. 비타민B군은 피부와 모발 세포의 노화를 막고 윤기를 주는 작용을 하는 것으로 알려져 있다.

❦ 민간요법

- **당뇨병:** 토마토 1~2개와 수박 100g을 함께 믹서에 갈아 주스를 만들어 하루

에 1~2번 마시면 갈증이 풀리고 몸에 열이 나는 증상도 가라앉는다. 몸이 냉한 사람은 따뜻하게 데워 마신다.

- **혈압**: 매일 토마토 주스를 3잔 이상 마시면 심장병이나 간염 등 한방에서 열성병(熱性病)으로 보는 만성 퇴행성 질환에도 좋다.
- **심장쇠약**: 토마토 10개와 쇠고기 300g을 같이 삶아 죽처럼 만들어 먹는다.
- **위산과소증**: 식후에 생토마토를 1~2개 먹거나 주스를 1컵씩 마신다. 꾸준히 먹으면 위산이 조절되고 소화가 잘 되지만, 산이 많아서 위산 과다에 시달리는 사람은 토마토를 많이 먹지 않는 것이 좋다.
- **불면증**: 가슴이 뛰고 열이 나면서 불면 증세가 있을 때는 하루 세 번 식후에 토마토 주스를 마신다. 오랫동안 꾸준히 마시면 당뇨병에도 좋다.
- **신경통·피부병**: 토마토의 잎, 줄기, 뿌리를 삶은 물을 마시고 자주 씻는다.
- **눈이 아프거나 충혈**: 토마토 3개와 소나 돼지, 닭 또는 오리의 간을 150g 정도 썰어 넣고 국을 끓여 먹는다.
- **입가에 부스럼이 났을 때**: 토마토 주스를 자주 마시거나 토마토즙을 내어 부스럼이 난 곳에 자주 바른다.
- **방광염 증상**: 셀러리나 파슬리 같은 향미 재소와 함께 먹으면 스트레스로 생긴 방광염의 증상을 가라앉게 한다. 무엇보다 고기나 생선과 함께 먹으면 소화에 도움이 된다.

※ 주의사항

첫째, 토마토 초록색 씨는 가려움증을 유발해 천식, 알레르기, 아토피를 앓고 있는 사람들은 주의해야 한다.

둘째, 토마토는 오이처럼 몸을 차게 하는 성질이 있기 때문에 위장이 약한 사람, 냉증이 있는 사람은 많이 먹지 않는 것이 좋다.

셋째, 덜 익은 토마토에는 감자의 싹에 있는 독성분과 같은 솔라닌이 포함돼 있어서 잘못 섭취했을 경우에는 복통이나 설사 등을 일으킬 수 있으며, 심할 경우에는 토마토 섭취 후에 전신마비를 불러올 수 있다.

넷째, 역류성 식도염을 앓고 있는 사람은 토마토 섭취를 자제를 해야 한다. 강한 산성이 식도의 점막을 자극해서 역류성 식도염을 악화시킨다.

다섯째, 흠집 난 토마토는 600만 마리가 넘는 세균이 서식하기에 날로 먹지 않는다.

여섯째, 리코펜의 성분이 체질에 따라 알레르기를 발생시키기 때문에 주의해야
한다.

60. 자연 이뇨제: 수박

여름 과일로 수박과 포도는 건강 과일로 주목을 받고 있는데, 특히 수박의 가장
대표적인 색소는 열매 살 내 붉은색을 띠는 리코펜, 이 색소는 유해 산소를 없애는
항산화 효과가 있어 노화 방지와 항암효과가 있는 것으로 전해진다.

미국 텍사스 A&M대학에서 수박에 들어있는 시트룰린(citrulline)이 발기부전치
료제처럼 혈관을 이완시키며, 특정 효소로 인하여 아르기닌으로 전환하는데, 이는
혈관 이완 및 혈류량 증가를 촉진시켜 심장과 순환기계에 긍정적인 영향을 미쳐 비
만과 당뇨병 개선에도 효과적이라 한다.

미국 암 연구소는 리코펜의 경우 DNA의 손상물질을 감소시켜 전립선암에 대한
예방, 치료 효과가 있다고 밝힌 바 있다.

수박은 열매 살, 씨앗, 껍질까지 버릴 것이 없는 한여름의 시원한 선물로 몸의 열
을 없애고, 혈액순환을 좋게 하며, 수박씨는 진정작용을 하고, 껍질을 삶은 물로 입
가심을 하면, 입 안의 염증 치료에 좋은 것으로 알려져 있다.

🌱 효능

- 축농증 치료를 위해 신경이 코와 연결되어 있어 신장의 기운을 북돋워 주어야

한다.

- 갈증 해소, 부종 같은 만성질환을 치유한다.
- 소변 배설을 촉진으로 이뇨 효과가 커서 신장병에 좋다.

🔵 **민간요법**

- 축농증 치료와 황달성 부종에는 옥수수수염+농익은 수박을 엑기스로 복용하면 효능이 있다.
- 비만 치료에는 농익은 수박 1개+옥수수수염+인진쑥을 달여서 2~3개월 이상 수시로 마신다.
- 두통, 어깨 결림 갈증 해소에 도움이 된다.

61. 자양 강장제: 율무

율무는 현미보다 단백을 2배 이상, 불포화 지방산, 섬유질, 미네랄, 니아신, 철분, 칼슘, 엽산 등을 함유하고 있어 자양강장제로 피부, 구취 제거에 탁월한 효능이 있으며, 혈당강하제로 당뇨병 환자들에게도 사랑받는 식품이다. 그러나 과다 복용 시 임산부와 남성에게는 성 기능 저하로 유의해야 한다.

율무 차, 율무 엑기스, 율무 죽으로 복용할 경우 약효가 입증되어 약용식물로 재배하고 있으며, 성질은 약간 차고, 맛은 달며, 기침과 근육 경련을 완화시키는 것이 특징이며, 검은 콩이나, 검은 깨, 꿀, 현미와 함께 섭취할 경우 영양학적으로 크게 도움이 된다.

儒家(유가), 道家(도가), 仙家(선가), 佛歌(불가)에서 애용하는 음식으로 정맥 가공식품이나 인스턴트 식품, 육류식품들이 주를 이루는 이때 1주일에 한 번 정도 이런 사신 죽을 가족과 함께 즐겨 먹는다면 가족들의 건강관리나 만성병 예방에도 크게 도움이 되며, 장기간 복용 시 몸을 가볍게 하고, 원기를 도와주는데, 특히 코익세놀라이드가 함유되어 있어 복수암의 증식을 억제하며, 무사마귀가 떨어져 나간다고 하여 항암작용에 크게 기대를 하고 있다.

🌱 효능

- 훌륭한 정력 강화제로 장기 복용 시 정신이 맑아진다.
- 소화불량, 류머티즘성, 신경통에 효과가 있다.
- 특히 장기 복용 시 눈의 노화를 예방해 준다.

💧 민간요법

- 율무를 깨끗이 씻어 건조 후 중불에 차를 만들어 수시로 마신다.
- 1회에 20~50g 정도 차처럼 달여서 먹거나, 현미나 좁쌀을 넣어 밥을 지어서 먹으면 혈압강하, 혈당 강하 작용이 있다고 알려져 있다.
- 상시 복용 시 이뇨작용, 위장기능 강화 및 장의 기능을 도와 변비를 예방해 주며, 폐를 맑게 해주며, 신장염, 소화불량, 기관지염, 천식에 좋다.

62. 위장기능 강화제: 밤

밤 100g 중에 탄수화물이 34.5g, 단백질이 3.5g, 지방, 칼슘, 비타민A, B, C 등이 들어있어 인체 발육 및 성장에 좋다.

특히 밤에는 비타민C가 많이 함유되어 있어 피부미용, 피로해소, 감기 예방 등에 효험이 있는데, 생밤을 술안주로 이용할 경우 비타민C가 알코올의 산화를 도와주는 것으로 밝혀졌다.

껍질에는 타닌과 뇨소, 꽃에는 알기닌, 과실에는 전분, 탄수화물, 단백질, 지방, 무기질, 비타민, 리파제가 함유되어 있다.

"밤은 맛이 달고, 성질이 따뜻하며, 독이 없다."라고 기록되어 있으며, 『동의보감』에는 위장과 비장의 기능을 좋게 하여 기운을 돋우고, 정력을 보한다고 적혀있다. 또한, 밤에 들어있는 당분은 소화가 잘되는 양질의 당분으로 장기간 복용하면 위장 기능이 활발하여 소화력이 왕성해진다.

또한, 소화 기능을 강화하는 효소가 있으며, 배탈이 나거나 설사가 심할 때 군밤을 잘 씹어 먹으면 낫는다고 한다.

특히 최근에는 성인병 예방, 기침 예방, 신장보호 등에 약효가 있는 것으로 알려져 있고, 소화가 잘돼 가공식품 원료나, 병후 회복 시 또는, 어린이 이유식 등으로 널리 이용되고 있다.

또한, 이제는 밤이 쓰이지 않는 곳이 없을 정도로 널리 이용되고 있으며, 최근에는 과학적으로 연구하고 있다고 한다.

보관은 9월에 수확하여 말린 것이 좋고, 이를 보관할 시는 모래 속에 묻어 두면 해가 지나도 갓 딴 밤과 같다.

🍄 효능

- 腎氣(신기)를 補(보)하여 주고, 腸(장)과 胃(위)를 든든하게 한다.
- 성인병 예방, 병후 회복, 이유식, 소화 기능 강화식품으로 이용한다.
- 밤을 꾸준히 먹으면 다리에 힘이 생기며, 피부 미용에 효과가 있어 노화를 예방하고, 머리카락이 검어지고, 머릿결이 부드러워진다.
- 한의학에서는 이뇨작용에 효과가 있어 신장의 과일이라고 한다.

63. 생명력의 비밀 창고: 견과류

견과류에는 보통 호두, 땅콩, 아몬드, 밤, 잣, 은행 등을 말하는데, 특히 미국 뉴욕타임즈 선정 10대 건강식품(수퍼푸드) 중에 견과류인 땅콩, 호두, 잣이 포함되어 있을 정도로 견과류는 우리의 건강을 위해 챙겨 먹어야 할 완전한 식품으로 특히 수퍼푸드인 귀리, 토마토, 시금치, 적포도주, 견과류(땅콩, 호두 잣), 브로콜리, 연어, 마늘, 녹차, 블루베리까지 10가지 식품은 비타민E가 피부 건강에 도움을 주고 불포화 지방산의 일종인 오메가-3 지방은 뇌 신경 세포를 발달시키는 영양소로 노인의 치매 예방뿐만 아니라 아이들의 두뇌 발달과 기억력 향상에 도움을 주어 집중력이 필요한 수험생들에게도 효과적이며 적은 양으로 포만감을 느끼는 다이어트를 하거나, 간식용으로 섭취하기에 좋은 인스턴트 식품을 우리가 쉽게 먹을 수 있는 견과류는 호두, 땅콩, 아몬드, 밤, 잣 등이 있다.

견과류는 지방이 많으므로 지속적으로 필요 이상의 양을 섭취할 경우 비만의 원인이 되거나 설사를 일으킬 수 있어 하루 적정 섭취량은 1일 25g 정로 한꺼번에 먹기보다는 하루에 3~5회 정도 나눠 먹는 게 좋다고 한다.

견과류에는 콜레스테롤 수치를 낮추는 불포화 지방산과 섬유질, 미네랄 성분들이 함유되어 있어 당뇨로 이어질 수 있는 대사증후군 발생률을 14%나 낮춰주는 효과가 있으며, 당뇨 환자는 혈당조절을 위해 규칙적인 식사를 위해 아침에 먹는 것이 부담스럽다면 채소와 견과류 위주로 식사를 하는 것이 혈당조절에 도움이 되며, 당뇨 환자가 채소와 견과류 위주의 식사를 하면 혈압과 공복 혈당을 낮추는 데 매우 효과적이다.

🌰 견과류 섭취방법

호두, 잣, 땅콩에 우유나 두유를 넣어 갈아서 먹게 되면 부족한 칼슘을 보충 할 수 있어서 나이 많은 사람에게 좋은 건강음료가 되고 샐러드에 호두, 잣, 땅콩을 넣어 이용하면 채소에 부족한 영양을 채워준다.

또한, 호두, 잣, 아몬드, 땅콩, 호박씨를 다져서 쌈장을 만들면 된장을 짜지 않게 먹을 수도 있으며, 지방이 많은 육류와 같이 먹는 것 또한 소화를 방해할 수 있어 피하는 게 좋다.

1) 브레인 푸드: 호두

견과류 중에서 껍질이 가장 단단한 호두는 두뇌 발달을 돕는다고 알려지면서, 브레인 푸드로도 유명한 호두는 비타민B1과 비타민E가 풍부한 견과류로 혈액순환을 돕고, 피부와 모발에 골고루 영양을 주며, 노화를 방지를 해주며 머릿속을 맑게 하여 두뇌가 활발히 움직이도록 도움을 줄 뿐 아니라 항산화 성분이 가장 많이 함유되어 있으며 몸에 있는 활성산소(유해 산소)를 해가 없는 물질로 바꿔주는 항산화 물질인 폴리페놀 함량이 높다.

호두에 지방이 많이 함유된 것으로 보이지만 동맥을 막는 포화지방보다는 건강에 좋은 다불포화지방과 단불포화지방이 많이 들어있어 체내 중성지방과 콜레스테롤 수치를 낮춰주는 기능이 있어 안심하고 먹어도 된다.

혈중 콜레스테롤의 양을 감소시켜주는 필수 지방산이 포함되어 있어 고혈압과 같은 성인병 예방은 물론 단백질 함량이 육류보다 더 많아 겨울철에 많이 먹으면 추위를 이겨내는 데 도움이 되며, 폐를 튼튼하게 하여 천식과 숨 가쁨을 치료하고 심장을 보호하는 기능이 있어 기운이 허하고 스트레스로 인한 탈모 예방과 치료에 효과적이다.

하루 섭취량은 5~7개 정도가 적당하다.

2) 장수 식품: 땅콩

땅콩은 몸의 신진대사를 도우며, 비타민이 풍부하여 피부미용은 물론 피로해소나, 잠이 부족한 사람들이 땅콩을 먹으면 숙면에도 도움이 된다고 알려져 있으며,

특히 중국에서는 깨와 함께 장생 견과류로 손꼽히는 땅콩은 지방질을 많이 함유하고 있어, 장의 운동을 촉진해 변비를 예방하며, 호흡기가 약한 노인에게 효과가 있다고 한다.

땅콩에 다량 함유된 비타민B는 체내 불필요한 지방을 제거해 주며, 단백질과 필수아미노산이 풍부해 근육을 튼튼하게 하며 인산성분이 있어 소화 기능을 도우며, 불포화지방산인 올레인산과 리놀산이 많아 콜레스테롤을 낮추고 동맥경화를 예방하는 효과가 있으며, 비타민E는 항산화 작용을 하여 노화를 방지하며 비타민B1, B2가 많아 피로해소에 좋다.

또한, 나이아신을 다량 함유하고 있어 숙취 해소와 혈액순환을 원활하게 하지만, 쉽게 흥분하거나 허리가 굵은 비만형인 사람은 섭취를 금한다.

– 특히 볶은 땅콩이나, 우유와 같이 먹는 것은 금물이다.
– 호흡기가 약하고, 냉증, 저혈압, 피부가 거칠고 허약체질인 사람은 동물성 지방과 함께 섭취하면 좋다. 하루 섭취량 20~25개 정도가 적당하다.
– 소금물에 끓여 먹으면, 비장을 보호하고, 폐를 윤활하게 하며, 혈액순환을 도와 뱃속의 냉적 및 위통을 다스린다.
– 풍습, 각기병에는 껍질째 달여 즙을 계속 복용하면 효능이 있다.
– **노인성 기침:** 생땅콩 반 근을 찧어 탕관에 넣고 물 한 사발을 붓고 달인 후, 다시 기름 제거한 후 설탕을 넣고 끓여 잠자기 전 새벽에 4~5번 계속하여 복용하면 심한 기침도 대개 치유된다.

3) 위와 장을 살리는 식품: 아몬드

아몬드는 맛이 달콤하고 향기로우며 단백질과 비타민E, 칼륨, 인, 칼슘, 미네랄 등이 풍부하여 위와 장의 활동을 도와주는 식품으로 특히 소화 기능이 약하거나, 소화불량인 사람의 위장 속 박테리아를 증가시켜 소화를 촉진할 뿐 아니라 **뼈**를 튼튼하게 해주기 때문에 노인들의 골다공증 예방과 청소년과 수험생, 임산부에게도 좋은 음식이다. 또한, 체내 분비물을 체외로 원활하게 배출하는 효과가 있어 감기 환자나 호흡기가 약하여 목이 잘 쉬거나 애연가에게 특히 좋다.

불포화지방이 풍부하여 다이어트 식품으로 유용하지만 포만감을 쉽게 주어 영향 불균형을 막아주는 식이섬유가 풍부하게 들어있지만, 열량이 높아 과다섭취할 경우 설사를 유발할 수 있어 과다섭취는 피하는 것이 좋다.

또한, 포화지방 및 콜레스테롤을 낮춰 심장질환을 예방하며 알코올 분해하는 성분이 있어 간 기능에도 도움을 준다.

하루 섭취량은 10~15g 정도가 적당하며, 볶으면 가래를 흡수해 버리므로 체외로 배출하는 데 방해가 되는데 이때 생아몬드를 쪄서 먹는 것이 좋다.

4) 피부 피용에 좋은: 잣

철분이 많은 잣은 빈혈 예방에 좋고, 몸을 따뜻하게 하는 효과가 있어 여성이 먹으면 더욱 좋은 견과류이다. 이밖에 잣은 혈압을 낮추는 데도 효과적이며, 지방이 대부분을 차지하는 견과류로 체력이나 장의 움직임이 점점 둔화하는 갱년기에 좋은 식품이다.

또한, 관절염을 진정시키는 작용이 있어 갱년기의 무릎 통증에 효과적이지만 고혈압이나 비만에는 부적당하다.

잣에는 불포화 지방산이 많은데 불포화 지방산이 피부가 윤택하게 해주며 빈혈에 좋다는 비타민B와 철분 등이 빈혈을 예방하며 치료하는 데 도움을 주며, 또한 콜레스테롤을 낮춰주고, 혈관을 깨끗하게 하기 때문에 동맥 경화증 예방과 성인병 예방에 좋으며, 성장하는 어린이의 뇌세포 발달에 필수적인 레시틴이란 성분이 들어있어 두뇌 발달에 탁월한 효과가 있다.

하루 섭취량은 종이컵의 1/3 정도 먹으면 기운을 생기게 하면서 소화 기능을 도와 장을 부드럽게 해 준다.

5) 혈액 순환제: 해바라기 씨

손과 발이 찬 사람들에게 혈액순환을 완화해 주며, 불포화 지방산이 많기 때문에 동맥경화라던가 고지혈증, 고혈압 등 질환이 있는 분에게 좋다.

또한, 피부미용이라던가 소화불량에 좋고 또한 관절염, 류머티즘성 등의 통증을 완화시키며, 몸무게를 줄여주는데도 매일 3g만 먹어도 지방이 빠진다.

먹는 방법은 요즘 볶거나, 오일이 시중에 많이 나오기 때문에 사서 복용하는 것이 좋으며, 한 번에 한 숟갈 정도로 하루에 2~3회가 적당하다.

6) 이뇨 효과: 호박씨

호박씨에는 지방질이 우수한 불포화지방이므로 동맥경화증은 물론 혈액순환을 도우며, 필수아미노산인 메티오닌이 들어있어 간을 보호할 뿐 아니라 특히 이뇨작용에 효과적이며, 폐의 열이나, 스트레스에 의한 열을 내려 주는 효능이 있다.

항문 안쪽에 생기는 치핵 증세 또는 신종인플루엔자로 목이 아플 때 껍질을 벗긴 호박씨를 달여 씻거나, 마시면 목의 통증이 가라앉는다.

64. 다산의 상징인: 석류와 무화과

요즈음 석류가 인기를 더해 가는 것은 독특한 맛뿐 아니라 그 기능성에 있다. 석류에 포함된 에스트로젠이라는 성분이 특히 여성에게 좋은 것으로 알려지면서 주스, 술, 차, 화장품, 비누 제품에 속속 선 보이고 있다.

혼례용 활옷이나 원삼에 석류, 포도 문양이 있는데, 이는 열매가 많이 맺히는 것처럼 자손을 많이 낳으라는 뜻이 담긴 것으로 여겨진다.

석류의 신맛은 수렴작용에 강해서 몸 안에 무기물을 가두어 신진대사를 보다 원활히 한다.

주요성분은 당질, 즉 포도당, 과당이 약 40%를 차지하며 유기산으로는 새콤한 맛을 내는 시트르산이 약 1.5% 들어있다.

수용성 비타민인 B1, B2, 나이아신이 들어있으나 양이 적고, 껍질에는 타닌이 들어있고, 종자에는 갱년기 장애에 좋은 천연식물성 에스트로젠이 들어있다.

❧ 석류의 효능

– 석류꽃은 구내염, 후두염, 폐노염 등 구강 염증에 사용한다.
– 석류의 껍질은 구강과 장의 질환, 복통, 구충제로 사용한다.
– 석류의 잎은 구토 방지, 식욕 증진에 사용한다.
– 종자에 있는 에스트로젠은 골다공증, 안면홍조, 심장병, 피부 노화 등을 예방하므로 여성들에게 인기가 있다.

❧ 무화과의 성분과 효능

– 주요성분은 당분(포도당과 과당)이 약 10%, 단맛이 강하며, 사과산과 시트르산을 비롯하여 암 치료제인 벤즈알데히드와 단백질 분해효소인 피신이 들어있다. 그 밖에 리파아제, 아밀라아제 등의 효소와 섬유질 및 단백질이 풍부하다.

– 효능은 열매는 완화제, 유액은 치질과 살충제로 사용. 생즙은 치질과 사마귀치
  료, 유럽에서는 강장제, 암, 간장병 등의 치료에 약으로 사용한다.

– 날로 먹거나, 건조시켜 먹으며, 잼, 젤리, 술, 양갱, 주스, 식초 등으로 가공하
  여 먹는다.

65. 불면증과 혈압조절: 대추

『동의보감』에 대추는 평이하고, 따뜻하며, 단맛을 내며, 독이 없으며, 숙면을 편안
하게 하고, 脾(비)에 영양을 공급하여 五臟(오장)을 보호하고, 12경맥을 도와주며,
津液(진액)을 보하며, 九竅(구규)를 통하게 한다고 한다.

대추에는 14가지의 아미노산과 6가지의 당류, 그리고 비타민 칼슘, 인, 철분 등
36가지 무기질, 유기산, 사과산 등이 함유되어 있어 만병의 근원인 혈액순환을 용
이하게 하고, 마음을 진정시켜주는 효능이 있다.

1) 대추와 생강차

칼슘과 칼륨, 철분, 비타민B, 비타민C 등 다양한 영양소가 들어있으며, 카테고리
인 성분으로 떫은맛이 나며, 또한 유기산 등이 있어 신맛도 난다.

더위로 인한 식욕부진, 몸이 피곤할 때, 숙취 해소, 기관지 또는 폐가 안 좋은 사
람, 알레르기성 비염 등에 좋다. 특히 임산부의 입 덫에 좋다.

2) 대추 계피차

대추는 불로장생의 묘약으로 "대추 보고 안 먹으면 늙는다.", "대추 한 개면 밥 한 끼와 같다."라는 옛말이 있듯이 성질이 따뜻하여 소화기 계통의 기능을 강화해 주며, 내장기능 회복, 이뇨, 빈혈, 식욕부진, 불로장수의 건강식품으로 단맛과 독특한 향기가 있는 계피와 함께 노화 방지와 강장 효과가 뛰어나며, 대추는 차가운 기운을 제거하여 주며, 계피는 식욕을 증진해 빈혈을 예방하여주는 차이다.

대추와 계피는 긴장을 풀어주는 작용이 있어 신경이 예민하고, 불면증에 시달 때 마시면 효과적이다. 이는 천연신경안정제로 충분한 차이다.

3) 대추는 베타-카로틴이 풍부하여 신장을 강화시켜 이뇨에 효과적이며, 오래 먹으면 몸이 가벼워지면서 노화를 방지할 뿐 아니라, 암과 심장질환 등 성인병 예방에 효과적이다. 따라서 백내장, 동맥경화에도 도움이 된다.

4) 이외에도 대추의 효능과 인삼의 효능은 잘 어울리며, 몸의 해독작용과 간 기능 활성화 등 이뇨작용으로 노폐물을 원활하게 배출하는 작용을 한다.

66. 단백질과 피로해소제: 육류(肉類)

쇠고기

인간이 신체의 근육, 피부, 장기, 뼈, 혈관, 모발, 손톱 등의 주성분이면서, 혈액, 호르몬, 효소, 신경전달물질, 면역물질 등 생명 유지에 꼭 필요한 영양소이기에 우리는 매일 단백질을 매일 섭취하여야 하며, 특히 성장기 어린이의 경우, 성인의 2배에 다하는 단백질을 섭취하기 위하여 하루에 100~140g의 소고기를 매일 먹는 것이 좋다.

또한, 쇠고기는 신체가 허약하거나, 영양불량, 기혈이 부족하여 빈혈이 있거나, 얼굴색이 누렇거나, 허리, 무릎이 시리거나, 또는 아프거나, 몸에 힘이 없고, 머리가 어지러운 증상, 수술 및 병후 회복, 운동 후 체력을 보충하는 데 효과적이다. 물론 생선, 닭고기, 계란, 콩 등에도 단백질은 들어있지만, 소고기 속에는 양질의 필수아미노산이 균형 있고 풍부하게 포함되어 있어 있을 뿐 아니라 소고기에 포함된 단백질은 식물성단백질보다 체내 흡수율이 높은 것이 장점이긴 하지만, 쇠고기는 동물성단백질과 비타민A, B1, B2 등을 골고루 함유하고 있으며, 또한 근육 형성에 필요한 필수아미노산이 70%이며 지방이 매우 적은 편이지만, 부위별 효능은 조리에 따라 다소 차이가 있다.

🍴 부위별 효능 및 조리법

1) 안심(tender loin)

등뼈의 바깥쪽에 있는 채끝살의 안쪽에 붙어 있는 가늘고 긴 최고급 부위로 부드럽고 결이 고우며 맛도 좋고 적당한 지방층이 형성되어 있어 풍미가 좋아 구이나 스테이크, 바베큐 등을 조리할 때 주로 이용한다.

✒ 조리법

- **구이류**: 완전히 익히는 것보다는 중간 정도로 익혀 먹는 것이 맛이 좋다.
- **산적**: 산적을 하면 살이 연하여 결 방향으로 썰어야 모양을 살린다.
- **냉채**: 얇고 넓게 썰어 살짝 구운 후 채소와 곁들이면 색다른 맛을 느낀다.
- **볶음**: 불고기 양념을 하여 각종 채소 및 버섯 등과 함께 볶아 먹는다.

2) 등심(sirloin)

갈비 전체의 위쪽 등뼈 앞으로 형성되어 있으며, 고기에 얼룩 지방이 고르게 분포된 것이 질 좋은 등심으로 평가되며, 안심에 비하여 지방질이 많은 편으로 지방분과 줄기가 부분적으로 몰려있어 두껍게 써는 요리에 적당하다.

✔ 조리법

- **윗등심살(butt sirloin)**: 불고기용으로는 최고이며 생등심 구이, 산적 꼬치, 너비아니 구이 등에 적당하다.
- **아래등심살(bottom sirloin)**: 떡심은 없고 맛이 일품인 부위로 너비아니 및 로스편채용으로 적합하다.
- **꽃등심살**: 비육이 잘 된 소의 등심 부위로 징기스탄, 로스편채, 너비아니 구이에 적합하다.
- **살치살(bottom sirloin triangle)**: 윗등심살과 어깨부위 밑의 살로 육즙이 많아 생고기 구이용으로 좋다.

3) 채끝살(beef rib eye)

채끝은 등심에서 이어지는 허리 부분의 단일 근육으로 스커트 모양의 치마살이 포함되며, 고기의 결이 곱고 비육이 잘 된 소의 채끝은 육질이 연하고 풍미와 향기가 좋아 상급고기로 취급하고 있다.

✔ 조리법

- 풍미가 좋아 스테이크나 생고기구이, 로스편채, 주물럭, 커틀릿, 샤부샤부, 불고기, 스키야끼 등에 적합하며,
- 아랫부위 살은 힘줄이 많이 있어 칼집을 충분히 주어야 요리가 가능하고, 먹는 맛도 좋다.

4) **소(牛)간**: 혈액을 보(補)하고, 간을 튼튼하게 하며, 눈을 밝게 한다.

5) **소 신장(腎臟)**: 신장의 기능을 강하게 하며, 정기를 보한다.

6) **소 폐(肺)**: 폐 기능을 보하며, 기침을 멈추게 한다.

7) **소 골수**: 성질은 따뜻하고, 맛은 달며, 폐를 튼튼하게 하여 신장을 보하며, 몸이 허약하거나, 머리가 어지럽고, 통증이 있을 때 효능이 있다.

8) **소 위**: 성질이 따뜻하고, 맛은 달며, 비(脾), 위(胃)를 튼튼하게 하며, 기혈(氣血)

이 부족하거나, 영양부족, 소화력이 약한 사람에게 좋다.

돼지고기

돼지고기에는 인(P), 칼륨(K) 등이 많이 들어있으며, 각종 미네랄이 풍부하여 성장기의 어린이 학생, 수험생의 영양식으로 좋으며 어린이 성장 발육에 많은 도움이 될 뿐 아니라 빈혈을 예방하는 철(Fe)분 또한 체내 흡수율이 높아 철 결핍성 빈혈을 예방하며, 메치오닌 성분이 많이 들어있어 간장 보호에 좋다.

우리 몸에 꼭 필요한 필수아미노산이 풍부한 돼지고기에는 스테미너와 피로해소제인 비타민B1이 쇠고기보다 10배 이상 함유하고 있으며, 풍부한 단백질과 육질이 연하여 소화, 흡수가 잘 되어 소화 기능이 약한 사람에게 좋다.

신장(腎腸)의 음(陰)을 보(補)하고, 위액을 충족시키며, 간장(肝臟)의 음을 보하여 음허(陰虛) 체질이나, 각종 체액과 호르몬이 부족한 사람에게 적합하며, 열병, 변비, 마른기침, 윤택한 피부에 효과가 있으며, 특히 족발은 산후(産後) 모유(母乳)가 부족한 산모에게 좋다.

돼지고기를 즐겨 먹는 중국인들에게 고혈압 환자가 적은 것은 혈관 내 콜레스테롤의 축적을 막아주어 혈류를 왕성하게 하기 때문이며, 특히 돼지고기의 지방은 융점이 사람 체온보다 낮아서 대기오염, 식수, 술, 담배 등에 시달리는 현대인들 몸 안에 축적된 노폐물과 공해 물질을 체외로 밀어내어 피로를 말끔히 씻어 줄 뿐 아니라, 카드뮴, 납 등 중금속을 체외로 배출시키는 해독작용을 하는데, 특히 카드뮴과 납 등 중금속 해독과 탄광촌의 진폐증 예방에 좋다.

🌱 효능

1) **돼지 심장**: 심장이 허약(虛弱)하거나, 불면증이 있거나, 또는 신경성 심장질환이 있는 사람에게 도움이 된다.

2) **돼지 간**: 혈액을 보하고, 기를 튼튼하게 하며, 눈을 밝게 하는 효능이 있으며, 기혈이 허약하거나, 얼굴색이 누렇거나, 철 결핍으로 인한 빈혈, 간혈의 부족으로 인한 야맹증, 안구건조증에 효능이 있다.

3) **돼지 위**: 비위(脾胃)가 허약하거나, 식욕부진, 복통, 설사, 중초(中焦)의 기운이 부족하거나, 소변을 자주 보거나, 유정(流精), 냉증(冷症)이 있는 여성에 좋다.

4) **돼지 폐**: 폐(肺)기(氣) 허약으로 폐기종, 폐결핵, 천식, 폐 위축증에 좋다.

5) **돼지 대장**: 성질은 약간 차며, 맛은 달고, 빈혈, 치질, 탈창(脫脹)에 좋다.

🍴 부위별 명칭과 용도

돼지고기는 쇠고기와 달리 부위별 차이는 없는데, 지방이 많은 삼겹살, 표면만 지방에 덮인 방아살과 볼깃살, 지방이 적은 등심과 안심 정도이다.

고추장 구이

파인애플에 다진 생강, 간장, 청주를 섞어 만든 양념장에 돼지고기를 재웠다가 중불에서 구워 먹는다.

감자탕

1) 돼지등뼈를 하룻밤 정도 찬물에 담갔다가 핏물이 빠지면 건져낸다.

2) 냄비에 물을 넉넉히 붓고 돼지등뼈를 넣어 끓이다가 도중에 물을 한 번 따라 버리고 다시 물을 부어 뼈가 튕겨 나올 정도로 끓인다.

3) 냄비에 물을 넉넉히 붓고 껍질을 깐 감자를 넣어 반 정도 익혀 체에 밭쳐 건져 낸 다음. 등뼈 삶는 그릇에 감자와 양념을 같이 넣고 불을 줄여 서서히 삶는다.

4) 마늘, 생강, 간장, 술, 소금 등을 넣어 고기와 감자가 다 익으면 양념(고춧가루, 후춧가루 등)과 채소를 넣고 불을 센 불로 올려 확 끓인다.

돼지 족탕

돼지 족은 크고, 살찐 것을 깨끗이 씻은 뒤 솥에 물을 붓고, 생강을 넣어 푹 고아진 돼지 족을 건져 뼈와 살을 발라, 살만 양념하여 다시 중탕한다.

제육볶음

양파는 길이로 썰고 대파는 4cm 길이로 썰어 양념장을 만든 다음 고기를 한 장씩 펴놓고 양념장을 발라서 잰 후 프라이팬을 달구어 식용유를 약간 두르고 고기를 구운 팬에 식용유를 약간 더 두르고 채소를 볶는다.

불고기

고기를 먼저 콜라나 사이다에 30분~1시간 정도 재운 다음, 고기를 파, 마늘, 생강을 다진 양념장에 하루 정도 재운다.

67. 치매와 장수 식품: 등푸른생선

최근 일본 암 예방 연구소에서 17년 동안 일본인 사망자 26만 5천 명을 역학 조사를 한 결과, 생선 위주의 식사 빈도가 높을수록 장수하는 반면 생선을 섭취하지 않는 그룹이 섭취한 그룹보다 간암, 고혈압, 자궁암 등의 발병률이 2.5배나 많았다고 한다.

DHA가 풍부한 등푸른생선은 성장기 어린이나 청소년들의 뇌 활동을 촉진해주며, 노인들에게는 기억력과 치매를 예방하는 효능이 있다.

등푸른생선은 꽁치, 고등어, 삼치뿐 아니라 청어, 장어, 방어, 정어리, 연어, 참치, 멸치 등 많은 종류가 있지만, 특히 꽁치와 고등어, 삼치는 가을이 제철이며, 아미노산과 불포화 지방산이 풍부하여 콜레스테롤 수치를 낮춰주고, 심장질환, 동맥경화, 고혈압 등 성인병을 예방한다.

또한, 등푸른생선에 들어있는 칼슘은 몸속의 나트륨을 몸 밖으로 배출해 혈압을 낮추며, 비타민A가 풍부하여 야맹증과 감기 예방에 도움을 주며, 비타민B는 빈혈이나, 각기병 등을 예방하고, 입술이나 입안 등에 생긴 염증 치료하는 효능과 비타민E는 노화 현상을 막아주어 피부미용에도 효과적이다.

등푸른생선은 값이 싼 대신 기름기가 많으며, 비린내가 심해 마늘, 생강, 양파, 겨자 또는 식초, 레몬, 청주 등을 사용하며, 지방이 많아 젖산을 빠르게 생성하기 때문에 부패가 쉬워 소금에 절인 자반으로 보관하는 것이 좋다.

🌱 효능

- **고등어**: 불포화 지방산 함유로 콜레스테롤 수치를 낮추어주고, 고혈압, 동맥경화, 뇌졸중, 심장병, 암이나 성인병을 예방한다.
- 항종양 제인 시스플라틴에 DHA를 첨가할 경우 내성을 3배 이상 저하하며, 위암, 방광암, 전립선암, 난소암 등에 효능이 있다.

🍴 복용법

- **고등어 커틀릿과 샐러드**: 포를 뜬 후 살 쪽의 가시를 제거한 후 노릇하게 두 번 튀긴 것을 말하며, 위에 채소를 소복하게 올린 것이 샐러드이다.
- 정어리 두부 완자전, 고추장 양념 꽁치 석쇠 구이, 고등어 묵은 김치찜 등.

68. 스테미너 식품: 장어

『동의보감』에 의하면 "장어는 오장이 虛(허)한 것을 補(보)하고, 폐를 보호하며, 기력을 회복한다."라고 기록하고 있으며, 특히 지방질 중에서 불포화지방산이 많아 콜레스테롤인 HDL를 수치를 높여 혈관질환에 크게 도움이 된다고 한다. 또한, 장어는 양질의 단백질과 스테미너 식품으로 유명하며, 특히 땀을 많이 흘리고, 신진대사가 과다하게 항진되는 여름철 식품으로 특히 단백질과 지방 그리고 특히 비타민 A가 풍부하여 허약한 몸의 원기를 회복하는 크게 도움을 주어 몸에 윤활 작용을 해주고, 호흡기와 소화 기능은 물론 신장 기능을 좋게 하여 원기를 보충해 준다고 한다.

장어는 크게 풍천장어, 민물장어, 먹장어(꼼장어), 붕장어(아나고), 갯장어로 나누어지며, 풍천장어는 지명이 아니며, 바닷물과 민물이 만나는 곳에 서식하는 것으로 힘이 세고, 육질이 단단한 장어로 밀물 때 바닷바람을 몰고 온다 하여 붙여진 이름이라 한다.

✿ 효능

- 장어의 분비샘에서 나오는 점액의 주성분인 뮤신은 소화촉진, 위장보호, 콜레스테롤 수치를 저하하는 작용을 한다.
- 연골의 구성 물질인 콘드로이친이 함유하고 있어 관절의 기능 개선과 동맥경화 예방에 도움을 준다.
- 특히 비타민A는 시력보호, 조혈작용, 면역기능, 황산화 작용, 피부와 세포의 대사기능에 도움이 된다.
- 산후 및 수술 후 체력회복, 여성대하증, 음부소양증, 피부노화방지에 좋다.
- 각종 대사 관련 질환의 치유를 도와주며, 혈관 노화 및 질환에 좋다.

🍴 복용법

- **장어 곰국**: 장어, 마늘, 참기름을 넣고 살짝 볶은 후, 장어 1마리당 물 1L를 붓고, 은은한 불에 2시간 정도 끓인 후 죽으로 먹는다.
- **장어 죽**: 장어 곰국, 불린 찹쌀, 당근, 파, 양파 등 채소를 잘게 썰어 넣고 충분히 끓인 후 죽으로 먹는다.

69. 오메가3 식품: 청어와 꽁치

이규경(李圭景, 1788~?)의 『오주연문장전산고(五洲衍文長箋散稿)』에 "청어는 연기에 그을려 부패를 방지하는데 이를 연관목(燃貫目)이라 한다."고 쓰여 있고, 『규합총서』에는 "청어를 들어 보아 두 눈이 서로 통하여 말갛게 마주 비치는 것을 말려 쓰는 그 맛이 기이하다."라는 기록이 남아 있다.

갓 잡은 청어나 꽁치를 섭씨 영하 10도의 냉동상태로 두었다가 12월부터 바깥에 내다 걸어 밤에는 냉동을, 낮에는 해동을 거듭하여 수분 함유량이 40% 정도 되도록 말린 바닷물고기로 경북 영덕에서 주로 잡히는 청어로 반건조시킨 것이었으나, 고기의 어획량이 줄어들면서 포항시 구룡포에서 주로 잡히는 꽁치로 대체하면서 오늘날 구룡포의 특산물이 되었다.

과메기는 원재료인 청어나 꽁치보다 영양가가 높은 것으로 알려져 있다. 원재료보다 과메기로 만들었을 경우 어린이 성장과 피부미용에 좋은 DHA와 오메가3 지방산의 양이 상당히 증가한다. 또한, 과메기로 만들어지는 과정에서 핵산이 섬섬 많이 생성되어 원재료보다 피부미용에 좋은 DHA와 오메가3 지방산의 양이 상당히 증가하여 피부 노화, 체력저하, 뇌 쇠퇴 방지에 효능이 있는 것으로 알려져 있다.

☘ 효능

1. **뼈를 튼튼하게**: 과메기는 칼슘이 풍부하며 비타민D가 많아 칼슘의 흡수를 도와주어 어린이나 뼈가 약한 노인들도 골다공증 등의 질환을 예방한다.
2. **노화 방지**: 과메기 속 오메가3와 비타민E가 혈액순환을 원활히 해주어 건조하고 푸석한 피부를 탄력 있게 만들어 줄 뿐만 아니라 동맥경화, 심근경색 등의 심혈관질환, 성인병을 예방하는 데에 좋은 효능을 가지고 있다.
3. **눈을 건강하게**: 과메기에는 비타민A가 많아 야맹증에 도움을 주며 시력을 보호해 주며 눈의 피로를 가시게 한다.

4. **피로해소**: 과메기는 면역체계의 기능을 돕고 자양강장 효과가 있어 피로해소에
   도 좋다고 한다.

5. **뇌 발달**: DNA가 풍부하게 함유되어 기억력을 증진해주며 뇌가 활발하게 활동
   하도록 자극을 주어 집중력 향상이나 치매 예방에 효과가 있다.

6. 과메기에 들어있는 아스파라긴산 성분은 알코올을 분해하는 역할을 해 주고
   비타민A, B1, B2, P, E 등 다양한 영양소가 있어서 술을 덜 취하게 하며 간이
   회복되는 것을 도와준다.

🍴 과메기 먹는 방법

– 과메기, 초고추장, 미역, 다시마, 배추, 양파, 마늘, 파, 마른 생김.

– **과메기 다듬기**: 몸통 부분에 칼이나 손톱으로 살짝 껍질을 잡은 상태에서 한 번
  에 벗긴 후 머리 부분과 내장 부분을 가위로 잘라내면 쉽게 뼈를 발라낼 수 있
  다. 또한, 과메기 기름이 싫으면 신문지나 키친타올로 톡톡 눌러 닦으면 된다.

– **초고추장에 찍어 먹기**: 껍질이 벗겨진 과메기를 기호에 맞게 자르시거나 아니면
  그대로 초고추장에 찍어 먹으면 맛이 있다.

– **보관방법**: 냉장 보관하여 바로 먹거나, 2~3일 후에 먹으려면 냉동보관 후 밖에
  서 천천히 녹이면 된다.

– **기타**: 배추, 미역, 마늘, 김 등과 함께 먹을 때는 과메기의 순수한 맛은 적어지
  지만, 과메기에 싸서 적당량의 미역을 초고추장에 찍어서 먹거나, 다시마, 파,
  김 등을 함께 먹으면 맛이 더욱 좋다.

70. 노화 방지: 대게

동양의 음양론에서 달은 음기의 상징이고, 그 가운데 음기가 가장 강한 그믐쯤에

야 대게 살이 여물어지는 것을 보면, 대게는 아주 차갑고, 냉한 음의 성질 어종으로 체질적으로 열이 많은 사람에게 좋다는 것을 알 수가 있다.

대게는 맛이 담백하고 소화가 잘돼 허약해진 환자나 노인들도 부담 없이 즐길 수 있는 음식인데, 필수아미노산이 많아 노화 방지에 좋으며, 성장기 어린이나 환자에게 특히 좋다. 이는 키틴 성분이 체내 지방 축적을 방지하고 콜레스테롤 수치를 감소해주는 효과가 있어 다이어트에 좋다.

그뿐만 아니라 면역기능 증진에 유익한 성분인 키토산도 대게에 풍부하게 들어있어 전문가들은 키토산이 면역기능 일부를 담당하는 부신의 기능을 향상해 암세포 등을 직접 상대하는 NK 면역세포의 활성을 돕는다고 한다.

대게를 많이 먹으면 뇌 기능 활성에도 도움이 될 뿐 아니라 보통 대게 100g에 타우린이 약 450㎎ 정도 타우린이 풍부하게 들어있어 이는 에너지음료 반병에 맞먹는 수치이다.

☘ 효능

핵산이 풍부하여 피부를 윤택하게 하고, 담 속을 녹여 시력감퇴를 예방할 뿐만 아니라 저지방 고단백 식품으로 건강에도 좋고 다이어트에도 도움이 되며, 가슴에 열이 많고 답답한 증상을 풀어주고 위의 기능을 도와 소화를 잘되게 하여 몸속의 어혈을 풀어주는 효능이 있을 뿐 아니라 애주가들의 숙취 해소뿐만 아니라 얼굴에 부스럼이 생길 때도 삶아서 먹으면 효능이 있다.

심혈관질환을 유발하는 콜레스테롤 생성을 억제해 혈압을 낮추어주며, 골다공증 환자에게 좋지만, 특히 비타민D제제를 복용하는 사람에게는 대게 섭취를 삼가는 것이 좋은데 이는 키토산이 지용성 비타민인 비타민D의 흡수를 방해하기 때문이다.

🍴 먹는 방법

– 대게는 1~2월이 적기이며, 삶을 때는 죽어 있는 대게를 사용하는데, 이는 대게의 다리가 떨어지거나 몸통 속의 게장이 쏟아지는 것을 방지하기 위함이며, 삶거나 탕으로 요리하여 먹을 때는 국물까지 꼭 먹는 것이 좋다.

71. 원기회복제: 낙지와 오징어

낙지

"쓰러진 소도 살린다"는 낙지는 맛이 괜찮아 많은 사람들이 회나 국, 또는 포로 만들어 먹을 수 있으며, 특히 단백질, 인, 철, 비타민 등의 영양성분이 다량으로 함유되어 있을 뿐 아니라, 식약처 자료에 의하면 우리가 피곤할 때 마시는 원기회복제에 뛰어난 작용을 하는 타우린 함량이 많이 들어있어 정력에 좋은 식품일 뿐 아니라, 각종 혈관계 질환 예방 및 동맥경화, 협심증, 심근경색 등을 유발하는 저밀도 콜레스테롤이 생기는 것을 막아주는 효과 및 혈관조직에 붙어있는 콜레스테롤을 분해해주는 효과가 있어 혈관계 질환 치료에 도움을 준다고 한다. 게다가 열량도 낮다.

날이 더워지는 여름철에는 여러모로 걱정되어 봄철 보양식으로 추천하는 식품이지만, 성질이 기본적으로 냉한 산성 음식이라 몸이나 손발이 차고 소화 기능이 약한 사람이 이것만 많이 먹게 되면 조화를 이루지 못하니 궁합을 맞춰서 먹어볼 만한 음식으로 콩나물국을 끓여서 같이 먹으면 좋다.

🌱 효능

1) 낙지에는 풍부한 타우린을 함유하고 있어 교감신경을 억제해 심리적인 안정을 주어 혈압을 낮추어주고, 식염이 원인이 되어 나타나는 고혈압을 개선하는 데 도움이 되며, 이를 꾸준히 섭취하면 고혈압으로 인한 뇌졸중이나 간장병, 심장병 등의 예방에 효능이 있다.

2) 타우린과 철분이 풍부하게 들어있는 낙지가 빈혈 예방 및 혈중 콜레스테롤을 조절하는 작용을 하여 혈액이 맑아지고 혈액순환에 효능이 있다.

3) 두뇌에 좋은 DHA가 풍부하게 들어있어 기억력이나 인지력 등을 향상해 두뇌 발달에 좋을 뿐만 아니라, 치매나 시력이 떨어지는 것을 막아준다.

4) 낙지에 풍부하게 들어있는 각종 아미노산이 간의 해독작용을 도우면서 간 기

능 향상 및 숙취에 도움이 된다고 한다.

5) 부정맥이나 심부전의 예방과 치료에도 도움을 주는 것으로 알려져 있다.

오징어

오징어는 예로부터 오중어, 오증어, 오직어 등으로 불려왔는데 원래는 '오적어(烏賊魚)'에서 유래된 어류로 단백질 칼슘 인 등이 다량 함유돼 있으며, 소화 역시 잘된다. 탄수화물이나 지방은 거의 없고 단백질 및 타우린 성분 함량이 다른 생선이나 조개 등 다른 해산물보다 3배 높고, 쇠고기(안심 기준) 16.2%, 돼지고기(삼겹살) 38.3% 등에 비해 육류보다는 30배~60배 정도 높은 반면, 1%의 다이어트 식품이지만 불포화지방 성분인 DHA, EPA가 풍부하여 뇌 기능을 증진시켜 학습 및 기억 능력 향상, 치매 예방, 콜레스테롤을 낮추고, 치매 발병 및 심장질환을 예방하고 간장의 해독기능을 강화시켜 편두통을 예방한다.

인산의 함량이 많은 산성식품으로 알칼리성인 채소를 곁들여 먹는 것이 좋지만, 위산 과나인 사람은 먹시 않는 것이 좋시만, 인체 세포 대사에 필수적인 희귀 미네랄 원소인 셀레늄을 다량 함유하고 있어 항산화, 암, 성인병 예방 특히 중금속물질을 체내에서 무력화시키는 작용을 한다.

효능

1) 쇠고기의 16배 우유의 50배나 되는 우수한 타우린과 고단백질이 뇌세포 형성에 도움을 주고 혈액순환을 원활하게 하여 뇌세포를 만든다.

2) 우리가 마시는 피로해소용 드링크에 많이 첨가된 아미노산의 일종인 타우린 함양으로 피로해소 효과가 크고 체내의 콜레스테롤 흡수를 저해하고 적극적으로 감소시키는 역할을 한다.

3) 인슐린의 분비를 촉진해 당뇨병을 예방하고 시력 회복과 근육의 피로해소 및 혈압을 조절하여 정상 혈압을 유지하도록 하는 효과가 있다.

4) 오징어의 **뼈**(해지소)는 지혈작용에 뛰어나 어부들이 다치거나 상처가 생길 때 지혈제 비상약으로 사용하였으며, 삶아 말려 가루 낸 것을 위궤양 십이지장궤양 치료제로 이용하였다고 한다.

5) 우수한 단백질이 풍부하여, 피를 보충하는 작용 및 여성의 빈혈 무월경, 폐경기에 동반되는 갱년기 장애에 효과적이다.

72. 골다공증에 좋은 식품: 새우

새우의 성미는 따뜻하고 달며 짜며, 신양과 비위를 보하며, 종류에 따라 성분의 차이가 있으나 주성분은 단백질이며, 더욱이 메치오닌, 라이신을 비롯한 8종의 필수아미노산을 모두 골고루 가지고 있으며, 이외에도 독특한 단맛을 주는 글리신이라는 아미노산과 맛이 좋고, 강장 효과가 있는 베타인이 있어 고유한 풍미를 내는 어류(漁類)로 콜레스테롤치를 감소시키는 작용까지 있으며, 거기에다 비타민B2, 비타민B6, 비타민B12등도 가지고 있어 강장식품으로 손꼽히는 이유는 양질의 단백질과 칼슘을 비롯한 무기질, 비타민B 복합체 등이 풍부하기 때문이다.

새우는 바다새우보다 민물새우가 맛이 좋으며, 효능은 대하보다 작은 새우가 더 효과적이다. 특히 한방에서 신장을 강하게 하는 식품을 매우 중시하여 신장에 좋은 새우가 혈액순환을 원활하게 함에 따라 기력을 충실하게 하여 필연적으로 남성의 양기를 돋우게 하는 식품으로 알려져 있다.

☘ 효능

1. 고단백질 저지방 고칼슘 식품으로 골다공증, 골연화증 예방, 아동의 성장발육 및 두뇌발달, 위궤양이나 피부미용 식품으로도 좋은 평가를 받고 있다.

2. 콜레스테롤 함량이 높아 고혈압인 사람들은 꺼리지만, 적당량을 섭취하면 콜레스테롤이 높지 않아 저혈압이나 빈혈에 아주 좋다.
3. 타우린이 풍부하게 함유되어 있어 노화 방지와 각질에 키토산을 가장 많이 함유하고 있는 저칼로리 고단백질 식품으로 스테미너에 좋은 식품이다.
4. 새우에 함유된 섬유질 성분이 장운동을 촉진해 변비를 개선하는 데 효과적이다.

🍴 복용법

- 삶은 돼지고기에 새우젓을 곁들이면 고기의 맛이 좋아질 뿐 아니라, 소화가 잘되어 맛의 조화와 소화력을 증진시키는 효과가 있다.
- 새우를 넣고 끓인 아욱국은 맛과 영양의 균형이 잘 어울리는 음식이다.
- 새우의 타우린 성분과 표고버섯을 함께 요리해서 먹으면 암 환자들에게 효과적이며, 혈관질환에는 새우 한 근을 된장과 파, 생강과 함께 끓여 먹으면, 혈액을 풀어주기 때문에 타박상이나 동맥경화증에 좋다.

73. 성장과 비만 예방: 다시마

탄수화물이 60%가량 들어있고, 알긴, 비타민, 아미노산스트로이드 화합물 등 무기질이 풍부하며, 약명으로 곤포라 하는데, 염분을 없애고 사용하며, 신경과 간경에 영향을 미쳐 강장과 뼈의 성장과 발육을 돕는 작용을 하며, 검은 머리카락이 나는 등 몸이 허약하거나 어린이들에게 좋다.

또한, 다시마, 미역 등 해조류에서 나오는 끈끈한 점액에는 식이섬유인 알긴산이 많이 들어있어 항암과 혈압을 낮추고, 소화흡수가 잘 안 되고 배설이 되어 변량을 증가시켜 중금속, 불필요지방, 잔류농약, 발암물질 등을 흡수하여 몸 밖으로 배출시키므로 변비를 예방하는 성분이 들어있다.

갑상선 기능을 조절하는 작용과 비만증을 막는 작용도 하여 갑상선종과 골다공증을 예방하고, 치료한다. 원인을 알 수 없는 환부가 단단하거나 부어오를 때 다시마를 붙이면 빨리 낫는다.

다시마는 하루에 5~7kg을 먹는 것이 좋고, 생으로 먹거나, 튀겨서 먹어도 좋으며, 뜨거운 물에 데쳐서 먹거나, 찹쌀풀물에 발라 튀겨 먹거나, 물엿에 졸여 젤리처럼 만들거나, 꿀에 섞어 환을 만들어 먹거나, 죽을 쑬 때같이 넣어서 먹어도 좋다.

효능

– 가슴이 쓰릴 때 다시마를 씹어 먹는다.

복용법

– 편도선염에는 적당한 길이로 잘라, 콩 한 줌을 넣고 푹 삶아 간을 넣어 밥반찬용으로 먹으면 좋다.
– 목이 갑자기 부어오르면 다시맛가루와 꿀을 넣어 졸여서 먹는다.
– 종기가 단단하게 부어오를 때는 소금기를 뺀 후 식초에 담갔다가 물고 침을 삼킨다.
– 방광에 울혈이 생겨 소변이 나오지 않을 때는 쌀뜨물에 하룻밤 담갔다가 물에 삶은 후 소금, 식초, 생강, 고춧가루를 넣어 반찬용으로 이용한다.

74. 풍부한 섬유질: 미역(김)

『고려도경』에 "미역은 귀천 없이 즐겨 먹고 있다. 그 맛이 짜고, 비린내가 나지만 오랫동안 먹으면 그저 먹을 만하다."라고 언급하고 있다.

미역은 갈조류 곤포과에 속하며, 대표적인 해조류 식품으로 한국, 일본, 중국 등지에서 식생활에 널리 이용되고 있는데, 다양한 무기질, 비타민, 섬유질을 함유하고 있는 알칼리성식품으로 점질성 다당류를 다량 함유하고 있다.

섬유질은 발아물질 등을 흡착하여 체외로 빠르게 배출하는 효능이 있으며, 바로 미역이 이러한 섬유질이 풍부하게 함유되어 있다고 알려져 있다.

또한, 미역으로부터 추출된 퓨코이딘은 체내의 면역력을 높여 암을 억제하는 것으로 조사되고 있는데, 이 물질은 여러 종류의 종양세포의 성장을 저해하는 것으로 최근에는 헬리코박터 파일로리균이 위장관에 부착하는 것을 억제한다는 연구결과가 발표됐다. 이에 의하면, 인도인들과 아프리카인들의 대변 통과 시간은 약 30시간인데, 영국인이나, 미국인들은 평균 72시간 이상이라고 한다. 대변 통과 시간이 길다는 것은 그만큼 체내에 노폐물이 장시간 머무른다는 것으로 그만큼 인체는 발암물질에 노출이 되는 셈이다.

김에는 비타민A(레티놀)가 채소의 10~100배, 쇠고기의 1,400배, 조기의 830배가 함유되어 폐점막을 보호하고 피부를 위한 피부 노화 방지, 기미, 주근깨 방지, 피부의 각질화 억제에 매우 효과적인 비타민C는 100~800mg이나 함유되어 있어 사과의 10배, 쇠고기의 50배에 이른다.

🌱 효능

- 미역과 김은 미베타-카로틴이 많아 암세포 증식억제 및 예방 효과가 뛰어나며, 기미, 주근깨 등 피부 노화를 방지하는 식품이다.
- 혈액순환제로 피를 맑게 하므로 산후조리, 위궤양 예방에 널리 이용한다.

– 두뇌 발달에 영향을 주는 비타민B1은 쇠고기의 10배, 조기의 30배 정도 함유되어 있다.

🍴 먹는 방법

– 평소 미역과 된장국을 상식으로 한다.
– 쇠고기, 돼지고기 등 육류를 먹을 때 미역과 된장국을 함께 먹는다.

75. 피가 부족한 사람: 해삼

해삼은 수분이 91%나 되며, 사포닌 성분인 홀로트린 A. B. C와 단백질 (3.4%), 지방, 탄수화물, 칼슘, 철, 인, 요오드 등이 들어있는 몇 안 되는 동물 알칼리성식품인데, 맛은 달고, 성질은 평(따뜻하지도, 차지도 않는 상태)하다.

신장과 비장을 보하는 역할을 하는데, 특히 알긴산이 많아 체내의 신진대사를 촉진하고, 혈액을 정화함으로써 혈액을 왕성하게 하여 양기를 보해준다.

따라서 피가 부족한 사람이나, 수술 후 몸이 쇠약해진 사람에게 좋다. 그리고 피부 노화는 물론 주독을 중화시켜 주기도 한다.

특히 홀로트린 성분은 용혈작용을 하여 암을 예방하고, 균을 억제하는 효과가 있어 이질 환자에게는 그만이다.

한의학에서는 해삼을 바다의 인삼으로 여겨 오면서 남성의 생식 기능 강장 효과와 성 신경 흥분약으로 많이 사용하고 있으나 한 번에 너무 많이 먹으면 안 된다.

폐결핵, 음위증, 출혈성 질환, 빈뇨증에 사용하였고, 해삼 독은 항종양 약으로도 사용되며, 위장, 십이지장궤양에도 효과가 좋다.

그러나 치아와 골격 형성, 근육의 저항적인 수축, 혈액 응고, 여러 가지 생리작용에 필수적인 칼슘과 조혈 성분인 철분이 많이 들어있어 임산부나 성장발육 어린이에게 좋은 식품이다.

🌱 효능

– 신장을 튼튼히 하고, 남성의 양기를 돋우며, 성 기능이 쇠약한 사람에게 특히
좋다.

🍴 복용법

– 산후에 전신이 나른하거나, 식은땀이 나고 등이 시릴 때 닭 내장을 꺼내고 해
삼 50g을 넣고, 4시간 이상 푹 고아서 먹는다.

76. 몸속의 독을 빼내는 식품: 전복(죽)

전복은 값이 비싼 해산물인데, 이는 대게 보신이나, 약재로 쓰이고 있으므로 좋
은 전복을 골라야 한다. 암컷은 진한 녹색을 띠고, 수컷은 노란색을 띠는 데, 산란
기에 두드러지게 차이가 난다. 성분으로는 글루탐산, 아데닐산, 글리신, 베타인이
있어 감칠맛과 달콤한 맛이 난다.

굴이나 전복에는 아연이 많이 들어있어 몸속에 들어있는 납을 배출하는 효과가
있다.

간 기능의 지나친 활동으로 머리가 아프거나, 귀가 울리고, 혀와 목이 마르는 증
세를 간양이라 하는데, 이때 전복을 먹으면 신기하게 낫는다.

간의 기능은 분해, 합성, 저장, 해독, 중화 등 많은 작용을 하는 신진대사의 중심
체이다. 간을 구성하는 바탕이 단백질이므로 양질의 단백질을 섭취해야 한다.

↑ 효능

– 간 기능 활성화에 탁월한 효과
– 산모의 젖이 잘 안 나올 때
– 노연기 사람들에게 영양식
– 시력 증진, 피로해소에 좋다.

✐ 전복죽 만드는 법

1) 솔에 소금을 문질러 닦은 다음 껍데기를 떼어내고, 소금으로 잘 문질러 검은 색이 없도록 깨끗이 씻는다. 내장도 버리지 말고 깨끗이 씻는다.
2) 전복은 얇게 썰어 놓고, 저며 넣고, 내장은 물을 약간 부어 주물럭 한 다음 검은 물을 준비해 놓는다.
3) 쌀은 깨끗이 씻어 물에 불렸다가 건져낸다.
4) 감자와 양파, 당근을 손질하여 잘게 썰어 놓는다.
5) 냄비에 참기름을 두르고 전복과 쌀을 넣어 볶다가 감자와 양파, 당근을 넣어 볶은 후 전복내장과 물을 붓고, 중불로 은근히 끓인다.
6) 맛이 어우러지면 소금으로 간하여 먹는다.

77. 간 기능 활성화: 다슬기(우렁이)

『신약초본』에는 푸른 색소가 사람의 간 색소와 닮았기 때문에 간병에 훌륭한 약이 된다고 기록되어 있는데, 이는 간을 이루는 세포조직이 청색인데, 이 청색소를 공급해 주는 것이 민물고동(우렁이)이라 적고 있는데, 이는 '맛은 달고, 성질은 차다.' 효능은 열을 내리며, 갈증을 멎게 하고, 독을 풀어주며, 오줌을 잘 누게 한다.

'다슬기의 성질은 약간 차고, 맛이 달며, 간장과 신장의 기능을 좋게 하는 효능이 있다.'고 하는데 이는 깨끗한 물에서 자란 것은 파란 물이 우러나오는데, 맛이 담백하고, 시원한데, 오염된 곳에서 자란 것은 중금속, 농약 등이 있어 몸에 좋지 않으므로 사용해서는 안 된다.

다슬기를 끓이면 파란 물이 나오는 데, 푸른 색소가 사람의 간 질환, 즉 간염, 간경화, 간암 등을 치료하는 데 효과가 있다고 한다. 또한, 다슬기국은 위통이나, 소화불량을 낫게 하며, 『동의학사전』에는 우렁이의 약성에 대해 서만 기록이 있다.

우렁이의 약성을 볼 때 다슬기가 더 강한 것으로 생각된다고 한다.

🌱 효능

– **민간요법**: 간염, 간 경화증을 고치는 약으로 사용한다.
– 암이나 관절염, 산후통, 디스크 치료약에 다슬기를 함께 사용한다.
– 당뇨병, 복수 찬 데, 헌 데, 장 출혈, 버짐 등에 쓴다.

💧 사용법

– **신장, 간염, 간 경화증**: 다슬기 300~500g을 끓여 먹으면 효과가 있다.
– 다슬기 살은 끓여 먹거나 가루를 내어 먹는다.
– 외용으로는 즙을 내어 바르거나 붙인다.

78. 정력 식품: 미꾸라지(추어탕)

우리 몸에 원기를 불어 넣는 식품으로 옛날부터 추어탕이 추천됐는데, 한명(漢名)이 추어(鰍魚)인데 가을에 제맛이 난다고 해서 붙여진 이름이다.

가을철 자연산 미꾸라지가 맛과 효능이 탁월하지만, 요즘은 미꾸라지 양식기술의 발달로 계절별 맛의 차이는 없으며, 단백질이 많고 칼슘과 비타민A, B, D가 많기 때문에 정력을 돋우어 주는 강장, 강정식품으로 『본초강목』에 보면 "미꾸라지는 배를 덥히고 원기를 돋우며, 스테미너를 보하여 발기불능에 효과가 있다."라고 기록하고 있으며, 성질은 평하고 맛은 달다.

우리 몸에 꼭 필요한 영양소인 칼슘과 비타민A와 D는 알과 난소에 특히 많이 들어있어 뼈를 거를 때 이를 염두하고 걸러야 하며, 내장까지 함께 끓여서 조리하기 때문에 비타민 손실이 거의 없으며, 칼슘과 단백질, 필수아미노산, 각종 무기질 등으로 형성된 고단위 영양제나 다름없다.

예부터 어른들은 몸이 허하면 추어탕이나 어죽을 먹었는데, 이는 피부와 혈관, 내장에 생기를 주어 젊음을 유지 시키고 숙취 해소에 도움을 줄 뿐 아니라 위장에 전혀 무리를 주지 않으며, 소화가 빨라 위장질환 등에 적합한 음식이며 나이가 들어 소화력이 떨어져 있거나 병환 뒤 회복기나 수술 전, 후의 기력 회복에 많은 도움을 주며, 성인이 하루에 필요로 하는 전량이, 비타민B1은 1/2의 양이 섭취하는데, 특히 뼈까지 먹는 추어탕은 칼슘이 부족 하기 쉬운 우리 식생활에서 무기질이 풍부한 미꾸라지는 굵고 붉은 것이 맛이 좋고 국물도 진하지만, 추어탕의 비린내를 없애고 맛을 좋게 하기 위하여 후추, 고춧가루, 재래된장, 산초(제피)가루, 방아잎, 호박잎 등을 취향대로 선택하여 첨가한다.

☘ 효능

– 추어탕은 보양, 간염, 성 신경 흥분, 음위증, 당뇨병, 황달 등에 좋다.

- 유행성 간염에는 미꾸라지를 맑은 물에 담가 속의 것을 다 뱉게 한 후 바짝 말려서 가루 낸 것을 하루 10g씩 세 번 먹게 하는 방법으로 임상시험을 했을 때 일반 간장약보다 높은 효과를 나타낸다.
- 불포화지방이므로 콜레스테롤을 녹여주어 산전, 산후조리 및 병후 회복에 좋으며 비만, 변비 예방은 물론 장수 식품으로 효험이 있다.

79. 남성 정력제: 굴

바다의 우유라 불리는 굴은 영양소가 풍부하고, 특히 남성 정력에 좋다고 알려진 대표적 바다 식품인 굴의 효능 중 특히 남성 정력과 관련된 것이 가장 부각돼 있다. 굴에는 남성 호르몬의 분비와 정자 생성을 촉진하는 미량의 영양소인 아연이 풍부하다. 이뿐 아니라, 굴에는 발기를 일으키는 산화질소의 원료이자 정자의 중요한 성분인 아르기닌도 많이 들어있어, 남성의 정력에 좋을 뿐 아니라 특히 공부하는 학생에게도 좋다.

굴에는 타우린이 풍부하게 들어있는데, 타우린은 체내에서 뇌세포의 안과 밖의 삼투압을 일정하게 유지해 뇌 기능을 활성화 시킬 뿐 아니라 타우린은 심혈관질환을 유발하는 콜레스테롤 생성을 억제하고 혈압을 낮추는 효과가 있다.

굴의 효능은 피부 미용 측면에서도 볼 수 있는데, 『동의보감』에는 "굴을 먹으면 향기롭고 유익하며, 피부의 살갗을 가늘게 하고 얼굴색을 아름답게 하니 바닷속에서 가장 귀한 물건이다."라고 소개를 하고 있다. 굴에는 비타민과 무기질 성분이 함유돼 있어, 피부를 탄력 있고 깨끗하게 만들어 주며, 아연은 피부 조직을 재생시키고 면역력을 강화시켜 피부가 균에 감염되는 것을 예방하며, 여드름이 있는 사람이 먹으면 여드름 개선 효과도 볼 수 있다.

다만 섭취 시기는 9월에서 4월 사이가 적당하며, 5월에서 8월 사이는 독성이 있어 식중독 위험이 있어 먹지 않는 것이 좋다.

🌱 효능 및 복용법

- 우유보다 요오드 성분이 200배나 많이 들어있어 갑산선종을 예방하고, 머리카락을 윤기 나게 하며, 철분, 비타민C와 E 함유량이 쇠고기보다 2배나 높아 피로감소, 변비 예방으로 피부미용에 필수적이다.
- 비타민B1. B2, C가 풍부하여 간장을 보호하며, 글리코겐 성분이 풍부하여 성기능개선에 도움을 주며, 생체기능 조절에 필요한 미네랄 성분과 빈혈예방에 필요한 헤모글로빈을 만드는 철분이 함유되어 있다.
- 국을 끓였을 때 타우린이 국물로 빠져나가는 것을 막기 위해서는 싱겁게 조리해 국물까지 모두 먹는 것이 좋다.

自然食品
健康管理

가장 지양해야 할 식품

제 4 장

1. 우유는 송아지의 젖이다

인간에게 가장 완전한 음식은 우유와 계란이라고 가르치고 있으니 아무것도 모르는 일반 대중은 그렇게 믿을 수밖에 없다. 그 결과 대부분의 젊은 어머니들은 "모유보다 우유가 좋다.", "특히 성장하는 어린이에게는 우유를 먹어야 한다."고들 하지만, 우리가 모르는 것이 한둘이 아니다.

첫째, 우유는 송아지의 먹이이며 사람의 젖은 아기의 식사다.

둘째, 송아지는 5년 후에 어미가 되지만 아기는 20년 후에 인간이 된다.

셋째, 소는 덩치가 크고 힘만 세지만 사람은 지혜가 발달한다.

넷째, 소의 수명은 25년이지만 사람의 수명은 120년이다.

다섯째, 소는 위가 4개지만, 사람의 위는 1개이다.

여섯째, 포유동물의 젖은 어미를 닮아가는 소질을 보유하고 있다.

모유와 우유의 성분을 비교해보면, 사람의 젖에는 뇌 기능을 활성화하는 락트알부민이라는 딘백질이 월등히 많다. 반면에 우유에는 덩치를 크게 하는 카제인이라는 단백질이 많이 들어있고 사람의 젖에는 적게 들어있다.

아기는 모체에서 10개월을 공생 공존해왔으며, 태어나서도 12개월 정도는 어미의 젖을 먹어야 어미를 닮아가야 하는 소질을 승계받을 수 있다는 것이 진리이며, 그 가치를 평가받아야 하는 것이지, 영양가의 숫자적 차이에 따라 좋고 나쁨이 가려져서는 안 될 것이다.

아기는 모유를 먹여 키워야만 그 아기의 몸에 있는 모든 기관이 정상적으로 생각하고, 행동하며, 발전하게 된다. 그러나 어머니의 젖이 부족할 경우 현미나 좁쌀로 미음을 쑤어서 먹이면 충분한데 아기들은 어른보다 탄수화물을 단백질이라는 영양소로 바꾸어 쓰는 능력이 크기 때문이다.

고로 "우유는 두유로, 요구르트는 김치로, 마가린은 꿀이나 조청"으로 바꾸어 먹는 것이 더 좋다.

2. 무정란은 죽은 계란이다

영양학적으로 단백질을 따질 때 '단백가'라는 말을 쓰는데 만점에 가까운 것은 계란 밖에 없다고 한다. 그래서 인간을 위한 가장 완전한 식품으로 평가받게 된 것이다.

그러나 성분학적으로 관찰하면 계란의 흰자에 아비딘이 장 속의 비치온이라는 물질과 결합하여 신경장해를 일으키며, 피부염을 일으킬 수 있는 것이라고 알려져 있으니 얼마나 조심스러운 식품인가?

흰쥐를 대상으로 계란 흰자만을 먹인 결과, 뒷다리가 마비되고 탈모 현상과 피부염이 나타나는 것은 안티트립신이 단백질의 소화작용을 억제하는 물질이라고 보고 있기 때문이다.

이러한 현상을 볼 때 후천적 정신박약아가 되는 것은 이런 위험한 식품들을 남용해서 그런 것이 아닌가 하는 생각이 된다.

또한 '콜레스테린'은 혈관 벽에 붙어 동맥경화를 일으키며, 혈액순환을 방해하고, 혈압을 높이며, 결국은 심장병을 일으키기 때문이다.

따라서 위의 세 가지 유해물질에 의해 정신장애, 암, 동맥경화, 고혈압, 심장병 등으로 나타나고 있다.

물론 계란에는 이상적인 아미노산이 조합되어 있지만, 이것은 병아리의 한 생명체를 위해 준비된 것이지 인간에게 식품으로 제공하기 위해 준비된 것은 아닐 것이다.

이와 같이 정상적인 생명을 가지고 있는 유정란도 과잉섭취를 하면 몸에 해가 되는데, 하물며 병아리도 안 나오는 무정란을 성장해가는 어린이에게 먹일 수는 없는 것이다.

계란은 하루에 한 개를 먹어도 삶아서 먹는 것이 좋다.

아비딘과 안티트립신은 열에 약하기 때문에 65도 이상 가열하거나, 식초에 담가두었다가 먹는 것이 좋을 것이다.

계란은 원칙적으로 병아리의 탄생을 보장하는 유정란을 먹어야 한다.

고로 무정란은 유정란으로 바꾸어 먹어야 한다.

3. 백설탕은 가공한 조미료이다

충치를 예방하는 지식은 우리 선조들이 가르쳐준 것에서 찾아야 하며, 미개발 민족이나 야생동물에게 배워야 한다. 그들은 치약, 칫솔, 불소가 들어가는 수돗물을 먹지 않았는데도 치아는 건강했다. 그러나 해방 이후 반세기 동안 우리 어린이들의 97%가 충치 환자로 만들어 놓았다.

그 이유가 무엇일까? 초콜릿, 과자류, 콜라, 사이다 등 설탕이 들어가 있는 가공식품이나, 가공 음료를 겁 없이 먹고 있는 한 충치를 막을 길은 없다는 것이다.

단것을 좋아하는 사람치고 체질이 강한 사람이 없고, 충치 없는 사람이 없다. 그것은 바로 백설탕 때문이다. 설탕은 혈액을 산성 쪽으로 기울게 하는데, 이는 몸의 조직 세포를 이완시키는 작용을 하면서 장기조직을 서서히 잠식하는 괴물이며, 우리들의 미각신경을 감미로움에 매료되어 제 기능을 못 하고 본연의 미각을 마비시키고 있다.

영국의 런던대학 유드킨 교수는 설탕에 관하여 다음과 같이 혹평했다. "심장병, 천식, 위궤양, 십이지궤양, 치질, 정맥 암, 충수염, 담낭염, 치근염, 무좀, 습진은 설탕의 과잉섭취가 원인이며, 이를 추방한다면 심장, 빈혈, 간장, 피부, 혈액, 신장, 난소에 관계되는 질병의 90%는 1년 안에 치유될 수 있다."라고 주장하였다. 맞는 말이다.

우리가 먹는 음식의 68%가 체내에서 당분으로 전환되어 글리코겐의 형태로 간장에 저장되었다가 전신에 보급하는데 백설탕의 과잉섭취로 혈당을 조절하는 간장이나 췌장의 무리한 기능으로 당뇨병이라는 만성병을 유발시킨다. 당분은 우리가 먹는 음식에 의해서도 충분하기 때문이다.

오늘날 우리가 설탕을 과다 섭취하는 또 다른 이유는 식생활에서 아연(Zn)이 결핍되어 일어나는 현상인데, 체내에 아연이 결핍되면 미각신경이 둔화되어 설탕을 통제하지 못하기 때문이다.

아니, 통제는커녕 설탕이나 조미료 같은 화학 식품을 더 요구하는 착각을 일으킨다.

아연은 녹황색 채소, 양파, 굴, 곡식의 씨눈 등에 적당히 들어있으니 이를 충분히 섭취하면 될 것이다. 결론은 산성식품인 백설탕을 약알칼리성 식품인 흑설탕이나 황설탕으로 바꾸어야 한다.

4. 탄산음료는 화학음료수이다

콜라에는 코카엽이라는 식물에서 나오는, 중추신경을 흥분시키는 코카인이 약 0.5%가 들어있고, 신나밀코카인이라는 마약 성분과 카페인들이 미량이지만 들어있는데, 이중 중추신경흥분제인 카페인이 들어있으니 이들 음료가 인간의 정신과 육체에 도움은 결코 주지 못할 것이다.

콜라의 제조방법은 극비에 부치고 있지만, 각종 식품첨가물과 코카인이라는 물질이 마약 성분임에는 틀림이 없는 사실이다.

물이 없을 때 비상용으로 마시던 음료가 필수 음료로 둔갑하고 말았으니 한심한 일이다.

외국의 한 학자기 생쥐에게 매일 1ml의 소량을 투여한 결과 1개월 이내에 중추신경이 마비되고, 탈모, 혈압강하 및 호흡억제로 모두 죽어 버렸다는 시험 결과가 꼭 생쥐에게만 해당하는 사항일까? 화학적 방법으로 만든 음료가 맛이 좋고, 감미로워도 인체의 기능을 교란하고, 혼란을 일으킨다는 사실만은 분명하다.

콜라의 유혹에서 벗어나지 못하면 콜라병에 빠진 이빨을 구하여 넣고 15일~20일 후에 꺼내서 확인해 보라. 이것을 보고 콜라를 먹고 싶은 마음이 생길 것인지 확인해 보라.

코카인의 약리작용은 중추신경 계통의 흥분 약효뿐만 아니라, 카페인과 유사한 정신흥분도 초래한다. 양에 따라 작용의 차이는 있겠지만, 대뇌의 흥분으로 多辯

(다변), 의기양양 감, 과잉운동 현상, 경계심의 향상, 성적 흥분 등의 증세가 나타나며, 연용으로 인하여 만성 중독을 일으켜 코카이니즘 상태가 되어 소화 장애, 식욕감퇴, 피부이상감각 등을 일으키기 시작하여 나중에는 환각 상태에 들어가고 영양장해, 정신이상을 초래하는 약물이다.

한편, 주스는 농축하는 과정에 열을 가하면 수분 증발은 물론 효소의 100%, 비타민의 80%, 유기 미네랄의 100%가 동시에 없어지며, 농축액을 희석할 때 붓는 물 또한 오염될 가능성이 있으며, 유기산이 많이 들어간 과일 주스를 많이 마시면 성장에 장애를 주므로 청소년들에게는 좋지 않다.

5. 끓인 물은 죽은 물이다

물 하면 우리는 H2O라고 하는데 이는 증류수이지, 식용수는 아니므로 사람은 먹을 수 없는 물로 해석해야 할 것이다.

유치원만 들어가도 물은 끓여서 먹어야 한다고 가르치고 있다. 그 결과 현대인들의 대부분은 물을 끓여서 마시고 있다. 그 대표적인 것이 보리차이며, 또한 온수기이다. 물을 끓이면 물속에 있는 세균은 멸균시킬 수 있지만 용존해 있는 산소가 없어지는 관계로 물고기 한 마리, 풀 한 포기도 살릴 수 없는 생명력이 없는 죽은 물이 되고 만다.

창조주는 우리의 몸에 산소가 들어오는 3단계 장치를 해 놓았는데, 그 첫째가 공기 중의 산소를 호흡으로 섭취하는 것, 둘째가 물을 마시게 하므로 부족한 산소를 물속의 산소로 보충하도록 하는 것, 셋째가 곡식의 씨눈 속에 있는 '판가민산'의 대용 물질을 넣어서 체내의 산소이용률을 높이도록 한 것이다. 여기서 주의해야 할 것은 생수가 좋다고 하여, 음료수는 생수로 마시면서 음식용 수돗물을 온수기로 끓이거나, 보리차로 끓여 먹는 것은 부족한 영양분을 보충하는 것이지 생수 그 자체의 성분은 끓이면 산소가 없어지는 것은 물론 찌꺼기가 나오는 것을 그대로 먹는 결과이니 안타까울 뿐이다.

수돗물은 못 먹는 것이 아니라 24시간 받아 두었다가 1/3 정도를 취수하여 사용하면 물맛이 좋은데, 이는 생수에 가까운 물로 변했기 때문에 차선책으로 이를 이용하는 것이 좋다.

수질 오염이 지금 심각한 상태에 와있으므로, 수돗물의 문제점은 물론 중금속의 오염에도 있지만 가장 큰 문제점은 물속에 들어있어야 할 생화학적 산소요구량(BOD)이 점차 높아져 가고 있다는 것은 산소가 모자라는 물이 되고 있다는 것이다.

전염병이 유행하는 시기를 제외하고는 살아있는 생수를 하루에 1,500㎖ 이상 마셔야 인체의 모든 기관에 필요한 양을 충족하여 진정한 의미의 건강관리가 될 것이다.

건강한 수자원을 잘 관리하는 것은 인간의 도리이며, 건강한 물을 마시는 방법을 가르쳐 주는 것은 우리의 의무이다. 고로 물은 반듯이 지하수 즉 생수를 마시도록 하여야 할 것이다.

6. 맛소금은 조제한 소금이다

인간에게 하루에 필요한 소금의 양은 1.3g이나 전문가들이 권장하는 양은 6g인 데 비해 사람들은 하루에 22g의 소금을 섭취한다고 한다. 생수와 끓인 물이 다르듯, 맛소금과 막소금은 전혀 다른 물질이다. 맛소금은 짠맛을 내는 '염화나트륨(NaCl)'은 치명적인 독성을 가진 중독성 약물인데, 이를 추출하여 백색의 결정체 90%에 '글루타민소다'라는 화학조미료 9.9%, 핵산 0.1%를 배합하여 만든 것이 화학 소금, 즉 맛소금이다. 이런 염화나트륨만 채취한 형태의 맛소금이 체내에 흡수되면 혈액 속에서 수분을 빼내 간다. 막소금은 NaCl 77.8%, MgCl2 10.9%, MgSo4 4.7%, CaSO4 3.7%, K2So4 2.5%, MgBr2 0.1% 등 각종 미네랄이 들어있는 건강한 혼합물인 것과는 다르다.

그때 우리 몸은 경고 신호를 보내는데, 진짜 소금은 우리 몸에 조금이라도 많이 들어오면 갈증을 느껴 자율적으로 물을 마시게 하여 조정이 되지만, 맛소금은 짠맛을 느끼지 못하므로 조정이 불가능하여 신장염이나 고혈압 같은 만성병을 일으키므로 조금씩 먹으라고 한다. 그러나 이런 현상만 보아도 우리는 현격한 차이점을 느낄 수 있다.

우리 선조들이 굵은소금(막소금)을 먹고 살던 시대에는 오늘과 같이 신장염, 고혈압 환자들이 이렇게 많았던가?

지금 우리들의 음식에 사용되고 있는 맛소금은 천일염을 염화나트륨만 채취한 화학물질로 고혈압을 유발하는 대표적인 식품이며, 조미료는 글루타민소다로 동맥경화증, 관절염, 위궤양, 난시, 실명, 고혈압, 종양, 암 및 각종 퇴행성 질환 등을 유발하며, 또한 맛소금을 과다 섭취할 경우 뇌졸중과 심장병의 발생률이 높고, 특히 비만증, 골다공증도 유발한다.

"맛소금은 소금이 아니니 지금 바로 식탁에서 철거하고, 굵은 막소금(천일염)과 참깨를 섞어 볶아 만든 깨소금을 만들어 놓고 먹거나, 식품을 조리하지 않고 자연 상태로 그대로 섭취하는 것이 당신 가족의 건강을 지켜주게 될 것이다."

7. 조미료는 화학물질이다

우리는 보통 조미료 하면 화학조미료를 연상하는데 그만큼 자연 조미료에 대한 인식이 사라지고 있다는 것이다. 그런데 조미료 하면 음식을 맛있게 만드는 데 필요한 식품이라는 뜻인데 말이다. 다시 말해서 마늘, 생강, 파, 멸치 가루, 다시맛가루, 고춧가루, 후춧가루, 참기름, 들기름 등을 말하는데, 이들 모두가 성분학적으로 같은 것이 없다는 데 있다. 그러나 화학조미료는 영양학적으로는 전혀 가치를 나타내지 못하고 있지만, 정상적인 방법으로 제조허가를 받아 만든 화학물질이 아니라고 부정하는 하는 사람은 없다. 다만 미각신경(혀)을 둔화시켜 맛을 흐리게 하고 있는 화학조미료를 어느 가정에나 쓰지 않는 집은 별로 없다는 것이다.

짜다, 싱겁다, 달다, 맵다, 시다에 대한 판단과 우리 몸에 설탕이나 소금이 많이 들어가는 것을 가장 정확하게 통제하는 '혀'의 기능을 살려야 한다. 그러나 이러한 '혀' 기능을 살리기 위해서는 화학조미료를 먹지 말아야 하는데, 정작 이러한 현대인의 식생활 패턴을 과연 어떻게 바꿀 것인가에 대하여 고민은 하고 있지 않으니 안타까울 뿐이다.

그래서 1986년 국제 식량의 날인 10월 16일을 화학조미료 안 먹는 날로 정했고, 우리나라는 1996년 환경단체 주관으로 화학조미료 안 먹기 운동을 벌이고 있다.

앞 절의 맛소금에서 언급한 바와 같이 화학조미료 100g은 글루타민소다가 98.5%와 1.5%의 핵산으로 구성된 화합물질이며, 인체에는 이물질임에 틀림이 없으며, 영양 가치 면에서 자연조미료에 비해 훨씬 떨어지는 것은 틀림없다.

그러나 우리 선조들은 식단에 식초 한 방울, 참기름 한 방울에도 건강 장수와 정성이 연결되어 있을 뿐, 기상천외한 장수의 비결은 있을 수 없다. 자연조미료인 된장, 간장, 깨소금, 식초, 멸치 가루, 참기름, 다시맛가루, 마늘, 파, 양파, 생강, 고춧가루 등의 조미는 우리 고유의 음식들이 바로 장수의 비방들이다.

가족과 함께 먹는 음식은 항상 깨끗하고 신선하며, 자연의 것을 먹어야 한다는 새로운 식품문화를 발전시켜 나갈 때 비로소 가족 모두가 함께 만성 및 성인병을 예방하고, 건강한 삶을 누릴 수 있을 것이다.

8. 각종 가공식품은 인조식품이다

오늘날 햄이나 소시지 등이 학생들 도시락 반찬으로, 라면이 성인에게까지 간식과 주식으로 완전히 자리를 굳히게 된 것은 정부가 인정한 것이긴 하지만, TV나 각종 매체의 광고 선전의 위력에 의해 현혹되어 애용되고 있는 것이다. 햄이나 소시지에는 우선 발색제로 쓰이는 인공색소인 적색 40호, 황색 5호를 위시하여 보존제인 솔빈산칼륨, 그리고 아질산나트륨과 같은 화학물질이 식품첨가물이라는 이름으로 들어가는데, 이들이 인체에 해가 없다고 말할 수는 없다. 왜냐하면, 이것들이 첨가물로 허가된 것이지만 화학물질이기 때문이다. 식품첨가물 종류는 약 2천 종류가 넘는 화학물질 즉, 아질산 및 아질산나트륨, BHA, BHT, EDTA, 조미료, 감미료, 발색제, 표백제, 산화방지제, 방부제, 살균제, 인공색소 등으로 점철되어 있다.

열량은 높지만 영양가는 낮은 패스트푸드, 인스턴트식품, 즉 햄버거, 피자, 감자튀김, 닭튀김, 콜라, 과자 등을 통틀어 정크푸드(junk food)는 식품첨가물로 허용된 아질산염이나 질산염 자체는 암을 일으키지 않으므로 식품첨가물로 허가할 수 있지만, 이들을 사람이 먹었을 때는 위액과 작용하여 나이트로사민을 형성하는데 나이트로사민이 발암물질로 확인되고 있다.

질병과 싸워 이겨내는 힘이 약한 학생이나, 어린이들은 육체적으로나 정신적으로 미완성 상태이기 때문에 질병에 걸릴 위험이 성인보다는 높은데도 지금 어린이들이 좋아하는 모든 음식들이 TV에 광고되는 인스턴트 가공식품을 마구 먹히고 있으니 위험천만이다.

백혈병이라는 혈액암 환자가 어린이들에게 많이 발생하는데 아마 인스턴트 가공식품들에 오염되어 들어오는 식품첨가물 때문일 것이라는 생각을 배제할 수는 없다. 또한, 어린이들이 좋아하는 음식으로 어묵, 햄, 게맛살, 마요네즈, 케첩, 소시지 등에 방부제와 발색제, 산화방지제 등이 함유된 반찬을 완전히 철거하고, 멸치조림이나 무말랭이, 콩자반, 두부 조림과 같은 반찬으로 바꾸어 주어야 할 것이다.

자칫 암을 일으킬 수 있는 발암물질인 나이트로사민을 만들어내는 첨가물이 들어가 있는 가공식품들을 매일같이 먹게 해서는 안 된다. 특히 어린이들에게는 음식물의 통제가 시급히 요청되는 시대이다.

自然食品
健康管理

전통 발효식품

제 5 장

1. 김치의 효능

1) 김치의 유래

삼국지 『魏地東傳(위지동전)』에 "고구려는 발효식품을 잘 만들어 먹었다."라는 내용을 보아 김치는 삼국시대 이전부터 담가 먹었으리라 추정하고 있다. 그리고 일본에서 가장 오래된 요리책인 『正倉院古文書(정창원고문서)』에 김치가 일본으로 왔다는 기록이 있는 것으로 보아 김치가 일본으로 전해진 것으로 보인다.

2) 영양학적 가치

김치는 채소를 소금에 절여 발효시킨 식품으로 신진대사가 촉진되고, 몸 안의 노폐물을 제거하고, 중금속 독을 해독하는 효능이 있다. 또한, 채소에 들어있는 섬유소는 위장과 소장, 대장이 연동작용을 할 때 밥이 뭉치는 것을 막아주므로 소화효소가 잘 섞이게 하고, 물을 많이 흡수하여 변비를 막아주며, 콜레스테롤이 분해되면서 생긴 찌꺼기를 흡착하여 배설하므로 장을 깨끗하게 해 준다.

그 자체에 함유된 영양성분 이외에도 김치 특유의 풍미는 식욕 증진의 효과가 있다.

영양분석표에 의한 주요 김치 원료의 영양성분에 비추어 보면 김치는 열량, 즉 칼로리를 공급하는 영양소화기 보다는 여러 종류의 비타민과 무기질인 칼슘성분을 공급하는 식품임을 알 수 있다.

특히 젓갈류에서 공급되는 아미노산과 김치의 발효, 숙성에 따른 유기산, 고추, 마늘, 생강, 조미료 등의 채소에 들어있는 여러 종류의 특수성분은 김치의 영양학적 가치를 크게 높이는 것으로 평가되고 있다.

(1) 주원료인 채소에 함유된 칼슘, 구리, 인, 철분, 소금 등은 인체에 필요한 염분과 무기질을 함유하므로 체액을 알칼리성으로 만드는 중요한 역할을 한다.
(2) 동물성 젓갈에서 아미노산을 얻어 쌀을 비롯한 곡물류에서 부족한 단백질을

보완할 수 있다. 김치가 익으면서 새우젓, 멸치젓, 황석어젓 등의 단백질이 아미노산으로 분해되며, 뼈도 녹기 때문에 칼슘의 공급원이 된다.

(3) 쌀밥을 주식으로 하는 경우 부족하기 쉬운 비타민B1의 흡수에 도움이 된다.

(4) 채소에 풍부한 섬유소를 섭취하여 변비를 예방하고, 장염, 결장염 등의 질병을 억제한다.

(5) 다 익은 김치는 유기산, 알코올, 에스텔을 생산하여 유산균 발효식품으로 식욕을 증진 시킨다.

(6) 김치가 익어 감에 따라 번식된 유산균은 창자의 다른 유해균을 억제하여 이상 발효를 막는다.

(7) 각종 비타민을 공급하는데, 특히 비타민C가 많고, 고추, 갓, 무청, 파 같은 녹황색 채소가 많이 섞이면 비타민A가 많아진다.

3) 김치의 항암효과

김치가 항암효과를 지니고 있다는 것은 이미 밝혀진 사실이다. 김치의 재료로 이용되는 배추 등의 채소는 대장암을 예방해 주고, 김치의 재료로 꼭 들어가는 마늘은 위암을 예방해 준다. 마늘은 한국에서는 거의 모든 음식의 양념으로 쓰이며, 특히 김치에서는 빼놓을 수 없는 중요재료이다.

따라서 마늘은 여러 가지 면에서 매우 유용한 식품이다. 최근 들어 마늘의 항암효과가 발견되면서 마늘을 이용한 다양한 음식들이 건강식품으로 급부상하고 있다. 이는 주로 한의학계에서만 주장됐는데, 최근 들어 서양 의학계에서도 그 과학성을 인정받고 있다.

그뿐만 아니라 김치에는 베타-카로틴의 함량이 비교적 높아서 폐암 예방을 할 수 있으며, 고추의 매운 성분인 캡사이신은 엔돌핀을 비롯한 호르몬 유사물질을 촉진시켜 폐 표면에 붙어 있는 니코틴을 제거해 주기도 한다.

4) 김치 재료의 기능

(1) 고추

김치의 맛은 고통스러울 정도의 매운맛을 내는 것이 김치인데, 특히 한국인은 매운맛을 좋아하는데 그 대표적인 음식이 곧 김치이다.

김치의 매운맛은 캡사이신 이라는 성분 때문인데, 캡사이신은 대사 작용을 활발하게 하여 지방을 태워 없애기 때문에 체니 지방이 축적되는 것을 막아준다. 캡사이신 또한 식욕을 촉진하기도 하는데, 한국인들이 기름진 음식을 먹을 때 꼭 김치를 찾는 것은 고추의 이러한 맛에 길들어 있기 때문이다. 또한, 고추에는 상당량의 비타민이 들어있는데 비타민A가 7,405IU, 비타민C가 220mg, 비타민B1 등이다.

(2) 마늘

단군 신화에 나올 정도로 마늘은 예로부터 몸에 좋다는 것을 많은 사람들이 그렇게 알고 있는데, 특히 외국인들은 마늘 특유의 냄새로 싫어하기도 하는데, 최근 마늘의 항암효과가 알려지면서 관심이 늘고 한의학계에서만 주장되다가 최근 실험에 의해 과학적으로 항암효과가 있음이 밝혀져 서양 의학계에서도 그 효능을 인정받고 있다. 마늘은 우리 음식에 있어서 빼놓을 수 없는 중요한 양념이었지만 요즘 더욱 주목을 받고 있다.

마늘은 살균작용이 있으며 항균성 물질의 하나인 알리신은 유황성분을 풍부하게 지니고 있으며, 유해물질과 결합하여 이를 배설하고, 중금속을 해독하기도 한다. 톡 쏘는 강한 성질이 체세포를 자극하여 소화효소를 잘 나오게 하며, 살균력이 있어 세균을 죽이거나 성장을 억제한다. 마늘을 먹으면 힘이 솟고, 피로가 풀리고, 늙지 않는다는 속설을 뒷받침해주는 연구결과라고 할 수 있다.

(3) 젓갈

예전에는 김치에 젓갈을 넣지 않았는데 요즈음에는 김치에 젓갈을 넣는 것이 일반화되었다. 왜냐하면, 젓갈이 김치와 이상적인 만남이기 때문이다. 젓갈은 의미 발효가 된 상태이기 때문에 김치의 숙성을 촉진하면서 필수아미노산의 함량을 높여 준다. 젓갈은 김치의 맛을 더욱 좋게 하면서 영양도 더욱 풍부하게 해주는 작용을 한다.

(4) 배추

재료용 배추는 일반 배추보다 유기농 배추를 사용하면 암예방효과가 증대되며, 배추에 들어있는 카로틴의 성분이 체내에서 비타민A로 작용하며, 비타민C도 다량 함유되어 있으며, 특히 이는 대장염을 예방하는 것으로 알려져 있다.

열량은 100g에 17kcal 밖에 못 내고 단백질, 지방, 탄수화물도 조금밖에 들어있지 않아 영양식품이라고 특별히 내세울 수는 없지만, 자칫 비타민류가 결핍되기 쉬운 겨울철에 비타민A와 비타민C의 공급원으로 배추의 가치는 과소평가할 수 없다.

더욱이 배춧속에는 농축된 비타민C는 소금에 절여 오랫동안 두어도 상당한 양이 그대로 남아 있다. 적은 양이긴 하지만 단백질의 아미노산 조성은 영양학적으로 높이 평가받고 있고, 칼슘도 70mg이나 들어있다.

(5) 무

비타민A는 없지만, 비타민C는 44mg이나 들어있으며, 칼슘이 62mg, 인이 29mg 들어있다. 또한, 배추, 무 등은 알칼리성식품으로 체액을 알칼리성으로 유지시키는 역할을 한다. 특히 무청은 영양가가 매우 높아 단백질의 약 60%는 순단백질로 라이신 함유량이 높은 우량 단백질이다.

(6) 파

파에는 마늘과 같이 자극성분이 들어있으며, 푸른 잎 부분에는 배추와 마찬가지로 비타민A와 B2, C가 많고, 칼슘, 인, 철분도 많다.

또한, 파는 비타민B1을 활성화 시키는 작용을 한다. 살균, 살충의 효과가 있으며, 유기산, 유기염 등의 효소를 많이 가지고 있다. 100g당 칼슘이 73mg, 인이 6mg이나 들어있고, 비타민은 푸른 잎에 비타민A가 4081 I.U 비타민B2가 0.15mg, 비타민C가 16mg 정도 있다.

또한, 마늘처럼 알리신이 있어 체내의 비타민B1 흡수를 도와준다.

(7) 소금

배추를 절일 때 쓰는 소금은 해로운 미생물의 침입과 번식을 막아주는 역할을 한다. 배추를 절이게 되면 배추의 부피가 줄어드는데, 이것은 소금을 넣으면 배추 세포 내의 농도보다 밖의 농도가 더 높아져 삼투압의 원리에 의해 배추 세포 내의 수분이 밖으로 빠져나오기 때문이다.

이는 삼투압 때문에 세포 간 물질교류가 활발해지고, 효소작용이 활성화되기 때문에 젖산이 잘 발효될 수 있도록 한다.

(8) 생강

생강은 알칼리성식품으로 칼슘과 비타민류가 많다. 비타민 중에서 나이아신이 특히 많다. 매운맛이 강하고, 음식의 독성을 중화하는 작용이 뛰어나다.

5) 김치의 숙성

김치는 숙성이 되면서 점점 더 많은 비타민 함량을 가지는 것으로 알려져 있다. 비타민B1, B2 함량이 숙성 초기에는 약간 감소 추세를 보이다가 숙성하면서 점차 증가하여 완숙기인 3주째에 가장 높은 비타민 함량과 유산균의 수가 가장 많아 영양도 풍부하면서 가장 맛이 있다. 신체에서 비타민A로 작용하는 카로틴의 함량은 김치를 처음 담글 때 가장 높은 양을 보인다. 그러나 비타민C도 숙성 초기에는 약간 감소하다가 2주가 지나면서 가장 많은 함량을 보인다.

6) 김치의 영양소

김치는 숙성 초기나 완숙기에는 영양학적으로 전혀 손실이 없으며, 김치가 가지는 여러 가지 기능이 현대인들의 식생활에서 부족하기 쉬운 여러 가지 면역기능을 활성화하여 면역기능을 강화해 주는 발효 채소로 소화를 촉진해준다. 또한, 대장암, 동맥경화, 빈혈 같은 성인병 예방에도 탁월한 기능이 있는 것으로 알려졌으며, 생체리듬 조절이나 질병 회복의 효과도 있는 것으로 알려져 있다.

　김치의 주재료인 배추, 무, 고추, 파, 마늘 등에는 상당한 양의 비타민이 함유되어 있기 때문에 김치에는 각종 비타민 군이 풍부하다. 또한, 당질이나 단백질, 지방 같은 열량이 많은 영양소가 적은 데 비해 칼슘과 무기질이 많은 알칼리성식품이다.

　서양인들의 식단에서 나타나는 칼슘이나 인의 결핍이 우리에겐 전혀 문제가 되지 않으며, 유산균 발효유를 굳이 마시지 않아도 김치를 통해서 충분히 섭취할 수 있기 때문이다.

7) 김치의 효능

(1) 항암 및 항균작용을 한다.

김치는 익어 감에 따라 항균작용을 갖는데, 이때 발생하는 젖산균은 다른 유해균 작용을 억제하여 다른 병원균을 억제한다.

(2) 섬유소로 장염, 결장염을 예방한다.

김치 재료가 되는 채소에 다량의 섬유소가 함유되어 있어 변비를 예방하고, 장염이나 결장염 같은 질병을 예방한다.

(3) 유산균의 정장작용

한국의 대표적인 발효식품으로 숙성 시 젖산균(유산균)이 증가하고, 요구르트와 같이 산도를 낮추어 유해균의 생육을 억제하는 정장작용을 한다.

(4) 비타민의 생성을 좋게 한다.

일반적으로 pH 4.6~4.2, 산도 0.6~0.8 정도가 김치 맛과 비타민의 함유량이 가장 높다.

(5) 산 중독증을 예방

김치는 육류나 산성식품을 과잉섭취할 경우 혈액의 산성화로 발생하는 산 중독증을 예방해 주는 알칼리성식품 공급원이다.

(6) 성인병 예방

항산화 작용으로 노화를 억제하며, 특히 피부 노화를 억제, 비만, 고혈압, 당뇨병, 소화계통의 암 예방에도 효과가 있다.

(7) 항 동맥 정화 및 항산화, 항노화 기능

혈중 콜레스테롤의 양을 감소시키며, Frbrin을 분해하는 활성을 가져 동맥경화를 예방하는 효과를 가지며, 간의 지방질농도를 감소시킨다.

(8) 갓 김치의 효능

(1) 갓에는 많은 양의 황 화합물이 함유되어 있는데, 이는 종양과 유방암, 위암 등의 종양을 억제한다.

(2) 자색 갓의 안토시안 색소는 항 혈액응고성과 항 돌연변이성이 있어 항암효과와 항균성, 항 곰팡이성, 열 안정성이 있다.

(3) 일반 식품의 엽산은 50~90%가 제조과정에서 파괴되나, 갓의 엽산은 소금에 절여 김치로 담가 먹어도 크게 파손되지 않아 풍부한 식품의 하나로 주목을 받고 있다.

(4) 성장기에는 엽산을 많이 필요로 해서 어린이 악성 빈혈 예방은 물론 성인들에게는 뇌졸중 예방은 식사를 통해 충분한 양의 엽산을 섭취한 사람들은 적은 양의 엽산을 섭취한 사람보다 뇌졸중 환자 발생 가능성이 작다고 미연방 정부는 보고하고 있다.

(5) 엽산은 암을 유발하는 DNA의 손상 위험을 감소시키며, 여성들에게는 대장암, 직장암의 발생을 감소시켜 준다고 한다.

2. 고추장의 효능

1) 고추장의 유래

전통 한의학에서는 고추를 번초라 하여 땀을 잘 나게 하고, 식용을 좋게 하며, 몸 안에 있는 갖가지 벌레를 죽이는데 먹는 약으로 썼고, 류머티즘성 관절염에는 고약 처럼 만들어 붙였다. 고추가 이 땅에 들어온 것은 임진왜란 무렵이므로, 우리 민족 이 고추장을 만들어 먹기 시작한 때는 16세기 이후라 할 수 있다.

고추장은 콩을 삶아 발효시킨 메주를 빻은 가루에 고춧가루, 찹쌀, 멥쌀, 보리쌀 등을 섞어 소금으로 발효시킨 식품이다.

2) 영양학적 가치

오랜 역사와 전통을 자랑하는 고추장은 그 영양학적인 면에서 어느 나라 전통 음 식 못지않게 뛰어나다. 고추장은 된장이나 간장 못지않게 많은 영양분을 가지고 있 는 것이 과학적으로 입증되고 있는데, 고추장에는 단백질, 지방, 비타민B2, 비타민 C, 카로틴 등의 우리 몸에 유익한 영양성분이 많이 함유되어 있다고 한다. 이뿐 아 니라 매운맛을 내는 캡사이신은 체세포를 자극하여 효소분비를 촉진하고, 신진대 사를 촉진 시킨다.

고추장의 연분이 ascorbie acid의 자동산화 억제 및 증가를 도와주며, 고추와 고 추씨의 함유 성분인 capsaicin은 Bacillus subtilis 균에 대한 항균작용이 있다고 하며, 베타-카로틴, 비타민C가 다량 함유된 고춧가루는 항돌연변이 및 항암작용이 있다.

3) 고추장의 숙성

자연에서 유래한 다양한 균종속에 들어있는, pediocomlus, halopgillus, lactobacillus, delbruekii 속 등의 미생물은 정장작용 효과를 발휘하며, 고추의 매운맛을 내는 캡사이신은 적당량 섭취 시 비위를 가라앉히고 안정감을 준다.

고추장은 특히 메주로부터 유래된 고활성의 전분 분해효소(amylase)와 단백질 분해효소(protease) 등의 작용으로 소화를 촉진시켜 준다.

고추장은 발효, 저장 식품으로 조미, 향신 두 가지 용도에 사용된다.

4) 고추장의 효과

땀이 나도록 하여 몸 안에 있는 독소가 빠져나오며, 혈액순환이 왕성해진다. 감기 등 각종 질병의 예방과 치료에 좋다는 연구결과가 나온 바 있다.

또한, 고추장은 비만 방지 효과가 큰 것으로 나타났다는 최근 연구발표도 있는데, 이는 고추의 매운맛을 내는 캡사이신 성분이 체지방을 감소시킬 뿐 아니라, 적당량을 섭취할 경우 비위를 가라앉히고, 안정감을 주기도 하며, 땀이 나도록 하여 노폐물 배설을 촉진하여 각종 질병을 예방하고, 치료에 좋다는 연구결과가 나온 바 있다. 고춧가루 외에 고추장 재료인 메주 나 숙성 때 생긴 성분이 체지방을 감소시킬 뿐 아니라, 이를 태운다 하여 최근 일본에서는 고춧가루를 이용한 다이어트도 유행하고 있다고 한다.

북한에서 펴낸『동의학사전』이 보면 "고추 맛은 맵고, 성질은 몹시 덥다. 또한, 심경과 비경에 작용하는데, 이는 비위를 덥혀주고, 한사를 없애며, 입맛을 돋우며, 소화를 돕는다."라고 한다.

약리 실험에서 위액준비 촉진작용, 콜레스테롤 제거작용은 물론 말초혈관 확장작용, 살균작용, 식욕부진, 소화불량증, 위염 등에 쓴다고 기록하고 있다.

3. 된장의 효능

1) 된장의 유래

우리 민족이 된장을 담가 먹기 시작한 것은 『제민요술』에 된장을 만드는 방법이 적혀있는 것으로 보아 삼국시대 이전으로 추정한다.

그리고 8~9세기 무렵에 일본으로 건너간 것으로 보인다. 『구황보유방』에 적힌 메주 만드는 법에 대한 설명으로 보아 오늘날 형태의 된장은 고려나 조선시대 때 이루어진 것으로 추정한다.

된장이 니코틴이라는 담배 독성을 해독시키는데, 옛 선조들은 장죽(담뱃대)이 막힐 때 된장국을 끓여 장죽 속에 넣어 막힌 구멍을 뚫었다는 것은 되새겨 들어 볼 이야기이다.

된장은 만드는 방법에 따라 메주 된장과 청국장으로 구분한다.

2) 영양학적 가치

콩은 땅에서 나는 고기요, 동물성단백질보다 우수하다는 것은 세계가 인정하고 있는데, 이는 콩을 삶아서 염장 발효시켜 그 속에 酵素群(효소군)을 형성시킨 후 미네랄이 풍부히 들어있는 굵은소금으로 된장을 만든다.

1998년 대한 암예방학회가 주최한 학술발표회에서 재래식 메주 된장이 바이러스균과 곰팡이에 의해 자연 발효되는데, 제조과정 중 햇볕에 쬐거나 달여, 숯이나 소금 등의 첨가, 미생물 간의 경쟁, 발효 중에 생성되는 갈색 물질이나 암모니아 등이 자연발효 중 혹시 나타날 수 있는 독성 물질을 다 제거하는 효과가 있음이 과학적으로 확인 되었다.

재래식 된장이 암이라고 하는 악성신생물 출현을 제어하고, 이를 소멸할 수 있다는 것이 증명되었기 때문에 언론에서 격찬한 바 있다.

(1) 콩에 들어있는 단백질 분해 저해물질이 암세포의 성장을 막는다.

(2) 된장에 다량 포함된 제네스테인이 콩에 함유된 이소플라본이 발효 과정을 통해 변화된 물질로 유방암 치료에 효과가 크고, 갖가지 암의 전 이를 예방하는데 콩보다 훨씬 높은 암치료효능이 있는 것으로 밝혀졌다.

(3) 콩기름에 들어있는 유리지방산인 리놀레산은 암세포의 성장억제와 면역력을 높여 준다.

3) 항암효과

(1) 서구식 식생활문화 속의 질병

암이나, 당뇨병, 고혈압, 동맥경화증, 심장병, 신장염 들이 급증하고 있다는 것을 알기 시작하면서 애용되어야 할 된장이 어린아이들에게 괄시를 받고 있다는 것이 문제이며, 또한 어린이 백혈병(혈액암) 환자 급증은 무질서한 식생활을 내버려 두는 데 있는 것이다.

된장은 발효식품 가운데서도 항암 효과가 탁월하다. 따라서 대한 암 예방 협회에서 추천하는 15개 항목 중 된장국을 매일 먹으라는 항목이 들어있을 정도로 국내외적으로 그 효과가 공식화되는 추세이다.

또한, 된장이 항암효과는 물론 암세포 성장을 억제하는 효과가 있다는 그것이 밝혀졌다.

(2) 콜레스테롤이 없는 양질의 식품

된장은 발효식품 가운데서도 항암효과가 탁월하며, 콜레스테롤이 없는 양질의 식물성단백질이 다량 함유되어 있기 때문에 동맥경화, 심장질환, 고혈압, 간 기능 강화, 노인성 치매 예방 효과, 골다공증 예방, 당뇨 개선, 소화제 역할, 비만, 변비 예방, 심장병과 뇌졸중 예방, 기미, 주근깨 제거 등에 효과적이다.

된장에는 노화를 억제하는 항산화 물질을 함유하고 있으며, 숙성과정에서 항산화 기능이 높아지고, 된장 특유의 갈변현상도 노화 예방에 큰 작용을 하는 것으로 알려져 있다.

4) 효능

(1) 고혈압

히스타민-류신 아미노산은 단백질의 생리활성이 뛰어나 두통을 경감시키고, 혈압을 저하시켜 고혈압에 효험이 있으며, 콜레스테롤을 제거해 줌으로써 혈관을 탄력 있게 해준다.

(2) 간 기능 강화

음식의 영양소 모두가 간을 통하여 분배되는데, 전통 된장은 간 기능을 강화하여 간 기능 회복과 해독에 효과가 있다.

(3) 골다공증

이소플라본의 유도체는 일명 식물성 에스트로젠으로 뼈의 재흡수를 막고, 뼈를 형성하여 여성의 골다공증도 예방할 수 있다.

(4) 노인성 치매 예방 효과

콩 속의 레시틴은 뇌 기능 향상 효과가 있으며, 사포닌은 기능성 물질로 혈중 콜레스테롤을 수치를 낮추고, 과산화지질의 형성을 억제하여 노화 및 노인성 치매를 예방한다.

(5) 당뇨 개선

Melanoidine 성분이 인슐린의 분비를 원활하게 하여 당뇨를 개선한다.

(6) 비만, 변비 예방

된장은 호박, 버섯, 보리 등과 함께 식이섬유가 풍부하여 비만 예방은 물론, 변비 예방 및 치료에도 효과적이며, 장의 연동운동을 촉진해 소화기를 튼튼하게 해 준다.

(7) 소화제 및 해독작용

해물, 육류, 버섯 등의 독을 푸는 데 효과가 있으며, 소화력이 뛰어난 식품으로 체할 염려가 없으며, 체하여도 이내 풀어진다.

4. 간장의 효능

1) 간장의 유래

우리가 일상적으로 먹고 있는 간장은 『삼국사기』에 삼국시대 이전부터 된장, 간장이 섞인 걸쭉한 장류를 담가 먹다가 시간이 흐르면서 삼국시대에 와서 내물왕 8세손인 김흠운(金欽運)의 딸을 맞아들이는 절차에 관한 기록 속에 폐백 음식류로 장(醬)과 메주(鼓), 해(醢, 젓갈)가 등장하고 있는데, 이때부터 장류가 이용되었다는 것을 알 수가 있다.

콩을 삶아 만든 메주를 띄운 다음 소금물에 담가 메주를 발효시킨 후 메주는 된장용으로 사용하고, 숙성된 소금물을 달인 액을 간장으로 이용하는데, 이는 고유의 음식 맛을 살려주는 필수식품으로 제철 음식 요리에 꼭 필요한 양념인 간장이 음식 조리용으로 한 번 습관을 들이면 특별히 따로 섭취할 필요가 없는 간장은 암을 예방하는 좋은 식품이라 할 수 있다.

2) 간장의 종류

간장은 크게 재래식 간장 즉, 전통 간장과 개량 간장으로 나누는데, 전통 간장은 집에서 메주로 직접 담가 먹는 간장으로 조선간장이라 부르고, 개량 간장은 콩가루와 밀 등을 혼합해 만든 것으로 왜간장이라고 하는데, 이는 일본에서 유래한 왜간장은 제2차 세계대전 때 군인에게 간장을 보급하기 위해 속성으로 만들어진 간장을 말한다.

(1) 재래식 간장

- **진간장**: 담근 햇수가 5년 이상 된 것으로 맛이 달고 색이 진하여 약용 및 조림, 포, 육류의 양념 등에는 진장을 사용.
- **중간장**: 담근 햇수가 3~4년 된 것으로 주로 나물을 무치는 데 사용.
- **묽은간장**: 햇수가 1~2년 된 것으로 국을 끓이는 데 사용.
- **햇간장**: 담근 지 1년 이내 간장으로 국, 찌개, 나물의 간을 맞출 때 사용.

(2) 왜간장(개량 간장)

개화기 이후 들어온 일본식 간장을 이야기하며 조선간장에 비해 짠맛이 약하고 색이 진하며, 최근에는 묵은 조선간장 대용으로 염산을 이용해 분해해서 만드는데 이는 주로 공장에서 대량생산된 제품들이다.

(3) 양조간장

- 대두(큰 콩), 탈지 대두(기름을 짜낸 콩) 또는 곡류 등을 증자하고 종국을 첨가한 후 제국실에서 배양하여 얻은 효소 활성이 있는 국을 식염수 등을 섞어 발효와 숙성시킨 후 그곳에서 나온 액체를 가공한 것을 말한다.
- 이때 탈지 대두는 7.0% 이상이어야 하며, 대두 또는 탈지 대두를 섞어서 사용하는 경우에는 9.0% 이상이어야 한다.

(4) 혼합간장

- 재래식 간장 또는 양조간장에 산분해 간장 또는 효소분해 간장을 적절한 비율로 혼합하여 가공한 것을 말한다.
- 산분해 간장의 원액에 단백질 또는 탄수화물 원료를 첨가하여 발효, 숙성시킨 액체를 가공한 것도 혼합간장이다.
- 원액에 양조간장 원액이나 산분해 간장 원액 등을 적정 비율로 혼합하여 가공

한 것을 말한다.

(5) 산분해 간장

단백질 또는 탄수화물을 함유한 원료를 콩, 쌀 등을 염산 등으로 녹여서 분해한 후 그 액체를 가공한 것을 말한다.

3) 영양학적 가치

삼국시대 이전부터 전해 내려온 우리 고유의 발효식품으로, 간장은 콩을 삶아 띄워 메주를 만든 뒤 메주를 소금물에 담가 발효시킨 액체로 구수한 맛과 짠맛, 단맛 등이 어우러진 오묘한 맛이 나는 간장은 특유의 감칠맛 덕분에 다양한 요리에 이용되고 있으며 염분과 아미노산, 단백질의 공급원이며, 주식 섭취만으로 부족한 아미노산을 보완해 주는 식품일 뿐 아니라 식욕을 올려주는 것 외에도 입맛이 없을 때는 밥을 간장에 찍어 먹기도 한다.

미국 의학계에서 한때 아민이라는 물질이 채소와 결합하여 위암을 유발하리라 추측하였으나, 간장을 쥐에게 실험한 결과 오히려 발암률이 떨어졌을 뿐 아니라 질산염을 첨가해도 암이 유발되지 않았다고 한다. 따라서 간장을 섭취한 쥐에 강력한 암 치료 효과가 있음을 결론 내렸다.

4) 간장의 효능

1) 간장에 들어있는 메티오닌은 필수아미노산 중 하나로, 간의 해독작용을 도와 체내 유독물질을 제거하고, 알코올과 니코틴의 해독을 돕고 혈액을 맑게 할 뿐 아니라 비타민의 체내 합성을 촉진하고 칼슘과 인의 대사조절로 치아나 뼈 조직을 단단하게 한다.
2) 유산균과 단백질이 공급 재래 한식 간장에는 효모균, 고초산, 젖산 같은 젖산

균이 풍부하고, 단백질과 아미노산 및 염분을 공급하기 때문에 영양 공급이 탁월할 뿐 아니라 간장의 메티오닌 성분이 유해물질 제거에 도움을 줌으로써 혈관의 불순물제거 및 혈관을 부드럽게 하여 혈액순환과 비타민의 체내 합성을 촉진해주는 효과가 있다.

3) 민간요법으로 갈증이 심할 때 냉수에 간장을 타서 마시면 갈증이 해소된다.

4) 화상을 입을 때 된장이나, 간장을 바르면 통증이 완화된다.

5. 전통식초의 효능

1) 식초의 역사

중국 위나라 때 쓰인 『제민요술』을 보면 조, 찹쌀, 기장, 보리, 콩, 팥, 술지게미 등을 원료로 하여 식초 만드는 법이 기술되어있으며, 송나라 때 『본초도경』에는 고려 시대에 다시마 조리법으로 식초를 조미료와 약용으로 썼다는 기록이 있는데 이는 고려 시대의 한의서인 『향약구급방』에 잘 나타나 있으며, 조선 초기 세종대왕 전후기에는 식초의 제조법이 민간에 널리 전파되면서 민간약으로 자리를 잡게 되었다고 한다.

또한, 문헌적으로 가장 오래된 식초라는 말은 이스라엘 지도자인 모세가 붙인 말로 『구약성서』의 「모세5서」에 술 식초와 와인 식초가 등장하며, 「룻기」에도 식초로 만든 음료를 받아서 마셨다는 기록을 감안한다면 적어도 식초의 역사는 3천 년, 아니 그 이전부터 전해 내려왔다고 해도 무리가 아니며, 성서에 "애통해하던 여인들이 십자가 위의 예수에게 목을 축이시라고 초를 드렸다."라고 기록되어 있다. 또한, 로마제국 시대에도 클레오파트라를 비롯하여 많은 귀족이 건강과 미용을 위해 식초를 즐겨 마셨다고 한다. 또한, 초절임 식품은 저장 식품으로써 비위생적인 식생활에 있어서 식초의 역할은 대단히 컸으리라고 생각된다.

2) 발효식품의 종주국

우리나라는 예부터 발효식품과 효소식품의 종주국이다. 우리나라 전통 식품의 대부분이 발효식품 즉 전통식초, 간장, 된장, 청국장, 고추장, 김치, 막걸리, 동동주, 식혜, 젓갈 등이 있는데, 이들이 가공식품과 공해에 시달리는 현대인들의 수명을 연장해주는 식품이 분명하므로 발효식품을 개발한 현명한 우리는 조상님들에게 감사해야 할 것이다. 식초의 기본 효능은 식욕증대와 맛을 돋우며, 스트레스 등을 해소한다.

소화를 촉진하고, 신진대사와 성장을 촉진한다. 또한, 강력한 자연 방부제 역할, 자연 치유력 강화, 어혈과 스트레스 등을 해소한다.

3) 식초의 분류

가) 합성 식초

순도 90~95%의 에딜알코올에 석유에서 추출한 빙초산을 가한 후, 초산을 발효시켜 맛을 돕기 위하여 Peptone(펩톤), 폴리펩티드, 인산, 칼륨, 마그네슘, 칼슘, 당질 물엿 등을 인공적으로 가미한 불안전한 자연식품이다. 즉 특수한 기계를 사용하여 가공한 식품이다.

이러한 합성 식초에 화학물질인 인산이나 구연산은 몸에 지대한 악영향을 일으키는 유해물질이다. 따라서 선진국에서는 빙초산을 독극물로 분류하여 식초라는 이름을 사용하지 못하게 하고 있으나 우리나라에서는 아직도 식품대에 진열되어 판매되고 있다.

나) 양조식초

현재 우리 가정에서 일반적으로 많이 사용되고 있는 식초는 에틸알코올 양조식초로 고구마나 감자 등의 전분질을 발효시켜 초산균을 혼입한 초산균 영양이 되는 질소 함유물이나 무기염을 첨가한 뒤 급속하게(2~3일 이내) 발효시킨 것이다.

원료가 에틸알코올이기 때문에 식초의 영양성분인 유기산, 비타민류가 거의 함유되어 있지 않아 건강식품으로는 부적합하다.

다) 전통식초

일명 현미 식초라고 하는데, 이는 밀, 보리, 옥수수 등 곡물로 만든 누룩과 현미 고두밥에 식혜나 물을 첨가하여 이를 자연 상태에서 1년 이상 발효시켜 만든 식초를 천연 현미 식초(전통식초)라 한다.

여기에는 8종류의 필수아미노산이 균형 있게 함유되어 있을 뿐 아니라, 이외에 초산, 구연산, 사과산, 주석산 등이 풍부하며, 각종 과일이나, 산야초를 첨가하여 이를 다시 발효시킨 것을 우리는 통상적으로 초콩, 초란, 사과 식초, 송엽초 등이 있으며, 이외에도 약쑥, 생강, 감초, 석유, 송엽을 전통식초에 첨가한 식초가 인간의 건강을 지키기 위한 최적의 식초이며, 간장의 해독과 신장의 이뇨작용에 뛰어난 효능을 가진 식품이다.

＊ 전통식초를 만드는 방법은 "부록"을 참조하시기 바람.

4) 식초의 역할

곡식이나, 당질을 먹을 때 크렙스 회로가 잘 돌아가야 하는데, 크렙스 회로란 몸안의 체액이 회전하는 통로를 말하는데, 체질이 산성화되면 통로가 막혀 혈액순환을 방해하므로 염증을 발생하게 된다.

따라서 몸이 비만해지거나, 여성들은 단산하거나, 폐경기가 되면 열이 많아지고, 관절염 등이 많이 발생하는데 이는 식초나, 신 것을 멀리하기 때문이다. 이 크렙스 회로가 잘 돌아가게 하려면 유기산 즉 식초, 구연산, 귤, 오렌지, 레몬, 매실 등을 즐겨 먹는 것이 좋다.

5) 식초 활용법

• 당뇨병

성인들의 당뇨병은 90% 이상이 비만이나 잘못된 식사에서 오는데, 이들 대부분이 생활 스타일을 바꾸고, 천연요법을 실시하면 당뇨병의 굴레에서 벗어 날 수 있다. 당뇨병에 대한 즉효성을 기대한다면 마늘 식초나 초란 식초를 구연산, 꿀, 과즙, 생수 등에 타서 하루 3회 이상 마시면 효과적인데 이는 신진대사를 원활하게 하기 때문이다.

• 고혈압

고혈압의 원인으로는 식생활의 불규칙, 염분의 과다섭취, 비만, 유전과 체질, 정신적 스트레스 등이 있는데, 이러한 원인이 복잡하게 얽혀서 생기는 경우가 많다.

특히 유자 식초, 솔잎식초, 초란 식초를 하루에 3회 이상 1/2컵 정도를 공복에 섭취하면 효과적이다. 염분 과다 섭취를 이뇨작용으로 배설하기 때문이다. 최근에는 혈관을 수축시켜서 혈압을 높이는 작용을 하는 호르몬의 일종을 억제하는 힘을 식초가 가지고 있다는 깃도 입증되었다.

이는 지방의 합성을 방지하기 때문이다.

• 간장병

간장의 기능은 소화액인 담즙을 만들고, 여분의 탄수화물을 글리코겐으로 바꾸어 저장하고, 해독작용을 한다. 간장 질환으로는 급만성간염, 간경변증, 간암, 담석증(담즙이 굳는 등)이 있는데, 이는 간장에 모든 영양분이 모이는 이곳에서 처리 분해되어 몸의 각 기관으로 보내지 여분은 저장되기도 하며, 처리, 분해과정에서 유해물질이 생기는 예도 있지만 이러한 물질에 대한 해독작용 또한 간장의 기능이다.

• 동맥경화

우리 식생활이 서구화되면서 육류의 과다섭취로 지방이 축적되어 동맥경화나 노화를 재촉하는 결과로 콜레스테롤이 체내에 너무 많이 남게 되어 동맥경화를 유발시킨다. 식물성단백질로 알려진 콩에 함유된 아미노산은 혈압을 내리게 하고, 동맥의 노화를 방지하며, 탄력성을 유지하는 힘을 발휘하게 해주기 때문에 혈액순환 역할을 하는 식초와 콩을 이용한 콩 식초를 만들의 먹는 것이 더할 나위 없는 좋은 효과를 얻게 될 것이다.

• 위장병

위장병에는 급. 만성위염, 위궤양, 위하수, 위 확장증, 위경련, 위암 등이 있는데 가끔 가슴 아래가 묵직하다, 가슴이 아프고 쓰리면서, 위통 소화불량, 설사 등의 위장 장애를 일으키고, 체한 것처럼 답답하거나 매슥거리는 증상이 나타나면 으레 위산 과다라고 생각하게 된다. 이는 터무니없는 잘못이다. 이는 오히려 위산이 부족하기 때문일 수 있는데 이때 식초를 하루에 3회 이상 5~10배 정도를 희석시켜 복용하면 위액준비를 촉진할 뿐 아니라 위액의 역할도 한다.

• 신장병

신장은 혈액을 정화해 주는 곳으로 혈액 속에 있는 노폐물을 제거하여 소변으로 배설해 주며, 또 혈압을 조절하는 호르몬이나 뼈를 튼튼하게 해주는 비타민D를 만들어내기도 한다. 신장에 관계되는 병으로 급성 또는 만성 신장염, 네프로제, 신우염, 신장결석, 신장결핵 등이 있다. 신장 장애의 대부분 수은, 납 등의 중금속 중독 이외에 유해 식품(식품 첨가 제. 농약 등)의 축적, 피로나 스트레스의 축적, 염분의 과다섭취, 술, 담배 등으로 신장에 이상 증세가 나타나지만 쉽게 치유되지는 않는다. 그러나 식초는 유해물질을 씻어내는 역할 외에 단백질량을 증가시키고 약해진 신장의 조직을 회복시키는 힘도 가지고 있다.

• 변비

일반적인 방법은 섬유질 섭취다. 섬유질이 체내에서 소화되지 않고 거기에 수분이 흡수되어 변의 양이 불어나고 창자의 연동운동이 되는데, 만성적인 변비 증상이 섬유질 섭취만으로 쉽게 치료되지 않는다. 변비를 없애는 데는 장의 활동을 돕는 식초가 높은 효과를 나타내는데 식초는 신진대사를 높이는 기능을 가지고 있기 때문에 변비 해소에 도움이 되며, 특히 사과 식초를 섭취하게 되면 장내 활동이 원활 해지고, 탄산가스가 발생하여 변의를 일으켜 변비가 해소된다.

• 비만

살이 찌는 것은 체내에 너무 많이 섭취한 탄수화물이나, 당질이 지방으로 변해 피하 지방으로 축적되기 때문이다. 이를 방지하려면 탄수화물이나 당질이 바로 지방으로 변하는 것을 막거나, 지방으로 변해도 그것을 분해해버리는 기능을 하는 것이 바로 식초이다. 식초는 지방으로 변하는 것을 막아주고, 지방분해를 돕는 기능이 있다. 과다한 수분섭취도 비만의 원인인데, 수분이 체내에 너무 많아 비만이 된 사람은 식초를 복용하여 이뇨작용을 촉진하면 자연히 살이 빠지는 효능이 있으며, 현미 식초를 소주잔으로 두잔 정도를 물에 희석해 하루에 3회 정도 마신다.

• 불면증

불면증은 스트레스로 인하여 오는 증상을 치료하기 위해서는 칼슘을 섭취해야 하는데, 칼슘은 정신적인 긴장을 완화하는 기능을 하는데 이유 없이 기분이 나쁘거나 초조해서 잠을 잘 수가 없을 때 칼슘이 부족한 것이 원인이지만 식초에 칼슘은 없지만, 칼슘을 효율적으로 흡수시키는 힘이 있어 칼슘이 많이 함유된 식품을 먹을 때 식초 절임을 하였으면 칼슘섭취를 높일 수 있다.

• 골다공증

뼈의 무게가 감소하여 발생하게 되는 증상으로 뼈마디가 끊어질 듯 아프다가 갑자기 괜찮아지다가 다시 아프게 되며, 소변이 잦아지고, 안색이 누렇게 변하고, 속이 메스꺼우며, 시력감퇴, 식욕부진, 및 소화불량 증상이 나타나는데, 이를 예방하려면 가벼운 산책을 하면서 햇볕을 쬐면 비타민D가 활성화되며, 식품 속의 칼슘이 체내에 흡수되는 것을 돕고, 흡착을 원활하게 하는 것이 식초인데 이는 부신피질호르몬을 조절하므로 골다공증에 대단한 효과가 있는데 특히 초란 식초를 하루에 3회 정도 복용하면 효과적이다.

• 요통

요통을 방지하거나 치유하려면 무엇보다 먼저 허리 근육의 피로를 없애고, 근육의 유연성을 되찾을 수 있도록 해야 하는데, 이 방법이 바로 식초를 마시는 것이다. 물론 식초를 마신다고 바로 요통이 가라앉는 것은 아니지만, 신장 위에 있는 부신이라는 기관에서 호르몬의 일종에는 염증을 없애 주는 작용이 있는데, 물론 식초를 마신다고 당장 요통이 없어지는 것은 아니다. 1주, 2주, 3주… 계속해서 마시다 보면 점 차로 몸이 가뿐해진다거나 쉽게 피로해지지 않는 등 몸의 상태가 좋아 짐에 따라 어느 사이에 요통이 사라지게 된다.

• 기미, 피부 노화

기미는 피부세포액에 함유된 멜라닌 색소가 갑자기 증가하여 나타나는 것이며, 피부 노화는 과산화지질이라고 하는 물질인데, 이는 피부의 팽창이나 탄력, 주름이나 처짐, 혹은 피부의 윤택이나 촉촉함 등에 영향을 미친다. 과산화지질의 증가를 억제하는 데에 효과가 높은 것으로는 비타민E가 있는데, 이는 혈관을 확장해서 피부의 세포에 이르기까지 영양을 공급해 주는 힘이 있어 세포의 신진대사를 왕성하게 한다. 그 결과 멜라닌 색소의 배설이 활발해져 기미를 방지하고, 제거하기도 한다. 식초에는 이 비타민E와 같은 작용을 하는 힘이 있다.

• 신경통, 피로, 어깨 결림, 타박상 등

영양의 균형이 흐트러지거나 체력이 떨어져 구연산 회로가 원활하게 돌지 못하게 되면 영양소가 불완전연소 하여 남은 찌꺼기인 초성 포도산이 유산으로 변화하여 몸에 축적되므로 여러 가지 트러블을 일으키게 된다. 그런 트러블의 하나로 신경통을 들 수 있는데, 이는 초성 포도당 자체가 신경을 마비시키는 작용을 하는데 이를 완화. 해소하려면 구연산 회로의 활동을 정상적으로 돌리고, 유산이나 초성 포도산의 생성을 억제하는 것이 중요하다. 유산이 근육에 괴이면서 그 부분의 근육이 굳어지면서 일어나는 증세인데, 식초에는 생체 활동의 키가 되는 구연산 회로의 활동을 활발하게 해주는 기능과 혈액을 약알칼리성으로 변화시켜 혈액을 원활하게 해주는 기능이 있어 식초에 소금을 타서 아픈 곳을 찜질하거나, 현미 식초나 구연산을 매일 몇 차례씩 소량 마시거나, 이를 이용한 요리에 매일 넣어 먹어도 좋다. 신경통은 B1의 부족이 원인이 많아서 이를 많이 함유한 마늘식초가 좋다.

• 입 냄새

식초는 특히 명치 언저리가 쓰리고 아픈 증세 등 위장에 원인이 있는 입 냄새에 효과를 발휘하는데, 위장이 정상적으로 활동하기 시작하면 낙산균이 소멸하여 악취는 근원부터 없어지게 되는 것이다.

식초나 구연산 등으로 단시일에 고치겠다는 생각보다는 매일 조금씩 마시도록 하여 위장에 해를 끼치지 않도록 하여야 할 것이다.

식초는 고기나 생선을 먹을 때 같이 먹으면 위벽을 두껍게 해주며, 충치나 틀니 등이 원인이 되어 냄새가 나는 경우가 있는데 이때 식초로 양치질을 해주면 효과를 볼 수 있다.

⚘ 식초의 기본 효능

1. 식욕을 증대하고, 맛을 돋우며, 소회를 촉진한다.
2. 신진대사와 성장을 촉진하고, 강력한 방부제 역할을 한다.
3. 자연 치유력을 강화하여 어혈과 스트레스를 해소시킨다.

6. 유산균의 효능

생명체가 살아가고 생명을 유지하는 데 있어서 없어서는 안 될 필수 생리 물질인 효소는 먼저 우리 몸 안으로 들어온 음식물을 입과 위에서 잘게 쪼갠 후, 십이지장에서 분자 단위로 분해하여 糖(당)으로 만드는데. 이는 십이지장에 있는 융모가 당을 빨아들여 핏속으로 보내면 피가 이 당을 온몸으로 공급해 인체 활동을 수행에 필요한 에너지가 되는 것이다.

한편으로 핏속의 효소는 날마다 새로운 세포와 머리카락을 만들고 손톱과 발톱을 만드는 등의 신진대사를 수행하게 되는데, 효소가 부족하면 소화가 잘 안 되고 특히 신진대사가 잘 이뤄지지 않아 면역력이 약해지게 된다.

원래 살아있는 생명체 속에는 모두 효소가 있지만, 우리 몸속의 효소(체내 효소)는 건전지와 같아서 채소나 과일 등을 많이 먹어 그 속에 들어있는 효소(체외 효소)로 자꾸 충전해 주어야 하는데, 현대인은 화식이 90%를 차지하는데 각종 정크식품을 많이 먹기 때문에 효소의 절대량이 부족할 뿐 아니라 정제당, 정제염, 조미료, 중금속, 색소, 발색제, 익힌 고기 햄버거, 치킨 등을 주로 먹고 있어 이를 소화 분해하는데 효소도 그만큼 더 많이 들어갈 뿐 아니라 신진대사를 수행할 효소가 부족하므로 이런 정크(부실)식품을 많이 먹는 어린이들에게까지도 요즘 아토피와 같은 현상이 나타나고 있으며, 또한 나이가 들수록 만성적으로 부족한 효소를 밥처럼 먹어야 한다고 강조하고 있다.

이에 비해 유산균은 젖산발효 때문에 생성되는 균으로 병원균이나 유해 세균의 생육을 저지하는 성질을 갖고 있다. 이 유산균은 요구르트나 치즈 등의 유제품과 김치류, 된장·간장 등의 식품제조에 이용하는데 특히 장내에 서식하고 있는 잡균에 의한 이상 발효를 방지하기 때문에 장을 깨끗이 하는 整腸劑(정장제)로 이용되기도 한다.

유산균은 장 면역력을 회복시키고, 우리 몸의 균형을 조절하여 몸속 독소를 내보내는 데 결정적인 역할을 하는데, 우리 몸속에는 좋은 균(유산균)과 나쁜 균이 각각 85%와 15%로 적절한 균형을 이뤄야 하는데, 나쁜 균인 곰팡이균을 키우는 대표적인 음식이 밀가루라는 설명이다.

자연치료전문의 서재걸 박사는 "밀가루 음식을 먹으면 곰팡이균이 되며, 또한 유산균을 죽이고 있어 특히 현대인은 유산균을 먹어야 한다."며 밀가루의 치명적인 단점을 강력하게 어필을 하고 있다. 유산균은 우리 몸의 독소를 배출시키는 필수 요소인데, 유산균이 풍부하면 음식 찌꺼기를 대변이나, 소변으로 배출되지만 부족하면 음식 찌꺼기를 제대로 배출하지 못하여 몸 안의 독소, 즉 찌꺼기가 남아 나쁜 균이 재흡수 되어 에너지를 소모하게 되는데, 이는 장의 해독능력이 유산균의 양에 의해 결정되기 때문이다.

다시 말해서 장 내의 유산균의 양에 따라 조류인플루엔자, 신종플루, 독감 등의 바이러스를 이길 수 있는 면역력의 80%를 결정하기 때문에 유산균이 충분하면, 혈압이 조절되고, 불임이 없어지면서 임신이 가능해지고, 온몸의 두드러기가 없어지면서 피부가 깨끗해지는 등 자연 치유력에 놀라운 사실이 입증되었다.

특히 서재걸 박사는 4년간 류머티즘 병을 앓았던 연예인 조형기 아내의 사례를 들며 "류머티즘 환자의 경우 스테로이드제, 면역억제제, 항암제를 복용하면서 약을 한 번만 끊어도 통증이 너무 심해서 안절부절못할 정도의 심한 통증이 있었던 경우"라고 증상을 전했다.

"우리가 먹는 음식물이 소화 흡수되어 에너지를 발생시키는 것은 식초의 성분인 초산이 주도적 역할을 하고, 다른 성분 여러 성분이 이에 가세 협력한다는 사실과 몸속에 노화의 원인이 되는 유산의 발생을 방지하거나 해결하는 역할을 한다는 사실과 식초의 주성분인 초산이 부신피질 호르몬을 만든다."라는 사실을 발표하여 3번의 노벨 생리의학상을 수상한 위대한 식초가 우리 음식문화에서도 없어서는 안 될 중요한 식품이다.

1) 효능

– 유해균을 억제하고, 腸(장) 내 건강을 유지한다.
– 콜레스테롤 수치를 막고, 혈관을 튼튼하게 하고, 청소하여 혈압을 예방한다.
– 건강 유지를 위한 면역력을 강화한다.
– 알레르기, 아토피, 비염, 천식 등을 개선한다.
– 노폐물(젖산) 제거 및 피부 유해균을 제거하는 역할을 한다.
– pH를 낮추고, 유해균 번식을 막아 간의 피로를 줄인다.

– 지방 대사를 원활하게 하여 비만을 억제하는 역할을 한다.

2) 복용법

– 성인 하루 섭취량은 소주잔으로 한잔 정도로 물에 희석(1:5)하여 식후 30분 이후에 복용하는 것이 좋다.
– 동물성 식품을 주로 섭취하는 유럽인들은 육류를 분해하는 우유나, 치즈를 주로 섭취하여 腸(장) 내에 유산균을 많이 번식시킨다.
– 식물성 식품을 주로 섭취하는 아시아인들은 채소를 분해하는 유산균은 주로 효소식품 즉 청국장(100억 마리), 된장(700만 마리), 고추장, 간장(1억~10억 마리) 등이 腸(장) 내에 유산균 번식에 좋은 식품이다.

3) 유산균 번식에 유익한 식품

– 주식품으로 현미 또는 백미+미강(쌀겨가루: 1숟가락 첨가)을 밥으로 먹는 것이 좋다.
– 미강을 복용할 경우 이를 볶아서 먹는 것이 좋다.
– 된장, 고추장, 청국장 등은 물론 반찬에 미강을 조금씩 첨가하여 먹으면 유산균 번식에 좋다.

4) 유산균 발효법

– 현미효소 2+고춧가루 2+메줏가루 0.5+천일염1+물을 혼합하여 도자기 항아리에 넣고, 공기가 잘 통하는 곳에 15일 정도 보관한다.
– 우유와 티베트 버섯(나무 수저 사용)을 항아리에 넣고, 25~30도 상온에서 24

시간 보관 후 찌꺼기를 필터링한 우유 요구르트를 복용한다.

(이때 필터링한 찌꺼기를 종균으로 다시 사용이 가능하다.)

– 김치는 발효 시작일부터 10일에서 15일 사이에 유산균이 가장 많으며, 이때부터 온도를 5도 이하로 유지하여 보관하는 것이 좋다.

– 이 외에도 과일, 채소가 좋으며, 특히 사과가 좋다.

– 캡슐로 된 유산균을 먹는다.

5) 발효식품 제조법(부록 참조)

7. 조청의 효능

곡류로 만든 천연 감미료 소청은 독성과 중독성이 없어 어떤 음식과도 잘 어울리며, 단맛이 강해 물에 희석하여 소량으로 넣는 것이 좋다. 각종 조림이나, 고기를 재울 때 양념장에 넣어 조리하고, 무침이나 볶음요리를 만들 때 나중에 넣어 살짝 볶으면 오래 두고 먹어도 풍미와 빛깔이 유지된다.

멸치, 콩 닭, 생선 등을 이용한 조림요리, 장아찌나 나물 등을 무칠 때, 생선이나 고기를 이용한 구이요리, 고추장이나 맛탕, 한과를 만들 때 등 다양한 요리에 활용할 수 있다. 올리고당(원료: 사탕수수)이나, 물엿(원료: 옥수수 전분)과는 또 다른 맛이 부드러운 단맛과 윤기를 낼 때 주로 사용한다.

조청으로 사용하는 곡류는 일반적으로 쌀을 사용하는데, 보리쌀, 옥수수, 수수, 고구마 등 여러 잡곡으로도 제조할 수 있다.

보리 조청은 항산화 성분이 다량 함유하고 있어 암 발생억제 및 예방 효능이 있으며, 도라지 조청은 기침, 천식에 효능이 있다.

따라서 조청에 도라지, 생강, 구절초 등의 약재를 첨가하여 복용할 경우 그에 맞는 약효를 얻을 수 있으며, 특히 당분이 부족한 당뇨 환자는 저혈당이 되기 쉬우므로 조청을 상용하는 것이 좋다.

떡을 먹을 때 꿀 대신 찍어 먹거나, 미숫가루에 설탕 대신 먹거나, 음식을 못 먹는 환자에게는 식사대용으로 소금을 약간 넣어 먹으면 효과가 좋다.

ﾓ 효능

1) 장의 독소와 노폐물, 숙변을 제거하여 정신력이 강화된다.
2) 자연의 에너지와 천연 영양분을 알뜰하게 섭취한다.
3) 혈액이 맑아지고, 세포가 재생되어 체질이 개선된다.
4) 각종 천연 영양소를 공급하여 몸의 조화와 균형을 유지해준다.
5) 식사량이 적어 변비와 비만을 성공적으로 개선할 수 있다.
6) 소화기 계통의 기능이 기본적으로 개선된다.
7) 당뇨 환자가 특히 부족한 저혈당 체질에 복용하면 효과가 좋다.

* 발효식품 제조법 (부록 참조)

自然食品
健康管理

우리 몸에 좋은 산야초

제 6 장

1. 야생초의 효능

우리는 보통 귀한 약이라 하면, 인삼이나, 녹용, 웅담 등을 떠올리는데, 우리 주변의 산과 들에 자생하고 있는 산야초야말로 강인한 생명력과 풍부한 영양소가 우리 몸을 건강하게 지켜주는 천혜의 보약인 반면, 비록 유기농법으로 재배한 소위 무공해 채소라 할지라도 산과 들에서 자생한 산야초가 몇 배나 뛰어난 채소인데, 이는 긴 장마와 가뭄, 그리고 혹독한 추위와 병충해, 그리고 다른 식물과의 치열한 영역 다툼에서 살아남은 채소로 인간이 재배한 채소는 채취한 지 2~3일이면 시들지만, 산야초는 1주일이 지나도 싱싱함을 유지한다.

꿩이 날개나 다리를 다쳤을 때 늙은 소나무 송진을 상처에 바르며, 벌에 쏘인 거미는 명아주 잎에 비벼 통증을 해소하며, 독사에 물린 동물은 쥐방울덩굴을 뜯어먹고 해독하는 법을 인간은 동물로부터 배운 자연치유법을 치료약으로 늘려가고 있는데, 세계보건기구에서는 2만 가지, 영국에서는 5,500종, 미국에서는 전체 의사의 과반수가 식물성 약재로 처방하고 있다고 한다.

최근 강원대 식품공학부 함승시 교수팀에 의해 발암물질인 Trp-p-1, B(a)P, 2-AF 등이 취나물, 냉이, 곰취, 씀바귀, 잔대순, 쇠비름, 개미취, 민들레, 질경이 등이 활성률이 80% 이상 억제 효과가 있는 것으로 밝혀졌으며, 이외에도 고들빼기, 부추, 개비름, 참나물, 달래 등에도 항암효과가 있는 것으로 밝히고 있어 많은 산야초의 효능에 대한 연구가 계속되어야 할 것이다.

🌱 효능

1) 현대인에게 부족한 각종 비타민과 효소, 무기질, 섬유질 등이 풍부하여 장기간 복용할 경우 각종 성인병을 예방한다.
2) 특히 혈액 정화능력이 뛰어나며, 풍부한 비타민과 미네랄 그리고 섬유소는 장과 내장의 신진대사를 활발하게 하여 피를 맑게 해 준다.
3) 산야초는 대부분 이뇨와 통경 성분을 지니고 있어 해독, 소염, 강장, 진통 등

만병통치약과도 같은 효과를 발휘한다.

1) 감초

"甘草甘溫和諸藥 生能瀉火炙溫作(감초감온화제약 생능사화구온작)." 즉 감초는 미감하고, 성온하여 모든 약을 조화시키며, 생것은 화를 사하게 하고, 구운 것은 온화하게 한다는 뜻인데, 이는 실질적으로 감초는 생것으로만 아니라 여러 가지 방법으로 열처리한 후, 모든 처방에 독성을 푸는 약재로 사용되고 있다. 이는 특유의 단맛이 있어 각종 약재 처방에 첨가제로 사용하고 있다.

감초 추출물은 글리시리직산, 글리시리헤티민산, 리퀴리틴, 이솔리퀴리틴 등의 정류된 성분으로 사용되고 있으며, 특히 천연항생제의 역할을 여름 땀띠나 여드름에도 효과가 좋고, 염증을 진정시키는 소염작용이 있다.

감초 특유의 노란색을 나타내는 플라보노이드 성분이 전립선암과 유방암 예방 효과가 있는 것으로 알려지면서 더욱 각광을 받고 있는데, 이 성분은 과일이나 채소에도 함유되어 있으며, 그중에서도 감초에 함유된 것만이 그 효과를 발휘하는데, 특히 중국 감초는 유럽 감초와 달리 물을 끓일 때 우려 나오는 추출물은 에탄올, 헥산, 클로포름, 메탄올, 에틸아세테이트 등 유기용제 등 항암작용을 하는 물질이 많이 들어있는 것으로 밝혀졌다.

🌱 효능

- 혈중 콜레스테롤을 제거하여 고혈압, 동맥경화 등 성인병 및 유방암 예방.
- 체내 중금속이나 니코틴 등을 해독시켜 아토피나 여드름을 치료.
- 플라보노이드 성분이 있어 항암 및 소염작용 및 상처 치유에 뛰어남.
- 숙취 해소 및 간 질환 예방은 물론 장기간 복용 시 오장육부를 따뜻하게 하여 생리작용을 활성화시켜 세포를 재생하여 노화를 예방.

- 골다공증, 갱년기 여성 질환을 예방하고, 위 건강 및 감기로 인한 기침 증상을 완화 시키며, 암세포 증식을 억제작용을 한다.

🖱 복용법

- 감초 10g 기준에 물 600㎖에 다른 약재와 함께 끓인 후 다시 약한 불로 오랫동안 달인 후 꿀이나, 설탕을 타서 공복에 마신다.
- 대추 혹은 약재를 함께 넣고 달여 마셔도 좋으며, 검정콩이나 볶은 현미를 함께 끓이면 더욱 효과적이다.

2) 강황

5천 년 역사를 자랑하는 인도에서 자연치유요법으로 몸이 좋지 않거나, 관절에 통증을 느낄 때 강황 달인 물을 하루에 4~5회 정도 섭취하면 실제로 좋은 효과를 보인다고 한다. 그뿐 아니라 인도 노인들의 치매 발병률이 서구 노인들보다 현저히 낮은 것은 카레를 꾸준히 먹기 때문이라는 사실이 밝혀졌다. 인도인들의 주 음식인 카레의 원료가 노란색의 강황으로 이를 장기간 섭취한 노인들이 같은 연령의 서구인들에 비해 치매 발병률이 4분의 1에 불과하다고 한다. 치매, 즉 알츠하이머를 예방하는 비밀은 카레의 노란색을 내는 커큐민 성분으로 항산화, 항염, 항암효과뿐만 아니라 비만, 치매, 뇌졸중 예방, 비염, 치매 예방은 물론 다이어트에도 좋고, 면역력도 키워준다고 한다.

커큐민은 생강과 식물로 우리가 주로 먹는 카레의 주원료인데, 이를 울금(강황의 뿌리)과 혼용하여 사용하고 있으며 간 질환, 우울증 등 각종 질환을 예방하는 데 사용되는, 식용과 약용을 겸하는 그야말로 몸에 좋은 음식이다. 특히, 치매와 위장에 특별한 효능이 있어 황금푸드라고 부르기도 하는데 성인 하루 섭취량은 40-200mg 정도가 적당하며, 밥을 할 때 쌀 위에 뿌리거나, 요구르트와 우유에 섞어 먹거나, 일반 카레 요리를 할 때 조금씩 첨가하여 적정량을 자주 섭취하면 향도 좋고 건강관리에도 아주 효과가 있다.

🌱 효능

1. 소염제의 성분으로 위궤양으로 인한 속 쓰림이나 배탈에 아주 효과적이다.
2. 강황의 노란색인 커큐민 성분은 심장마비와 당뇨 예방에 도움이 된다.
3. 커큐민(Curcumin)은 산화방지제와 소염제 역할을 하므로 수술환자의 심장마비 가능성을 상당히 낮출 수 있다고 한다.
4. 혈중 콜레스테롤의 수치를 낮춰주는 효과가 있어 꾸준히 섭취하면 동맥경화와 고혈압 예방은 물론 손, 발이 찬 사람의 혈액순환에 효능이 있다.
5. 어깨, 팔, 다리 같은 곳에 기운이 맺혀서 생긴 어혈을 풀어준다.
6. 담즙의 분비가 원활하면서 간의 독성이 사라지는 효과가 있다.
7. 어혈과 냉증, 관절염, 무릎관절염, 비염에 아주 효과가 있다.

🍲 복용법

- 강황이나, 울금은 가루를 만들어 주 음식에 아주 적은 양을 첨가하여 먹는 것이 좋은데 이는 오랫동안 먹는 것이 좋다.
- **차로 끓여 마시는 방법**: 건조한 강황을 뜨거운 물을 부어 우려내거나 끓는 물 속에 가루를 한 스푼 넣어 한 컵씩 수시로(하루 4~5회) 마신다.
- 볶음밥에다가 뿌려주거나 튀김을 할 때 넣어주거나 부침개를 만들 때 한 숟가락씩 뿌려 넣어주거나 아무렇게나 그냥 넣어서 먹어도 좋다.
- 커큐민을 섭취하면 반 정도가 배출되고, 배출이 되지 않은 나머지도 1~2시간이 지나면 혈중농도가 거의 사라지기 때문에 하루에 4~5회로 나누어 소량으로 자주 먹는 게 좋다.
- 강황 가루를 물에 타서 마신다.

🌰 강황의 효능을 올려주는 비법

- 후추는 커큐민의 혈중농도를 20배나 높이는 효과가 있는데, 강황을 2스푼 넣

어야 할 경우 후추를 넣으면 1스푼만 넣는다.

- 강황 가루 2스푼에 후추 1/3티스푼에 물을 넣고 희석해서 마신다.
- 다른 음식에 강황 가루를 첨가할 경우도 마찬가지로 후추를 넣게 되면 강황의 양을 조금 넣어도 된다.
- 3개월 이상 복용 시 특히 비염에 아주 효과적이다.

※ 강황 부작용

- 하루에 4잔씩 2달 동안 마시고 비염이 완치되었다고 하지만, 커큐민이 철, 구리를 흡착해 배출하므로 빈혈이 있는 사람은 주의해야 하며 임신 중인 산모는 먹지 않는 것이 좋다.

3) 개다래

『태평성혜방』에 의하면 줄기와 뿌리는 오장육부를 보하고, 기운을 나게 한다고 하여 수수, 누룩, 쥐눈이콩으로 술을 담가 먹는다고 하였으며, 나병에는 겉껍질을 긁어내 줄기를 잘게 썰어 물에 달여 그 물로 찹쌀밥으로 죽을 쑤어 빈속에 먹는다고 기록되어 있으며, 투석을 해야 할 정도로 신장기능이 나빠진 사람도 개다래와 감초를 달여서 먹게 되면 혈압이 정상으로 돌아오고, 신장의 기능이 원만해진다고 한다. 이것을 보면 예로부터 개다래는 버릴 것이 하나도 없는 명약 중의 명약이 분명하다.

신장을 튼튼히 하고 통풍을 다스리는 개다래 열매를 한자로는 목천료(木天蓼)라고 하며, 덩굴을 천료목(天蓼木)라고 하는데, 우리나라 각처의 깊은 산 숲 밑에 자라는 낙엽성 덩굴나무이다.

잎 표면의 일부가 밀가루를 칠해놓은 것처럼 흰색을 띠고 있는 것이 특징이며, 일반적인 생김새는 길이가 짧고 통통하게 생겼으며, 익으면 물렁거리고 맛이 달고 먹기 좋다. 그리고 익으면 땅에 모두 떨어진다.

맛이 매워서 먹을 수 없다는 개다래 열매가 신장투석이나 신장병으로 고생하고 있는 사람들과 통풍으로 고생하는 사람에게 대단한 유익을 주고 있다는 것은 놀랍고도 고마운 일이다.

개다래의 성질에 대해서는 『당본초』와 『본초품휘정요』에 "맛은 매우며 성질은 따뜻하고 독이 조금 있다."라고 적고 있으며, 열매는 혈액순환이 잘 되게 하고, 몸을 따뜻하게 하며 요통, 류머티즘성 관절염, 통풍 등에 치료 효과가 탁월하다고 한다.

🌱 효능 및 복용법

– 신장이 나쁜 사람은 개다래와 감초를 달여서 먹으면 좋다. 그러나 투석을 해야 할 정도로 악화되어 있다면 한 차례(20일간)에서 두 차례(40일간) 정도만 복용하면 신장이 좋아진다. 이때 채소수프는 아침과 저녁, 180㎖ 정도로 먹으면 더욱 좋다.

– 개다래와 감초를 함께 달여서 먹으면 대개 1개월이면 혈압이 정상으로 내려가게 되는데, 이것은 신장의 기능이 떨어져 있기 때문이다.

– 요통에는 개다래 나무의 뿌리 40g에 물 1되를 붓고 3분의 1로 달여서 하루 3~4번에 나누어 마신다.

– 백전풍(백반증)에는 천마 600g, 덩굴이나 뿌리 1,800g을 콩알만 하게 부수어 물 3말과 함께 돌솥에 넣고 물이 1말이 되게 약한 불로 물엿처럼 되게 졸여서 박하를 넣은 술과 함께 반 숟갈씩 3번 복용한다. (천마탕)

– **오장을 보하고 기운을 나게 하는 방법**: 줄기나 뿌리 6kg, 수수쌀 10말, 잘게 부순 누룩 6kg, 쥐눈이콩 2말, 물 30말로 먼저 줄기를 달여서 물이 10말이 되게 하고, 이것을 여과하여 수수쌀과 쥐눈이콩을 섞어 쪄서 식히고, 이를 모두 항아리에 넣어 밀봉 후 21일이 지난 뒤부터 한 잔씩 하루 2번 복용한다.

– **통풍**: 열매를 그늘에서 말려 가루를 내어 한 번에 3~4g씩 하루 3번 빈속에 먹거나 35도 이상의 증류주에 담가서 2~3개월 우려내어 그 술을 소주잔으로 한 잔씩 하루 2~3번 마신다.

– **대풍질의 치료**: 겉껍질을 제거하고 부순 천료 150g을 물 한 말에 넣어 한 되가 되게 달여 찌꺼기를 버리고 즙으로 찹쌀죽을 쑤어 빈속에 복용한다.

🍶 개다래 열매주(천료주)

– 생 열매 약 1.5~2kg 이상을 30~35도 이상의 독한 술에 담가 약 3~6개월 정도의 숙성을 거쳐 마시면 된다.

※ 통풍의 특성상 알코올을 많이 마시게 되면 어혈 및 요산의 입자가 하부 쪽으로 쏠림 현상을 일으켜 심한 통증이 올 수 있으므로 아침 식전 1잔(소주잔)씩 장복하면 좋다. (이뇨, 부인병, 피로해소, 류머티즘성, 통풍. 백발예방, 강정에 효과가 있다.)

☕ 개다래 차 끓이는 방법

1. 개다래 30g을 깨끗이 씻어 물기를 말린다.
2. 깨끗이 씻은 개다래를 물 1.5~2L를 넣고 끓인다.
3. 물이 끓기 시작하면 불을 약한 불로 줄여서 30분~1시간(물의 양의 처음의 1/2 정도 줄 때까지) 정도 더 끓인다.

4) 고들빼기와 씀바귀

고들빼기는 국화과의 한, 두해살이 풀로 전국에 분포하여 산과 들에서 주로 자라고 있는데, 이는 쓴맛을 내는 사포닌 성분이 풍부하여 위장을 튼튼하게 하고 소화 효능이 있으며, 어린싹은 건위 및 소화작용을 촉진할 뿐 아니라, 잠을 몰아내는 효과도 있어 수험생에게 크게 도움을 준다고 하여 한방에서는 진정제와 위장병 치료 약재로 널리 애용되고 있을 뿐 아니라 비타민이 많이 들어있어 주로 식용으로 사용하고 있다.

민간요법에서는 내장의 나쁜 기를 없애주고 열을 내려 주며 몸과 마음을 안정시켜 주며, 스트레스 해소에도 도움이 되는 것으로 알려져 있다.

또한, 기침이 잦거나 입이 쓰고 자주 마르는 경우, 만성기관지염에 고들빼기를 대추와 같이 달여 복용하면 효과가 있다고 한다.

한편 최근에는 고들빼기에 항암효과가 있다는 주장이 제기돼 주목을 받기도 했다. 국내 한 대학의 연구소에서 암을 예방해 주는 토코페롤이 고들빼기에 다량 함유돼 있다는 연구결과와 함께 항암작용이 있는 것으로 밝혀졌으며, 콜레스테롤 강하, 당뇨병 개선, 습진 치료, 동맥경화 및 혈관질환 예방에도 효과가 있다고 주장하였다.

씀바귀(일명 왕고들빼기)는 맛은 쓰고, 성질은 차지만 최근에 새롭게 각광을 받고있는데, 이는 뛰어난 항암효과와 간 경화에 효능이 있는 나물로 우리 조상들이 즐겨 먹어온 봄나물이 비록 어떤 성분이 들어있고 어떤 작용을 하는지는 몰랐지만 쌉싸름한 맛에 반해서 졸깃졸깃 씹히는 감촉에 매료되어 사랑받아온 봄풀의 신비가벗겨지면서 이 시대에 최고의 약초로 떠오르고 있다.
잎을 따서 물로 씻어 생으로 먹기도 하고 즙을 내어 먹기도 하며 살짝 으깨어 초고추장과 양념을 해서 생채로 먹어도 맛이 있다.

고들빼기와 씀바귀 구분법

고들빼기	씀바귀
1. 잎이 줄기에 별도로 붙어있다. 2. 꽃술이 검은 색이다. 3. 잎의 끝이 둥글다. 4. 뿌리가 가늘다	1. 잎이 줄기를 감싸고 있다. 2. 꽃술이 꽃잎과 같은 색이다. 3. 잎이 날카롭다. 4. 뿌리가 두껍다.

🌱 고들빼기 효능

– 생즙은 발암성 물질을 억제하는 효능이 있다.

– 감기로 인한 열, 편도선염, 인후염, 피부미용, 통증에 효과가 있다.

– 설사를 멎게 하고 부기를 가라앉게 하며, 요로결석을 치료한다.

🍵 고들빼기 복용법

– 즙을 내서 수시로 마시면, 당뇨병 같은 성인병을 예방하고 치료한다.

– 잎을 잘 말린 뒤 물에 달여서 달인 물을 수시로 마시면 소염작용으로 염증이
  치료되며, 피부염 부위에 발라주면 빠르게 낫게 해준다.

– 뜨거운 물에 데친 후 물기를 꼭 짠 뒤 된장, 고추장, 파, 마늘, 참기름, 깨소금
  을 넣고 무쳐 먹는다.

– 잎이 큰 것을 골라 생으로 쌈장에 찍어 먹는다.

🌱 씀바귀 효능

– 소화 억제, 항산화 기능을 가진 시나로이드 성분을 함유하고 있으며, 또한 항암
  작용을 일으키는 알리파틱 성분이 있어 암세포 증식을 억제한다.

– 비타민A를 다량 함유하고 있어 장기간 복용 시 시력 회복에 매우 효과적이다.

– 이를 달여 마시면 소화불량, 체질개선, 알레르기에 효과적이다.

🍵 씀바귀 복용법

– 봄부터 가을까지 새로 올라오는 잎을 생체 혹은 즙을 내어 먹거나, 김치를 담
  가 먹기도 한다.

💧 효소 담그기

– 자연에서 자란 것은 6월~10월경에 캐서 소금물에 3일 정도 두어 쓴맛이 중화
  되면 깨끗이 씻어서 물기를 뺀다. 그 후 찹쌀풀로 대체를 해주고 쪽파 한 단,
  마늘, 고춧가루, 생강, 매실 엑기스, 젓갈을 넣고 양파, 홍당무를 채로 썰어 넣
  어 버무린 후 고명으로 잣을 넣어 2주간 발효시킨다.

– 들에서 캔 고들빼기나 씀바귀를 씻어 물기를 뺀 후 설탕과 1:1로 버무려 단지
  에 담은 후 망으로 입구를 덮고 뚜껑을 덮어 100일이 지나면 걸러서 다시 액
  으로 100일 이상 숙성시킨 후 먹는다.

5) 결명자

『향약집성방』, 『本草綱目(본초강목)』과 『중약대사전』, 그리고 『의종금감』 등의 문헌에 수록된 결명자는 콩과 식물로 커피와는 달리 중독성이 없기 때문에 커피 대용으로 사용하여도 부족함이 없으며, 약리학적으로 볼 때, 커피와 같이 그 성질이 청량하고 맛은 달면서 쓰다고 하는데, 이것이 바로 남미의 더운 지방에 잘 어울리는 음료가 되었으리라 본다.

씨앗만 약재로 쓰려 하지 말고 껍질은 물론, 줄기와 잎사귀 모두를 약재로 써 보시길 바라며, 특히 나물을 좋아하시는 분에게는 잎사귀를 살짝 데쳐 가을에 말려 두었다가 묵나물로 쓴다면 그 맛이 천하일품이다.

색깔로는 황갈색 또는 녹갈색으로 비장과 간장에 이로운 약재일 것으로 추론되는데, 이는 간 기능을 이롭게 한다는 것은 간의 담즙 분비를 활발하게 해서 심장의 흥분을 가라앉히고, 소화에 필요한 열을 발산하여 식욕을 왕성하게 한다. 그리고 구강염, 과음, 눈의 피로나, 간에 좋다.

또한, 혈압을 낮추며, 혈중 콜레스테롤을 강하시키며, 특히 변비 치료에 효험이 있는데 이때 죽을 만들어 먹는 것이 좋다. 찬 음식이라 열이 많은 사람에게 좋고, 속이 찬 사람은 지양하는 것이 좋다.

🌱 효능

- 청간익신(淸肝益腎)하여 장의 활동을 윤택하게 하며, 특히 통변에 효능이 있다.
- 급성결막염으로 눈의 통증이나 눈이 침침할 때 효능이 있다.
- 간의 피로를 풀어주어 혈압을 낮추어주고, 콜레스테롤을 감소시킨다.
- 체내 신진대사로 혈액순환, 이뇨작용으로 백혈구 증가로 식균작용을 높여 부인병, 방광염, 당뇨, 산전 산후 질환의 치유용 한약재이다.
- 임질, 각기, 복막염, 맹장염, 등의 질환에 약재로 사용한다.
- 시력을 보호하고, 눈의 피로를 회복시켜 준다.

👆 복용법

– 특유의 향 제거를 위하여 볶은 결명자가 붉은색이 돌 때까지 끓인다.

– 마실 때 꿀을 첨가하여 마시면 더 효과적이다.

– 하루 섭취량은 20g에 물 300㎖를 붓고, 끓여 수시로 차처럼 마신다.

6) 구기자

동양에서는 천 년 전의 『본초서本草書』에 '구기자를 오래 먹으면 몸을 가볍게 하며 얼굴색을 좋게 하여 동안이 되게 한다.'고 기재되어 있다. 옛날 중국 서하 지방의 여인들은 구기자나무의 열매, 잎, 뿌리, 줄기 등을 자주 먹었다고 기록되어 있는데, 이는 피부가 아름답고 윤택하며 기미나 여드름 같은 것이 말끔히 없어진다고 믿었기 때문이며, 인삼, 하수오와 함께 3대 야생 정력초라고 하는데, 과일 비아그라라고 불리기도 한다.

유럽인들이 체지방의 증가를 억제하고 지방세포의 증식과 분화를 억제하고 수명을 연장시키는 효과가 있음을 실험을 통해 밝혀지면서 구기자를 먹고 있다고 한다. 또 면역력을 강하게 하고, 지방간과 간의 영양제 역할을 하며, 혈관을 확장하고 혈압을 떨어뜨리는 등 동맥경화를 예방하는 작용도 있다. 그리고 강력한 항산화 활성으로 성인병과 피부 노화를 예방한다.

비타민C가 오렌지보다 500배 이상 많고, 암 예방에 뛰어난 베타-카로틴도 당근보다 많으며, 필수아미노산은 물론이고 철분을 비롯한 각종 미네랄이 들어있다. 혈관 강화제인 루틴이 들어있어 혈관의 탄력을 좋게 해주며, 칼륨이 많이 들어있어 나트륨 과다섭취로 인한 고혈압의 예방에 효과적이며, 구기자차와 울금차를 함께 복용하면 뇌 기능 회복으로 기억력과 집중력을 향상하며, 장기노후화 예방은 물론 당뇨에 효과적이다. 또한, 잠자기 전에 먹는 것이 좋으며, 위장이 허약하여 소화가 잘 안 되거나 설사를 잘하는 사람은 피해야 하고, 성 기능이 왕성한 경우에도 주의해야 한다.

🌱 효능

– 장기간 복용 시 간장과 신장을 보호하고, 머리카락을 검게 한다.

– 피를 양혈(養血)하여 피로해소로 체력을 증진한다.

– 위장을 튼튼하게 하며, 정력 및 기억력 감퇴 등에 좋은 효과적이다.

– 뇌와 눈을 밝게 하며, 근육통이나 류머티즘성, 당뇨에도 효과이다.

♨ 복용법

– 2시간 정도 끓인 물에 구기자 분말 가루 1스푼 첨가하여 복용한다.

7) 구절초

구절초는 쌍떡잎식물 초롱꽃목 국화과의 여러해살이 풀로 구일초(九日草), 선모초(仙母草), 고뽕(苦蓬)이라고도 불리며 높이 50~100cm 정도 자라며 잎은 타원형으로 가장자리가 얇게 갈라지고 길이 4~7cm, 폭 3~5cm 정도이며, 특이한 향기가 있고 맛은 조금 쓰고, 성질은 따뜻하다.

구절초는 산기슭 풀밭 또는 양지바른 곳이나 반그늘의 풀숲에서 자라며, 우리나라에 자생하는 종류가 30여 가지가 넘고 대부분 들국화로 불리고 있다. 『약용식물사전』에서는 "예로부터 가을에 구절초의 풀 전체를 꽃이 달린 채 말린 후 달여 복용하면 부인병에 보온용으로 탁월한 효과가 있다 하여 선모초라 지어졌으며, 꽃이 핀 구절초를 뿌리째 캐서 그늘에서 말려 약재로 사용한다."라고 적혀 있다.

꽃이삭에 1.1%, 잎과 줄기에 0.01%의 정유가 있으며, 전초는 알칼로이드 반응을 나타내며, 9~11월에 줄기 끝에 지름이 4~6cm의 연한 홍색 또는 흰색 두상화가 한 송이씩 피는데 처음 꽃대가 올라올 때는 분홍빛이 도는 흰색이고 개화하면서 흰색으로 변하며, 열매는 수과로 씨는 10월에 익는다.

9월 9일에 풀을 채취하여 엮어서 매달아 두고 여인의 손발이 차거나 산후 냉기가 있을 때 달여 마시는 상비약으로 써 왔다.

『本草綱目(본초강목)』에서는 구절초는 건위, 보익, 신경통, 정혈, 식욕부진에 좋으며, 간장을 보호하고, 눈을 맑게 하며, 머리를 가뿐하게 하고, 혈액순환에도 탁월한 효능을 발휘한다고 한다.

또 꽃을 말려서 술에 적당히 넣고 약 1개월이 지난 후에 먹으면 은은한 국향과 더불어 강장제, 식욕촉진제가 된다고 하며, 이때 술은 배갈이 좋다고 하였다.

구절초 복용 시 주의사항으로, 몸이 차거나 맥이 약한 사람에게는 좋지 않으며, 너무 진하게 달여먹으면 좋지 않다.

☘ 효능

- 한의학에서 구절초는 혈액순환과 생성에 도움을 주어 부인병과 건위, 신경통과 중풍, 정력증진 등에 효과가 있는 것으로 알려져 있다.
- 피를 맑게 하고 기운을 아래로 내려 스트레스에 시달리는 현대인에게 두통과 숙면에 효능이 있어 베개 속에 메밀껍질과 구절초 꽃을 넣으면 머리카락이 세지 않고 탈모 방지에도 효과가 있다.
- 만성 편두통이나 머리가 어지러울 때 구절초 꽃을 쪄서 뜨거울 때 수건에 감아 머리띠처럼 하고 있으면 잘 듣는다.
- 구절초는 부인병으로 아랫배가 냉하여 설사를 자주 하거나 생리불순, 생리통, 불임증 등 생식 기능 강화에 좋은 효능이 있는 것으로 알려져 있다.
- 갱년기 질환인 얼굴이 갑자기 달아오르는 홍조증, 우울증, 히스테리 등을 예방하는 데에도 탁월한 효능이 있다.
- 구절초는 위 기능을 향상해주는 효능이 있어 소화불량이나 위장 질환 등의 질병을 예방하고 치료해준다.
- 또한, 체내에 쌓여있는 축적지방을 분해하기 때문에 다이어트에 도움을 주며 몸을 가뿐하게 하는 효능이 있다.
- 구절초는 혈액 안 콜레스테롤의 양을 줄이며 혈관 벽에 쌓인 노폐물을 없애 주어 동맥경화 같은 혈관계 질병을 예방해 주는 효능이 있다.

– 구절초는 지통 소염작용이 강하여 두통, 신경통, 관절염, 방광염, 인후염 외에
감기, 기관지염, 독감 예방, 폐렴, 구취, 고혈압, 탈모 방지, 면역력 증강, 식욕
부진, 정력보강에도 좋은 효과가 있다.

🤚 복용법

1. 구절초 20~30g을 깨끗이 씻어 물기를 뺀다.
2. 깨끗이 씻은 구절초에 물 1.5~2L를 넣고 끓인다.
3. 약한 불로 물이 서서히 끓기 시작하면 불을 줄여서 30분~1시간(물의 1/3 정도
줄어들 때까지) 정도 더 끓인다.
4. 건더기는 걸러내고 달여진 약초 액은 냉장 보관한다.
 ※ 하루 2~3회 종이컵 ⅔(100~110㎖) 정도로 따듯하게 해서 먹는다.

🍶 술 담그는 방법

1. 건조된 구절초 80g(生 100g)을 소주 1.8L(30℃ 이상) 넣고 밀봉한다.
2. 냉암소에서 3~4개월 정도 저장하면 술이 완성된다.
3. 찌꺼기는 건져 버리고 술만 보관하여 복용한다.
 ※ 공복에 하루 1~2회(소주잔 한 잔씩) 정도 마시면 보신, 건위, 소화불량, 신
 경통, 부인병(냉병) 등에 좋지만, 남성은 장기간 복용을 지양하는 것이 좋다.

8) 까마중

까마중은 예로부터 종기나, 부스럼을 치료할 때 민간요법으로 널리 사용했는데,
문헌에 보면 열을 내리고, 오줌을 잘 나오게 하며, 원기를 북돋아 준다고 적혀있으
며, 종기로 인한 독과 타박상, 어혈 등을 다스린다고 한다.
 이 외에 혈액순환을 촉진하고, 부기를 가라앉히는 효능이 있고, 가려움, 타박 염
좌, 만성기관지염, 급성신염을 치료한다. 피로를 풀고, 수면을 적게 하며, 허열증을
제거한다고 한다.

한약명으로 '용규'라 하는데, 이는 맛이 달고, 성질은 차고 독은 없다. 항암작용이 매우 강하여 각종 암 치료약으로 널리 사용하고 있다. 동물이나, 실제 임상에서도 백혈병을 비롯하여 각종 암세포에 뚜렷한 억제작용에 효과가 입증되었고, 민간요법에서도 간암, 위암 또는 암에 의한 복수가 차는데, 이를 활용하여 효험을 본 예가 많다.

🌱 효능

- 위암, 간암, 폐암, 자궁암, 유방암, 백혈병, 식도암, 방광암, 간 경화로 인한 복수가 찰 때 등 모든 암에 사용하고 있다.
- 적은 양으로 염증을 없애고, 심장을 튼튼하게 하며, 오줌을 잘 나오게 하는 약리 효과가 있다.
- 잎은 피를 멎게 하는 지혈약으로, 꽃은 기침과 가래를 멎게 하는 약으로 어린 싹은 열을 제거하고, 혈을 풀어주며, 열매는 눈을 맑게 하여 주는데, 이는 가을에 익은 후에 채취하여 복용한다.

☕ 복용법

- **각종 항암 치료:** 까마중 건초 40~50g, 번지련 160g, 백화사설초(짚신나물) 30~40g, 지치(오이풀) 20~30g을 달여 하루에 마신다.
- **간암, 간 경화로 복수 때:** 생것은 600g, 건조한 것 160g, 또는 까마중, 어성초, 겨우살이를 각 50g을 넣고, 진하게 달여 수시로 마신다.
- **일반적 복용:** 뿌리째 뽑아 그늘에 말려 잘게 썰어 까마중 160g에 물 1.8L를 붓고, 푹 달여 차 대신 수시로 하루에 마신다.

9) 꾸지뽕나무

꾸지뽕나무는 작은 키 나무로 산야에 자생하는 식물로 뽕나무를 닮았다 하여 붙여진 이름인데, 가을철에는 오디를 닮은 열매가 열리며, 우리나라 남부지방의 메마른 땅에 잘 자란다. 이는 어혈을 없애고, 소변을 잘 나오게 하며, 간장과 신장의 기능을 튼튼히 하고, 여성의 냉증, 생리불순, 관절염, 신경통, 및 각종 염증에 탁월한 효과가 있다. 민간에서는 갖가지 암을 치료하는 데 써 왔으며, 과학적으로도 항암 효과가 있는 것으로 확인되었다. 이중에도 식도암, 위암, 결장암, 직장암 같은 소화 기관의 암에 주로 사용되고 있으며, 폐암, 간암에도 쓰이고 있다.

중국에서 실험한 결과에 의하면, 동물실험에서 자궁경부암, 사르코미−180 암세포, 엘리히복수암 등에 대해 꾸지뽕이 증식억제 작용이 있는 것으로 나타났고, 또한 통증을 억제하는 효과와 황색 포도상 구균을 비롯한 갖가지 세균의 증식을 억제하는 효과도 있는 것으로 나타났다.

화학요법이나 방사선요법을 쓸 수 없는 환자들에게 좋은 효과가 있는 것으로 보고되고 있는데, 이는 종양을 더 자라지 못하게 하거나, 줄어들 게 할 뿐 아니라 통증을 가볍게 하고, 식욕을 증진시켜 몸무게를 늘려주고, 복수를 없애주는 작용을 할 뿐 아니라 말기 암 환자의 저항력을 키워주는 효과도 있는 것으로 나타났다.

따라서 거의 부작용 없이 암 치료뿐 아니라 뼈와 근육을 튼튼하게 하고, 기관지염이나 폐결핵, 간염, 관절염 등에도 효험이 있다.

🌱 효능

– 기관지염, 폐결핵, 간염, 관절염, 통증 억제, 뼈와 근육을 튼튼하게 한다.

🐭 복용법

– 줄기와 잎 60~80g에 물 1되를 붓고, 1/2이 되게 서서히 달인 후 물을 수시로 물 대신 마신다.
– 위 항아리에 줄기를 넣고, 아래 빈 항아리와 마주 물리게 한 후 진흙을 5cm

정도 바른 후 새끼로 묶고, 왕겨로 태우면 기름이 흘러내린다. 이를 보관 후 2~3스푼에 5배수의 생수로 희석 후 하루에 3~4회 마신다.

10) 느릅나무 뿌리껍질(유근피)

유근피의 우수한 효능성은 북한에서 번역하여 출판한 서적이나, 우리나라에서 출판된 『향약집성방』이나 『신약본초』에 자세히 기록되어 있는데 유근피, 즉 느릅나무 뿌리껍질의 진가를 거듭 확인하게 된다.

증후학적으로 본다면 심장병은 혀, 폐는 코, 비장은 입, 간은 눈, 신장은 귀에 나타나는데, 이는 나를 살리려고 증상을 보여주고 있어 이를 감사 하는 마음으로 고통을 견디면서 우리 생활 주변의 값싸고, 손쉽게 구할 수 있는 것부터 섭생하는 태도가 필요하다고 본다.

한방이나 민간에서 느릅나무 뿌리껍질은 위궤양, 십이지장궤양 등 갖가지 궤양에도 뛰어난 효과가 있어 많이 써왔으며 위암이나 직장암 치료에도 쓰이는데 특히 위암 치료에 탁월한 효과를 발휘한다.

열매와 잔가지를 위암 치료에 쓰기도 하고, 느릅나무 뿌리껍질을 달여서 먹고 암 환자의 상태가 호전되었다는 사례가 더러 있다.

위암에는 꾸지뽕나무와 느릅나무 뿌리껍질, 화살나무를 함께 달여서 그 물을 마시고, 직장암이나 자궁암에는 느릅나무 뿌리껍질을 달인 물로 자주 관장을 하면 효과적이다.

🌱 효능

- 종창, 위, 십이지장, 소장, 대장, 직장, 식도 등 궤양, 각종 암에 영약이다.
- 축농증이나 비염 또는 각종 피부질환을 치료하고 피부를 아름답고 매끄럽게 하는 데 신기한 효과가 있다. 봄철에 돋아나는 어린순으로 국을 끓여 먹으면

불면증이 사라진다

👆 **복용법**

- 주원료는 느릅나무껍질+영지버섯+참빗살나무+칡으로 은근한 불에 진하게 달여 수시로 마신다.
- 과음 시 유근피(느릅나무 뿌리껍질)에 영지를 넣어 달여 마시면 소변이 시원하게 빠져나간다.

11) 다래

다래는 개다래, 쥐다래가 있으며, 머루와 함께 대표적인 야생 과일로 맛은 달고 시며 성질은 차며, 열매를 미후도(獼猴桃)라 부르는데, 북한에서 펴낸 『동의학사전』에서는 가을에 익은 열매를 따서 말린 다래의 맛은 시고 달며, 성질은 차다, 신경(腎經), 위경(胃經)에 작용하며 열을 내리고 갈증을 멈추며 소변이 잘 나오게 하며 열이 나면서 가슴이 답답한데, 소갈(消渴), 황달, 석림(石淋), 치질, 반위(反胃), 부종 등에 사용한다고 한다.

외국에서 들여와 재배하는 키위(kiwi, 양다래)도 다래의 한 종류로 여러 가지 약리작용을 하는데, 열을 내리고 갈증을 멈추게 하며 만성간염이나 간 경화증으로 황달이 나타날 때, 구토가 나거나 소화불량일 때도 효과가 있다. 비타민C와 타닌이 풍부해서 피로를 풀어주고 불면증·괴혈병 치료에도 도움을 준다.

특히 열을 내리고 갈증을 멈추게 하며 이뇨작용, 만성간염이나 간 경화증으로 황달이 나타날 때, 구토가 나거나 소화불량일 때도 효과가 있다. 비타민C와 타닌이 풍부해서 피로를 풀어주고 불면증·괴혈병 치료에도 도움을 주며, 비타민과 유기산, 당분, 단백질, 인, 나트륨, 칼륨, 마그네슘, 칼슘, 철분, 카로틴 등이 풍부하고, 비타민C가 풍부하여 항암 식품으로 인정받고 있는데, 특히 위암을 예방하고 개선하는 데 큰 효과가 있다.

"다래 수액은 칼슘, 칼륨, 마그네슘, 아미노산, 비타민C 등 미네랄이 풍부한 천연 약수로 여성의 골다공증과 당뇨병·위장병·심장병 등에 탁월한 효과는 물론 이뇨작용이 고로쇠 수액을 능가해 몸속의 노폐물을 배출시키는데 큰 효과가 있다."라고 밝혔었다. 특히 30~40대 여성의 성 기능 장애(질 건조)에 효능이 있으며 알칼리성으로 산성화된 체질을 개선하는 데도 도움을 주는 것으로 알려져 있으며, 봄부터 초여름까지 수액을 받을 수 있다.

또한, 잎과 줄기에는 사포닌과 플라보노이드가 많이 들어있어 연한 잎은 따서 차 또는 나물로 먹기도 하며, 수액이나, 뿌리는 항암작용에 뛰어나고 부종이나 신장병 환자는 물론 소변 불리, 황달, 부종, 상처, 연주창, 대하, 위암, 식도암. 유방암, 간염, 관절염 등에도 쓸 수 있다,

🌱 효능 및 복용법

– 날로 먹거나 차 또는 과일주를 만들어 마시거나, 꿀을 넣고 조려서 정과를 만들어 먹기도 한다.
– 괴혈병에는 비타민C가 있어 하루 30~60g를 날여서 10일~15일 단위를 1회 차로 며칠 쉬었다 다시 복용하는 방법으로 4회 차로 복용한다.
– 식도암, 위암, 유방암 환자의 경우는 다래나무 뿌리 2kg을 진한 즙으로 달여 10~15일(1주기)동안 복용한다. 1주기가 끝나면 며칠 쉬었다 다시 복용한다.
– 폐암, 유방암 환자가 방사선 치료의 후유증으로 하열이 나고 목이 마를 때 다래 60g을 하루 3~4회씩 껍질 벗겨 먹으면 진액이 생성되고 입맛을 돋우는 작용을 한다.
– 관절염관절통(關節痛), 기관지염(氣管支炎), 소변 불리, 황달, 붓는 데, 관절염, 간염, 연주창, 이슬(냉)에는 다래나무 줄기를 하루에 10g~30g을 달여 먹는다.
– 간염(肝炎), 강장보호(腔腸保護), 건위(健胃), 설사(泄瀉), 소화불량(消化不良), 습비(濕痺), 이뇨(利尿), 장/위(腸胃), 장출혈(腸出血), 조갈증(操喝症)에는 뿌리 4~6g 또는 열매 20~30g을 1회분 기준으로 달여서 1일 2~3회씩 10일 정도 복용한다.

- 잔가지 4~6g나 잎은 달여서 복용하고 익은 열매는 생식한다.

※ 주의사항

- 소양증, 발진, 고창, 구토, 설사 등 부작용이 나타나면 약을 끊어야 한다.
- 비위(脾胃)가 허한(虛寒)한 사람에게는 주의하여 써야 한다.

● 다래 효소 담그는 법

1. 깨끗하게 준비한 다래에 설탕 70~80% 정도를 넣고 버무린다.
2. 버무린 다래를 항아리의 80% 정도만 담고(80% 이상 담지 말 것), 나머지 설탕 20~30%를 그 위를 다시 덮는다.
3. 항아리 주둥이에 천을 씌우고 뚜껑을 덮는다.
4. 바람이 잘 통하고 서늘하며, 어두운 곳에서 발효를 시키고, 2~3일에 한 번씩 설탕이 골고루 녹을 때까지 뒤집어 준다.
5. 담근 후 100일이 지나면 삼베자루로 건더기를 걸러낸다.
6. 발효액은 6개월~1년 이상 서늘한 음지나 땅에 묻어 숙성시켜 마신다.

12) 담쟁이

담쟁이는 우리나라 어디에서나 볼 수 있는 식물로 한방에서는 '석벽려' 또는 땅을 덮는 비단이란 뜻으로 '지금'이라고 부른다.

중국의 『중약대사전』에서는 '담쟁이덩굴은 혈을 잘 순환하게 하며, 풍을 제거하며, 통증을 완화시킨다.'라고 기록되어 있다. 『강서중약』에서는 '혈액순환을 촉진시키고, 풍을 제거한다, 혈체로 인한 모든 관절통과 근육통과 부인의 적백대하를 치료한다.'라고 기록하고 있다. 또한, 북한의 『동의학사전』에서는 '맛은 달고, 성질은 따뜻하며, 피를 잘 돌게 하고, 풍을 없애고, 통증을 멈춘다. 산후에 어혈로 배가 아플 때, 류머티즘성 관절염, 반신불수, 편두통 등에 달여먹거나, 술에 우려서 마신다.'라고 기록하고 있다.

담쟁이덩굴은 돌이나 바위, 시멘트 등을 타고 올라가는 것은 독이 있어 약으로 사용할 경우 반드시 나무를 감고 올라가는 것을 채취하여야 하며, 특히 소나무나 참나무를 타고 올라가는 것이 좋다. 이는 당뇨병의 혈당치를 떨어뜨리는 효과가 뛰어나기 때문이다.

또한, 근육통, 골절로 인한 통증, 관절염, 각종 종양, 어혈 및 만성 신부전증에 이용하고 있다.

담쟁이 채취 시기는 잎이 떨어지기 전에 줄기를 채취하는데, 이는 연중 어느 때나 채취할 수 있으며, 잎과 줄기를 함께 채취하여 깨끗이 씻어 작두로 잘게 썰어 햇볕에 건조시켜 사용한다.

☘ 효능 및 복용법

- **당뇨병**: 줄기와 열매를 그늘에 말려 하루에 10~15g쯤 달여 장기간 복용 시 완치가 가능하다.
- **관절염, 근육통, 어혈 등**: 줄기와 열매를 소주에 담가 3개월 후 취할 만큼 20일 정도 마시면 뚜렷한 효과가 있다.
- **만성신부전증**: 담쟁이덩굴+조릿대+조선오리나무 새순을 같은 양으로 3시간 이상 달여 양을 조금씩 늘려 마시면 치유가 가능하다.
- **종양, 어혈 치료, 양기 부족**: 술에 담가 우려내어 먹거나, 그늘에 말려 가루를 만들어 하루에 10~15g씩 복용한다.

13) 당귀

당귀는 대표적인 보혈제로 마땅히 돌아오기를 바란다는 뜻으로 당연한 당, 돌아올 귀 자를 쓰는데, 이는 피의 기운에 혼란이 생겼을 때 당귀를 쓰면 피가 제 기능을 발휘하며 기운이 다시 돌아온다고 하여 당귀라고 한다.

일반적인 한약재로 "열 처방 중 아홉은 당귀."라는 말이 있듯이 당귀는 혈을 보해주고, 기혈의 순환을 도와주어 어혈을 제거해 주는 효능이 있다.

대한 약전에 나오는 당귀의 약성은 "특이한 냄새가 나고 맛은 약간 쓰면서 달다."라고 되어 있으나, 중국 당귀나 왜 당귀 뿌리는 피가 부족하면 보혈작용이 뛰어나지만, 참당귀의 뿌리는 보혈작용보다는 피를 원활히 순환하게 해주는 환혈 작용이 더 뛰어나며, 항암효과 및 혈압 강하작용이 강한 것으로 알려져 있으며, 단맛이 나지 않고 약간 쓴맛만 나지만 효능이 우수하여 심경, 비경, 간경, 조혈작용, 지혈작용 그리고 아랫배 종양과 부인병의 하혈을 멎게 하며, 장부를 보한다.

산후조리에 탁월한 효능을 지닌 약재로 복통, 월경통, 월경불순, 갱년기 장애에 주로 사용하지만, 자궁 출혈이 심한 경우 사용하지 않는 것이 좋다.

또한, 혈관을 확장하여 혈압을 낮추고 뇌혈류를 증진하며, 말초혈관을 확장하여 혈액순환을 원활히 함으로써 말초순환장애를 개선한다.

❦ 효능

- 여성의 생리통이나 생리불순, 수족냉증, 팔다리 저림 증상이나, 자궁기능 조절 작용이 있어서 자궁이 수축하였을 때는 이완시키고 불규칙한 수축력을 강화하여 유산을 방지를 위해 비타민E가 함유되어 있어 자궁발육을 촉진 시켜준다.
- 여성들의 경우에는 매달 생리로 인하여 빈혈이나 어지럼증, 현기증 당귀차를 꾸준히 복용하면 효능이 있다.
- 인체에서 피가 부족하면 장이 제 기능을 하지 못하는데요. 당귀를 꾸준히 복용하면 혈액을 보충시키는 보혈작용으로 인하여 장운동이 활발해지면서 변비에 좋을 뿐만 아니라, 소화불량에도 도움이 된다.
- 특별한 이유 없거나, 심한 스트레스로 머리가 빠진다거나 흰 머리가 생기는 경우 강력한 항산화 작용과 함께 혈액순환 시 체내의 나쁜 기운들을 몰아내면서 나쁜 피가 머리에 닿을 수 없도록 하는 효능이 있다.
- 입맛이 떨어졌을 때 당귀차를 마셔주면 그 특유의 향과 맛이 오랫동안 지속이 되기 때문에 식욕을 촉진시킨다.
- 당귀에 함유된 데크루시안젤레이트와 데크루신이라는 성분이 뇌에 있는 독성

물질인 베타아미노이드의 생성 및 감소시키는 효능을 가지고 있어 치매 예방
에 도움이 되며, 뇌세포를 보호하는 효능이 있다.

- 당귀를 복용하면 어혈을 풀어주고 혈액순환을 개선해서 관절통이나 신경통 등
  의 통증을 완화하는데, 이는 β-Sitosterol-O-Glucoside는 항염작용이 있어
  서 관절 류머티즘성 등에 효과적이며, Falcarindiol, Falcarinolone 등이 진
  정, 진통작용을 하여 신경통, 관절통 등의 통증을 완화한다.

🍵 복용법

- 당귀와 오미자 각 20g, 작약, 감국 4g을 물엿처럼 60g 비율이 되게 달여 한
  번에 20g씩 하루 세 번 식후 30분 뒤에 먹는 것이 좋다. 다만 효과가 잘 나타
  나지 않으면 차츰 양을 늘려나간다.
- 갱년기 장애, 부인병 등에는 당귀 달인 물은 복용하며 생으로 목욕물에 넣고
  목욕을 하면 혈액순환을 순조롭게 하고 부인병에 도움이 된다.
- 노이로제, 불면증, 신경과민, 히스테리, 자율신경 실조증에는 당귀를 적당량의
  물을 부어 절반 정도로 줄어들 때까지 달여서 꾸준히 마시면 자율신경 실조증
  및 신경과민의 제 증상에 많은 도움이 된다.
- 당귀를 잘게 썰어서 물에 달여, 찌기를 버리고 다시 쪼려 0.1g 무게의 알약을
  만들어 한꺼번에 15~20알씩, 하루 3번 2~3달 먹으면 급성, 만성간염 및 간
  경변 증상에 개선 효과가 있다.
- 만병초와 당귀를 4대1의 비율로 섞어서 물로 달여 아침 먹기 전에 약을 먹고
  나서 20분이 지나면 심한 무기력 상태가 되었다가, 4시간쯤 지나면 깨어나는
  데, 의식이 돌아온다. (5~6개월 동안 치료)
- 월경이 시작되기 전 약 1주일 전부터 당귀 6~18g을 하루 양으로 하여 달여서
  2번에 나누어서 월경이 시작될 때까지 먹으면 매우 유용하다.
- 월경곤란증을 낫게 하는 당귀의 약리작용은 자궁근육의 수축을 억제하여 긴
  장도를 완화하며 자궁근육을 이완하여 피가 잘 돌게 하고 완하작용(배변을 원
  활히)을 통해 골반강 안의 장기의 충혈도를 덜어준다.

☕ 차 끓이는 방법

1. 당귀 30~40g을 깨끗이 씻어 물기를 말린다.
2. 깨끗이 씻은 당귀를 물 1.5~2L를 넣고 끓인다.
3. 물이 끓기 시작하면 불을 약불로 줄여서 30분~1시간(물의 양의 처음의 1/2 정도 줄 때까지) 정도 더 끓인다.
4. 건더기는 걸러내고 달여진 약초 액은 냉장 보관한다.
   ※ 하루 2~3회 100~110㎖(종이컵⅔)정도, 따뜻하게 하여 복용한다.
   (열이 많은 사람은 시원하게 하여 복용한 것이 좋다.)

🍶 술 담그는 법

1. 당귀 뿌리 175g(말린 것 130g) 잘 씻어 그늘에서 말린 다음, 잘게 썰어 소주 1.8L를 넣고 밀봉한다.
2. 약 3개월 정도 냉암소에서 저장하면 엷은 황색의 당귀주가 완성된다.
   ※ 하루 2~3회(소주잔으로 한 잔씩) 공복에 마시며, 설탕이나 꿀을 첨가 하여 마셔도 좋다.
   ※ 강장, 피로해소, 진정, 보혈, 식욕증진, 부인병 등에 좋은 효과가 있다.

※ 당귀 복용시 주의사항

설사를 자주 하거나 몸이 자주 붓는 사람에겐 좋지 않으므로 주의.

14) 더덕

한의학에서는 더덕이 인삼처럼 약효가 뛰어나다고 하여 사삼(沙蔘)이라고 부르고 있으며, 옛 의서에는 '더덕을 비롯해 인삼, 현삼, 단삼, 고삼 등을 오삼(五蔘)이라고 하는데 모양과 약효가 비슷하다.'고 했을 만큼 위와 허파, 비장, 신장을 튼튼하게 해 주는 효능이 있으며, 『동의보감』에는 비위를 보하고, 폐기를 보충해 주며, 산기로 음낭이 처진 것을 치료하고, 고름을 빨아내며, 종독을 삭히고, 오장에 있는 풍기를 흩뜨린다고 한다.

또한 『약용식물사전』에는 거담 및 건위약으로 사용하며, 건위 강장제로 폐열을 없애고, 폐기를 보하며, 신과 비를 이롭게 한다고 기록되어 있다.

더덕에는 인삼 못지않게 많이 들어있는 사포닌과 인, 비타민, 단백질, 칼슘, 당류 등 많은 성분들이 함유되어 예부터 건위(위를 튼튼하게 함), 강장제, 기침(천식), 거담 등의 약재로 이용됐고 요즘은 우려낸 물을 먹으면 항암효과와 함께 암을 예방하는 데 큰 도움이 된다고 한다.

더덕 하면 기관지에 대한 효능을 빼놓을 수 없다. 더덕을 챙겨 먹으면 기관지를 튼튼하게 해주어 폐 기능을 향상하며, 체내의 혈관 내 콜레스테롤과 노폐물들이 쌓일수록 혈관이 좁아지고 혈액순환이 제대로 이뤄지지 않아 동맥경화나 고혈압, 뇌졸중 등의 각종 혈관계 질환을 유발시키게 되는데 이는 더덕을 꾸준히 섭취하면 혈관 내의 콜레스테롤과 지질 등을 배출시켜 혈관 및 혈액이 깨끗해지고 혈액이 좋아지면서 혈압수치 또한 정상화시켜 각종 혈관계 질환을 개선해 준다.

다시 말해서 더덕을 꾸준히 챙겨 먹으면 혈중 콜레스테롤을 배출시켜 각종 혈관계 질환을 예방해주고 간 및 기관 건강에 효과가 있다.

🌱 효 능

- 유해 콜레스테롤을 녹여줘 고혈압 환자들에게 특히 좋다.
- 성인병을 예방하고, 섬유질이 많아 피로 및 변비 해소에 탁월하다.
- 혈당을 내리고 인슐린 분비를 촉진하는 데 효과적이다.
- 몸에 해로운 활성산소를 제거하여 노화를 방지하고, 항산화 작용을 한다.
- 위를 튼튼하게 하고, 폐 기능을 원활하게 하며, 특히 간 건강에 좋다.
- 기침을 멈추고, 가래를 삭이는 효과가 있어 기관지염이나 천식에 좋다.
- 피를 맑게 하고, 간세포를 회복시켜 주며, 음주나 흡연자에게 좋다.
- 산모들이 출산하게 되면 출산으로 인하여 떨어진 체력을 회복시켜 줄 뿐만 아

니라, 산모의 젖을 잘 돌게 만들어 모유량이 늘어나게 한다.

🍲 복용법

1) 더덕주 담그는 법

– 가을에서 이듬해 봄에 채취한 비대한 생더덕 뿌리를 쪼개서 250~300g을 1.8L 병에 소주와 더덕을 넣고, 이를 밀봉한 후 6~8개월 이상 숙성을 시킨다.
– 3년 이상 숙성시킨 더덕주는 약효가 좋다.
– 숙성한 더덕주를 하루 2~3회씩 소주잔으로 한 잔씩 3일 간격으로 장기간 복용한다.

2) 공통사항

– 꽃 4~5g과 뿌리 8~10g을 1회 기준으로 달여서 1일 2~3회씩 10일 이상 복용한다.

3) 기타

– 더덕구이, 더덕 무침, 생채, 물김치, 자반, 장아찌, 냉국, 더덕 차를 만들어 먹으면 좋다.
– **더덕즙**: 더덕 100g을 깨끗이 씻은 후 요구르트 5병(200ml 정도) 또는 우유 200㎖를 믹서기에 같이 넣고 갈아서 꿀이나, 설탕을 넣어 음용한다.

※ 참고사항

– 약용으로 사용하는 더덕은 자연산이어야 하며, 재배한 더덕은 농약 등을 사용하므로 약효가 없다.
– 약용은 5년생 이상이어야 한다.

15) 돌복숭아(개복숭아)

┭ 효능 및 복용법

(1) 기미, 주근깨

그늘에 건조한 복숭아 잎+씨를 같은 양으로 가루를 내어 체로 친 후 꿀에 갠 후 자기 전에 얼굴에 바른 다음 그 위에 분가루를 바르고, 다음 날 아침에 씻어낸다.

복숭아꽃은 살결을 곱게 하는데 그만이다. 따라서 복숭아꽃으로 마사지하면 살결이 고와지고, 기미, 죽은 깨 등이 없어진다.

(2) 류머티즘성 관절염

7~8월에 복숭아 잎을 따서 건조한 후 말린 잎 8g+귤껍질 4g+인동꽃 4g+백작약 4g+감초 2g을 가루를 내어 하루 3회 식전(30분)에 2~3개월 이상 먹으면 90% 이상 효험이 있다.

(3) 비염

복숭아나무의 어린 가지에 달린 잎을 뜯어서 손으로 주물러 솜뭉치처럼 만든 다음 코안에 10~20분간 밀어 넣기를 하루 4회, 7~10일가량 꾸준히 치료하면 90% 이상 호전된다.

(4) 만성간염

참나물을 깨끗이 씻어 물을 8배 정도 붓고, 2시간 정도 끓인 농축액과 복숭아씨를 찧어 6배 정도 물을 붓고, 끓인 농축액을 같은 양으로 꿀에 섞어 하루 4~5g씩 식전에 먹는다. 효과가 없으면 6~10g씩 복용한다.

(5) 만성기관지염

건조한 복숭아씨 1kg을 볶아서 가루를 내어 꿀 2kg에 고루 섞어 2~3개월 동안 하루 세 번 한 숟갈씩 식전에 먹으면 폐를 튼튼하게 하고, 기관지염을 치료하는 데 효과가 있다.

항아리를 물로 세척(세제사용금지) → 야산 돌복숭아 채취(하지) → 물로 깨끗이 씻은 후 물기 제거 후 → 돌복숭아 2 : 흙갈색 설탕 1 비율로 차곡차곡 넣은 뒤 맨 위쪽은 설탕으로 공기와 차단 → 뚜껑은 비닐로 밀봉 = 100일간 발효(1주일 단위로 위아래를 바꾼다) 후 걸러서 다시 항아리에 넣고, 한지로 밀봉하여 6개월간 숙성 후 복용한다.

16) 엄나무(두릅나무)

집 주위에 엄나무를 심으면 전염병이 비켜 간다는 풍습과 날카로운 가시가 귀신의 침입을 막아준다는 전설이 있는데, 이는 대개 가시가 있는 나무는 독이 없고 염증 치료에 탁월한 효과가 있어 찔레나무, 아카시아, 탱자나무 등 날카로운 가시가 있는 나무는 암, 염증 치료에 귀중한 약재가 될 수 있다.

특히 엄나무는 관절염, 종기, 암, 피부병 등 염증 질환에 탁월한 효과가 있고, 신경통뿐 아니라, 만성간염 같은 간장 질환에도 효과가 크다.

또한, 늑막염, 풍습으로 인한 부종 등에도 좋은 효과가 있으며, 진통작용도 상당하여 늘 복용하면 중풍을 예방하고, 당뇨병에도 효능이 있으며, 강장 작용이나 신장기능을 튼튼하게 하는 효과와 기침이나 가래를 삭이는 효과가 있으며, 특히 잎은 그늘에 말려서 차를 달여 마시면 좋은 향이 나며, 껍질을 쓸 때는 속껍질만을 쓰는데, 여름철에 껍질을 벗겨야 잘 벗겨진다.

모든 나무의 효능은 계절별로 차이는 있지만, 특히 끝부분이 효능이 좋으며, 어린 새순은 나물로 주로 먹는다. 봄철에 연한 새순을 살짝 데쳐 양념해서 먹으면 독특한 맛과 향이 나는데, 엄나무 순을 개두릅나무라 부르기도 한다.

엄나무를 닭과 함께 삶아서 먹기도 하는데 관절염이나 요통에 효험이 있을 뿐 아니라 신장의 기능 또한 튼튼하게 하는 효과가 있어 인삼과 견줄 만한 약효를 지녔지만, 아직 제대로 대접을 받지 못하고 있는 귀중한 약물 자원이다.

🌱 효능 및 복용법

- 만성간염이나 간 경화 초기에는 건조한 속껍질 1.5kg에 물 5되를 붓고 3분지 1로 줄어들게 달인 물을 20㎖씩 식후 4~5개월 정도 복용하면 80% 치유가 가능하며, 특히 잎을 달여서 차로 상시 마시면 효과가 더욱 빠르다.
- 특히 신허요통에는 무르고 두꺼운 뿌리껍질을 믹서기에 갈아서 생즙을 내어 맥주잔으로 하루 1잔씩 마시면 효과가 매우 빠르다.
- 옴, 종기, 피부병에는 엄나무를 항아리에 넣은 다음 왕겨로 태운 후 항아리에 고여 있는 기름을 약으로 사용하면, 신기할 정도로 효과가 있다.
- 신경통, 관절염, 근육 마비, 근육통 등에는 엄나무 기름이나 속껍질이나 뿌리로 술을 담가 먹거나, 생즙을 마시면 상당한 효과를 볼 수 있다.

17) 둥굴레(차)

둥굴레차의 효능, 당뇨 고혈압, 정력, 변비 다이어트에 좋은 음식으로 요즘 병원(한의원)이나 은행 기관 등을 가보면 커피, 녹차와 함께 둥굴레차가 많이 보이는데, 왜냐면 둥굴레차가 남성 정력, 피부미용, 노화 방지, 변비, 다이어트 등에 뛰어난 효능이 있다고 해서 녹차, 커피보다 둥굴레차를 찾는 사람들이 늘고 있는데 이는 둥굴레 차 맛이 구수해서 아이들도 잘 먹는다.

둥굴레는 재배산보다는 약초로 유명한 함양 지리산에서 채취한 야생 둥굴레가 효능이 우수하며, 일반적으로 겨울에 자연산 둥굴레를 채취한 것이 품질면에서 가장 좋다. 그리고 그냥 건조한 것보다는 볶은 것과 구증구포가 있는데, 기호에 맞게 선택한 차를 마시는 것이 좋다.

둥굴레 뿌리의 맛은 달고, 성질은 찬데(평하다.), 옛날부터 둥굴레는 신선이 먹는 음식이라 하여 선인반(仙人飯)이라 불리며, 고유의 성질과 효능이 강하고, 구수한 맛이 있어 구황식물로 양식으로도 썼던 것이니 온 가족이 꾸준하게 마시면 좋으며, 효능으로는 당뇨에 특히 좋으며, 고혈압, 기관 지나 폐, 마른기침, 허약체질에 좋다.

🌱 효능

- 기관지나 폐, 인후가 건조하여 생기는 마른기침을 없애주고, 음기를 보충하여 노인성 해수를 방지 및 노화 방지에도 좋은 식품이다
- 진액(몸 안의 정상적인 체액)을 생성하게 함으로써 입안이 건조하여 갈증이 나는 것을 방지하고 위에 작용하여 공복감을 없애주어 다이어트에도 좋은 식품으로 알려져 있다.
- 위음을 돕고, 폐를 윤택하게 하여 몸의 진액을 생기게 하고 위장을 도와주는 작용을 한다.
- 혈당이 높을 때 지속적으로 복용을 하면 혈압, 혈당을 낮추는 작용을 한다.
- 허약체질, 폐결핵, 마른기침 그리고 당뇨병, 갈증, 그리고 심장을 튼튼하게 하여 심장쇠약, 협심증 등 심장질환이 있는 사람에게 좋다.
- 위, 십이지장궤양이 있는 사람도 꾸준히 먹으면 속이 편안해진다.

18) 마

마는 중국이 원산지이며, 우리나라와 일본, 대만 등지에 분포하는데 생약명으로 산약(山藥)이라고 하며, 종류는 산마, 참마, 장마 등으로 나누며, 경북 안동 마를 가장 으뜸으로 알아준다.

뿌리에 당단백으로 된 점액질인 식이섬유와 기능이 비슷한 뮤신이 0.5% 있고 스테로이드 사포닌이 들어있어, 비위가 약하고 허약하고 입맛이 없으며 피로하여 설사할 때 효과가 있으며, 식이섬유가 풍부(알로에의 4배 이상, 그리고 포도의 무려 6배

이상 많다.)하여 대장 내에서 윤활유 역할을 해서 자극적인 음식물과 유해물질로부터 장을 보호하고 장운동을 도와 병원성 대장균 같은 장내 유해균을 억제하며, 뮤신 자체가 장내 유익세균의 먹이가 되어서 장에 환경을 좋게 하여 대장암을 예방하는 효과가 있는 식품이다.

마는 '산 속의 장어'로 부를 만큼 정력에 좋다고 인정받고 있는데. 마는 보양식의 일인자로 꼽히는 장어 못지않게 자양강장은 물론 소화작용을 도와 비장, 췌장 및 위장을 튼튼히 해주며 신장을 보해주어 정력을 좋게 해준다 하여 우리나라뿐만 아니라 이웃 나라 일본에서도 마는 정력제로 아내가 남편의 아침저녁 상에 많이 올린다고 한다.

또한, 혈관에 콜레스테롤이 쌓이는 것을 예방하는 좋은 식품으로 옛날 "메주에 마즙을 넣어 만든 것을 먹으면 중풍에 걸리지 않는다."라는 말이 있는 데, 이는 사포닌이 콜레스테롤 함량을 낮춰 혈압을 내리기 때문이다.

마의 가장 큰 특징은 마를 잘랐을 때 나타나는 끈적끈적한 성분으로 횟집에 가면 식사를 하기 전에 갈은 마를 주는 이유도 마가 소화를 원활하게 하고 위를 보호하는 기능을 하기 때문이며, 특이하게도 다른 채소가 갖지 못한 칼슘, 인과 같은 무기질이 많이 들어있어 골다공증을 예방하고, 또한 폐를 보호하는 효과가 있어서 습관적으로 나오는 기침을 멎게 한다.

✋ 복용법

- 마는 뮤신이라는 끈적끈적한 성분은 단백질의 소화를 도와주는 기능이 있어 계란 노른자와 같이 먹으면 훨씬 부드럽고 카스텔라처럼 맛이 있다.
- 마를 채로 썰어 김을 살짝 구워 잘게 부순 뒤 고루 섞어 무쳐 먹는다.
- 마는 구워서도 먹지만 날 것을 가늘게 썰거나 갈아서 먹는 게 일반적이지만 익혀 가루를 만들어 먹기도 하는데 이는 함유된 효소가 열에 약하므로 생즙으로 먹는 것이 좋다고 한다. 마만 갈아 먹기보다 사과, 당근 등을 함께 넣어 먹으면 먹기가 수월하다.

- 마 15g에 물 2컵 정도의 비율로 부어 그 물이 반으로 줄어들 때까지 달여서 밥 먹기 30분 전에 따뜻하게 마시면 신경통에 좋다.
- 허약체질이 원인인 야뇨증에 효과가 있으며, 몸이 찬 아이는 수프나 죽에 넣거나 생선 살과 섞어서 튀김으로 만들어 먹으면 좋다.
- 마즙을 차게 식혀서 마시는 것이 정력에 효과가 있으며, 위가 약한 사람은 같은 마를 말려서 하루에 2~3회, 큰 숟가락 1/2씩 먹는다.
- 마는 자양, 강장 작용이 뛰어난 채소로 다진 장어를 마즙으로 반죽하여 끓인 마 완주국을 먹으면 스테미너에 좋다. 하지만 위장이 약한 사람은 생강즙과 잘게 썬 파를 먹기 직전에 넣는다.
- 당뇨병으로 인해 소변이 잦은 사람에게 마를 갈아서 지은 마 밥을 하루에 마 60g을 꾸준히 먹으면 좋다.
- 강판에 곱게 간 마즙에 시럽 또는 꿀을 섞어 하루 2회, 1회에 1큰술씩 따뜻하게 먹으면 기침 가래에 효과를 볼 수 있다
- 신진대사를 높이고 위장을 튼튼하게 하고 소화를 촉진하는 작용을 하기 때문에 피부미용에 좋다.

🌱 효능

- 점액질이 풍부하고 Arginine 등의 각종 아미노산과 당질(糖質) 등 풍부하여 자양작용을 하며 면역을 증강시키고 근육을 강화해 준다.
- 아밀라아제 등의 소화효소가 함유되어 있어 소화작용을 키워준다.
- 호흡기 점막에 자윤(滋潤)을 공급하여 노인성 해수(咳嗽)를 경감시키고 약한 거담(祛痰)작용이 있으며, 당뇨병에 혈당 강하작용을 한다.
- 고혈압 및 중풍 예방, 다이어트식, 숙취, 밥맛 향상, 기력증진, 학습능력 향상, 신경쇠약증 개선, 원기회복에 좋다. 특히 노인과 남자, 어린아이에게 굉장히 좋다.
- 하지만 사람에 따라 얼굴이 붉어지거나 나른하고 울렁거리는 증상이 있을 수 있기 때문에 주의해서 먹어야 한다.

19) 명일엽(신립초)

　명일엽(일명 신립초)은 일본의 유배지였던 하치쬬시마(八丈島)에서 유배되어 간 죄수들이 해안에 야생한 신립초(伸立草)를 먹기 시작했다고 하는 데 이것을 나물로 항상 먹는 그 섬사람들은 건강하게 장수하며 그곳 사람들은 고혈압을 전혀 모르고 산다는 것이 세상에 알려져 건강 채소로 인식되면서 붐이 일기 시작했다.

　일본의 자생지에서는 신립초를 사료로 먹는 젖소는 우유가 30퍼센트나 더 생산된다고 하니 그 영양가를 입증하고도 남는다.

　잎을 자르면 누런 즙이 나오는데 이것이 이뇨, 강심, 완화작용을 해주는 성분이 있으며, 목욕제로 보온효과와 미용효과도 크다.

　잎을 따면 다음 날 바로 잎이 나온다고 하여 일본에서는 명일엽(明日葉)이라고 하는데, 이는 정력이 왕성한 남성을 뜻한다 하여 여인들은 신립초라 하면 얼굴을 붉힌다고 하는 강정강장식품이다.

　명일엽은 근래에 그 영양가가 알려진 일본에서 새로운 재배 채소로 권장하고 있으며, 현재 우리나라에서는 야생 산채로 도입되어 거제시 일부 농장에서 재배하고 있는데, 건강식품인 약용채소로 인기를 얻어 붐을 형성해가고 있는 미나리과로 여러해살이 쌍떡잎식물로 어린잎은 즙을 내어 먹거나, 나물로 무치거나, 조려서 반찬으로 먹고 있다.

　영양성분은 100g에 단백질 2.5g, 당질 7.1g, 엽산 16.1ug, 인 53mg, 철분 1.0mg, 칼슘 253.0mg, 비타민A, B1, B2, B6, B12, C, E 등이 풍부하게 함유하고 있으며, 이 외에도 미네랄과 비타민, 유기산, 사포닌, 아미노산 유기 게르마늄 성분을 풍부하게 함유하고 있어 손상된 간 기능을 회복시켜 주고, 콜레스테롤 수치를 낮추고, 혈액순환을 원활하게 하여 동맥경화, 고혈압, 고지혈증, 뇌졸중 등 성인병 예방 및 완화에 효과적이다.

　빈혈, 당뇨병, 신경통에 탁월한 효능이 있어 이뇨 완하, 강심작용, 식욕 증진, 피로 회복, 건위정장 및 신진대사를 도와서 병후, 산후, 냉증 등에 자양강장 효과도 뛰어나며 탈모도 방지해주는 기적의 약초이기도 하다.

신립초는 미네랄과 비타민 및 칼슘과 철분이 시금치보다 월등히 많으며, 비타민 B1, 2가 있어 회춘의 약초이며 불로장수의 약초라고 한다.

🌱 효 능

- 혈액 안에 있는 혈구 세포 속에 산소를 충분히 보급하여 혈액을 깨끗하게 만드는 효과가 있으며, 혈관에 부착된 악성 콜레스테롤만 제거한다.
- 암은 대부분 산소를 싫어하는데, 혈액에 산소를 보급함으로써 암세포 파괴를 신속히 수행하여 암 예방과 치료에 효과가 있다.
- 당뇨병에는 배설작용을 도와주는 섬유질을 충분히 섭취하여 핏속에 있는 포도당의 변화가 적어지는 역할을 한다.
- 인슐린 분비를 촉진시키고, 후로쿠마린 성분인 프소탈렌은 혈당저하작용이 있으므로 당뇨병 치료에 이용된다.
- 엽록소 성분은 항알레르기작용과 위장기능을 개선하는 작용을 하므로 위장병(건위) 예방과 치료에 도움을 준다.
- 혈액을 정화하여 간의 부담을 덜어주고 활성화해 간 기능이 재생되어 간장병의 회복을 빠르게 해준다.
- 혈액을 정화하고 악성 콜레스테롤을 제거하며 혈압을 무조건 낮추거나 높이지 않고 정상화하는 작용으로 동맥경화증, 고혈압, 저혈압에 효과적이다.
- 이뇨 효과가 있어 부종을 가라앉게 하고 신장기능을 활성화하여 신장염, 부종에 좋다.
- 체질개선을 하고 비타민에 의한 신경안정작용을 한다.
- 배변을 부드럽게 해주므로 변비, 치질에 효과가 있다.
- 유기 게르마늄과 엽록소가 세포 속에 산소공급을 도와주어 혈액순환을 좋게 해서 빈혈 예방과 치료에 도움을 주고 鬱血(울혈)을 예방한다.
- 피로해소, 어깨 결림, 골다공증, 불면증에 효과적이다.

- 영양 만점인 신립초는 어린 순을 데쳐서 나물로 무치거나 볶아먹고 튀김으로 요리하는데 향기롭고 약간 쌉쌀하며, 쇠면 쓴맛이 강해진다.
- 열매는 약술로 피로해소, 자양강장제로 이용한다.
- 잎은 녹즙을 내어서 마시면 병의 예방 및 치료가 될 뿐 아니라 현대인의 성인병인 노이로제와 노화 방지에 좋은 건강 자양식품이다.

20) 맥문동

맥문동(麥門冬)이란 이름의 유래는 뿌리가 보리와 비슷하고 잎이 겨울에도 시들지 않는다고 하여 맥문동(麥門冬)이란 이름이 생겼다.

외떡잎식물인 맥문동은 백합목 백합과의 다년생초본이며, 연한 자주색으로 푸른 잎을 가지고 있으며, 그늘진 곳에서 자라며, 짧고 굵은 뿌리줄기에서 잎이 나와서 포기를 형성하고, 뿌리는 끝이 커져서 땅콩같이 되며, 줄기는 곧게 서며 높이는 20~50cm 정도이며, 잎은 짙은 녹색을 띠고 선형(線形)이다.

6~8월에 백색 또는 연보라색의 작은 꽃이 총상꽃차례로 달리는데 9~10월에 둥근 모양의 검은 자주색으로 열매가 익는다.

열매는 삭과로 둥글고 일찍 果皮(과피)가 벗겨지므로 종자가 노출되며 紫黑色(자흑색)이다. 맥문동의 성분은 스테로이드계(Steroid), 사포닌(Saponin)인 오피오포고닌(Ophiopogonin), 세로토닌(Serotonin), 당류 등을 함유하고 있다.

맛은 달고 약간 쓰며 성질은 차고 독이 없으며, 폐, 위, 심경에 작용한다.

하루 7.4~14.8g을 물로 달여서 복용하거나 환을 짓거나 가루 내 먹는다. 주의사항으로 무릇 비위가 허하여 설사하는 사람, 위에 痰飮濕濁(담음습탁)이 있는 사람, 暴感風寒(폭감풍한)으로 기침을 하는 사람은 모두 복용해서는 안 된다. 그러나, 개맥문동(L.spicata)은 본종과 비슷하나 잎맥의 수가 7~11개로 11~15개의 맥이 있는 맥문동과 구분하는데, 맥문동은 단당과 분자량이 적은 다당류로 주로 포도당, 과당, 자당의 주성분인 뿌리를 캐서 잔뿌리를 제거하고 덩이뿌리에 달린 살진 덩어리를 이른 봄이나 늦가을에 채취하여 깨끗이 씻은 다음 햇볕에 말린 것을 물에 담가 연하게 불린 다음 중심부의 심을 떼어내고 약재로 사용한다.

🌱 효능

- 덩이뿌리는 소염, 강장, 진해, 거담제 및 강심제로 사용하며, 약리실험에 의하면 강심작용, 이뇨작용, 가래 삭임작용, 기침 멈춤 작용, 영양작용이 있으며, 특히 여자의 음을 보하고 폐를 편안히 하며, 심열(심화로 생기는 병)을 다스리고 오줌을 잘 보게 한다.
- 폐와 위장을 보하며, 자양강장의 효과가 뛰어나서 일반적으로 신체 허약에 널리 쓰고 기력이 뚝 떨어지는데 이를 복용하면 힘이 솟는다.
- 출산 후 젖이 잘 나오게 하며, 피부관리와 신체가 허약한 노인들의 건강력 감퇴를 막고, 열을 제거하는 작용이 있으므로 만성위염의 발작기에 위 내의 진액이 충분해져 통증을 멈추는 효과도 있다.
- 마른기침이 계속되는 미열 열이 오르면서 가슴이 답답할 때 덩이뿌리를 삶아 마시면 자연히 없어지며, 또한 잘게 썰어 소주에 담가 2개월 이상 어둡고 찬 곳에 두었다가 아침, 저녁에 소주잔으로 하나씩 마시면 자양강장의 효험이 있으며 몸의 찌뿌둥한 증상이 사라진다.

🍵 복용법

- 맥문동 15~20g에 물 500㎖의 비율로 2/3 정도 달인 차로 하루 6~12g을 복용하거나, 알약, 가루약 형태로 먹는다.
- 잘게 썰어 소주에 담가 2개월 이상 어둡고 찬 곳에 두었다가 아침, 저녁 소주잔으로 한두 잔 마시면 자양강장 효험이 있다.
- 덩이뿌리를 잘게 썰어 10배 양의 물로 달여 꿀을 타서 마신다.
- 닭고기와 함께 요리하면 체력 강화와 피로해소 효과 및 땀으로 소실된 체내 수

분을 보충하는 효과가 크다.

- 맥문동 10g과 감초 3g에 물 600㎖를 붓고 물이 절반이 되도록 40분 이상 달인 후, 하루 3회로 나누어 수시로 마신다.
- 심장병과 병후의 자양강장 목적으로 맥문동 덩이뿌리를 달인 물(맥문동의 10배)에 꿀을 5~10g 첨가해서 먹으면 맛과 효능이 더욱 좋다.
- 덩이뿌리를 다려 탕약으로 삼고 가루로 빻아 가루약으로 복용한다.

🔵 금기와 배합

- 비위가 허하며 찬 데서 오는 설사, 위안에 담음습탁이 있을 때, 또한 풍한에 상하여 기침할 때는 쓰지 않는다.
- 지황, 차전초와 배합한다. 관동화, 황기와 함께 쓰지 않는다. (『본초강집주』)
- 기운이 약하고 위안이 찬 때에는 쓰지 않는다. (『본초강목』)
- 버섯을 금한다.

* 기운이 약하고 위안이 찬 때에는 쓰지 않는다. (『본초강목』)

21) 민들레

식물 중에 가장 생명력이 강한 식물로 잎과 줄기는 겨울철에 말라 죽지만 뿌리는 아무리 밟아도 이듬해 새싹이 돋아나는 식물로 민초(民草)라 한다. 동서양 어느 곳이든 다양하게 자생을 하고 특히 우리나라에서 자생하는 토종 흰민들레는 약성이 뛰어난 것으로 알려졌지만, 오염지역에서 자란 것은 중금속으로 오염되어 있으니 좋지 않다. 청정지역에서 자란 것을 약용으로 쓰며 주로 사용하는 흰민들레는 한약재로 포공영(蒲公永)이라 한다. 특히 민간요법으로 여성들의 유방에 종기가 있을 때 주로 사용해온 식물로 미국의 영양학자에 의하면 3천여 가지의 채소 가운데 가장 약효 성분이 많은 약초로 알려져 몸속의 열을 풀어주고, 염증을 제거하는 효과가 있어서 우리나라에서는 예부터 전통적으로 항생제가 없던 시절 신체 부위의 염증성 질환에 주로 사용해 왔다.

민들레가 공해에 찌들고, 멍들고, 병든 우리의 육신을 살리는 명약으로 예로부터 민간약으로 널리 다양하게 써 왔는데, 그중에서도 유방암이나 유종의 염증 제거에 강하며, 산모의 젖을 나오게 하는데도 효과가 크다.

민들레는 맛이 쓰고, 달며, 약성은 차다. 맛이 쓴 식물은 뛰어난 약성을 지니고 있는데, 무공해 청정지역에서 자란 토종 흰 민들레가 혈액의 흐름을 좋게 하고, 뼈와 치아를 튼튼하게 해주며, 특히 비, 위 기능을 강화시켜 위와 심장을 튼튼하게 하며, 위염이나 위궤양을 치료하는 데 이용되고 있다.

또한, 염증을 없애고, 열을 내리며, 피를 맑게 하고, 소변을 잘 나오게 하는데 이는 리놀산 성분이 있기 때문이다. 사상의학에서 보면 소화력이 약한 소음인은 너무 많이 먹지 말아야 하고, 태음인이나 소양인은 꾸준히 먹으면 피부염증이나 부인병의 염증을 줄일 수 있다고 한다.

민들레 잎은 베타-카로틴, 비타민A. C, 칼슘, 철분이 있어 유해산소를 제거하여 노화와 성인병을 예방하며, 줄기는 흰색의 액체가 나오는데 이것은 테르핀이라는 성분인데 항균, 항염, 항암, 항바이러스 등 면역 효과가 있다.

또한, 잎과 줄기는 실리마린이라는 성분이 있어 이는 간 기능 개선제로 최고로 꼽히고 있으며, 항암물질로 간세포의 재생을 촉진하는 것으로 알려져 있으며 뿌리는 콜린이라는 성분이 있어 담즙 분비를 촉진하기 때문에 간장에 지방이 쌓이는 것을 억제하는 역할을 한다. 특히 최근에는 뿌리의 콜린은 간 영양제로 간염, 간경화, 담석, 황달, 당뇨, 고혈압 치료에 유용함이 밝혀졌다.

🌱 효능

- 열을 내리고 소변을 잘 나오게 하고, 염증을 없애며, 위장을 튼튼하게 하고, 독을 풀고 피를 맑게 하는 등의 작용이 있다.
- 호흡기질환 일체, 해열제, 건위제로 사용한다.
- 여성의 유방에 종기 멍울이 생겨 염증이나 종기가 나서 쓰리고 아픈 곳에 효과

가 있으며, 산모의 젖을 잘 나오게 하는 데에도 효과가 크다.

– 각종 종기를 치료하고 열로 인한 독을 풀어주며 땀을 잘 나게 하고 변비에 탁월하며, 만성 장염 등에 좋다.

– 머리를 검게 하고 뼈와 근육을 튼튼하게 하고 갖가지 눈병에도 효과가 있으며, 수종, 천식, 기침, 기관지염, 임파선염, 늑막염, 담낭염, 식도가 좁아 음식을 먹지 못하는 것, 요로감염, 결핵, 소화불량에도 좋은 효험이 있다.

– 피로해소부터 시작해서 간 기능 개선, 파괴된 간세포 재생 및 간의 해독까지 해준다는 효과가 있어서 숙취 해소에 도움이 된다.

– 위염을 다스리고, 암세포를 죽이며, 간을 보호하고, 머리를 검게 한다.

– 감기와 두통, 소화불량에 효과적이며, 탈모예방에 효능이 있다.

– 술배가 나와 몸이 붓거나, 잠을 자다가 쥐가 자주 나거나, 감기에 자주 걸리고나, 소화기질환(위장)이 약한 사람에게 약효가 뛰어나다.

– 발암물질을 억제하는 성분이 있으며, 유기게르마늄이 풍부하여 암 예방과 위점막 보호에도 탁월함이 밝혀졌다.

– 혈압을 내리며, 신경통, 담석증, 신장기능에 좋다.

🍵 복용법

– 위염, 위궤양 등의 위장병에 생잎을 씻어서 그대로 먹는 것이 좋고, 뿌리는 그늘에 말려 진하게 달여서 먹는다.

– 변비, 만성장염에는 4, 5월에 뿌리를 캐서 말렸다가 가루를 내어 1회에 10~15g씩 식전에 더운물이나, 꿀에 타서 먹는다.

– 산모 젖이 부족시 생잎을 무쳐 먹거나, 뿌리를 연한 불에 달여서 마신다.

– 신경통에는 꽃, 잎, 줄기 및 뿌리를 달여서 수시로 마신다.

– 천식, 기침에는 생즙을 내어 하루 세 번씩 마신다.

– 가공 음료보다 민들레차를 마시면 잔병은 사라진다.

22) 모과

모과나무의 뿌리를 모과근(木果根), 가지와 잎을 목과지(木瓜枝), 종자를 목과핵(木瓜核)이라 하며 채취는 9~10월에 익은 과일과 잎을 따서 약용으로 한다.

모과의 맛은 새큼하고 떫으며 성질은 따뜻하며 맛이 시며 독이 없으며, 은은한 향기를 주고 방에 향기를 풍기는 가을철 열매로 장기간 복용하면 근육을 단단하게 하고 풍습을 제거하며 위장을 강화하고 동통을 멎게 하는데, 날것을 먹으면 치아를 상하고 익혀 먹으면 비장을 튼튼하게 하는데, 펄펄 끓는 물에 5~10분간 끓인 후 건져내어 겉껍질이 쭈글쭈글해질 때까지 햇볕에 말린 다음 2조각, 또는 4조각으로 쪼개어 다시 빨갛게 될 때까지 서리나 이슬을 맞히면서 건조시키면 색이 더욱 산뜻해지고 아름다워진다.

성분은 사포닌, 유기산, 플라보노이드, 타닌 등이 함유되어 있으며, 간, 비경에 작용하며, 다리와 근육이 당기듯 아픈 증상에 "모과를 흐물흐물하게 삶은 다음 걸쭉한 죽처럼 갈아서 아픈 곳에 싸맨다. 식으면 바꾸고 하룻밤에 3~5번 뜨거운 것을 싸매면 낫는다. 모과를 삶을 때 술 한 잔 반을 넣어 삶는다.", "풍습으로 인해 몸이 저린 병증을 치료하려면 술에 담가 복용한다."라고 기록하고 있다. 진해, 피로해소, 자양강장, 아토피성 피부염으로 인한 가려움증, 기침, 감기, 천식, 목쉰 데, 모과나무의 가지와 잎인 모과지(木瓜枝)는 맛은 시큼하고 떫으며 성질은 따뜻하고 독이 없다.

🌱 효능

- 뿌리와 잎을 달인 물에 정강이를 담그면 궐(蹶)을 치료하고, 소화불량, 급성황달형간염, 급성세균성이질, 복수암 세포 억제작용, 추간판탈출증 완화제로 사용하는데, 모과를 썰어 찐 다음 말려서 삶아 먹거나 가루나 달인 물 또는 환을 지어 복용하며, 외용 시 달인 물로 씻는다.
- 모과는 대표적으로 감기 예방과 피로해소를 들 수 있으며 꾸준히 복용하면 피부미용과 근육통 및 노폐물의 제거에도 도움이 된다.

- 모과는 피로해소, 근육 경련 신경통 설사 등에 이용된다.
- 소화 시키고 이질 등 갈증을 그치게 하며, 각기, 수종, 소갈, 구역, 담수를 치료하고 근골을 강하게 하여 발과 무릎의 근육과 피를 보해준다.

복용법

- 우리 조상들은 모과숙이라 하여 껍질을 벗기고 푹 삶아 으깨어 받쳐 꿀과 물을 친 다음 되직하게 조린 모과정과, 모과를 말려서 가루로 만들어 찹쌀뜨물에 죽을 쑤어서 생강즙을 탄 모과죽, 모과병이라 하여 모과를 푹 쪄서 껍질을 벗기고 속을 뺀 다음 가루로 만들어 녹두가루를 섞고 꿀을 쳐서 끓여 만든 별미나는 모과 떡을 만들어 먹었다고 전해진다.
- 모과는 당분 이외에 지방질, 단백질, 사과산, 정유, 구연산 등이 들어있어 30도 넘는 소주 1.5L에 생 모과 600g 말린 모과는 200g 정도를 넣고 어둡고 서늘한 곳에 3개월 후 모과를 건져내고 보관해 두었다가 소주잔으로 한 잔씩 조석으로 먹으면 피로해소, 자양강장에 효험이 있다.
- 기침을 멈추게 하는 데는 모과를 1일 10g을 물로 달여서 꿀을 조금 넣고 3회로 나누어 식간에 마시면 좋다.
- 모과 열매속의 종자는 씨 속에 살구나 비파나무처럼 아미그달린이란 성분이 들어있어 암 환자들은 모과 속의 씨앗을 술에 담가 먹거나 볶아서 먹으면 좋다.
- 특히 육류 등 불고기 음식과 궁합이 좋아 빼놓지 않고 쓰고 있다.
- **수족 삔 데**: 술과 물에 달인 물로 찜질한다.
- **근육발달**: 술과 물에 달인 물을 복용한다.
- **이질, 설사, 복통**: 잘 게 썰어 꿀과 함께 은근한 불에 달여 모과 약엿을 만들어 차로 마시든지 술에 타서 장복한다.

모과청 만들기

1. 모과는 베이킹소다로 문질러 씻어 건져 물기를 말리고,
2. 채칼로 채를 썬다.
3. 넓은 용기의 70%~80% 정도 내용물을 설탕과 1:1로 넣고 버무려 녹을 때까

지 가끔 뒤적거린다.

4. 2~3시간 후 설탕이 다 녹으면 깨끗한 유리병에 담아 냉장고에 2주일 정도 숙성시키면 모과청이 완성되는데 이때부터 먹기 시작한다.

1) 모과즙(木瓜汁) 만드는 법

– 잘 익은 모과 여러 개를 껍질 그대로 소금물에 씻어 녹이 슬지 않은 칼로 씨를 빼고 갈아서 즙을 짠다.

– 찌꺼기는 약간의 물을 두어 다시 즙을 짜고 또 짜기를 4~5회 되풀이한 다음 찌꺼기의 신맛의 향기가 안 날 때 짜는 것을 그만둔다.

– 모과즙을 모아 꿀, 설탕 등을 많이 넣고 묽은 죽처럼 젓는다.

– 유리병이나 도자기 등에 담가 밀봉해 두고 필요할 때 끓인 물로 한 숟가락씩 먹는다.

* 차도 되며, 복통, 설사, 이질에는 생강즙을 한 숟가락을 넣고 함께 복용하면 곧 효력을 본다.

* 모과즙을 데우면 향미(香味)를 날려 버리기 때문에 완전히 밀봉해야 한다.

2) 모과차(木瓜茶) 만드는 법

– 모과를 작고 얇게 썬 것 1.2kg을 갈아서 즙을 낸다.

– 찌꺼기는 물 4홉으로 다시 갈아 즙을 짜고, 이것을 모두 합쳐 꿀 한 병과 항아리에 담아둔다.

– 큰 숟가락으로 하나를 끓인 물 한 사발에 풀어 마시면 된다.

* 방향(芳香)이 대단하여 2~3잔 풀면 방안의 향기가 가득하기에 보관할 때 공기가 통하지 않도록 밀봉해야 한다.

* 만약 오미자차나 레몬즙 및 기타 과즙을 곁들이면 그 맛은 더욱 좋아지는 데 이 역시 미용차라고 할 수 있다.

* 모과는 강장과 양기를 돕고, 풍증과 습증을 제거하며 식욕을 증가시키고 소화를 도우며 담을 없애고 기침을 멎게 하고 아울러 일체의 신경통을 치료하는 일종의 특수한 방향(芳香)이 있는 피로해소차이다.

- 여기에 구기차, 두충차, 육종용차 등을 곁들이면 더욱 좋아진다.

3) 모과주(木瓜酒) 담그는 법

- 잘 익은 모과를 짚 섶에 보관하며, 엷게 썰어 항아리에 차곡차곡 넣고, 꿀이나 설탕을 약간 넣고, 맑은 술을 채워서 꼭 봉하여 약 한 달을 보관한다.
- 모과주를 짬짬이 마시면 무더운 여름 때문에 잃었던 입맛을 찾게도 되며, 가을로 접어들어 기온 변화 때문에 어김없이 찾아드는 신경통 증세와 천식기를 진정시켜주는 좋은 약도 되는 것이다.

4) 모과(木瓜) 정과 만드는 법

- 모과를 우선 꿀 1.8kg 혹은 2.4kg~3kg을 사거나 돌 또는 은그릇에 넣고(철그릇은 부적합) 은근한 불로 졸여 걸러둔다.
- 모과 껍질을 벗기고 씨를 도려낸 과육만 600g을 잘게 채로 썰어 꿀을 넣고 졸이면서 거품을 걷어내면서 은근한 불로 두 시간 정도 졸인다.
- 이때 맛을 보아 신맛이 나거든 꿀을 더 넣고, 나무 수저로 꿀이 실같이 끊어지지 않을 정도로 되게 졸인다.

5) 모과즙 제조과정

- 모과 100개에 3되의 소금과 꿀 1말을 써서 담는다.
- 낮에는 햇볕에 쐬고 밤에는 즙액 속에 넣어 둔다.
- 적절한 때를 골라 꺼내어 말리고 나머지는 즙액(꿀)에 넣어 갈무리하거나 진한 원즙(杭汁, 이팝나무 즙)을 써서 갈무리하여도 좋다.
- 꿀에 재워서 밀폐하여 갈무리하였다가 100일쯤 지난 후 이를 꺼내 먹으면 사람의 몸 보양에 참으로 유익하다.
- 옛날에 여성의 미용법으로 이 모과나무의 꽃을 찧어서 얼굴에 발랐을 때 얼굴 피부가 희어지고 주근깨 같은 것이 없어졌다는 기록도 있다.
- 모과는 맛이 신데, 다리가 붓는 습비증과 곽란으로 조이면서 무릎에 심한 통증이 올 경우 흔히 쓰는 약이다.

※ 주의사항

- 모과는 쇠칼로 썰면 약효가 없어지므로 죽도나 합금으로 된 칼을 사용하여야 하며, 삶아 먹는 것이 좋다.
- 소화성 위궤양에 의한 경련성 통증, 변비, 소변량이 적거나 붉은색을 띠는 사람은 복용해서는 안 된다.
- 과다섭취 시 변비 있는 사람에겐 좋지 않으며 소변을 농축시켜 신장 질환을 유발하거나 치아를 약하게 할 수 있어 적당량을 섭취하는 것이 좋다.
- 다만 심장질환 고혈압 고열이 있을 때 먹으면 열이 더욱 올라가 소변이 붉어지므로 삼가는 것이 좋다.

23) 복분자

맛이 약간 달면서 시고 향이 없으며, 인과 철분, 칼륨과 비타민A, C가 함유되어 있지만, 특히 비타민C는 귤의 35㎎에 비해 월등히 많은 100g당 80~100㎎이 들어 있다. 비타민C는 여러 가지 호르몬을 조절하는 부신피질의 기능을 활발하게 해 피로해소, 체력보강, 면역력 증강에 도움을 준다.

腎臟(신장)을 도와 소변의 횟수를 줄이며, 즙을 짜서 같은 분량의 꿀과 함께 졸여서 묽은 시럽의 형태로 만들어 틈틈이 먹으면 肺氣(폐기)가 허약하고 차가운 것을 치료하며, 『동의보감』에 의하면 복분자는 남성의 경우 허약체질로 인한 발기부전과 조루증에 효과가 있으며 허리와 무릎 관절이 아프거나 시릴 때, 기운이 없어 무기력하고 눈이 침침할 때 먹으면 좋다고 한다. 또 여자의 경우 자궁 등의 생식기를 따뜻하게 해주고 임신을 도와주며 피부를 곱게 만든다.

식욕감퇴, 전립선비대증, 만성피로감, 반복적인 방광염, 설사를 자주 하는 사람은 복분자를 삼가는 것이 좋다.

🌱 효능

- 몸속 노폐물을 배출시키는 효과가 있다.
- 항산화 작용으로 머리카락이 희어지는 것을 막아주며 비타민C가 피부를 윤기 있게 만들며, 세포 노화를 예방하고 시력을 개선한다.
- 성 기능을 높여 주며, 여성의 경우 몸속을 따뜻하게 해 임신을 도와준다.
- 열매를 생으로 먹으면 호흡기 질환과 천식에 효과가 있다.
- 베타-시스토테롤이라는 성분이 있어 신장에 좋으며, 이뇨작용을 돕고 담즙 분비를 촉진해 소변량이 적은 사람에게 효과적이다.
- 정혈작용이 뛰어나며, 간을 보호하고 당뇨, 폐, 기관지 질환에도 좋다.

🍵 복용법

- 잘 말린 복분자 20g과 꿀을 끓인 물 500㎖에 넣어 차처럼 수시로 마신다.
- 산딸기 300g에 소주 1.8L를 붓고 1개월 후 약주로 한 잔씩 마시면 좋다.
- 불임에는 복분자, 차전자, 오미자, 토사자, 백질려의 한약재를 같은 양으로 환약을 만들어 한 번에 6~8g씩 하루 세 번 먹으면 효과적이다.
- 녹즙으로 만들 때는 당근, 파인애플즙을 넣어 갈면 맛이 좋아진다.

24) 붉나무(오배자)

가을에는 단풍나무보다 더 붉게 물이 들어 붉나무라 하는데, 나무는 황적색이고 열매껍질에 흰 가루 덩어리가 있으며, 꽃은 황백색이지만 잎줄기에 날개가 있고 잎 가장자리에 톱니가 있으나, 개옻나무는 황갈색이고 열매껍질의 털이 강하고 굳세며, 꽃은 황록색이며, 잎에는 날개와 톱니가 없으며, 나무의 벌레집을 오배자라 하는데, 붉나무는 전국 어디서나 볼 수 있는 옻나뭇과 활엽관목으로 맛은 시고 짜며 성질은 평하고 독이 없으며, 이는 폐경, 위경, 대장경에 작용하며, 간 기능 보호 작용과 항산화 작용을 한다. 또한 열매(염부자)는 시고 짜며 성질은 차고 독성이 없으며, 나무(염부목)는 시고, 짜며 차지만 청열해독, 산어지혈 작용을 하며, 뿌리는 풍사를 몰아내고, 습사를 없애고, 어혈을 제거하며, 감기로 인한 열을 내리고 장염, 치질 출혈에 효력이 있다.

　임상 보고에서 소화기도 출혈에 이 약물 15g을 가자(訶子)와 배합하여 복용하자 유효한 반응을 보였고, 궤양성 결장염, 방사성 직장염, 유정, 폐결핵으로 인한 도한, 각혈, 이질, 자한, 당뇨병, 말기 분문암 및 식도암, 치질, 화상, 조루, 야제(夜啼), 소아설사, 가을철에 유행하는 장염 등에 치료 효과를 보였다.
　특히 한약재로 사용돼 온 오배자에서 기존 항암제보다 약효가 뛰어난 새로운 항암물질을 발견할 뿐 아니라, 꽃에는 꿀이 많아 밀원식물로도 중요하며 특히 꿀은 빛깔이 맑으며 맛과 향기가 좋고 약효가 높다 하여 보통 꿀보다 곱절이나 비싼 값을 받는다.
　또한, 민간요법 중 종기, 피부염, 가려움증 등 피부질환에 좋은 약초로 이용됐던 나무로 방송 및 매스컴 등을 통하여 효능이 알려지면서 일반인들에게 조금씩 알려지기 시작한 나무약초이다.

효능

- 궤양성 결장염, 방사성 직장염, 유정, 폐결핵으로 인한 도한, 각혈, 이질, 자한, 당뇨병, 말기 분문암 및 식도암, 치질, 화상, 조루, 야제(夜啼), 소아설사, 가을철에 유행하는 장염 등에 특히 치료 효과가 있다.
- 붉나무는 독성을 함유하고 있지 않으나 체질 및 복용량에 따라 설사 등 부작용이 간혹 생길 수 있으니 20일 이상 건조한 것으로 사용하여야 한다.
- 특히, 피부질환 중에서도 건선에 상당한 도움이 되는 것으로 알려져 있다.
- 붉나무벌레집(오배자)에는 타닌 성분이 50~60% 들어있어 오이풀과 같이 쓰면, 강한 수렴작용과 설사를 진정시키는 작용이 있으며. 또한, 타닌제를 비롯하여 염모제(染毛劑)나 잉크의 원료 사용한다.
- 건선뿐 아니라 아토피 등의 피부질환에도 좋은 효능이 보이는 것으로 나타나

고 있으며 황달, 기침 가래, 당뇨뿐 아니라 세균성 질환 등 인체의 소독기능으로 달인 물을 환부에 발라주거나, 하루에 3~4번 정도 씻어준다.

- 오배자는 수렴작용이 강하여 폐 기능 허약으로 인한 만성해수를 그치게 하고 잘 치유되진 않는 이질, 탈항, 자한, 도한, 유정을 치료한다.

- 지혈작용은 대변 출혈, 코피, 자궁 출혈 및 외상 출혈에도 유효하다.

- 약리작용에서 오배자의 gallotammin 성분은 수렴작용이 있어서 피부 점막에 접촉되면 조직 단백이 응고되어 수렴 효과를 나타내며, 이질균, 녹농균 등에 항생물 작용이 있고 항생육 작용이 있어서 정자를 감소시킨다.

🤚 복용법

- 열매, 잎, 줄기 껍질 5g에 물 400L를 붓고, 달여 복용하거나 가루로 만들어 복용하거나, 술에 담가서 복용하기도 한다.

- 국내 연구진이 오배자에서 기존 항암제보다 약효가 뛰어난 새로운 항암 물질을 발견했다고 한다.

- 임상 보고에서 소화기도 출혈에 이 약물 15g을 가자(訶子)와 배합하여 복용하사 유효한 반응을 보였다고 한다.

- 복용 시에는 물 2L에 붉나무 10g~20g 넣어 약 1시간 정도 우려내어 하루에 2~3잔 정도 복용하면 좋다.

- 원액을 그대로 먹지 말고 물과 조금 희석하여 복용하면 더 안전하며, 장기간 복용하거나 많이 먹어도 안 되는 약초로 적정시간과 적정량을 지켜서 복용하면 좋은 효능이 있다.

- 오배자와 붉나무를 20g씩 은은한 불로 약 30분 정도 볶은 후 뜨거운 물을 부어 나오는 김으로 귀두 부위를 몇 분 쐬고 나서, 다시 40℃ 정도 되게 하여 귀두를 물에 5~10분간 잠기게 하는 것을 매일 밤 4주간 하면, 귀두에 피부 점막이 두터워지고 억세져 조루 방지가 된다.

25) 백년초

『중약대사전(中藥大辭典)』에는 기의 흐름과 혈액순환을 좋게 하고 열을 식히고 독을 풀어주며 심장과 위의 통증 치료, 이질, 치질, 해열, 천식, 수면 부족, 가슴 두근거림 등에 효과가 커 열매와 줄기 100g 정도를 즙을 내 복용하면 효과를 볼 수 있다고 밝히고 있다.

또 『본초강목』, 『상용중초약수책』, 『영남체약록』, 『신평』, 『몽고약전』, 『본진민간초약』 등 한방서에도 당뇨와 성인병에 선인장즙을 매일 마시면 근골을 굳게 하고 불로장생하며 백일해, 늑막염, 부스럼, 종기, 신경통, 관절염, 갑상선, 장염, 냉증, 수종, 화상 등에도 큰 효능을 나타낸다고 기록되어 있다.

예로부터 해열 진정, 기관지 천식, 소화불량, 위경련 증상, 변비, 가슴 통증, 혈액순환 불량, 위장병, 뒷목 당기는 증상, 비염에 민간요법 약재로 사용됐고, 비타민C가 알로에보다 5배나 많이 함유되어 있고 칼슘과 식이섬유도 많이 함유하고 있으며, 페놀성 물질과 플라보노이드 성분이 칡뿌리, 호두, 생강보다 많이 들어있어서 고혈압, 암 발생 억제, 노화 억제 효과 등이 있는 것으로 확인되었다.

🌱 효능

- 기관지 천식, 가래, 백일해, 기관지 천식에 탁월한 효과가 있다.
- 각종 궤양, 해열 진정, 기관지 천식, 소화불량, 위경련 증상, 변비, 가슴 통증. 혈액순환 불량, 위장병, 장염, 신장염, 뒷목이 당기는 증상, 비염, 천식재로 사용됐다.
- 두통, 불면증, 당뇨병과 몸이 붓는 부종을 억제 효과, 고지혈증에 개선 효과를 지니고 있다
- 페놀성 물질과 플라보노이드 성분이 여타 식품보다 월등히 많이 들어있어 고혈압, 항암, 노화를 억제하는 데 효과가 있음이 밝혀졌다.
- 비타민C 다량 함유로 피부미용 효과와 심장병과 성인병 예방 및 정력증강, 지친 여름철 피로해소에도 효과가 있는 것으로 증명되었다.

- 다량의 칼슘함유(2,086mg)는 퇴행성관절염, 류머티즘성, 관절염, 골다공증 예
  방에도 효과가 있다.

👆 백년초 먹는 방법

- **생즙**: 깨끗이 씻어 물기를 빼고 1회 백년초 3~5개를 사이다 또는 물 1컵(180
  ㎖)에 넣고 믹서기로 갈아 하루 2회(아침, 저녁 취침 전) 공복에 마신다. (기호에
  따라 꿀, 포도 등을 첨가하여도 좋다.)
- **음료**: 깨끗이 씻어 물기를 빼고 2등분으로 자른 후 사이다(혹은 생수) 1.5L병에
  약 20개 정도를 넣어 하루 보관(꿀이나 기타 음료 첨가) 후 연한 젤리 타입으로
  하루에 2회 공복에 마신다.
- **엑기스**: 1kg 정도를 깨끗이 씻어 물기를 뺀 다음 물 3L에 대추, 생강, 감초, 꿀
  등을 조금 넣고 달여 유리병에 담아 냉장보관 후 복용한다.
- **백년초 주**: 술에 담가 마시면 백년초주가 된다.
- **열매 꿀차**: 씨가 있는 상태로 가위로 잘게 잘라 꿀이나 설탕에 재어 두었다가
  액이 흘러나오면(2~3주) 스푼으로 떠서 차로 이용하며, 찌꺼기 또한 물을 적당
  히 넣고 30분 정도 끓여 차로 복용한다.
- **열매 차**: 20~30알 정도 가위로 잘라 주전자에 넣고 물을 두 배로 담아 약 1시
  간가량 끓인 다음 꿀이나 황설탕을 약간 넣고 5분 정도 더 끓여 식힌 후 찌꺼
  기는 버리고, 액은 병에 담아서 냉장보관 후 복용한다.
- **열매 주스**: 생수나 요구르트를 한 컵 정도 넣고 선인장을 넣은 다음 살짝 간(시
  간으로 6초 정도, 오래 갈수록 섬유질이 많다.) 다음 작은 채로 걸러서 복용한다.
- **열매 잼**: 열매를 채로 썰거나 가위로 잘라 설탕과 1:1 비율로 버무려(꿀을 첨가)
  일주일 정도 보관 후 고운 체에 밭쳐 걸러(찌꺼기는 차로 이용)낸 다음 냄비에
  넣고 약한 불에 30~40분 끓인 다음 식힌 쨈을 유리병에 담아 냉장실이나 냉
  동실에 보관하여 복용한다.
- **백년초 줄기차**: 잘 다듬은 줄기를 잘게 썰어 주전자에 넣고 40분가량 센 불로
  끓이다가 끓기 시작하면 중간 불에서 꿀이나 흑설탕을 약간 넣어 복용하는데,
  이때 찌꺼기는 버린다.

– 이외에 자연 그대로 식용하거나, 선인장 차, 선인장 열매 찜, 아이스크림 빵, 국수, 샌드위치, 수제비 등 다양한 소재로 이용하고 있다.

26) 백화사설초

백화사설초의 원산지는 중국의 복건성이지만, 우리나라는 전남 백운산에서 처음 발견되었다 하여 백운풀이라고도 하며 쌍낚시풀이라고도 한다. 산지의 습지에서 자라는데 높이는 10~30cm 정도이며, 가지는 갈라져서 곧게 서며, 잎은 서로 마주나고, 줄 모양이며, 가장자리가 깔깔하고, 주맥만 나타나며, 길이는 1~3.3cm이고, 나비는 1.5~3mm 정도 되며, 꽃은 8~9월 피고, 색깔은 흰색 또는 붉은 빛이 돌며, 잎의 모양이 뱀의 혀를 닮았다 하여 붙여진 이름이다.

최근 각종 논문이나, 실험 결과를 통해서 백화사설초가 매우 뛰어난 것으로 보고되고 있는데, 옛 의서에는 기록되어 있지 않은 약초인데 20년 전 홍콩의 한 의사가 이것을 복용하여 간암을 고친 뒤부터 세계 널리 알려지면서 암 치료 약으로 쓰이게 되었다. 또한, 싱가포르대학의 학장인 이강전 박사는 간암 치료를 위해 매일 150g씩 전탕을 해서 3개월간 복용한 결과 완치되었다고 한다. 실험에서도 간암 세포를 죽이고, 박테리아를 억제하는 것으로 나타났으며, 생쥐에서도 암세포를 억제뿐 아니라 암세포를 괴사시키고, 백혈구의 탐식 작용을 좋게 한다고 하였다. 이 밖에도 청열, 해독의 효능도 있어 염증으로 인한 방광염에 사용되며, 특히 면역력을 증가시키는 항체 형성을 촉진시키는 힘이 탁월하여 장기 복용이나, 대량 복용에도 독성이 없고, 부작용이 없다는 것이 장점이다.

♈ 효능

– 위암이나, 간암, 식도암, 직장암, 방광암 등에 효과가 있다고 한다.
– 소화가 계통과 각종 종양이나, 염증에도 매우 뛰어난 효과가 있다.

– 또한, 열을 내리고, 독을 풀며, 염증을 삭이고, 오줌을 잘 나오게 하며, 피를
잘 돌게 하고, 통증을 멎게 하는 작용을 한다.

🖐 복용법

– 위암: 백화사설초 90g+백모근 60g를 달여 복용(설탕 첨가). 수시로 마신다.
– 직장암: 백화사설초+까마중+인동덩굴 각 60g, 수염가래, 제비꽃 각 15g 달여
수시로 마신다.

27) 부처손

생명력이 매우 끈질긴 식물로 일명 만년초, 장생불사초, 만년송, 회양초라고 하기
도 하는데, 일명 잎이 주먹을 쥔 것과 같고 잣나무 같다고 하여 권백이라 부르기도
한다.

『동의보감』에는 "성질은 따뜻하고, 약간 차고, 평이하다, 그리고 맛은 맵고, 달며,
독은 없다."라고 기록되어 있는데, 여자의 속이 차거나 달면서 아픈 것, 월경이 없
으면서 임신을 하지 못할 때 이를 치료용으로 사용한다. 탈황증과 위벽증을 치료하
고, 신을 덥게 한다고 기록되어 있고, 『동의학사전』에는 어혈을 없애고, 지혈작용을
한다고 기록되어 있다.

이외에도 타박상, 배앓이, 숨이 찬데, 빈혈, 요혈, 탈홍 등에 쓴다.

부처손과 바위손은 중국에서 암 치료 약으로 쓰고 있으며, 동물실험에서 이를 입
증하고 있다. 특히 부처손은 정신을 안정시키고, 피를 멎게 하며, 혈액순환을 좋게
한다.

독이 없을 뿐 아니라 오래도록 복용하면 장수한다고 한다.

여성들의 자궁출혈이나, 장 출혈, 치질, 탈황, 피오줌 등에 효과가 있고, 몸을 따
뜻하게 하는 데 효과가 있어 여성들이 냉증으로 임신을 못 하면 부처손을 복용하

면 효과가 있다.

🌱 효능

- 자궁출혈이나, 장 출혈, 치질, 탈항, 피오줌
- 타박상, 배앓이, 숨이 찬데, 빈혈, 요혈, 탈홍
- 정신을 안정시키고, 피를 멎게 하며, 혈액순환에 효과가 있다.

🍵 복용법

- **피를 멈출 때:** 볶아서 사용
- **외용으로 사용 시:** 찧어서 붙이거나 가루를 내어 뿌린다.
- **간염, 편도선염, 유선염 등 염증 질환:** 하루 30~60g을 달여서 먹거나, 알약을 만들어 먹는다.
- **주의:** 생것으로 쓰면 어혈을 헤친다.

28) 뽕잎과 오디

뽕나무의 뽕잎과 열매인 오디, 그리고 뿌리와 줄기는 버릴 것이 없는 식물로 특히 누에가 먹는 뽕잎은 콩 다음으로 단백질이 많은 식품으로 단백질 덩어리인 비단을 토해내는 것은 높은 함량의 단백질을 지니고 있기 때문이다. 다양한 영양소가 있기 때문에 건강뿐만 아니라 미용이나 심신을 안정시키는 데에도 도움을 준다 하여 옛날부터 일본, 중국 등 아시아에서 즐겨 먹었다고 하며, 일본에서는 가마쿠라시대에서부터 『건강의서』에 선약 중에서 제일 귀중한 선약이라 쓴 것을 보면 그만한 가치가 있다는 걸 알 수 있으며, 『동의보감』에는 식은땀을 멎게 하며, 상백피는 폐속수기를 없애준다고 기록하고 있다.

일반적으로 누에용으로 재배하는 뽕나무 잎보다 산뽕나무(재래종)잎이 더 효능이 있어 약재로 이용하는 것이 좋다. 이는 풍부한 영양성분이 과학적으로 입증이 되면서 傳統醫書(전통의서)에 명기된 약효 성분도 속속 밝혀지고 있다. 뽕잎 속에는 24가지 아미노산이 들어있으며, 특히 피의 원료가 되는 철분은 시금치의 3배, 골다공증을 예방해 주는 칼슘은 우유의 6배나 들어있다. 또한, 서리가 내린 후 뽕잎을 탕으로 달여 손발을 담그면 풍기를 몰아내며, 특히 달인 물은 청맹을 치료하고 습을 없애주며 비만한 살을 빠지게 하며, 편풍, 일체의 풍증을 치료하며 각기에도 좋다.

또한, 최근에는 식이섬유가 풍부하고, 독성이 없어 변비 완화와 다이어트에도 효과가 높아 일본에서는 실제로 쌈으로 뽕잎을 팔고 있으며, 채소로 이용되면서 천연자연식품으로 관심의 대상이 되고 있다.

각종 성인병의 치료와 예방 효과로 당뇨병을 예방해 주고, 혈당을 낮추어 주는 모란 A라는 성분과 '알파글루코시데이즈'제로 알려진 '노지리마이신'이 있어 임상시험 결과 10일 전후로 요당이 최고 10.5로 떨어졌다는 보고가 있다. 또한 '폴리페놀'은 활성산소를 없애주어 노화를 억제하며, '루틴'이란 성분은 모세혈관을 튼튼하게 하여 뇌졸중을 예방하여 준다.

열매인 오디는 검붉은 색은 '안토시아닌' 성분으로 '토코페롤'보다 노화 방지 효과가 7배나 높은 것으로 농촌진흥청 연구 결과가 나왔다.

또한, 나뭇가지나, 뿌리, 껍질 등에도 여러 가지 약효가 있다.

🌱 뽕잎의 효능

1. 질병이 있는 사람에게 좋은 약초

당뇨병 및 고혈압, 고지혈증과 동맥경화 등 성인에게 자주 일어나는 질환에 좋은 점이다. 또한, 항암효과가 있어서 암을 예방하기 위해 이용하며, 실제로 일본에서는 뽕잎 분말을 첨가한 과자와 아이스크림 등의 제품을 만들어 팔 정도다.

특히 디옥시노지리마이신이란 성분이 있기 때문에 포도당 속도를 조절해 혈당이 높아지는 것을 막아 주며 콜레스테롤 수치를 낮춰 고혈압과 동맥경화 등의 성인병을 예방하는 데에 도움이 된다.

2. 여성의 건강과 미용에 좋은 약초

폴리페놀과 글루타치온이라는 성분이 많기 때문에 노화 속도를 늦춰주며 활성산소를 억제하므로 특히 여성에게 피부 노화 방지를 위한 활성산소를 억제하는 효능이 있다.

또한 갱년기로 인해 골다공증에도 탁월한데 뽕잎에는 무 60배 이상의 칼슘과 철분을 함유하고 있어 뼈를 강화해 줄 뿐 아니라 여성들이 자주 마시는 녹차보다도 식이섬유를 5배 이상 함유하고 있기 때문에 카페인 걱정 없이 녹차 대신 마실 수 있다.

3. 몸과 마음이 건강해지는 약초

신체 내의 중금속은 해로운 영향을 끼칠 수 있어서 배출해야 하는데, 뽕잎은 인체의 중금속 90%를 배출해주며 아스파라긴산 성분이 숙취 해소에 도움이 되며, 요실금이나 변비로 인한 증상에도 탁월한데 식이섬유가 풍부해서 이뇨작용에 도움이 될 뿐만 아니라 변비 예방에도 탁월하고 칼슘과 철분이 풍부해서 성장하는 아이들에게 도움이 된다.

복용법

- **뽕잎 차**: 뽕잎은 다른 차와 다르게 부작용이 없고 무카페인이기 때문에 많이 먹어도 잠을 자는 데 방해하지 않으며 오히려 꾸준히 먹는 것이 건강과 미용에 도움이 된다.
- 채취 시기는 5월 중하순경 3번째까지 어린잎을 따서 깨끗한 물에 씻어 그늘에 하루를 건조한 후 두터운 팬에 6번 정도 은근하게 데워 어두운 곳에 보관하여 물 300㎖에 한 숟갈씩 차로 마신다.
- 봄 가을 두 차례 누에를 키울 때 어린잎을 따서 뜨거운 물에 살짝 데친 다음 간장이나, 된장에 절인(장아찌) 후 식사 때 반찬으로 먹는다.
- 뽕나무 속껍질과 복숭아 나뭇가지를 달여먹으면 기관지염에 좋다.
- 뽕나무껍질과 뿌리 달여먹으면 신경통, 관절염, 고혈압, 비만에 좋다.

🌱 오디의 효능

상심자(桑椹子)는 당나라 때부터 약으로 쓰기 시작한 것으로 약성은 온화하고, 맛은 달고 시다. 성분은 당 종류가 많고 유기산과 점액질·비타민B1, 비타민B2, 비타민C 등이 함유되어 있어 약리작용으로 이뇨작용과 진해, 강장 작용이 있는 것으로 알려져 있다. 빈혈로 어지럽고 귀에서 소리가 나며 얼굴이 창백할 때에 사용하며, 전신의 기능 쇠약으로 머리가 갑자기 희게 되고, 귀가 잘 들리지 않으며 눈에 피로와 어지러움을 많이 느낄 때도 효과가 있다고 알려져 있다.

또한, 노인의 변비에 쓰면 장관의 유동 운동을 촉진해 배변을 용이하게 하고, 당뇨병 환자가 갈증을 많이 느낄 때 복용하면 갈증이 해소된다.

이 밖에 신경쇠약으로 신경이 과민한 사람에게도 효과가 있으며, 동맥경화증이나 고혈압으로 머리가 무겁고 어지러울 때도 복용한다.

이뿐 아니라 알코올 중독을 해독시키며 이뇨작용도 있어 사람이 오래도록 복용하면 하체가 건강하게 되고, 눈이 맑아지며, 흰머리가 검게 되고 강장 기능에도 유익한 반응을 얻게 된다. 그러나 설사를 할 때는 쓰지 않는 것이 좋으며, 대표적인 처방으로는 상심탕이 있다.

1. 노화 방지 및 피부미용

오디는 피부의 노화를 방지해주고 주름생성을 억제하는 등 피부미용에 효능이 있어 오디를 꾸준히 섭취하면 좋다.

2. 관절염 예방에 좋은 오디의 효능

오디에는 관절을 강화해 주는 효능이 있어 관절염으로 고생하시는 사람들이 오디를 꾸준히 섭취하면 관절염 예방 및 완화의 효능이 있다.

3. 정력 강화에 좋은 오디의 효능

오디는 우리 몸의 피로에 많은 영향을 끼치는 간의 회복을 도와줘 정력 강화에도 효과가 있어 평소 피곤을 자주 느끼는 사람들이 꾸준히 섭취하면 효능을 볼 수 있다.

4. 숙취 해소에 좋은 오디의 효능

오디는 몸속에 잔재하고 있는 알코올을 분해하는 효능을 가지고 있어, 회식이 잦은 사람이라면 오디 효능을 통해서 몸을 관리 할 수 있다.

5. 당뇨병 예방에 좋은 오디의 효능

오디의 맛은 달지만 체내의 혈당을 낮춰주는 성분이 풍부해 당뇨병이 있으신 사람이 섭취하면 오디의 효능을 볼 수 있다.

🍶 술 만들기

- 오디를 유리병에 담근 후 20도~35도 정도의 소주를 오디의 3배 정도 붓고 창호지 등으로 봉하여 서늘한 곳에 약 3개월 정도 보관한 후 하루에 소주잔으로 세 번 마시면 몸에 좋다.

🖐 식초 만들기

- 오디를 깨끗이 씻은 후 용기에 넣고, 발효 막걸리를 부어 3개월 정도 발효시킨다. 이때 나무 주걱으로 2~3일에 한 번 정도 저어주며, 온실에 보관하여 발효시킨 후 음식에 조미료로 사용하면 좋다.

🖤 보관하는 방법

오디를 채취하여 깨끗한 물에 단시간 내에 씻은 후 물기를 뺀 다음 급랭을 시킨 후 수시로 꺼내어 복용한다.

29) 산수유

『본초강목』이나 『방약합편』 등에 의하면 "산수유는 자양, 강장, 수렴약으로 보신, 도한, 이뇨빈수, 요질동통, 월경불순에 응용한다."고 되어 있으며 확실히 명약은 명약이구나 감탄하지 않을 수가 없는데, 이는 허약한 콩팥 기능을 높여주므로 정력

증강 효과에 뛰어나며, 유정, 현기증, 월경과다, 자궁출혈, 귀 울림, 빈뇨 등에 효능이 있다고 한다.

음양오행설에 의하면 水(목)에 해당하는 신장은 金(금)에 해당하는 폐의 기운을 받아 木(목)에 해당하는 간의 기운을 길러주는 것으로 신장의 기운이 약해지면 인체의 신진대사가 무너지기 때문인데, 소위 명약이라고 하는 것들 모두가 신장의 기운을 돋우는 것이라 것을 쉽게 알 수가 있다.

항상 허리가 뻐근하거나, 잠을 자다가 식은땀을 흘리거나, 다리에 힘이 없을 때, 집중력이 떨어지거나, 과도한 수음 행위로 신장의 기운이 허해졌을 때 산수유와 약간의 약재와 붕어탕을 가미하여 복용할 경우 자신감이 넘치고, 머리가 맑아지며, 아픈 허리가 깨끗이 낫는다.

🌱 효능

– 유정, 현기증, 식은땀, 월경과다, 자궁출혈, 귀울림, 빈뇨 등에 효능.

♨ 복용법

– 산수유+약간의 약재+붕어를 가미하여 탕으로 복용한다.
– 유리병에 절반 정도 담은 후 30도 이상 술을 부은 후 3주 이상 지난 뒤 잠자리 들기 전 한 잔씩 마시면 최고의 선물이 될 것이다.

🍶 산수유 술

– 산수유 100g/소주 1,000㎖/설탕 100g/과당 50g을 용기에 넣고 20도짜리 소주를 붓고 밀봉한 다음 시원한 곳에 3개월 정도 보관한다.
– 매일 1회, 가볍게 액을 흔들어 준다.
– 3개월이 지나면 마개를 열어 액을 천이나 여과지로 거른다.
* 음용법: 1회 20㎖, 1일 2~3회, 식전 또는 식사 사이에 마신다.

30) 산죽(조릿대, 시누대)

'산죽'이란 일명 시누대 또는 조릿대라 하는데, 키가 보통 1~2m이고, 잎이 긴 타원형인 야생 대나무로 옛날에는 시골노인들의 담뱃대, 삼태기, 바구니 등을 만드는 데 주로 사용하였고, 우리나라 중부 이남 지방의 산에서 흔히 자라는데, 약으로는 주로 잎과 뿌리를 사용하며, 맛은 달고, 성질은 차며, 열을 내리고, 오줌을 잘 누게 하고, 폐기를 통하게 할 뿐 아니라 피가 나는 것을 멈추게 하지만, 저혈압이나 몸이 찬 사람에게는 좋지 않다.

살균작용, 위궤양 및 기침 멈춤 작용에 효과적이며, 정상 세포에는 영향을 주지 않으면서 암세포를 억제하는 효과가 있는 것으로 일본과 중국, 그리고 북한에도 이를 입증하고 있다.

🌱 조릿대의 효능

1. 잎은 혈압을 내리는 효능이 있어 고혈압(80%)과 동맥경화에 좋다.
2. 알칼리성이 강하여 산성체질을 알칼리성으로 바꾸어 준다.
3. 잎은 혈당을 낮추고 심장을 튼튼하게 해주어 당뇨 치료에 효과가 있다.
4. 잎은 간의 열을 풀어주어 정신을 안정시켜 불면증이나 신경쇠약에 좋다.
5. 정상 세포에는 영향을 주지 않으면서 암세포를 억제하는 효능이 있다.
6. 염증을 없애는 효능이 있어 위염, 위궤양(100%), 십이지장궤양 등에 좋다.
7. 위, 십이지장, 만성간염(89%)에 뚜렷한 치료 효과가 있는 것으로 임상시험으로 확인이 되었으며, 눈병, 덴 데, 부스럼, 무좀 등에도 사용한다.

🖐 복용법

– 조릿대 잎은 사시사철 뿌리와 줄기는 가을에서 이듬해 봄까지 채취하여 잘게 썰어 그늘에 말려서 차로 달여먹거나, 죽순주로 만들어 먹거나, 또는 조릿대를 효소로 만들어 먹는 것이 좋다.

– 분쇄기가 좋아 조릿대 잎을 분쇄기로 가루를 만들어 밥이나 김치, 국, 볶음요
　리 등에 넣어서 먹기도 한다.
– 잎, 줄기, 뿌리를 잘게 썰어 그늘에 말린 후 물 2L에 10~20g의 조릿대를 넣
　고, 중간 불로 끓인 후 약한 불로 2시간 정도 더 달여 마신다.

31) 삼지구엽초

『동의보감』에 음탕한(淫) 양(羊)이 먹는 풀(藿)이라고 하여 음양곽(淫羊藿)이라 하
는데, 민간에서는 이를 삼지구엽초라 부르는데, 맛이 맵고 달며 성질은 따뜻하며,
신장과 간장에 작용하며 음위증, 불감증, 조루, 양기 부족 등을 치료하고 혈압을 낮
추고 말초혈관을 넓혀 혈액순환이 잘 되게 한다. 신경쇠약을 치료하고 기억력을 회
복시켜 주며 염증을 없앤다.

　여름, 가을에 줄기와 잎을 베어낸 후 그늘에서 말려 약으로 사용하는데, 높은 산
바위틈에 자라는 것이 효과가 더욱 높으며 중국산보다는 우리나라에서 자란 것이
훨씬 효력이 있고, 뿌리가 굵고 튼튼한 것일수록 품질이 좋다.

『동의보감』에는 음위증, 불임증, 냉병, 풍병, 허약증, 건망증 등을 낮게 한다고 했
고 『약성론』에는 "정기보강과 오줌을 잘 나가게 하며 기운을 돕고 근골을 튼튼하게
한다."고 나와 있다.

　현대 의학에서 음양곽이 성 신경을 자극, 성 기능을 높인다는 것이 임상적으로
증명되었으며, 순환기계통에도 영향을 미쳐 고혈압을 일으킨 생쥐에게 성분을 주사
하자 혈압이 내려갔고 기침을 멎게 하고 가래를 삭이는 작용도 확인됐다.

🌱 효능

– 성 기능을 높이고 뼈와 근육, 힘줄을 튼튼하며, 음위증, 조루, 불임증, 냉병, 건
　망증, 마비증, 허약체질 등에 이용하고 있다.

- 소변을 잘 나가게 하고 혈압을 낮추며 저혈압, 당뇨병, 심근경색, 신경쇠약 등에도 효험이 있다.
- 마늘, 복령, 숙지황, 육종용 등과 함께 쓰면 효력이 커진다.

🖱 복용법

- 다른 방법으로는 잎, 줄기, 뿌리 열매 등을 잘게 썰어서 차로 끓여 마시거나 오래 달여 조청처럼 만들어 하루 10~12g씩 먹는다.
- 삼지구엽초 120g, 복령 60g, 꿀 200g, 대추 60g을 소주 2L에 넣고 한 달쯤 어둡고 서늘한 곳에 두어 숙성시켰다가 날마다 잠자기 전에 소주잔으로 한두 잔씩 마신다.
- 삼지구엽초와 숙지황, 복분자, 오미자 등을 각각 10~15g씩 달여서 하루 한 번 잠자기 전에 마신다.

32) 산초(山椒)와 제피(초피)

수년 전에 중국에서 전염병으로 번지면서 온 세계가 두려워했던 '사스(SARS, 급성호흡기증후군)'의 치료 물질을 우리나라의 초피나무에서 찾았으며, 미국에서는 에이즈 질병의 퇴치에 역시 초피나무를 실험의 대상으로 연구하고 있으며, 서구에는 커피에 초피나무 열매가 누를 타서 먹고 있으며, 우리나라에서는 추어탕이나, 김치, 나물, 횟감 등에 제피를 이용한 조상들의 앞선 지혜가 놀랍다 하겠다. 따라서 제피나무는 향후질병 치료나, 항생식품으로 많이 이용될 것으로 여겨지고 있다.

우리나라 제피나무는 주로 해안가와 남부지역에만 자생하는 관계로 평소 잘 접하지 못하나, 지리산 쪽의 초피나무는 세계 최고의 품질로 인정을 받으며, 제피의 중요성을 알아 재배를 확대하여 가야 할 것이다. 제피는 산초나무의 생김새와 비슷함 때문에 자칫 동일 품종으로 알기 쉬우나, 사실은 전혀 다른 식물이며, 특히 초피 효능은 탁월하여 일본, 미국, 남미에까지 초피를 즐겨 먹고 있다. 또한, 프랑스에서는 새로운 향신료로 개발하여 큰 인기를 얻고 있어 미래 수출품으로 각광을 받을 것이다.

1) 산초와 제피(초피)의 차이점

구 분	제피(초피)나무	산초나무
다른 이름	조피나무, 지피나무, 쥐피나무, 죄피나무	난디, 분디나무, 껍질을 천초라 함
특 징	1. 맵고 톡 쏘는 맛이 있어 냄새가 좋음 2. 가시가 2개 마주 있음	1. 잎, 줄기, 열매는 쏘는 맛이 없음 2. 가시가 서로 어긋남
성 분	매운맛(산시올, sanshol)	독특한 냄새
효 능	질병 예방, 검은 머리카락, 시력 회복, 위궤양, 간장, 비장에 기운, 요통, 복통, 항생제로 사용	건위정장, 구충해독작용, 소화불량, 식체, 위하수, 위확장, 구토, 이질, 설사, 기침, 회충구제, 살균작용 등
복용 방법	1. 열매껍질, 잎: 향신료 - 민물고기 추어탕 2. 봄철 새싹: 산나물 3. 덜 익은 열매: 장아찌	1. 산초유 장기 복용 시 심한 기침, 위장병에 특효 2. 구충, 살균작용에 탁월함 3. 살충효과로 생선독의 해독 제로 사용
나무의 특성	1. 개화: 봄철에 개화 2. 열매: 8월 검은색	1. 개화: 꽃잎 5장, 여름 2. 산방형 3. 암꽃, 수꽃 따로 개화 4. 열매: 9월~10월 초록빛의 갈색에서 검은색
용 도	1. 열매 껍질: 향신료(가루) 2. 모기 퇴치용(살충제)	열매 씨앗: 산초유 식용

2) 임상시험

가) 위궤양, 내장기관 경련 등에 60% 이상 효과

나) 간장부위의 통증, 요통, 두통, 심교통에 진통 효과가 있다고 한다.

3) 복용법

가) 초피를 35도 이상 소주에 3개월 이상 담가 두었다가 마시면,

- 복부를 따뜻하게 하고, 습을 제거하며, 하초의 기운을 돋운다.
- 간장과 비장의 부기를 내려주며,
- 기운이 없고, 눈이 침침한 사람에게 권하고 싶은 식품이다.

나) 초피 껍질 1근을 볶고, 껍질 벗긴 백복령 10냥과 함께 환을 만들어 장기간 먹으면 눈이 맑아지고 안색이 좋아진다.

다) 초피 40알을 좁쌀 미음에 하룻밤 담가 두었다가 빈속에 먹으면, 머리카락이 검어지고, 온갖 질병을 예방한다고 한다.

33) 삽주(백출, 창출)

백출은 국화과의 삽주 뿌리를 건조한 약초를 말하며, 여러해살이 식물로 50㎝ 정도 자라며, 햇볕이 잘 들고 물이 잘 빠지는 메마른 곳이나, 산이나 숲속 어디에서나 잘 자라며 윤기 있는 잎 가장자리에는 바늘 같은 가시가 있으며, 땅속줄기는 회갈색 또는 갈색을 띠며, 민간에서는 창출(蒼朮)과 백출을 혼용하여 사용하고 있지만, 한약재에서는 분리하여 사용하고 있는데, 특히 삽주뿌리는 비타민A, 비타민D를 함유하고 있으며, 맛은 약간 쓴맛이 도는 단맛을 내며, 성질은 따뜻하고 약간 향이 있고 독은 없으며, 주로 쌀뜨물에 담갔다가 사용하면 무기력한 비장의 소화 기능을 조절, 촉진하여 생기를 돌게 하여 비장과 위를 따뜻하게 하고 습(濕)한 기운을 없애주는 약효가 있어 위와 장을 튼튼하게 하는 작용이 뛰어나므로 위장기능이 허약한 사람에게는 더할 나위 없는 최고의 영약이 될 수 있으며, 특히 뱃속을 따뜻하게 하고, 위장을 튼튼하게 하여 식사량이 적거나 소화 장애가 있는 경우 식욕을 돋우어 밥맛을 좋게 하고, 피부가 약하여 땀이 많이 나는 것을 방지하고, 태기를 안정시켜 유산과 하혈을 방지하고, 잉여수분을 소변으로 배출시켜 주기 때문에 부종과 관절염 등 전신이 무겁고 쑤시는 증상에도 활용한다.

『본초강목』과 『향약집성방』에 의하면 건조한 삽주 뿌리를 가루로 만들어 환으로 장기간 먹으면 식량 대용 및 몸을 보기(補氣)하는 식품으로 저항성을 높이며, 신체의 전반적 기능을 잘 조절하고 도와주어 몸을 건강하게 하는 작용을 하기 때문에 달여서 장복하면 몸이 가벼워지고, 온갖 병을 사라지게 하며, 정유 성분 특유의 향을 내는데 이것이 신경계에 진정작용을 하여 신경쇠약이나 우울증이나, 온몸이 붓거나 차고 얼굴색이 푸르며 식욕이나 기운이 없고 가만히 있어도 땀이 많이 나는 비장허약(脾臟虛弱)자 및 소아의 병후 식욕 부진·신체허약자 등에게 반드시 사용하는 중요한 약재로 햇볕에 말려 사용하며, 서늘하고 통풍이 잘되는 곳에 보관하여야 하며, 이외에도 이뇨작용과 혈압강하 작용, 간 보호 작용, 담즙 분비촉진 작용 등이 있는 것으로 알려졌지만, 고열이 나고 얼굴이 붉어지면서 확확 달아오르는 경우, 탈수 시 혀의 점막이 마르고 갈라지거나 갈증이 나며 소변이 붉어지는 경우, 세균성 장염으로 인한 설사일 경우, 폐의 염증이나 감염으로 인한 기침·가래가 나올 경우 등에는 사용을 금한다.

🌱 삽주(백출, 창출) 뿌리의 효능

1. 비장과 위를 튼튼하게 하므로 소화가 안 되거나, 입맛이 없을 때, 특히 만성 위장병으로 고생하시는 분에게 매우 좋은 식품이다.
2. 창출은 몸의 습한 기운을 건조해 주어 비만에 좋다.
3. 혈압을 낮추거나, 신경통, 심한 감기, 가래를 삭이고, 땀을 멎게 한다.
4. 몸속의 독과 통증(염증)을 없애준다.

👆 복용법

1. 꿀에 버무려 볶아 복용하면 쇠약한 간 기능을 회복하고, 오래된 기침에 효과적이며, 황토에 볶아 복용하면 소화 기능을 촉진하는 데 특히 좋으며, 또한 밀기울에 볶아 복용 시 복강에 가스나 물이 차서 헛배가 부른 것을 없애는데 더욱 효과적이다.

2. 삽주차 만들기

삽주를 쌀뜨물에 하루 정도 담가 두었다가 잘게 썰어 햇볕에 건조한 후 15~20g

을 물 600㎖에 넣고 약한 불로 끓이면 되는데, 특유의 향과 맛이 조금 부담스럽다면 감초를 넣어 단맛으로 희석하거나, 생강과 대추를 가미하거나, 물레 희석해 복용하여도 좋다.

3. 죽 만드는 법

볶은 백출(삽주)를 믹서기로 분말로 만들어 밥을 지을 때 1인분에 20~30g 정도 넣고 죽을 만들어 복용한다.

4. 술 만드는 법

백출 600g, 담금주 4L를 술병에 넣고, 6개월 이상 숙성시킨 후 복용하면 효과적이다.

5. 환으로 복용법

뿌리를 물이나, 쌀뜨물에 하루 정도 담가 두었다가 잘게 썰어 햇볕에 건조한 후 가루를 내어 삽주 가루 9 : 찹쌀1 비율로 환을 만들어 물과 함께 복용하면 위장병에 좋다.

34) 쇠비름

쇠비름을 오행초라 하는데, 이는 다섯 가지 색깔을 지니고 있어 잎은 푸르고, 줄기는 붉으며, 꽃은 노랗고, 뿌리는 희며, 씨앗은 검은색이다.

또한, 음양오행설에서는 다섯 가지 기운을 갖추었다 하여 붙여진 이름인데 이는 유난히 더운 여름철의 뜨거운 햇볕을 좋아하는 식물로 전세계에 퍼져있는 생명력이 강한 식물로 『동의학사전』에 보면 맛은 시고, 성질은 차며, 독은 없으며, 심경, 대장경에 작용한다.

옛날 우리 조상님들 또한 쇠비름을 말려 두었다가 나물로 먹거나, 죽을 쑤어 먹기도 하였으며, 또한 약으로 활용하는데, 이는 長命菜(장명체)라 하여 쇠비름을 오래 먹으면 장이 깨끗하여 피가 맑아지고, 장을 튼튼하게 할 뿐 아니라, 대변, 소변을 잘 나오게 하는 작용도 한다. 몸속의 독을 제거하므로 건강하게 장수하며, 또 머리카락이 희어지지 않는다고 한다.

우리나라 사람들에게 흔한 위암에 효과가 있는 것으로 쥐를 이용하여 이를 실험한 결과 90% 이상의 암세포가 작아지거나, 죽었다고 한다.

등이 푸른 생선이나, 일반 약초, 녹색 채소, 견과류 등에 필수지방산인 오메가3이 쇠비름 100g에 300~400mg이나 들어있어 이를 공급해 주면 정신질환, 스트레스, 알츠하이머병, 우울증, 치매 등을 예방하고, 혈액순환을 좋게 하며, 콜레스테롤이나 중성지방을 체외로 내보내 혈압을 낮추어 주는 놀랄만한 효과가 있다고 한다.

🌱 효능

– 위암, 폐암, 악창, 종기 및 피부병 치료(특히 아토피성 피부병)는 물론 당뇨병 치료에 아주 효험이 있는 약초로 사용하고 있다.
– 피를 맑게 하고, 장을 깨끗하게 하며, 고혈압은 물론 만성대장염, 저혈압, 관절염 중풍 등에도 효과가 있다.

🍵 복용법

– 쇠비름(50%)을 깨끗이 씻어 물기 제거+설탕(50%)을 항아리에 넣고 1개월~1년 정도 발효시켜 한 컵씩 하루에 3회 마신다.
– 쇠비름을 푹 삶아서 나물과 함께 국물을 마시거나 쌀을 넣어 죽으로 먹으면 피부병, 심장질환, 중풍, 설사, 이질, 만성대장염 치료에 사용한다.

35) 수세미

수세미의 정확한 우리말은 오이와 모양이나, 성분이 비슷하여 오이수세미라 한다.

화공약품의 화장품보다는 부작용이 없는 천연화장품에 관심이 높아지면서 수세미 원액과 효소를 판매하는 것을 볼 수 있는데, 『중약대사전』에 의하면 수세미는 천락사, 천라, 사과, 간사과락자 등으로 명시되어 있는데, 이는 간장과 신장을 이롭게 하여 혈압을 내리고 간염을 이기는데 절대적 위치를 차지하는 소중한 잎, 줄기, 열매, 뿌리 등 모두가 약재로 취급되고 있다.

특히 줄기와 뿌리를 달여 마시거나, 생즙을 내어 마시면 소변량이 늘어나고, 부기가 내리며, 황달이 해소된다. 축농증에는 수세미가 최고의 명약으로 알려져 있다.

『본초강목』에 의하면 수세미는 달고, 평하며 무독하다고 하였고, 본경봉원에 의하면 달고, 차고, 무독하여 간경과 위경에 들어간다고 하였다.

축농증과 신장이 어떠한 관련이 있기에 신장의 기운을 돋우어 주면 축농증이 해소되는 것일까? 이는 한의학적으로 독맥은 생식기 계통의 양맥으로 임맥과 같은 회음혈에서 일어나 백회혈을 넘어 코끝을 지나 입 부분에 가서 임맥과 이어진다는 것이다.

🌱 효능

신장의 기운을 돋우며, 특히 축농증과 부기 해소, 황달에 명약이다.
이 밖에 수세미는,
– 청열, 양혈, 해독, 열병, 신열을 다스리며,
– 가래, 기침, 해소, 천식, 봉루대하, 뭉친 피(어혈)를 풀어준다.
– 유즙불통, 악창, 살충, 어린아이 머리의 부스럼을 예방한다.

🍵 복용법

– 잎, 줄기, 뿌리, 열매 등을 달여 마시거나, 과실의 생즙을 내어 마신다.
– 수세미+누른 설탕=절여 효소를 만들어 마신다.
– 여름철에는 물에 타서 마시면 갈증 해소, 피로 회복에 좋다.

36) 쑥

우리나라의 단군신화에 나올 정도로 쑥이 우리 인간에게 없어서는 안 될 정도의 식품으로 중국에서는 이시진(李時珍) 선생의 『본초강목(本草綱目)』에 "쑥은 속을 덥게 하여, 냉을 쫓으며, 습을 덜어준다."라고 하였으며, 한국에서는 허준 선생의 『동의보감』에 "쑥은 독이 없고, 모든 만성병을 다스리며, 특히 부인병에 좋고, 자식을 낳게 한다."라고 기록되어 있다.

봄철에 자란 햇쑥으로 국을 끓여 먹거나, 떡을 해 먹으며, 약재로 해충 방지나, 잡귀를 물리치는 민간 신앙적 풍습으로 전해오고 있는데, 예로부터 쑥을 蓬(쑥 봉)萊(주 래)라 하는데, 이는 三神山(백두산, 지리산, 한라산)에서 자라는 불로초라 하였다.

쑥차를 6개월 이상 복용 시 생즙은 혈압을 낮추며, 건조된 쑥은 혈압을 올려주며, 1년 정도 마시면 위장이 튼튼하게 하고, 감기를 멈춘다.

쑥 뿌리로 술을 만들어 먹으면 천식에 특효약으로 발휘한다.

쑥은 몸을 따뜻하게 하는 작용이 있어 달여 마시면 지방을 줄이는 작용을 하여 동맥경화를 막아 주며, 피를 맑게 하여 세포의 노화를 막는 강력한 작용을 한다는 것을 실험으로 판명하였다.

강화도, 자월도, 남양반도, 백령도에서 자란 쑥이 약효가 가장 좋은 것으로 알려져 있으며, 음력 5월 단오 이전에 채취하는 것이 약효가 있다.

또한, 반경 1km 이상 농약을 치지 않는 곳에서 자란 쑥을 그늘에서 건조시켜 3년 이상 장기간 보관 후 이용하는 것이 약효가 좋다.

효능

- 모세혈관을 튼튼하게 하는 작용으로 혈압을 정상화하여 동맥경화, 고혈압 등을 예방한다.
- 죽은 피나, 어혈을 분해하는 파열작용과 청혈, 생혈 작용이 강하여 피를 맑게 하며, 빈혈을 예방하고, 치료한다.

– 몸을 따뜻하게 하며, 냉증, 생리통, 자궁 출혈, 저혈압을 조절한다.

🍜 복용법

– 개똥쑥의 복용법을 참조.

37) 쑥(개똥쑥)

개똥쑥은 주로 들판이나, 산기슭, 길가의 황무지, 또는 강가에서 흔하게 자라는 식물로 강한 냄새가 나며, 줄기는 녹색이고, 가지가 많다. 열매는 수과로 개화기는 7~9월이며, 결실기는 10~11월이다.

학명은 Artenisia로 부인병에 유효하다는 뜻이다.

가을에 베어 햇볕에 말려서 보관하여야 하며, 맛은 맵고 쓰며, 성질은 서늘하고, 독이 없다.

중국에서는 2천 년 전부터 생약으로 사용됐으며, 미국 워싱턴대학 연구팀에서 개발한 새로운 화합물은 개똥쑥에서 추출한 항말라리아 약물은 아르테미시닌을 변형한 것으로 현행 화학요법제의 10배이며, 암을 죽이는 능력이 기존 약보다 1,200배 가까이 항암효과가 있다는 연구 발표가 있다. 이번에 개발한 화합물의 장점은 모든 암에 효과를 발휘한다는 것이며, 또한 전립선암과 유방암 치료에도 사용할 수 있는지 연구 중이라고 한다.

60~70대 전후 세대가 1주일 정도 섭취한 결과, 성 기능이 급상승하여 성적 자극이 활발하다고 하나 이는 성 기능을 개선시키는 것이 아니고, 신장과 심장의 신진대사를 도와 혈류 흐름이 원활해지고, 혈액을 맑게 함으로써 머리가 맑아지고, 지구력이 배가되며, 소화가 잘되어 배변이 원활해지며, 잠을 잘 자게 한다.

🌱 효능

– 열을 내리고, 면역을 조절하며, 피로해소에도 효과가 있다.

– 풍을 제거하며, 가려움을 멈추는 효능이 있다.

– 폭탄처럼 암세포를 죽이며, 고혈압, 소아 풍한경열을 치료한다.

– 뱀이나 독충, 부스럼을 제거하며, 해열과 위장을 튼튼하게 한다.

– 개똥쑥이 혈압에 탁월한 효과가 있다고 기술하고 있다.

– 이는 현대인들의 3대 불치병(암, 당뇨, 혈압)에 탁월한 약초로 알려져 있다.

🍵 복용법

– 개똥쑥 180~200g에 물 1.8L(1말) 비율로 넣고 서서히 끓인다.

– 이때 대추나 감초를 조금 넣어서 함께 끓여 마시면 먹기에 좋다.

– 개똥쑥의 좋은 성분을 약 개념으로 먹으려면 끓이는 시간을 길게 하여서 끓인
  후 다시 약한 불로 은은하게 달이면서 물이 2/3(6L) 정도 때까지 졸여서 공복
  에 한 컵씩(4~5회) 마시면 좋다.

– 개똥쑥을 환으로 만들어 먹어도 좋다.

💧 보관방법

– 밀봉한 상태로 햇볕을 피하여 건조하고 서늘한 곳에 보관하는 것이 좋다.

🍵 차 만드는 방법

1. 큰 주전자에 물을 가득 채우고 100도 이상 물을 끓인다.

2. 물이 100도 이상 끓으면 불을 끄고 끓인 물을 60~70도로 식힌다.

3. 물이 60~70도로 식으면 건초를 개인 기호에 따라 적당량을 넣는다.
   – 개똥쑥의 좋은 성분과 영양분들의 파괴를 최소화하기 위하여 물이 식을 때
     넣어준다.

4. 개똥쑥을 넣어준 시간이 길면 길수록 진하게 우러나와 색상이 탁하면서 부드
   러운 맛과 연한 색상으로 변하는데, 이때 개똥쑥을 넣고, 30~35분 정도 지나

서 마시면 향(국화꽃 향기)과 맛이 일품이다.

5. 개똥쑥이 잘 우러나면 물병에 담아 냉장 보관하였다가 온 가족이 보리차 대용으로 마시면 좋다.

※ 참고사항

– 건초에 부스러기 같은 게 있는데 이를 잘 보면 건초의 부스러기가 아니라 개똥쑥의 씨앗과 꽃가루인데, 이는 개똥쑥의 약효가 뭉쳐 있는 곳으로 버리지 말고 같이 달인다.

– 어느 정도 우러나면 건초와 씨앗, 꽃가루, 줄기, 잎 등은 서서히 물밑으로 가라앉게 되는데, 이때 위에 맑은 물만 마신다.

38) 야관문

야관문은 "천 리에서도 빛이 난다." 하여 천리광이라 하며, 밤에는 빗장을 열어 준다 하여 비수라 하기도 한다. 맛은 쓰고 매우며 성질은 약간 따뜻하거나 서늘하며 독성이 없다. 폐, 간, 신경에 작용하는데, 肝腎(간신)을 보양하고 肺陰(폐음)을 도우며 瘀血(어혈)을 제거하고 부기를 가라앉히는 효능을 가진 약재로 장기간 복용할 경우 당뇨 수치 감소 및 발기부전이나, 양기 부족, 조루 치료에 탁월한 효과가 있다. 특히 씨를 가루로 만들어 꾸준히 복용하면 남성들에게는 정력을 보강해 주며, 여성에게는 성감을 향상해준다.

또한, 신경이 쇠약한 사람들에게는 꽃이 피기 시작하는 9월경 채취하여 이를 달여 꾸준히 복용하면 이 또한 신경이 안정되는 효과가 있을 뿐 아니라 기관지염, 천식, 비염, 급성위염, 위궤양, 설사 등 여러 염증에 두루 쓰이는 고마운 한약재로 널리 이용되고 있을 뿐 아니라 닭, 오골계, 오리로 백숙에 넣어 복용하면 신장기능 개선 및 장의 기능에, 효능이 있어 소화 기능을 증대로 변비에 도움을 준다. 또한, 수면 부족 및 양기 부족에 효능이 있다.

🌱 효능

– 장기간 복용하면 발기부전, 양기 부족, 조루 치료에 탁월하다.

– 가래, 기침, 천식에 탁월하며, 감기에 걸리지 않는다.

– 침침한 눈의 시력감퇴에 특히 좋다.

– 급성위염 치료에 효능이 있다.

– 당뇨병 치료에 탁월하다.

– 혈당치가 떨어지며, 기력회복제로 이용한다.

💧 채취 및 보관방법

– 보라색 꽃이 피어나는 9월 청정지역 내에서 채취하는 것이 좋다.

– 채취한 야관문을 깨끗한 물에 씻어 그늘에 매달아 건조한다.

– 잎사귀가 부서질 정도로 건조해 2cm 정도로 잘게 자른다.

– 35도 이상의 소주(주정)에 90일간 담가두면 약 성분이 우러난다.

– 보관 용기는 유리나, 옹기를 사용하여야 한다.

– 한약처럼 약한 불로 서서히 다려 마셔야 한다.

🍲 복용법

1) 당뇨병 치료에 탁월하다.

– 야관문 30~50g과 오골계를 함께 작은 불로 푹 삶아 먹는다.

– 야관문(뿌리 포함) 40~80g에 물 1.8L를 부어 1L가 되게 달인 후 수시로 마신다.

– 야관문 뿌리 30~40g에 물 1.8L를 넣어 약한 불로 1L로 농축시켜 아침, 저녁
   으로 식후에 마신다.

2) 혈당치가 떨어지며, 기력회복제로 이용한다.

– 야관문을 가루로 만들어 4~5g씩 하루에 두세 번 정도 먹는다.

3) 발기부전, 양기 부족, 조루증, 가래, 기침, 천식에 탁월하며 감기, 시력

감퇴, 급성위염 치료에 탁월한 효능이 있다.

- 야관문 80g~90g에 물 1.8L 비율로 1/2이 되게 달여 하루에 3~4회 정도 공
  복에 복용하면 효과가 있다.
- 장기간 꾸준히 복용하여야 한다.
- 저녁 후 잠자기 1~2시간 전까지 소주잔으로 1~2잔 마신다.
- 체질에 따라 한두 잔씩 3개월 이상 꾸준히 복용하여야 효능이 나타난다.

🍶 야관문 술 담그는 법

- 꽃이 활짝 핀 상태에서 채취해 잘게 자른 후 30도 넘는 소주를 3배 분량으로
  부은 다음 6개월 이상 냉암소(햇빛을 막을 수 있는 포일이나 다른 것으로 병을 싼
  후 냉장고 혹은 김치 냉장고에 보관함)에 보관 후 먹는다.
- 잠자기 전에 소주잔으로 한 잔씩 마시면 신장기능이 허약해서 생기는 노인들의
  양기 부족에 탁월한 효과가 있다.

39) 오가피나무

　제2의 인삼으로 각광을 받는 오가피는 고려인삼과 같은 오갈피 과에 속하는 약용
식물로 국내에 수십 종이 있으나 이중 토종 오가피의 탁월한 효능은 약재로 성인병
과 현대병의 예방과 치료에 뛰어난 약효가 인삼과 같다는 주장들이 최근 약학계를
중심으로 확산하고 있으며, 특히 토종 오가피는 중국이나 소련산보다 4~6배 약효
성분이 있다고 발표하였다. 이런 오가피에 대해서는 『동의보감』과 『향약집성방』 등
에 자세하게 기록되어 있는데, 주된 효능을 經身耐老(신경내노), 즉 몸을 가볍게 하
고, 노화를 방지한다고 적혀있다.

　또 중국의 이시진이 쓴 『草本綱目(초본강목)』에 "한 줌의 오가피를 얻으니 한 마
차의 金玉(금옥)보다 좋다."라는 글이 있을 정도로 동양 의학서에서 평한 오가피의
효능은 실로 극찬에 가까웠다.

오가피는 성분이 따뜻하고, 맛이 맵고, 쓰며, 독이 없어 오장이 허약하여 생기는 5가지 병을 보호해주며, 남자의 신기가 허약하여 생기는 일곱 가지 병(음한, 음위, 이급, 정루, 정소, 정청, 이뇨)과 기를 보호해준다고 『동의보감』에 기록되어 있다. 또한, 민간이나 한방에서 중풍, 허약체질을 치료하는 약으로 써 왔는데, 특히 뿌리껍질이나 줄기 껍질로 술을 담아 활용하면 효과가 뛰어나서 예로부터 민간에서는 오가피주를 애용해 왔다.

학계의 주요 논문에는 오가피의 약리작용으로 당뇨병에 대한 효과, 항암, 항방사선효과, 동맥경화, 노이로제 등 정신장애, 간 기능 정상화, 간 지방 분해, 콜레스테롤, 항암작용에 효능이 있다고 기술하고 있다.

🌱 오가피의 효능

– 생체기관의 전반적인 기능을 활성화, 노화를 방지하고, 수명을 연장.
– **국내연구 결과**: 간 질환, 당뇨병, 신경통, 고혈압 등에 효과가 있는 생약 성분이 검출.
– **오갈피 추출물 투입 결과**: 불쾌감, 현기증, 구토, 식욕감퇴 및 항암 치료의 부작용을 크게 줄임.
– 당뇨병, 관절염, 신경통, 동맥경화, 저혈압에 효과적이다.

♨ 복용법

1) 줄기나 잎을 차로 마시는 방법

가시오가피 줄기를 복용하는 방법으로는 5~6L 주전자에 가시오가피 줄기 100g과 잎, 열매를 약간 넣은 후 물을 붓고 1~2시간을 담근 후 강한 불에 10분 정도 끓인 후 다시 약한 불에 20~30분을 더 끓여 복용한다. 기호에 따라 감초, 대추, 황기, 당귀, 생강 등을 각 20g씩 첨가한 물을 생수 대용으로 마시면 좋다.

2) 오가피 열매나 껍질을 술로 먹는 법

– 오가피의 열매나 껍질을 삶은 물에 쌀밥과 누룩을 섞어 빚은 한국전통주인 오

가피주.

- 열매나 줄기껍질 또는 뿌리껍질을 물에 잘 씻어 물기를 말린 다음 잘게 썰어 용기에 넣고 소주, 설탕을 넣어 담그는 방법이 있다.
- 오가피 400g, 소주 1L, 설탕 200g 비율로 담가 시원한 곳에 놓아두면 약 1개월 후에는 마실 수 있게 되는데, 완전히 익으려면 3개월 이상 두어야 한다. 마실 때 기호에 따라 설탕을 더 넣을 수도 있으며, 술 담글 때 오가피 삶은 물에 소주, 설탕을 넣어 담그는 방법도 있다. (장복하면 요통에 탁월한 효과)
- 재료를 적당히 썰어서 항아리에 넣고 재료 2~3배의 독한 술을 붓고 밀봉하여 냉암소에 3~6개월 정도 보관하면 술이 되는데, 오가피주는 오래될수록 좋으므로 일 년 이상 두어 완전히 숙성시킨 후에 복용하는 것이 좋다.
- 나무껍질과 뿌리껍질, 잎, 열매 등을 솥에 많이 넣고 약한 불에 2~3일 정도 푹 고아서 건더기는 건져 버리고 다시 국물만 뭉긋한 불에 2~3일 정도 고우면 조청처럼 되는데, 술밥과 누룩을 두고 이 조청처럼 된 물을 넣어 발효시키면 훌륭한 약술이 된다.
- 오가피를 진하게 달여 일반적인 방법으로 감주를 만들어 두고 먹으면 과로나 육체노동으로 생긴 병에 크게 효과를 볼 수 있다.
- 오가피, 엄나무 뿌리, 인동덩굴, 백출을 4:2:2:2의 비율로 넣고 달여먹으면 중풍으로 마비되거나, 양기 부족, 관절염, 신경통 등에 매우 좋으며, 하루에 15g씩 물 300㎖를 넣어 달여 마신다.

40) 오미자

단맛, 신맛, 쓴맛, 짠맛, 매운맛이 나는 오미자의 열매는 오장에 영향을 골고루 주지만 특히 신맛과 짠맛은 신장에 좋고, 맵고 쓴맛은 심장과 폐를 보호하며, 단맛은 비장과 위에 좋다고 한다. 『동의보감』에서는 특히 눈을 밝게 하며 신장을 덥혀주어 양기를 돋워준다고 하는데, 사과산, 주석산 등 유기산이 많고 껍질 부분에 신맛이 강해 피로해소에도 도움이 된다고 한다.

특히 여름철에 땀을 많이 흘리고 쉽게 지치는 사람이나 과로, 식욕이 없거나 스트레스를 많이 받는 사람에게 좋으며 과도한 음주로 인한 간 기능 개선에도 도움이 된다고 한다.

❀ 효능

1. 뇌의 기능을 활성화 시켜서 꾸준히 먹을 경우 치매를 예방한다.
2. 다이어트에 도움이 된다.
3. 자양강장 효과로 체력향상과 유기산이 많아 노화를 방지해준다.
4. 폐 기능 보호와 기침, 편도선염, 만성기관지염, 인후염, 비염, 천식, 가래 증상에 효과적이다.
5. 스트레스 해소 및 집중력을 향상해주는 효과가 있다.
6. 치아 건강과 잇몸질환 예방은 물론 혈액순환을 원활하게 하여 시력 개선에 도움을 준다.
7. 다섯 가지 맛 중에서 신맛을 갈증을 해소해주는 역할을 한다.
8. 잠이 오는 시간에 복용하면 피로감, 건망증, 뻐근함을 없애 준다.

♨ 복용법

– 냉수에 천천히 우린 물을 꾸준히 복용하면 기침이나 폐에 좋다.

♦ 효소액 만드는 법

– 오미자와 설탕을 섞어서 유리병에 넣고, 맨 위에 설탕으로 덮은 후 밀봉하여 2주 동안 온도가 낮고, 어두운 곳에 보관한다.
– 2주 후에 이를 다시 잘 섞은 후 2개월 이상 보관한다.
– 효소액을 체에 걸러 효소만 냉장고에 보관해 두고서 복용한다.

41) 옻나무

일반적으로 인간이 옻을 이용한 역사에 비추어 볼 때 옻나무 재배는 4,000년 이상의 역사를 지니고 있는 것으로 옻나무 껍질에 상처를 내면 나오는 진이나 잎에 스치기만 해도 심한 가려움증을 느끼는 옻 알레르기 식물로 세계적으로 600여 종 있으나, 이 중 옻을 채취하는 수종은 겨우 몇 종에 불과하며, 특히 우리나라의 기후풍토에 적합하여 전국에 걸쳐 분포되어 있으며, 줄기는 곧게 올라가며 잎은 기이하게 생겼으며 가시가 나 있고 여러 잎이 하나의 잎으로 공생하고 잎의 끝과 끝을 포함하여 25~40cm 정도이다. 열매는 지름 6~8mm의 편구형 열매로 10월에 연한 황색으로 익는다.

옻나무는 자생지에 따라 주성분의 구조가 약간씩 다른데, 한국, 중국, 일본에 자생하는 옻나무 수액에는 우루시올이 주성분이지만 여러 가지 나무에 공통적으로 들어있는 카테콜(Catechol)이 원인 물질로 옻나무에 직접 접촉하면 부위가 접촉이 적었던 부위보다 증상이 심하게 나타난다.

옻이라 하는데, 옻은 칠공예 및 산업용의 천연도료로 이용되고 있으며 한방에서는 구충, 복통, 통경, 변비, 어혈, 여인 경맥불통에 건칠을 이용해 왔다

한방 및 민간에서는 칠액이 固化(고화)된 것을 분쇄하여 분말로 만든 것을 乾漆(건칠)이라 하는데, 혈액촉진, 위산과다, 생리통, 어혈 제거, 편도선염, 구충제, 위장 질환, 여성들의 생리불순, 뱃속을 보호하며 근육을 연결하고 골수를 충족시킨다.

우리나라에서는 여름철 보신용으로 옻닭이나 옻 오리 등에 식용하고 있다.

최근 연구 결과를 보면 옻칠액의 주성분이며 알레르기를 유발하는 옻산 성분이 강한 항암, 항산화 및 항균 활성이 있는 것으로 보고되었으며, 옻나무의 수피 및 목부에서 추출된 플라보노이드(Flavonoid) 성분이 혈관 형성 억제 작용을 나타내어 암세포의 증식 및 전이를 억제하고 암세포를 정상 세포로의 분화를 유도하는 항암효과 및 항산화, 숙취 해소 및 위염 억제 효과도 있다는 것이 밝혀졌다.

1997년 4월 산림청의 연구팀이 옻나무 진액에서 기존 항암효과를 지닌 물질인 MU2을 추출했는데, 이 물질은 기존 항암제인 테트라플라틴 보다 동물 혈액 암세

포, 인체폐암 세포 및 위암 세포 등의 성장을 억제하는 효과가 훨씬 우수한 것으로 확인이 되었으며, 항암효과 외에 부패방지 및 숙취 해소 기능은 물론, 옻나무과의 붉나무 열매인 오배자에서 항암과 인체 노화 방지에 뛰어난 물질을 추출하는 데 성공했다.

🌱 효능 및 복용법

1. 위장질환으로 위암을 포함한 복강 내의 종양성 질환, 즉, 소화불량, 위염, 위궤양, 난소나 자궁의 종양의 경우 마른 옻나무 껍질 5근+맥아초(麥芽炒) 3근+신곡초(神曲炒) 3근+공사인초(貢砂仁炒) 2근+백출(白朮) 2근+금은화(金 銀花) 2근+ 산사육(山查肉) 2근+인삼(人蔘) 2근+계내금초(鷄內金炒) 1근+원감초포(元 甘草炮) 1/2근+건강포(乾薑炮) 1/2근+경포부자(京炮附子) 5냥+개나 염소고기를 넣고 달인 후 약재와 엿기름을 첨가하여 장기간 복용. (脾(비)·胃(위)암은 초기증세에 한하여 복용함.)

2. **신장 및 방광**: 오리 1마리를 털과 창자 속의 물질만 제거하고 오래 달여 식힌 다음 기름을 걷어내고 더운물을 더 붓고, 마른 옻 껍질 1.5근+ 다슬기 1되+이근피(李根皮) 1.5근을 넣고 오래 달인 후 국물만 복용한다.

3. **각종 늑막염, 심장병, 결핵, 신경통, 늑막염**: 털과 창자 속의 이물질만을 제거한 집오리 1마리를 삶아서 식힌 뒤 기름을 걷어내고 금은화(金銀花) 1.5근+마른 옻 껍질 1근+법제한 지네 300마리를 넣고 오래 달여서 자주 복용.

4. **심장, 간**: 토종닭 1마리+옻 껍질 1근을 달여서 조금씩 자주 복용.

5. **뼈** 골절, 골수염이나 골수암 수술 시 팔, 다리 절단하거나 갈비뼈를 절단했을 경우 집오리 1마리+옻나무 껍질 1근+금은화 1근+지네 300마리를 넣고 달여 장기간 복용. (관절염, 골수염, 골수암에도 복용.)

6. **신장염, 방광결석**: 집오리 1마리+옻나무 껍질 1근+상백피(桑白皮) 1근+금은화 1근+이팥(小赤豆) 1되를 넣고 푹 삶아서 복용.

7. **남성들의 강장제 (스테미너 강화)**: 닭의 내장을 제거하고 뱃속에 새끼손가락 크기의 옻나무 껍질을 100g 정도 넣어 삼계탕 끓이듯이 끓여 먹게 되면 강장, 강정, 손발이 차고 월경이 불규칙한 여성들에게도 좋다. 단, 독한 성분이 있으므로 알레르기성 체질인 사람은 먹지 않는 것이 좋다.

8. 담석증, 담결석으로 견디기 어려울 정도의 복통과 통증이 심한 경우 닭 내장을 제거하고 옻 껍질 한 묶음을 넣고 삶아서 복용하면 통증이 멎는다.

옻의 독은 가열하면 독성이 줄고 위장에 손상이 없으며, 달걀흰자만 같이 써도 옻을 탈 위험이 적기 때문에 이것을 닭에다 같이 넣어서 복용하는 이상적인 방법이 있으며 개, 염소와 함께 요리해 먹으면 탁월한 효과가 있다.

42) 어성초

어성초는 삼백초과 풀로 아름다운 꽃과는 달리 잎에서는 아주 고약한 생선비린내가 난다고 하여 어성초란 이름이 붙여진 약용 식물로 친환경 농약으로 해충을 방제하는 천연항생제로 관심을 가질 만하다.

번식은 약재로 이용되는 뿌리를 4~5cm 정도에 2~3마디가 적당하며, 골을 파고 흙으로 덮어 생육 기간 동안 토양의 수분이 마르지 않도록 관리한다.

어성초가 얼마나 독을 잘 제거하는가는 일본에서 도꾸다미(글자로 풀면 毒 橋)라고 부르며, 『영남 체역록』에도 어성초가 농(膿)을 소독한다고 나와 있고, 중국의 『본초강목』에 어성초가 해독한다고 하여 중금속을 해독하는 작용이 있어 어성초의 해독력은 국제적으로 확인된 것임을 알 수 있다.

고대로 만병 일독이라 했는데 이는 모든 병의 원인은 독을 제거한다니 어성초야 말로 건강증진을 위한 귀중한 하늘의 선물이라 할 수 있다.

중국의 『본초강목』에 어성초가 해독한다고 기록하고 있으며, 『영남체역록』에도 어성초가 농을 소독한다고 기록되어 있다.

어성초를 말려 가루를 만들어 어성초 빵, 과자, 어성초 떡, 어성초 국수 등에 넣어 먹는 법을 개발하면 건강에 좋은 식품이 될 것이다.

대만에서는 여성미용식인 어성초 사라다 요리와 태국에서는 어성초 국을 먹으며 일본에서는 어성초 건강 요리, 분말 차, 건강 술, 생즙, 연고 등을 만들어 약용 또는 식용으로 하고 있으며, 어성초 주는 레몬의 알카이도(5.0)의 10배 이상인 58도나 되는 알칼리 술로 의학박사인 다까하시는 『경이의 어성초 주』라는 책을 발행했는데 이 술에는 회춘과 건강증진 및 유력한 의료 보조품, 피로해소, 정력도 증가한다고 기록되어 있다.

🌱 효능

1) **美容草(미용초)**: 어성초를 먹으면 살결이 희어지며, 아토피 및 여드름이 사라지는 작용을 하여 일본에서는 먹는 미용제로 알려져 있으며, 비누, 유액, 화장수, 연고 등 미용제로 시판되고 있다.

2) **整腸草(정장초)**: 식품으로 먹고 있으면 대장 벽의 모세혈관을 부활시켜 장 속을 깨끗이 해주어 변비는 물론 대장 속의 유해 세균을 없애 줌으로써 상대적으로 유익세균을 보호하게 되어 장의 기능을 활발히 한다.

3) **淸血草(청혈초)**: 이소쿠에르치트린과 쿠에르치트린 플러스 알파 물질이 상승해서 모세혈관의 혈액운반작용을 촉진해 피를 맑게 할 뿐만 아니라 이뇨작용 촉진, 비뇨기 질환 치료 및 소변이 잘 나온다.

4) **消炎草(소담초) 및 再生草(재생초)**: 먹어도 발라도 염증을 가시게 하며, 세포 재

생에도 도움이 된다고 한다.

5) **모세혈관 강화:** 칼슘 등 무기질 성분이 풍부하여 모세혈관 기능을 향상해 혈액 순환을 개선하므로 발모 촉진제로 각광을 받고 있다.

6) **아토피 질환 치료:** 보리차처럼 끓여 마시거나 피부에 발라도 되고 달인 물에 세수를 해주거나 목욕할 때 어성초를 넣고서 이틀에 한 번 하되 시간은 20~30분 정도 하는 것이 좋다.

🍲 복용법

– **어성초 잎의 채 친 것:** 물로 깨끗이 씻은 어성초 잎을 채를 쳐 간장으로 맛을 맞추어 먹으면 정력증강, 체질개선, 고혈압, 조금만 운동해도 숨이 차고 가슴이 답답할 때 하루에 2~3개 잎 정도가 적당하다.
– **어성초 차:** 어성초를 1L 물에 살짝 씻어 30g을 넣고 끓인 후 중불에 30분에서 한 시간가량 더 끓인 다음 물의 양이 1/2 정도로 달여 마신다.

💧 어성초 효소 만드는 법

1. **재료:** 어성초 1 : 설탕 1 비율 유지
2. 어성초를 두세 차례 깨끗한 물에 씻은 다음 채반에 건져놓고 물을 완전히 뺀 후에 설탕에 버무린 다음 하루 정도 실온에 두고서 양을 줄인 다음 내용을 항아리에 넣는데 항아리는 넘침 방지를 위해 70%만 채워야 한다.
3. 공기 소통을 위해 뚜껑은 밀폐하지 말고 천이나 한지로 덮고 끈으로 맨 후 3~4일 간격으로 3~5회 저어주어 부패방지, 끓어오름 방지, 밑바닥에 깔린 설탕을 녹게 한다.
4. 1차 100일 숙성 후 걸러준 액을 항아리에 넣고, 다시 2차 200일 숙성을 시킨 다음 걸러내어 통풍이 잘되는 그늘진 곳에 1년간 보관하여 아침저녁으로 소주 컵 한 잔 정도(물7:효소3의 비율)로 희석해 마시면 된다.

43) 엉겅퀴(地丁)

국화과 엉겅퀴속의 여러해살이풀로 산과 들에서 잘 자라는데, 시골에서는 '가시나물'이라고도 하는 엉겅퀴라는 이름의 유래는 엉겅퀴를 먹으면 피가 엉긴다고 하여 붙여진 이름으로, 어혈을 풀리게 하고, 피를 토하거나 코피 흘리는 것을 멎게 하며, 알코올을 분해와 숙취를 해소하는 효능이 있음을 과학적으로 검증하였다. 또한, 독일 과학자들이 독일산보다 한국산 이 100배 이상 그 성분이 함유되어 있음을 확인하였다고 한다. 전초는 6~8월 꽃이 피는 시기에 잘라서 깨끗이 씻은 뒤 햇빛에 말려서 사용하는 것이 좋고, 뿌리는 가을(9월)에 캐서 그늘에 말린 것이 좋다.

맛은 쓰고, 성질은 서늘하며, 간과 비, 신경에 작용하는 식물로 성욕이 줄어들거나 입이 마르며, 뒷머리가 무겁고, 목과 어깨가 짓눌리는 증상이 있을 때, 아침에 일어날 때 허리가 아프거나 소변 줄기가 약해질 때. 혈액순환을 촉진해주므로 쌓인 응어리를 풀어주어 어혈을 다스리며, 고혈압 환자나 스테미너를 강화하며, 민들레와 같이 복용 시 간 기능 효능에 탁월한 효능이 있다.

🌱 효능

- 간 기능 개선, 간염, 간 경화, 담석, 담낭의 질환과 황달이 있는 사람.
- 고혈압을 낮추며, 혈액순환에 도움을 주어 타박상의 통증이나, 염증, 어혈을 풀어주고 소염작용을 하며, 암을 비롯하여 약물중독, 과음에 좋다.
- 정력을 보강하고, 혈액을 보충하는 작용을 한다.

✋ 복용법

- **염증성 질환**: 하루에 40g을 달여서 수시로 복용한다.
- **고혈압 환자**: 뿌리까지 짠 냉즙(양파 추가)을 마신다.
- **정력제**: 하루에 30g씩 생즙을 내어 마시면 효험이 있다.
- **요통, 신경통 등 외용 시**: 찧어 즙을 내어 마시거나 환부에 붙인다.

– 위가 약하여 설사를 하거나, 빈혈, 비위가 약하거나, 식욕이 부진한 자는 먹지 않는 것이 좋다. 철 그릇 사용을 금하며, 오래 끓일수록 약효가 떨어진다.

44) 인삼(人蔘)

고려인삼이 세계적으로 유명한 것은 종이 다를 뿐 아니라 생육의 지리적 적합성, 생육조건이 좋아 충분한 발육은 물론 내부조직이 단단하고, 치밀하며, 고유의 향을 오래 간직하기 때문이다.

고려인삼은 中草藥學(중초약학)에서 원기를 보하고, 폐를 튼튼하게 하며, 비장을 좋게 하고, 심장을 편안하게 해주는 효능을 나타내며, 『神農本草經(신농본초경)』에 기술된 인삼의 약효는 체내의 五臟(오장) 즉 간장, 심장, 폐장, 신장, 비장의 양기를 보하며, 정신을 안정시키고, 장복하면 몸이 가뿐하게 되어 수명이 길어진다. 특히 다른 음식과 달리 오래 먹어도 독성이 없어 생약이 아닌 식품으로 분류될 정도이다.

사포닌(saponin)이란? 수용액에서 비누처럼 미세한 거품을 내는 데서 붙은 이름인데, 인삼에 함유된 사포닌은 진세노사이드(Ginsenoside)라는 명칭으로 부르며, 인삼만의 특효 성분이라 할 수 있는데, 이는 항피로, 혈당치 강하, 용혈작용 등 약리적 효능에 성 기능 강화, 면역기능도 있으며, 항암작용 또한 탁월하다. 인삼에는 비타민B 복합체와 비타민C 등의 수용성 비타민이 풍부한데, 엽산, 나이아신, 아스콜산, 비오틴, 판토텐산, 리보플라빈의 순서로 함유량이 많은 것으로 밝혀졌다.

『中草藥學(중초약학)』에서 인삼은 한방의 최고 보약으로 오가피과에 속하는 신비의 영약으로 원기를 크게 보하고, 폐를 튼튼하게 하며, 비장을 좋게 하며, 심장을 편안하게 해준다고 하며, 「神農本草經(신농본초경)」에는 五臟(오장), 즉 肝臟(간장), 心臟(심장), 肺臟(폐장), 腎臟(신장), 脾臟(비장)의 양기를 북돋아 주며, 정신을 안정시키고, 오부로 진입하는 병사를 제거하여 주며, 눈을 밝게 하며, 지혜롭게 하므로 오래 복용할 경우 몸이 가볍고, 장수한다고 한다.

또한 『本草綱目(본초강목)』에는 광범위하게 인삼의 효능을 설명하고 있으며, 이외에도 여러 한의서에 인삼의 약효와 처방에 대하여 많은 사례로 기술되어 있으며, 인삼은 처방의 중심적 역할을 하는 최상의 약으로 되어 있다.

상약이란 평상시에 병이 걸리지 않게 함은 물론, 건강을 유지하기 위해 복용하는 생약으로 독이 없어 다량 복용하거나 장기간 복용해도 사람을 상하게 하지 않는 약을 의미한다.

최근에 발표된 바로는 장내의 배설물이 직접적인 항암작용을 하며, 암세포 증식 억제와 암 환자의 체중 감소 및 식욕감퇴 억제, 면역기능 증진에 효과적이며, 눈을 밝게 하고, 지혜롭게 하고, 장기 복용 시 몸이 가벼워지고 장수한다고 한다. 다른 생약과 달리 체질을 타지 않는다. 다만 고혈압이 있는 사람은 섭취하지 않는 것이 좋다.

🌱 고려인삼의 약효 성분

(1) 인삼 사포닌

고려인삼은 가장 풍부한 사포닌(saponin)을 가지고 있으며, 조성 비율에 있어 다른 식물과는 비교도 할 수 없을 정도로 절묘하다. 외국 인삼의 사포닌 함량은 고려인삼보다 높은 편이나 고려인삼에 비해 사포닌 종류는 4~15종으로 다양하지 못하여 약리 효과에서는 극히 제한적이다.

(2) 폴리아세틸렌 화합물

10여 종 이상의 폴리아세틸렌(polyacetylene) 화합물이 분리되었는데, 이 화합물 중에는 암세포에 대한 증식억제작용, 항 혈소판 작용 및 항산화 활성을 가지고 있는 것으로 알려져 있는데, 이는 외국인삼보다 30~60% 이상 폴리아세틸렌

(polyacetylene) 함량이 높은 것으로 나타났다.

(3) 폴리페놀 화합물

고려인삼은 폴리페놀 화합물 중에는 노화 억제와 관련된 지질과산화 억제 활성을 나타내는 화합물이 많다.

(4) 산성 다당체

산성 다당체는 지방분해를 촉진하는 독소의 하나인 toxohormone-L의 활성을 억제하며, 면역기능을 증강해 주는 것으로 밝혀져 있다. 산성 다당체의 함량을 비교하면, 고려인삼은 서양의 화기삼이나, 중국의 전칠삼에 비해 월등히 높다.

🌱 한방적 효능

(1) 두뇌촉진 활동

이삼 추출물 및 사포닌 성분은 학습기능 증진과 기억력을 개선시켜 지적수행능력을 향상하는 효능이 있다고 실험 결과 밝혀졌다.

사람을 대상으로 임상시험 결과 정신적, 지적수행능력을 향상하며, 말초 순환 개선 효과가 있는 은행잎과 고려인삼 추출물의 배합액을 동물의 행동실험결과 기억력 개선과 학습기능 촉진 효과가 있어서며, 인삼을 함유한 한약 제는 건망증, 약물에 의한 기억손상을 개선하고, 공간인지 기억력의 개선 효과가 있음을 확인하였다.

이처럼 인삼은 뇌 기능 퇴화를 억제해주고, 두뇌 활동을 촉진하는 효능을 가지고 있다는 것을 시사해 주고 있다.

(2) 성인병 예방 및 치유 효과

- **당뇨병**: 인슐린의 분해억제 작용을 증강, 항 지방분해 작용, 당뇨병 수반증상의 개선작용이 있다.
- **암의 예방 및 치료**: 암 환자의 면역기능을 증대하여 저항력을 증강해서 암세포의 생장 및 다른 장기로의 전이를 억제하며, 수술 후 재발 방지에 탁월한 효능을 나타낸다.

- **혈압 조절**: 고려인삼의 혈압 강하작용은 사포닌에 기인하는데, 저혈압인 경우는 뇌에 혈액을 원활하게 공급하여 혈압을 높여 정상화시켜주고, 고혈압은 혈압강하 작용을 하여 정상의 혈압을 유지해주는 효과가 있는 신비의 영약이다.
- **동맥경화와 고지혈증 치료**: 인삼은 혈관 확장작용을 하여 혈류 순환을 개선하는 등, 동맥경화증의 발생 억제와 혈관 내피세포의 손상을 방어해주는 효과가 있다. 또한, 콜레스테롤의 대사 변화를 촉진하므로 동맥경화의 중요한 위험 인자인 고지혈증을 개선하는 효과가 있다.
- **두뇌촉진 작용**: 기억력 개선 및 학습기능을 증진하는 효과.
- **성인병 치료 및 예방 효과**: 당뇨병, 암의 치료와 예방 효과, 혈압 조절, 동맥경화 및 조지혈증 치료에 효과.
- **건강회복 기능**: 신체기능의 항상성과 면역기능을 증강시키는 효과와 원기회복과 보위, 식은땀을 흘리는 사람에 좋다고 한다.
- **신체 저항력 증진 효과**: 인체에 해로운 중금속, 환경호르몬, 방사능에 대한 방어 효과와 비정상적인 부분을 잡아 체내의 균형과 기능 증진에 도움을 준다.
- **원기부족, 식욕 부진, 빈혈**: 말린 인삼 20g에 물 300㎖ 비율로 달이거나, 맥문동, 오미자와 함께 달여 마신다.

45) 와송(바위솔)

바위솔은 기와지붕 위에서 자라는 모양이 소나무 잎이나 소나무 꽃을 닮았다 하여 와송(瓦松)이라 부르기도 하는데, 이외에도 신탑, 탑송이라 부르기도 한다.

와송은 주로 기와지붕 위나, 깊은 산 속의 바위에 자라는데, 잎은 살이 찌고, 버들잎 모양으로 줄기를 둘러싸고 무더기로 나는데, 이는 여름에 채취하여 말려서 약으로 사용한다.

『동의학사전』에는 이렇게 적고 있다. "맛은 시고, 쓰며, 성질은 서늘하다. 그리고 간경, 폐경에 작용한다."

바위솔은 위암을 비롯한 소화기 계통의 암에 좋은 효과가 있는 것으로 민간요법으로 널리 알려진 약초이며 옛 의학 서적에도 종종 치료하는데, 바위솔을 썼다는 기록이 여러 곳에서 나오는데, 이는 혈액순환을 좋게 하고, 열을 내리며 지혈작용을 한다고 한다.

효능

- 간염, 열을 내리는데 복용.
- 항암효과.
- 기타 코피, 혈리, 학질, 열림, 치질, 정창, 습진, 화상 등에 사용.

복용법

- **간염**: 하루 15~30g을 달여서 먹거나, 신선한 것으로 찧어서 즙을 내어 먹거나, 알약으로 복용한다.
- **외상용**: 신선한 것으로 찧어서 붙이거나, 달인 물로 씻는다. 혹은 볶아서 가루를 내어 기초제에 개어 붙이기도 한다.

46) 익모초

과연 익모초가 무엇이기에 우리 몸의 어디에 좋기에 익모초를 찾는 사람이 이렇게 많은가? 우선 익모초는 여성들을 위한 약으로 말 그대로 더할 익(익), 어미 모(모)자를 쓰는 익모초는 여성들의 취약한 병증에 탁월한 효능을 발휘하는 명약 중의 명약이다.

요사이 젊은 여성들의 경우 지나친 다이어트와 첨가물이 듬뿍 들어있는 인스턴트 음식에 맛이 들여져 있다 보니 당연히 복부가 냉해지고, 생리가 불순해지니 몸의 균형이 무너져 어깨가 결리고, 손발이 차갑고, 심한 편 두통을 앓고 있다. 이뿐 아니라 결혼을 한 후에도 얼른 아기를 갖지 못하거나, 가져도 유산을 하는 경우 익모초와 구절초, 생강, 대추 등을 가미한 약재가 으뜸 중의 으뜸 약이라 할 수 있다.

또한, 익모초는 위장병이나, 고혈압에 관한 명약 중 최고의 명약으로 수십 년 동안 위장병으로 고생하는 사람들에게 익모초를 권한 결과 모든 사람들이 위장병(신경성 위장염 포함)으로부터 해방되었다는 즐거운 소식을 듣고 있다. 쓴맛은 내리는 약인데, 심장 활동이 왕성하면 씀바귀나, 두릅의 쓴맛을 잘 넘기지만, 심장이 약하고 열이 부족한 사람은 토해 버리는데, 이처럼 익모초는 위로 뜬 기운을 밑으로 내려주고, 위만 덥고, 아래는 차가운 몸을 위와 아래가 고르게 온화하도록 해주어 몸의 불균형을 바로 잡아주어 혈압을 조절한다.

🌱 효능

– 생리에 의한 질환, 산후출혈, 생리통에 특히 명약으로 사용하고 있다.
– 이외에 백내장, 고혈압 등 응용분야가 무궁무진하다.
– 특히 위장병에 탁월한 효능을 발휘하고 있다.

✋ 복용법

– 꽃이 필 무렵(5월 단오) 이른 아침 이슬이 마른 직후 채취하여 깨끗한 물에 씻어 그늘에서 건조한 후 2~3cm 정도 절단하여 옹기항아리에 설탕과 익모초 1:1 비율로 쌓은 후 상부에 설탕을 채운다.
– 6개월 정도 1차 발효 후 채로 걸러 다시 6개월 이상 2차 발효를 시킨 원액을 3배로 희석하여 냉장고 보관 후에 음용한다.

47) 울금

(1) 의학적인 약효

울금과 생강, 그리고 쿠루쿠마 속에는 간장 강화의 작용이 있다는 것은 예전부터 알려진 사실이다. 간장병의 특효약으로 이용해 온 일본 오키나와에서도 "즙을 마신다.", "끓여서 먹는다.", "생으로 먹는다." 등 여러 가지 방법이 전해져 오고 있는 데 반하여 중국에서는 강황이라는 이름으로 울금을 사용해왔는데, 『중약대사전』을 펼쳐보면 이담작용이 있는 간장약이라고 나와 있다.

담즙은 간장에서 제조되는데, 결국 담즙의 분비가 좋다고 하는 것은 간장이 원활하게 움직이고 있다는 징조인데, 울금으로 담즙 분비가 잘되게 하는 것은 울금이 간장에 좋은 영향을 주어 그 움직임을 활발하게 하기 때문이라고 생각된다. 확실히 울금은 간장의 움직임을 높이는 것 같다.

일본이나, 인도네시아, 중국에서 울금은 뛰어난 간장약이라고 전해져 오고 있는데, 이는 나라와 관계없이 울금의 약효가 간 기능 강화에 있음은 나라별로 다르지 않다는 것이다. 이는 울금의 성분으로 간장약으로 만들어지고 있다는 것이다.

(2) 울금의 효능
건위 작용

체중을 줄이거나, 늘리기 위하여 식사하는 것은 아니다. 다만 식을 즐기는 과정에서 오는 과식으로 인해 생기 넘치는 식욕이 오히려 위장이 피로하여 건전한 식욕이 없어지거나, 미각이 무너지는 일도 적지 않다. 그러나 울금에는 건위 작용이 있어 이를 마시면 "위장상태가 좋아지고, 식사가 즐거워졌다."라는 목소리가 많은 것이 사실이다.

예로부터 몸이 약해 그다지 잘 먹지도 못했는데, 울금으로 식욕이 생기고 위장이 약해 변비와 설사가 반복되었는데, 울금을 마시면서부터 배가 완전히 튼튼해졌다는 이야기와 함께 울금 차의 효과가 이미 실험에 의해 밝혀지고 있다는 것이다.

암 예방의 효과

울금의 뿌리를 갈아 먹어보면, 혀가 얼얼한 듯한 강한 쓴맛을 느낄 수 있는데, 이는 정유 성분의 일종으로 고미배당체라고 하는 쓴맛을 내는 물질이 있기 때문이다.

이 맛이 뜻밖에 큰 작용을 하고 있어서 입안의 점막을 없애고, 타액의 분비를 촉진시킨다.

따라서 타액이 많이 나와 식욕이 증가하고, 음식물 소화가 잘 되며, 위장의 부담이 경감되는 것이다. 또한, 살균작용을 하는 리조팀이라는 효소가 있어 발암물질을 억제하는 활동을 한다.

1975년 악성종양 아출 치료 연구회 회의에서 가쥬츠가 자궁경 암의 치료에 사용되어 놀라운 성과를 거두었다는 보고가 있고, 중국에서는 자궁경암, 난소암, 임파육종, 백혈병, 간암, 위암, 자궁근종 등의 치료에 가쥬츠가 이용되고 있다고 한다.

변비, 설사에도 효과

울금 애호가에게 "변비 해소에 좋다.", "설사하는 습관이 없어졌다." 등의 체험도 많지만, 울금의 원인 물질을 찾을 수 없다는 것이 안타까울 뿐, 쿠루쿠민과 정유 성분의 은근한 자극이 위장을 건강하게 하고 그 결과로 산뜻한 배변을 할 수 있게 한다고 한다.

아침에 일어나서 울금 차 한 잔을 마시는 것도 좋다. 위 결장 반사 작용이라 하여 위가 자극을 받으면 장이 활발하게 움직여 배변을 용이하게 해 준다고 한다.

위궤양과 파일로리 균

파일로리 균이 실은 위궤양과 십이지궤양의 원인임을 밝혀낸 것도 최근의 일이며, 정식 명칭은 헬리코박터 파일로리인데, 이들이 위의 점막에 붙어살면서 위염이나, 위궤양을 일으키는 세균인데, 치료법이 실용화되어 안 심하고 치료를 받게 된 것은 최근의 일일이며, 위의 세포 조직을 파괴하는 활성산소의 생성을 돕는 삼중 사중의 해를 끼치며, 우선 세균은 위의 점막에 염증을 일으킨다. 이러한 염증이 계속되면 점막이 얇아지고 위축성 위염으로 발전한다. 게다가 이러한 상태가 계속되었을 때 위벽이 파괴되고, 상처가 생겨 위궤양이 생긴다고 한다.

48) 유자

11~12월에 수확하는 유자는 천연 감기약이라고 불릴 만큼 각종 영양소가 풍부해 면역력이 약해지는 겨울철에 꼭 섭취해야 과일 중 하나다. 수확기가 11월에서 12월로 한정되어 있고 시큼한 맛과 향기가 강해 주로 유자청이나 당 절임으로 섭취하는데, 이는 유자 속의 리모넨 성분과 펙틴 성분은 모세혈관을 튼튼하게 하고 혈액순환을 촉진시켜 고혈압 예방과 신경통에도 좋은 효능을 갖고 있어 다른 과일에 비해 칼슘 함유량도 많아 성장기 어린이와 성인의 골다공증 예방에도 아주 좋다고 한다. 유자는 성질이 찬 음식이라 몸에 열이 과다한 사람이 섭취하게 되면 매우 좋지만, 몸이 차거나 평소 기운이 없고 맥이 약하거나 설사를 자주 하는 사람은 절제된 양만 섭취해야 한다.

유기산 중 구연산이 가장 많이 함유되어 있어 피로를 일으키는 물질인 젖산이 근육에 쌓이지 않도록 분해해 피로를 해소하며, 피부미용에도 탁월하다고 알려져 있는데 특히 유자 씨를 우려낸 물로 목욕하면 피부탄력에 아주 효과가 있을 뿐 아니라 칼슘 또한 풍부하여 뼈 건강에도 아주 좋다.

유자는 과육과 껍질을 모두 섭취하는 과일로, 껍질에는 항산화 물질과 폴리페놀, 플라보노이드가 매우 많아 고혈압, 동맥경화 등 성인병과 중풍 및 뇌혈관 장애 예방은 물론 껍질과 과육에 함유된 카로티노이드가 암세포 증식을 억제하여 전립선암 치료에도 효과가 있을 뿐 아니라 가슴에 쌓인 열을 내리고, 막힌 기운을 통하게 해주는 효능이 있어 숙취 해소에도 효과적인 과일이다.

울퉁불퉁하면서도 탐스러운 노란빛을 가진 유자는 비타민C가 감의 2배, 레몬이나 오렌지보다 3배, 바나나의 10배나 많아 감기 치료에 효과적이다.

🌱 효능

- 유자 속에는 비타민C와 구연산이 많이 포함되어 있어 감기 예방과 치료에 좋고 발한, 해열, 소염, 진해 작용이 있으며 유자에 들어있는 리모넨 성분은 목의

염증을 가라앉혀주고 기침을 진정시켜 주는 효능이 있다.

- 유자 속에 리모넨 성분과 펙틴 성분은 모세혈관을 튼튼하게 하고 혈액순환도 원활하게 돌아갈 수 있게 촉진해줘 뇌혈관에 이상이 생겨 발생하는 고혈압을 미리 예방할 수 있고 신경통에도 좋은 효능이 있다고 한다.

- 유자 속에 헤스페레딘이라는 물질이 모세혈관을 보호하고 뇌혈관 장애 예방 및 혈압을 안정시켜주는 기능까지 있어 중풍 방지에 많은 도움을 주며, 노폐물 배출, 소화 증진, 혈액순환 개선 등의 효능이 있다.

- 유자의 과육에는 유기산이 풍부하여 피로를 일으키는 물질인 젖산이 근육에 쌓이지 않도록 분해해 구연산과 비타민C가 첨가되어있어 스트레스 해소해주고 피로를 덜어주는 기능이 있는 유자를 음주 후에 마시면 숙취를 빨리 해소하는 효능이 있다고 한다.

- 유자는 다른 과일에 비해 칼슘을 많이 함유하고 있어 특히 사과보다 무려 10 배 이상 높아 성장기 어린이에게 도움을 주고, 성인들에게는 골다공증을 예방할 수도 있고 또 껍질엔 섬유소가 많아 변비 예방에 도움을 준다.

🖐 복용법

- 유자를 간편하게 즐기려면 얇게 저며 차를 만들어 마시거나 설탕과 소금 등으로 절임을 하여 먹기도 하며, 잼이나 젤리, 향신료 등으로 만들어 다양한 쓰임새에 맞게 효과를 볼 수 있지만, 특히 "유자 껍질은 음식을 소화하고 속을 편하게 한다."

- "담이 있는 기침에 유자를 꿀과 함께 수시로 복용하면 좋다."

- "위의 나쁜 기를 없애고 술독을 풀며, 술을 마시는 사람의 입에서 냄새가 나는 것을 없애 준다."

- 유자는 성질이 찬 음식이라 몸에 열이 과다한 사람이 섭취하게 되면 매우 좋지만, 몸이 차거나 평소 기운이 없고 맥이 약하고 느린 사람, 또는 설사를 자주 하는 사람은 절제된 양만 섭취해야 한다.

49) 잔대

우리나라 특산종으로 가장 오래 사는 다년생 식물 중 하나로 예로부터 오래된 잔대는 생약명으로 모래땅에 잘 자란다 하여 붙여진 이름으로 사삼이라 하는데, 산삼과 비슷하고 늘 찬으로 복용하면 장수를 한다는 보기 약재로 인삼, 현삼, 단삼, 고삼과 함께 다섯 가지 삼의 하나로 꼽아 왔으며 민간 보약용 및 항면역 효과가 있는 것으로 보고되고 있다.

자생여건이 나빠지면 생장을 멈춘 체 잠을 자는 식물로 맛은 달고 부드러우며, 성질은 서늘하며, 줄기를 꺾으면 하얀 우윳빛의 액이 나온다.

또한, 칼슘과 비타민A와 C가 풍부한 우수한 식품으로 민간에서는 이른 봄 싹과 뿌리를 나물로 이용하는데, 무침, 장아찌, 구이, 튀김, 부침 등으로 조리하여 먹으며 더덕처럼 양념을 해서 구워 반찬으로 먹거나, 생이나 나물로 묻혀 먹거나 술에 담가 먹거나 가루를 내어 먹기도 한다.

나물로 오래 복용하면 폐와 기관지, 위, 장이 튼튼해지고 변비가 없어지며 힘이 솟구치고 근육과 힘줄이 튼튼해지는 소중한 약초이자 맛있는 산나물로 데쳐서 반찬으로 늘 먹으면 피부가 고와지고, 살결이 옥처럼 고와지고 살이 찌며 몸이 가벼워지고 힘이 난다. 그러나 잔대는 한두 뿌리를 먹어서 효과를 보는 것이 아니라 밥 먹듯이 늘 먹어야 천하장사와 같은 힘을 얻을 수 있다고 한다.

민간에서는 류머티즘성 관절염에 잔대의 뿌리를 술에 담가 먹으며, 해독제와 거담제로도 유용하게 사용하고 있다. 폐, 간경에 작용하여 양음 청폐하고 가래를 삭이며 기침을 멎게 하며, 강장약으로 물 200㎖에 뿌리 5~8g을 넣고 달여서 하루 3번 먹으면 좋다. 특히 잎을 식초에 발효시켜 먹으면 향기가 있어 먹기에 좋다.

↟ 효능

① 잔대는 가래, 기침, 천식을 멎게 하는데, 특히 말린 뿌리 열 개에 물 한 되를 넣고 두 시간쯤 푹 달인 물을 장기간 마시면 해수, 천식이 없어진다.

② 가래가 나오면서 기침을 하거나 열이 나면서 갈증이 있을 때 갖가지 중금속 중독과 약물중독, 식중독, 독사중독, 벌레 독에 치료용으로 가을에 뿌리를 캐서 그늘에 건조시켜 하루 10~15g을 달여서 먹거나 가루로 내어 먹는다.

③ 산모들이 산후풍으로 온몸의 **뼈**마디가 쑤시고 아플 때는 잔대 뿌리 말린 것 3근과 가물치 큰 것 한 마리를 한데 넣고 푹 고아서 그 물만 마시면, 부기가 **빠**지면서 불필요한 지방제거를 하거나, 살을 **빼**고자 하는 사람에게 무척 좋은 약초이다.

④ 또한, 늙은 호박의 속을 파내 버리고 그 안에 잔대를 가득 채워 넣고 푹 고아서 물만 짜내어 마시면, 웬만한 산후풍은 치유되며, 이외에도 자궁염, 생리불순, 자궁 출혈 등 온갖 부인병에도 효력이 크다.

⑤ 부인병으로 자궁염, 생리불순, 자궁 출혈 등 온갖 부인병에 효력이 크며, 특히 농가진에는 잔대 뿌리를 삶아서 그 물을 환부에 자주 바른다.

⑥ 위음(胃陰) 부족으로 입 안이 마르고 인후가 건조하며 대변이 굳고 혀가 붉어지는 증상에 10~20g을 달여서 복용한다.

증상별 적용 및 복용법

① 잔대 뿌리 9~15g을 물로 달여 물 대신 차로 수시로 마신다.

② 잔대 뿌리 15g, 황기 12g, 복령 9g을 함께 넣고 물로 달여 수시로 마신다. 이 약차는 기를 돕고 비장을 튼튼하게 한다. 이뇨효과가 있어 신장염과 신장 질환으로 인해 빚어진 요단백증에 좋은 치료 효과가 있다.

③ 잔대 20g, 대추 20개를 물에 끓여 차 대신 마시면 기혈을 보하고 도우며 비장을 튼튼하게 한다.

특히 위장의 기능을 좋게 하며, 각종 암 환자의 기혈 부족을 다스려 몸이 야위는 증상을 개선해 주는 효과가 있다.

④ 배합비율을 무게로 소주(알코올 25%): 잔대 뿌리: 흑설탕을 5:3:1 비율로 하여 최소 3개월 이상 숙성시켜 마신다.

⑤ 잔대 20g, 대추 20개를 물에 끓여 차 대신 마시면, 기혈을 보하고 도우며 비장을 튼튼하게 하며, 특히 위장의 기능을 좋게 한다.

또한, 각종 암 환자의 기혈 부족을 다스려 몸이 야위는 증상을 개선해 주는 효과가 있다.

* 사용상의 주의: 여로와 함께 사용하면 안 된다.

50) 줄풀

서양에서는 줄풀의 열매를 wildrice라 부르며, 일본에서는 苽米(고미), 또는 菱白子(교백자), 孤實(고실)이라 하는데, 유기질이 풍부한 강바닥의 진흙탕 속에서 자라며, 잎이 날카로워 사람의 살갗을 스치면 상처가 나는 식물로 잎과 뿌리를 그늘에 말려 차로 끓여 마시거나, 발효시켜 먹으면 그의 만병통치라 할 정도의 여러 질병에 효과가 있는 불가사의한 약초로 8~9월에 연한 황록색 꽃이 피고, 10월에 길이 2cm쯤 되는 길쭉한 열매가 익는다. 연한 뿌리나, 봄철에 돋아나는 연한 순을 죽순이나 연근처럼 요리하여 먹으면 맛도 좋고, 건강을 지키는 데 도움이 된다.

줄풀의 열매는 옛날에 구황식품으로 흔히 먹었는데, 뿌리는 맛이 달고, 성질은 찬 식품으로 가을철에 껍질을 벗겨내고 햇볕에 말려 쌀 대신 밥을 지어 먹거나, 떡을 만들어 먹는데, 이는 탄수화물, 단백질, 섬유질, 지방질, 그리고 비타민B1, B16, 칼슘, 인, 철분 등을 가지며, 인삼의 주요 성분인 사포닌도 여러 종류가 들어있는 것으로 나타났다.

🌱 속명: 줄, 줄풀, 소풀, 마코모

- **분포지**: 연못, 늪, 냇가
- **개화기**: 8~9월에 큰 이삭 꽃(연한 황록색)이 피며, 9~10월에 결실
- **열매**: 벼 이삭 모양이지만 벼보다 훨씬 크다.
- **채취 시기**: 5월에 뿌리, 7~8월에 채취한 줄기를 잘게 썰어 그늘에 건조한다.

- 충남 함박재 농장을 경영주 강훈구 대표가 펴낸 책자 『고갱 건강법』
- 일본 동경대학의 의학부와 홍전대학의 이학부에서 확인
- 북한 노동 기관지 최근호 중앙 식물 연구원에서 이를 분말화하여 줄가루건강차를 보급하여 건강과 치료용으로 활용.

🌱 효능 및 복용법

(1) 고혈압

초여름에 줄풀을 채취하여 그늘에서 말린 후 가루를 만들어 하루에 3~4회, 따뜻한 물에 타서 15일 이상 마시면 고혈압 증세가 없어지기 시작하여 한 달 이상 되면 혈압이 현저히 떨어지고, 50일 이상 지나면 고혈압으로 인한 여러 증상이 없어진다.

복용방법으로 줄풀을 6~7월에 채취하여 그늘에 말린 후 잘게 썰어 물을 부어 서서히 달여(초탕, 재탕) 농축액을 만들어 2g씩 따뜻한 물에 타서 하루에 3번 나누어 먹는다.

다른 방법으로 줄풀을 잘게 썰어 흑설탕이나 꿀을 넣고 발효시켜 100㎖를 하루에 3번 나누어 먹는다. 1년 이상 꾸준히 복용하면 고혈압은 70% 이상 낫거나 효과를 보며, 또한 심장병이나 당뇨병과 소변이 잘 나오게 한다.

(2) 류머티즘성 관절염

욕조에 물 150L와 줄풀 뿌리 25g 넣고 서서히(38~41도 정도) 덮여 10분 동안 목욕을 한 후, 다시 줄풀 뿌리 가루와 밀가루를 1:1 비율로 반죽하여 천에 묻혀 따뜻하게 하여 부위에 대고, 또한 하루 3회 정도 줄풀 뿌리 가루를 뜨거운 물에 타서 마신다.

(3) 변비

줄풀 뿌리를 그늘에 말려 가루를 만든 후 식사 한 시간 전에 4g씩 따뜻한 물에 타서 마시거나, 줄풀 뿌리 10g과 감나무 잎 4g를 60~80도에서 2~3시간 우려내어

그 물을 100㎖씩 식사 전 잠자기 전에 먹으면, 10일 전에 없어진다. 또한, 배 아픈 증세, 긴장성 변비 등 85% 이상 효과를 본다.

(4) 위 십이지장궤양

줄풀이 왕성할 때 베어 증기솥에 찐 다음 발효시켜 말린 후 가루를 만들어 4g씩 하루에 4번 먹는다.

(5) 기타 병의 효과

유명한 해독제이기도 한 줄풀은 갈증 해소, 소변을 잘 나오게 함은 물론 노화 방지에 탁월한 효과가 있다. 또한 변비와 설사에 효과, 장기간 복용 시 당뇨병을 치유하며, 고혈압은 물론 위장병, 만성대장염, 심장병, 동맥경화, 비만증, 부종, 각가지 암, 관절염, 피부병, 위염, 위궤양 불면증 등의 환자에 가장 좋은 치료 식품이다.

51) 지치

우리 선조들이 염료작물로 즐겨 가꾸어 왔던 식물로 산삼에 못지않고 상서로운 보랏빛 빛깔을 가진 신비로운 약초이다.

효능

약성이 차며, 열을 내리고, 독을 풀며, 염증을 없애며, 새살을 돋아나게 하는 작용이 뛰어나며, 각종 암, 변비, 간장병, 동맥경화, 여성의 냉대하증, 생리불순, 백혈병, 두통, 악성빈혈, 공해 독과 중금속의 독을 풀어주는 최고의 약재이다.

복용법

(1) 암 치료

지치와 까마중을 함께 달여 복용하면 효과가 있다.

지치+유황오리 1마리+소주 1말을 10시간 정도 달여 소주잔으로 하루 3회 복용한다. (술을 못 먹는 사람은 물을 넣어 달여 마신다.)

(2) 어혈, 신경통, 타박상
- 지치와 장뇌삼을 같은 양으로 달여 마시면 특효가 있다.

(3) 두통이나 소화불량, 간장병, 피부암, 얼굴빛이 좋아진다.
- 술에 담가 하루에 소주잔으로 두 잔씩 세 번 마시면 즉효가 있다.

(4) 비만, 변비, 고혈압, 동맥경화, 중풍
- 지치 가루+느릅나무 뿌리껍질 가루를 같은 양으로 한 숟갈씩 하루 세 번 5개월 이상 생강차와 함께 복용하면 효험이 있다.

(5) 여성의 냉대하증, 생리불순, 아랫배나 손발이 차가울 때, 신경통
- 지치를 잘게 썰어 참기름에 넣고 24시간 이상 약한 불로 달여서 1회에 두 숟갈씩 하루에 3회 식후에 먹으면 효험이 크다.

(6) 유황오리와 함께 독을 풀며, 열을 내리고, 염증을 없애 주며, 소염 살균 작용으로 각종 암세포를 녹여주며, 새 살을 돋아나게 하는 작용이 뛰어나 암 치료제로 사용한다. (반드시 야생 지치를 사용.)
- 유황오리 1마리+지치 3근+소주 1말을 10시간 정도 달여 하루에 한 잔씩(소주잔) 하루 3회 복용한다.

52) 질경이

여러해살이 풀로 잎이 뿌리에서 바로 나며, 한방에서는 차전초라 하며, 질경이의 효능은 거의 만병통치에 가깝다.

질경이 씨앗을 차전자라 하는데, 이는 가래, 기침, 콜레스테롤 저하, 고혈압, 만성 위염, 시력 회복, 소염, 진해, 이뇨제로 많이 쓰인다. 민간요법에서 만병통치약인 것처럼 여겨지는 질경이는 무병장수의 식물이며, 옛글에서 질경이를 오래 먹으면 몸이 가벼워지고, 언덕을 능히 뛰어넘게 하는 장수 식물로 각종 질병을 막아 주는 매우 훌륭한 식물이라고 하였다. 또한, 암세포의 진행을 80% 정도 억제하는 것으로 알려져 있다.

￬ 효능

플란타기닌, 아우쿠린 등의 성분이 들어있어 위장, 간장, 심장질환의 예방과 치료에 쓰이며, 갱년기 장애 개선이나 강장, 위암예방, 혈압안정 등에 효과가 있다.
 - 잎은 감기, 기침, 인후염, 간염, 황달 등에 좋으며,
 - 씨는 방광염, 요도염, 설사, 고혈압의 치료약으로 쓰인다.

🖐 복용법

 - **잎을 달여먹는다.**: 말린 질경이 10g 정도에 물 2~3컵 정도로 붓고, 절반 정도까지 은근히 끓여 하루에 3번 나누어 마시면 혈압을 정상으로 돌리고, 축농증에도 좋다.
 - **씨를 달여먹는다.**: 5g 정도를 물 3컵 정도 붓고 약한 불에 푹 달여 3회로 나누어 마신다.
 - **즙을 내어 마신다.**: 미나리와 질경이 뿌리를 같은 비율로 생즙을 내어 아침, 저녁으로 마시면, 심장병에 좋다.
 - **반찬으로 먹는다.**: 어린잎을 살짝 데쳐 양념으로 무쳐 먹거나, 씻어 말린 후 물에 끓여 마시면, 위장도 튼튼해지고, 스테미너를 높이는 효과가 있다.

53) 차(녹차)

허준 선생은 『동의보감』에서 "차는 성질은 약간 차며 맛은 달고 쓰며 독이 없다. 기를 내리고 오랜 식체를 삭이며 머리와 눈을 맑게 하고 오줌을 잘 나가게 한다. 소 갈증을 낫게 하고 잠을 덜 자게 한다. 또한, 굽거나 볶아서 먹고 생긴 독을 푼다. 수족궐음경에 들어가는데 덥게 해서 마시는 것이 좋다. 오랫동안 먹으면 기름이 빠져서 여위게 된다."라고 기록하였다.

녹차는 우리나라를 비롯하여 중국, 일본 등 동남아시아에서 전통적으로 즐겨 이용하고 있는 음료로 미국의 주간지 「타임(Time)」에서 토마토, 브로콜리, 마늘 등과 함께 '세계 10대 건강식품'으로 소개될 만큼 우리 몸에 이로운 식품이다.

또한, 일본의 대표적인 장수 마을인 시즈오카에서는 건강의 비결을 지역의 특산물인 녹차로 꼽고 있는데, 이들은 일본 평균 녹차 소비량보다 3~4배 높은 1인당 연평균 3.7kg의 녹차를 소비하고 있다.

녹차에는 떫은맛을 내는 카테킨이라는 성분이 있어 이를 꾸준히 먹는 사람은 감기가 예방되고 당뇨, 고혈압 및 혈당치 상승 예방 등과 같은 성인병을 예방할 수 있다는 연구결과가 있다.

이뿐 아니라 감기 바이러스 활동을 저지하며 당질의 소화흡수를 지연시키는 작용을 하여 현대인이면 누구나 갖게 되는 스트레스를 줄여 주는 효능도 있다.

녹차도 커피와 마찬가지로 카페인을 함유하고 있는데, 우리가 쉽게 끊지 못하는 이유도 이 카페인 때문이다. 하지만 커피와 녹차 카페인은 다른 성분으로 작용하기에 체내에 미치는 영향에서는 크게 차이가 있다.

녹차는 이뇨, 강심, 진정작용을 해 스트레스성 비만이나 몸이 잘 붓는 사람에게 적당하다. 단, 저혈압이나 몸이 찬 사람, 또는 설사나 위장장애가 있거나, 식욕이 없는 사람에게는 좋지 않다. 또한, 불면증이 있는 사람은 카페인 성분 때문에 증상이 더 심해질 수도 있으므로 주의해야 한다.

저혈압과 몸이 찬 사람은 인삼차나 대추차가 몸을 따뜻하게 하는 성질이 있다.

녹차를 마실 때 감귤이나 레몬 등 비타민C를 보충하여 마시면 녹차 안의 카테킨인 성분을 체내 흡수율을 높여 준다.

🌱 효능

1. 녹차에는 떫은맛인 카테킨(catechin) 성분 있어 이를 꾸준히 섭취하면 혈장 및 간장 콜레스테롤 상승을 억제하고 대변으로 체외 배출을 촉진하여 고혈압을 예방하는 데 효과적이다.

2. 녹차에는 카테킨과 비타민C, 아스파라긴산, 그리고 알라닌이라는 아미노산 성분이 알코올의 분해를 촉진하여 두통과 같은 숙취 해소에도 효과적이다.

3. 녹차의 카테킨 성분이 식물성 환경호르몬을 제거하고, 맹독성 물질인 다이옥신의 흡수를 억제 및 배설을 촉진하는 효과를 가지고 있다.

4. 녹차에 함유된 다당체 성분이 인슐린 합성을 촉진하고, 카테킨 성분은 당질의 소화흡수를 지연하는 작용을 함으로써 포도당이 혈액으로 흡수한다.

5. 녹차에는 살균 효과가 있어서 특히 여름철 도마나 칼 등의 조리도구를 사용하기 전이나, 회나 초밥과 같은 날 음식을 먹을 때 녹차로 헹구어 보관하면 식중독균인 포도상구균이나 콜레라균 번식 및 살균할 수가 있다.

6. 녹차는 열량이 거의 없는 음료로 식이요법 및 운동요법으로 다이어트를 할 때 물 대신 녹차를 마시면 단기간에 많은 체중 감량 효과를 볼 수 있다.

7. 녹차에는 불소가 풍부하게 함유되어 있어 치아 표면을 코팅하여 산으로부터 치아 변색 및 보호를 해주며, 또한 카테킨 성분은 충치 세균의 발육을 억제 및 입 냄새를 제거한다.

8. 녹차는 어류의 비린 냄새를 제거하는 데 탁월한 효과를 가지고 있으며, 특히 마늘 냄새 제거에도 효과적이다. 또한, 찻잎이나 티백을 화장실이나, 장롱 속에 매달아 놓으면 냄새 및 살충효과가 있다.

9. 차의 티백(또는 찻잎)을 물에 넣어 10분 정도 끓인 다음 이 물을 미지근하게 식혀 식초 반 컵을 붓고, 발을 담그면 무좀 등 염증이 쉽게 사라진다.

10. 정서적 효능
    ① 우울한 기분을 흩어지게 한다.
    ② 졸음을 없앤다.
    ③ 기력을 솟게 한다.

④ 병을 제거한다.

⑤ 공경심을 표하게 한다.

⑥ 몸을 다스리게 한다.

⑦ 마음을 아름답게 한다.

⑧ 맛을 즐긴다.

54) 차가버섯

차가버섯이란 자작나무의 영양분을 먹고 자라는 버섯인데, 자작나무의 추출성분인 flavonoid와 자일리톨 등이 잘 알려져 있는데, 이는 Inonotus Obliquus라 하는 차가버섯 균은 자작나무의 상처를 통해서 1~2m 뿌리를 만들어 수액과 플라보노이드(flavonoid) 등을 먹고 자라는데, 외부에 도출되어 10~20년을 더 자란다. 따라서 차가버섯이 성장하면 자작나무는 상대적으로 고사하게 된다. 이를 자작나무의 암이라 한다. 간혹 오리나무, 양물푸레나무 등에서도 자라는데 이는 약효가 없다.

구소련 시대의 사람인 노벨문학상 수상자 솔제니친은 자신의 저서 『암 병동』에서 1950년대 말 자신이 위암 말기 진단을 받고 차가버섯을 이용하여 치료한 실화를 언급했다. 이 자서전적 소설을 통해 차가버섯이 세상에 알려지기 시작하였다. 한편, 1991년 해발 3,000m의 알프스 산맥의 눈과 얼음 속에서 냉동상태의 미이라(일명 아이스맨)가 발견되었는데, 아이스맨의 가방 속에서 침과 차가버섯 덩어리 2개가 발견되었다고 한다.

🍄 항암원리와 V.L. 코마로프 식물학 연구소의 연구 결과

코마로프 박사의 연구팀은 '암이란 인체의 한 부위에 한정된 문제가 아니라, 인체의 전반적인 문제가 한 부위에 나타난 현상인데, 이를 복원하고, 기능을 향상시켜 암세포의 성장과 활동을 억제하고, 인체 스스로의 힘으로 암을 없앨 수 있다.'라는 관점에서 차가버섯에 관한 연구를 진행한 결과 암세포에 직접 가하는 영향은 크지 않으나, 신체의 전반적인 기능을 향상함으로써 암세포의 성장을 억제하는 기능이 매우 높다는 결론을 내렸다.

연구팀은 암이 발생한 환자들이 공통적으로 보이는 생리파괴현상, 중추 신경 교란 현상에 대하여 중점적으로 연구한 결과 오히려 암으로 인하여 파괴된 인체의 생리 메커니즘과 신진대사 구조를 급속하게 재건시키고, 암세포의 성장이 확연하게 억제되며, 암세포의 기능을 상실한다는 것을 확인하였다.

↑ 효능

(1) 말기 암과 같은 불치의 진행성 질병에 대해 차가가 치료 작용을 한다는 점이 드러나고 있다.

(2) 치료 효과는 수개월, 수년에 걸쳐 지속되며, 차가를 장기간 복용할 경우 병의 진행이 확실히 둔화되고, 종양의 전이가 줄어드는 것으로 관찰되었다.

(3) 병의 개별증세변화 추이와 환자의 활동성을 완전히 회복하는 데까지 상태의 변화에 분명한 법칙성이 관찰되었다.

(4) 환자들이 인체의 보호 및 복구, 적응체계 상태, 예비적인 기력상태, 신경계 상태, 그리고 인체의 전반적인 반응상태가 어느 정도인지에 따라서 치료 효과가 달라진다.

(5) 질병의 임상적 상태가 호전되는 방향으로 진전되는 것과 신경계 전반의 파괴된 생리 기능의 복구상태가 정상화되는 것 사이에 일정한 상응 관계가 있다는 사실이 규명되었다.

복용법

(1) 복용량

– 차가버섯 추출 분말의 권장량은 암의 진행 정도와 환자의 상태, 그리고 제품의 품질에 따라서 개인별로 차이가 있다.

– 초기의 복용량을 꾸준히 유지하는 것이 중요하다.

– 암세포의 활동성이 현저히 줄었거나, 실질적으로 줄어든 것이 확인될 경우 복용량을 조금씩 줄여도 효과에는 영향이 없다.

(2) 복용시간

- **기본**: 하루 3회, 식사 30분 전, 4회일 경우 취침 전
- **하루 5회일 경우**: 점심과 저녁 중간(15:00경)
- 복용시간과 복용량은 절대 변경하거나, 양을 줄이지 말 것.
- 단 먹는 양이 많을 경우 나누어 복용하되 시간을 준수하라.

(3) 물의 양과 온도

- 적정량은 150㎖~200㎖가 적정량이다.
- 환자 본인이 결정하여도 좋다.
- 물의 온도는 60도 이하가 좋고, 환자가 마시기에 불편함이 없이 따뜻하면 된다.

55) 차조기

차조기는 꿀풀과 들깨속에 속하는 한해살이풀이다. 높이 약 1m 정도 자란다. 들깨속은 전 세계에 2종이 있으며 우리나라에는 1종 변종이 분포되어 있다. 차조기는 이 땅에 자생하는 허브 가운데 하나로 소중한 자생약초이기도 하다. 개화기는 8~9월이고 결실기는 10월이다. 어린잎과 열매는 들깨처럼 식용한다.

잎 모양이 들깨와 비슷해 들깨로 아는 사람도 있지만, 들깨는 익숙한 향을 지닌 채소로 쌈 싸 먹을 때 많이 먹지만, 차조기는 색깔부터 자색을 띠고 있어 들깨와는 다를 뿐만 아니라 향도 독특해 채소로 보다는 약초로의 이용가치가 높다.

차조기의 자색은 항산화, 항암작용을 하는 '파이토케미컬'의 하나로 색깔이 강 할수록 그 효능이 뛰어나다.

차조기는 한방에서는 잎을 소엽, 줄기를 소경, 뿌리를 소두, 열매를 소자라 한다.

기운을 보하고, 혈액순환을 좋게 하며, 소화를 돕고, 몸을 따뜻하게 하며, 염증을 가라앉게 하고, 풍과 한기를 없애며, 땀을 나게 하고, 기침을 없애며, 마음을 진정시키고, 폐와 장기를 윤택하게 하며, 생선의 독을 없앤다.

독감, 오한, 천식, 생선을 먹고 식중독에 걸렸을 때도 좋다.

차조기는 태아를 안정시키고 기를 잘 통하게 하는 작용이 있어서 유산할 위험이 있을 때, 태아가 놀랐을 때 사용하면 도움이 된다.

소자는 신경안정제로 노이로제, 두통, 불면증에 쓰이고 가래를 삭이며, 소엽과 소두는 흥분, 발한제로 쓴다.

신체가 허약하거나 땀이 많이 나는 사람은 주의하여야 한다.

차조기의 씨로 만든 기름에는 강한 방부작용이 있어, 20g로 간장 180L를 썩지 않게 할 수도 있으며, 독특한 향기 성분인 페릴라알데히드는 사탕보다 수백 수천 배의 단맛이 있고 방부작용이 있지만, 물에 녹지 않고, 열을 가하면 분해되어 독성 물질을 함유하고 있지만, 차조기에는 비타민A, B1, C, 칼슘, 인, 철 등 미네랄이 풍부하여 잎은 쌈으로 먹을 수 있으며 김치를 담거나 고기나 생선요리에 향신료로 넣기도 한다.

잎을 말려서 차로 마시기도 하며, 독특한 향이 있어서 입맛을 돋우며, 특히 식중독에 큰 도움이 된다. 잎은 그늘에, 뿌리와 열매는 햇빛에 말려 쓴다.

🌱 효능

해열작용, 건위작용, 억균작용, 방부작용, 풍한표증(風寒表證), 비위의 기가 막혀 헛배가 부르고 그득한 데, 토하고 설(泄)하는 데, 한담(寒痰)으로 기침이 나고 숨이 찬 데, 임신부의 구토, 기체(氣滯)로 인한 태동불안(胎動不安), 발한, 진해, 생선 식중독, 보온, 감기를 다스린다.

♠ 민간요법

- 감기에 걸려 열이 나고 으슬으슬 추울 때, 심한 기침, 천식이 낫지 않을 때: 잎 15g에 물 700㎖를 넣고 달여 마신다.
- 머리가 어지러울 때, 코감기로 인한 콧물이나 코 막힘, 얼굴이 달아오를 때: 말린 뿌리 10g에 물 700㎖를 넣고 달여 마신다.
- 기침, 가래, 기관지염, 천식: 차조기 잎과 도라지 뿌리를 달여서 마시거나, 차조기

잎을 생즙을 내어 마셔도 좋다.

- **감기**: 차조기 잎 30g과 귤껍질 10g을 달여서 마시고 땀을 푹 낸다.
- **변비, 신경이 날카로울 때, 가래가 끓어 숨이 찰 때**: 씨앗 15g에 물 700㎖를 넣고 달여 마신다.
- **불면증, 신경쇠약**: 차조기 잎을 생즙을 내어 한 잔씩 마시거나, 차조기 잎 날 것을 베개 밑에 넣고 자도 좋다.
- **당뇨**: 차조기 씨와 무씨를 반반 섞어서 볶아 가루 내어 한 번에 5~10g씩 하루 세 번 먹는다.
- **물고기, 게를 먹고 중독되었을 때**: 차조기 20~30g을 진하게 달여서 마신다.

56) 천궁

천궁은 산형과의 여러해살이 풀로 원산지는 중국 사천성 지방이며, 미나릿과에 속하는 다년생 식물로 뿌리는 토란과 비슷하며 한약의 특수 향기 냄새가 나는 바로 천궁은 궁궁이, 호궁, 향과, 작뇌궁으로 불리며, 궁궁이는 각지에서 심고 산궁궁이(산천궁, 토천궁)는 우리나라 중부 이북의 깊은 산골짜기에서 자라거나 각지에서 주로 심는다.

맛은 맵고 성질은 따뜻하며, 혈액순환을 활발하게 하고 기운의 순행을 도와서 통증을 제거하는 약초이다. 전신의 기체혈어(氣滯血瘀)로 인한 협통과 복통에 유효하며, 여자의 생리통에 향부자와 등과 배합해서 치료한다.

관상 동맥 질환으로 인한 흉부동통에 신효하며, 풍한으로 인한 감기에 쓰이고 사지와 전신의 동통을 치료하며, 맹장염으로 인한 심한 복통을 완화시키고 타박상으로 인한 어혈이 정체된 것을 풀어주는 동시에 통증을 제거하는데, 특히 진통, 진정, 항궤양, 고혈압, 항균작용이 강하며, 산전 산후에 널리 사용한다.

북한에서 펴낸『동의학사전』에 의하면 천궁은 심포경, 간경, 담경, 삼초경에 작용하는데, 약리실험에서 진정작용, 강압작용, 자궁수축작용, 억균작용 등이 밝혀졌으며,

정유 성분은 중추신경계통에 대하여 소량에서는 흥분적으로, 다량에서는 억제적으로 작용하여 혈을 잘 돌게 하고 월경을 고르게 하며 풍을 없애고 통증을 멈춘다.

한국에서도 약재료로 많이 쓰기 때문에 수입에만 의존할 수가 없어 재배를 많이 하는 품종은 토천궁과 일천궁이 있으며, 재배 적지는 최고기온이 30℃ 이상이 장기간 되지 않는 지대가 높은 고랭지 지방이 좋으며, 가뭄이 심한 곳은 생육이 불량하다. 토질은 부식질이 많은 사양토, 식양토로 배수가 잘되어야 하며, 연작을 하면 병해충의 피해로 생육이 저조하므로 재배했던 장소는 5~6년씩 다른 작물을 재배하는 것이 좋으며, 토천궁의 주산지는 영일, 평창 등이며 일천궁은 울릉, 봉화 등이다.

✿ 효능

약리 실험에서 혈압 강화 자궁 수축 세균 억제 작용이 있음을 밝혀졌다.

궁궁이 뿌리는 혈액을 맑게 하며 보혈 강장 효과를 발휘하고 혈액순환을 원활하게 하여 부인병 치유에 직접 간접으로 영향을 미친다.

- 천궁은 궁궁이라고도 하며 토천궁(土川芎)과 일천궁(日川芎)이 있다.
- 당귀가 보혈(補血)작용이 있듯이 천궁은 행혈(行血) 작용을 한다.
- 천궁을 꾸준히 섭취하면 체내에 뭉쳐 있는 어혈을 풀어주고 혈관이 깨끗해져 혈액순환이 좋아지고 혈류량이 증가하게 되어 혈압수치가 떨어지면서 고혈압을 개선하는 등 혈관계 질환을 예방하는 데 효능을 볼 수 있다.
- 자궁 주변의 혈액순환이 좋아지면서 자궁을 튼튼하게 하여 여성의 생리통이나 월경불순, 냉증 치료 등에 효능이 있지만, 여성들이 천궁을 생리 중에 과도하게 사용하면 생리 기간이 길어지거나, 생리가 많아지는 부작용이 있을 수 있으므로 생리 기간에는 주의하여야 한다.
- 임산부들이 천궁을 섭취하면 생체기능이 활성화되면서 골반과 자궁을 확장시켜서 출산 시 통증 완화에 도움되며, 또한 출산 후 천궁과 당귀를 달여서 섭취하면 체내의 어혈 제거와 함께 모유량을 늘리는 데 도움이 된다.
- 마음을 진정시켜주는 효능과 모발 건강을 위해서는 천궁을 달인 물로 꾸준하

게 머리를 감아주면 분산작용과 유화작용이 나타나기 때문에 두피가 깨끗해지고 모발에 윤기를 더해주며, 발모촉진에도 효능 있다.
- 입 냄새가 심한 사람이라면 천궁을 잘게 썰어서 입에 물어서 조금씩 씹어주면 구취 제거 및 사마귀나 티눈을 제거 및 외부의 충격으로 인한 통증이 아닌 몸 내부의 통증을 완화하는 데 도움이 된다.

🍵 복용법

- 늦가을 서리가 내린 뒤 뿌리(천궁)를 캐어 물로 씻은 뒤 뜨거운 물에 담갔다가 햇볕에 말린다.
- 풍한두통, 무월경, 월경부조, 월경통, 산후복통, 협통, 힘줄이 땅기는 데, 고혈압병, 옹종 등에 하루 6~12g을 탕약, 산제, 환약 형태로 먹는다.

57) 칡

흙 속의 진주로 식물성 에스트로젠이 많이 들어있는 칡을 『동의보감』에서는 주독을 풀어주고 입안이 마르거나 갈증 나는 것을 막는다고 기록되어 있는데, 이 밖에도 혈액순환을 개선하며 혈당조절에 탁월한 효능을 보이고 있다.

칡의 주요 성분은 비타민, 수분, 카테킨, 에스트로젠, 철분. 에스트로젠의 경우 석류의 626배, 콩의 10배나 함유되어 있어 갱년기에 좋은 음식으로 잘 알려져 있는데 KBS 「밥상의 신」에서는 갱년기에 좋은 음식으로 홍삼과 더불어 칡즙을 선정해 화제가 되었다.

칡은 사람에게 아주 이로운 식품으로 탄수화물, 무기질, 비타민C 등 각종 영양소를 다량 함유한 알칼리성식품으로 『동의보감』이나 『민초강목』 등의 옛 문헌을 보면 칡은 독성이 없고 성질이 평온하여 체질에 크게 구애받지 않는다고 기록되어 있다.

칡의 경우 차가운 성질을 지니고 있어서 몸이 냉한 사람이나 기력이 없고 땀을 많이 흘리는 사람, 위장이 약한 사람은 복용을 자제하는 것이 좋다. 특히 뿌리는 갈근이라 하여 한방에서 해열 및 발한, 보약, 진통, 해독, 구토, 중풍, 당뇨, 진정, 감기, 편도염 등에 다른 약재와 같이 처방하여 약으로 사용해왔는데, 임신 계획이 있거나 임신 중인 여성이나, 땀을 많이 흘리는 사람은 복용하지 않는 게 좋다. 이처럼 칡은 갱년기 증상의 완화 외에도 숙취 해소, 혈액순환, 피부 노화 방지 및 개선 등에 아주 효과지만, 체질에 따른 부작용도 있어 체질에 따라서 다양한 부작용이 나타나는 음식인지 확인하고 먹는 것이 무엇보다 중요하다.

🌱 칡즙의 7대 효능

가슴의 열을 없애주는 데 효과적이다.

칡즙에는 에스트로젠이 석류의 25배, 대두의 30배나 많아, 여성의 폐경기 및 갱년기, 산후조리, 갱년기 증후군으로 나타나는 불면증, 안면홍조, 식은땀, 가슴의 열을 없애주는 효능이 있어 가슴이 답답하거나, 산모가 열병으로 가슴이 답답할 때 약 대신 칡즙을 활용한다.

칡은 숙취 해소 및 간 기능 강화에 효과적이다.

칡즙에는 카테인이라는 성분이 풍부해 간 기능을 활발하게 하여 간을 건강하게 하며, 뿌리에는 이소플라본 성분인 퓨에라린이 있어 수분을 풍부하게 함유하고 있어 술독을 풀어주는 효과가 탁월하다고 한다.

중금속을 배출하는 역할을 한다.

칡 속에는 페리페놀 성분이 다량 함유되어 있어 몸속의 중금속 분해 및 배출에 효과적이며, 더욱이 이뇨작용까지 함께 하고 있어 체내 중금속 배출이 쉬운데 미세먼지와 황사로 각종 공해들이 한국을 뒤덮고 있어 체내 중금 속이 쌓을 확률이 높은데 칡은 이러한 중금속을 배출하는 역할을 한다.

당뇨병 및 고혈압에 효과적이다.

칡즙에는 식이섬유와 사포닌이 풍부해 심장병, 고혈압, 당뇨, 성인병, 암 예방에 효과적이다.

골다공증에 효과적이다.

칡즙에는 다이제드인이 풍부해 골다공증을 예방하는 데 효과적이다.

칡과 함께 홍화씨, 달걀, 우유, 멸치, 연어 등과 함께 먹으면 인체에서 칼슘이 흡수되는 것을 도와주기 때문에 골다공증 치료에 효과적이다.

변비 치료에 효과적이다.

칡즙에는 식이섬유가 풍부해 만성 변비 치료에 효과적이다.

노화 방지에 효과적이다.

칡즙은 신진대사를 촉진시켜 체력을 유지해주며 노화 방지에 효과적이다.

갈증 해소에 효과적이다.

『동의보감』에 의하면 몸이 허약해서 생기는 갈증, 즉 병을 앓고 난 후에 물로 잘 해결되지 않는 갈증이나 아기를 낳은 후에 생기는 갈증 등에는 갈근이 아니면 다스릴 수 없다고 기록되어 있다.

🍲 복용법

- 특히 뿌리에는 녹말이 많이 들어있어 녹말을 뽑아서 식용 및 약용으로 하며, 한겨울에는 덩굴줄기와 함께 잘게 잘라서 들통에 넣고 끓여서 즙이나, 끓인 물을 차 대신 마시면 웬만한 위병에는 특효를 본다고 한다.
- 녹말을 꿀과 대추 물로 환으로 만들어 수시로 복용하면 피로해소에 좋다.

58) 하수오

중국에서 들어와 오랫동안 재배되어온 약용식물로, 전체에 털이 없고, 뿌리는 땅속으로 뻗으면서 때때로 둥근 덩이뿌리를 형성한다.

잎은 어긋나고 자루가 있으며 끝이 뾰족하고 밑 부분이 심장형인 난상심장형을 하고 있으며, 꽃은 8~9월에 백색으로 피며 가지 끝에 원추화서를 이룬다.

『동의보감』과 『본초비요』에서는 덩이뿌리를 약재로 사용하는데, 약성은 따뜻하고 독이 없으며, 감고(甘苦)하며, 간과 신장을 보호하며, 피를 맑게 한다.

강장강정, 양혈(養血), 보간, 거풍, 소종의 효능이 있는 것으로 알려져 있으며, 신체허약, 요통, 동맥경화, 양위(陽痿), 고혈압, 만성간염, 결핵성, 임파선염, 장염, 옹종(癰腫), 변비 등의 증상에 치료제로 쓴다.

성분은 질소 1.1%, 전분 45.2%, 지방 3.1%, 광물 4.5%, 레시틴 3.7%, 수용성 물질 26.4%로 구성되어 있다. 한방에서 백하수오라 불리는 약재는 박주가리과에 속하는 큰조롱이라는 식물로, 하수오와 식물학적으로 다른 식물이다.

하수오는 적하수오와 백하수오의 두 종류가 있는데 우리나라에 야생하는 것은 대개 백하수오이다.

우리가 밥과 김치를 먹듯이 하수오를 장복해도 부작용이 없으며, 또한 생 하수오도 면역성만 같게 되면 절대로 설사를 하지 않는다.

이는 양을 어떻게 조절하느냐에 따라 다르게 나타나는데, 옛 문헌에는 하수오는 산삼이나 인삼이 체질적(소양체질)으로 받지 않으면 하수오를 복용하라고 기록돼있다.

하지만 인삼을 쓸 때 하수오를 같이 쓰면 약성이 서로 조화되어 효력이 더 크게 나타나는데, 옛날부터 산삼과 견줄만한 영약(靈藥)으로 알려져 있으며, 특히 중국인들은 하수오를 인삼, 구기자와 함께 3대 명약으로 여기고 있는데, 적하수오가 특히 좋은데 구하기가 거의 불가능하고 한다.

🌱 효능

(1) 몸을 튼튼하게 하고 혈을 보한다.

약성이 온화하여 다용도로 쓰이는데, 특히 피를 토하거나 피를 많이 흘려 뇌빈혈이 되거나 여성이 아이를 많이 낳아 피가 부족할 때, 갖가지 만성병으로 체력이 약해졌을 때 좋다. 마음을 안정시키고 머리를 맑게 하므로 신경쇠약에 효험이 있으며,

머리가 어지럽고 아플 때, 기억력 감퇴, 주의력이 산만해질 때, 잠을 잘 못 자고 꿈을 많이 꿀 때 복분자, 산조인, 백자인 등과 함께 알약을 먹으면 효과가 좋다.

(2) 머리를 튼튼하게 하고 신장기능을 세게 한다.

허리와 무릎을 튼튼하게 하고 체력을 세게 한다. 오랜 병으로 몸이 약해졌을 때나 허리와 무릎에 힘이 없을 때, 허리와 무릎이 시리고 아플 때 겨우살이 두통 속란 등과 같이 쓰면 좋다. 성 기능 감퇴, 조루, 유정 등에는 육종용, 보골지, 토사자 등과 같이 쓴다.

(3) 여성들의 생리불순을 치료하고 태아를 안정시킨다.

월경량이 많거나 날짜가 5일 이상 늦어지거나 색깔에 이상이 있을 때 숙지황, 생지황, 당귀, 황기 등과 같이 쓰면 좋다. 유산을 막는 효과도 있어서 겨우살이, 토사자 등과 같이 쓰면 태아가 안정되고 임신으로 인한 복통 출혈에도 효과가 있다.

(4) 혈압을 내리고 동맥경화를 예방한다.

하수오는 부작용 없이 혈압을 낮추고 콜레스테롤이 간에 축적되는 것을 막는 작용이 있다. 날마다 15g씩을 달여서 복용한다. 2개월 이상 꾸준히 복용하는 것이 좋다.

(5) 류머티즘성 관절염이나 퇴행성관절염에 좋다.

류머티즘성 관절염이나 퇴행성관절염으로 허리와 무릎이 아파 걸음을 잘 걷지 못할 때는 하수오, 쇠무릎지기를 각각 600g씩 좋은 술 1.8L에 7일 동안 담갔다가 햇볕에 말려 절구에 찧어 가루 낸 것을 대추 살로 반죽하여 0.3g 알약을 만들어 한꺼번에 30~50알씩 빈속에 먹으면 좋다.

(6) 노화 방지, 정력감퇴, 빈혈, 만성 변비에 좋다.

야생 하수오 말린 것 다섯 근(3kg)을 구해 잘게 썰어 쥐눈이콩 삶은 물에 하룻밤 담갔다가 꺼내어 떡 찌듯이 푹 찐 후 다시 그늘에 말려 좋은 청주에 하룻밤 동안 담갔다가 다시 쪄서 말린다.

이런 과정을 아홉 번 반복하면 하수오가 마치 불투명한 유리처럼 된다.

이것을 가루 내어 하루 세 번 빈속에 한 숟가락씩 따뜻한 물로 먹는다.

노화 방지, 정력감퇴, 빈혈, 만성 변비, 성 기능 쇠약 등 체력을 튼튼하게 하는데 효험이 크다.

오랫동안 먹으면 늙지 않고 머리칼이 희어지지 않는다.

(7) 각종 피부병에 좋다.

아토피, 습진, 옻, 여드름이 많이 발생하는 피부에 발라주면 효과를 본다. 특히 아토피 환자들은 잠자기 전에 상처 부위에 많이 바르시고 잠을 자면 된다.

🍵 복용법

환을 만들어 먹는 법, 차로 복용하는 법, 엑기스로 먹는 법, 술을 담아서 먹는 방법이 있으며, 요리는 백숙을 해서 먹거나, 국을 끓어서 먹기도 하며, 또한 김치를 담글 때 넣어서 먹기도 하며, 잎을 데쳐서 나물로 먹기도 한다.

말린 하수오는 가루를 만들어 한 스푼 또는 생 하수오는 떡국 썰듯이 잘게 썰어서 세 조각쯤 넣어서 밥을 해 먹으면 향과 밥이 찰져 찹쌀밥을 먹는 여러 방법이 있다.

(1) 차로 먹는 법

하수오를 가루로 만들어 티스푼으로 한 스푼 뜨거운 물에 넣어 타서 마시거나, 말린 하수오 약 30g(3~5조각)을 5L 물에 넣어 보리차 끓이듯이 끓어서 차 마시듯이 자주 마시는 것도 좋다. 이때 하수오와 상황, 산청목, 겨우살이와 같이 넣어서 끓이면 진한 곰탕 국물을 마시는 것처럼 찐득찐득한 물맛을 느낀다.

하수오 약 1관과 구기자 300g, 대추 300g, 칡뿌리 300g, 산청목 300g, 오미자 300g을 넣고 건강원에서 물 서 말을 붓고 약 12시간가량 다려서 엑기스를 내려 먹으면 좋다. 약재는 복용할 사람이 자기 몸에 좋은 약재를 선택하는데 보통 4~7가지 약재를 넣는 것이 좋다.

(2) 오발주(烏髮酒)란?

하수오와 생지황 각 120g, 숙지황, 천문동, 구기자, 당귀 각 60g, 맥문동 240g, 우슬, 인삼 각 30g을 모두 가루를 내어 누룩 10덩어리를 넣고 기장 쌀 2kg으로 밥을 지어 반죽하여 빚은 술.

🍶 오발주의 효능

살결을 곱게 하고, 흰 머리카락을 검게 하며 허리와 무릎이 시리고 머리가 어지러우며 귀에서 소리가 나는 것을 치료하는 등 오래 살게 하는 약술을 아침밥 먹기 전에 소주잔으로 1~2잔씩 먹는다. (파, 무, 마늘은 금해야 한다.)

(3) 하수오 주를 담그는 방법

하수오를 썰어서 술을 담근 후 하루만 지나도 향을 찐하게 느끼는데, 약 일주일쯤 지나서 술만 따라서 숙성시키고, 이를 다시 술을 넣으면 술이 되는데 이때 꿀이나 설탕을 타서 아침저녁으로 한두 잔씩 마시면 정력이 좋아지고 얼굴빛이 고와지며 흰 머리칼이 검게 되어 젊어지고 오래 산다고 한다.

🍶 하수오 주 제조법

– 하수오 300g에 1.8L 소주(20~30도)를 사용한다.
– 생 하수오를 덩어리를 뜨거운 물에 깨끗이 씻어 물기를 빼고 잘게 썰어 3~5일 정도 건조시킨 후 소주에 담가 밀봉 후 약 3~4개월이면 1차 숙성 후 하수오를 건져낸 다음 이를 다시 2차 숙성한다.

🌱 효능 및 복용법

– 정력(강정, 강장), 병후 회복, 노인성 무기력증에 효과가 있다.
– 그 외에 익정보혈, 허약체질, 요각권태무력, 병으로 인한 백발, 조기 노화 방지는 물론 상습변비에 효과적이다.
– 하수오 생잎은 짓찧어 종기에 붙이면 고름을 빨아내는 작용이 있어서 뾰루지나 종기, 종창에 잘 듣는다.

– 하루 2회 30~40㎖씩 식전 또는 식후에 마시도록 한다.

– 감미료(꿀, 설탕, 과당 등)를 첨가해도 좋고 칵테일을 해도 좋다.

59) 함초(鹹草)

갯벌의 보배인 함초는 바닷가의 갯벌이나, 염전 주변에 주로 자라는 식물로 우리 나라의 의학 서적에는 기록이 없으나, 중국의 『신농초본경』에 맛이 몹시 짜다고 하여 함초 또는 염초라고 하였고, 희귀하고, 신령스러워 신초라 하는데, 중국 주나라 때부터 불로장수의 효능을 가진 귀한 식물로 알려져 왔으며, 일본에서는 1921년 천연기념물로 지정하였고, 1981년 북해도 아케시마 만에서 처음 발견되었는데, 함초는 염분이 많은 흙에서 잘 자라며, 흙 속에 스며든 바닷물을 빨아들인 다음 광합성을 통해 줄기와 가지로 물기만을 증발시키고 우리 인체에 부족한 갖가지 미네랄 성분이나 효소를 영양분 비축한 영양분들이 우리 몸에 좋은 영향을 주는 것이다.

효능 면에서는 산삼, 녹용을 능가하는 그 신비로움이 아직도 베일에 가려져 있는 놀라운 약초이며, 특히 함초 100g 기준으로 다른 식품에 비해 우유 7배, 철분이 다시마의 40배, 칼륨이 굴의 3배나 높게 들어가 있다고 한다. 몸 안에 쌓인 갖가지 독소를 없애고, 효소는 지방과 단백질을 분해하고, 소장 속에 들어있는 중성지방질인 숙변과 혈관과 장기, 혈액, 세포조직 속에 붙어 있는 불필요한 지방을 분해하여 몸 밖으로 배출한다.

❦ 효능

– 피부미용, 비만증을 치료하는 데 효과가 탁월하다.

– 피를 맑게 하고, 혈액순환을 좋게 하여 고혈압, 저혈압을 동시에 치료한다.

– 축농증, 신장염, 관절염, 기관지 천식 치료, 만성병, 피로, 간장 질환 등에 효과 가 있다.

– 위장기능과 장의 기능촉진으로 숙변을 제거는 물론, 변비에 탁월하며 당뇨병,

갑상선 기능 항진증에 효과가 있다.

– 이 밖에 모든 질병에 효과가 있고, 식욕이 늘고, 혈색이 좋아진다.

🖱 복용법

– 생즙이나, 건조 후 가루를 만들어 환으로 복용할 수도 있다.

– 처음 하루는 4g 정도를 4~5일 정도 복용하다가 차츰 양을 늘려 15일 후에는 공복에 하루 3회 10~15g씩 빈속에 먹는다.

60) 한련초(旱蓮草)

우리나라의 중남부 지방의 논이나 개울가, 물기가 많은 땅에 자라는 한해살이풀로 잎이나 줄기를 꺾으면 맑은 빛깔의 진액이 나와 30초 후에는 먹처럼 검은색으로 변한다 하여 붙여진 이름으로 묵한련, 묵연초, 묵초 또는 하련초라고 하는데, 『방약합편』에는 지혈 효과가 있으며, 설사를 멈추게 하고, 머리카락과 수염을 검게 한다고 하며, 『동의보감』에는 머리카락을 나게 하고, 창을 치료한다. 이는 주로 어린줄기와 잎을 나물로 먹으며, 독성과 부작용이 없어 장기간 복용할 경우 뼈와 근육은 물론 장기가 튼튼해지고, 몸이 날아갈 듯 가벼워지며, 무병장수의 산야초로 양기 부족이나 음위증을 고치는데 으뜸가는 약초이다.

🌱 효능

– 만성피로, 발기부전, 원기쇠약, 양기 부족, 음위증, 피부염, 신장기능이 허약하여 생긴 요통이나 소변이 탁한 증상, 사타구니나 음부가 촉촉하거나 가려운 증상에 효과가 있다.

– 여성의 자궁염, 생리불순, 생리통, 냉증 등에 뛰어난 효력을 발휘한다.

– 자궁암, 식도암, 피부암 등 항암작용이 뛰어나다.

– 즙을 진하게 달여먹거나, 피부에 바르면 수염이 빨리 자랄 뿐 아니라, 머리카락

색상이 검어지며 숱도 많아진다.

👆 복용법

(1) **자궁암**: 한련초+만삼+감초+잔대+석곡+태자삼+여정자+백작약+금은화+복령을 달여서 복용한다.

(2) **식도암**: 한련초 250g 즙을 내어 먹는다.

(3) **피부암**: 한련초+당귀+백작약+산약+백출+단삼+목단피+복령을 달여 복용.

(4) **탈모증**: 한련초+여정자+토사자+상심+하수오+숙지황+구기자+복령각 12g+당귀 9g을 달여 3개월 이상 복용한다.

(5) **일반적인 복용법**: 4개월 이상 꾸준히 복용하여야 효과가 있다.
  – 한련초 30g+어성초 20g+쑥 5g+물 1L+10분 정도 달여 하루 3회 복용.

61) 황기

『本草綱目(본초강목)』에 오래된 종기를 터뜨리고 고름을 배출시키고 통증을 줄이고 나병과 같은 피부병과 치질, 치루를 치료하며 허약한 것을 보충하여 소아의 모든 병을 낫게 하며, 부록에는 여성의 자궁에 풍사(風邪)가 침범한 것과 五臟(오장) 사이에 瘀血(어혈)을 물리치는 효과가 있으며 남성이 쇠약한 것과 피로한 것을 치료하고 갈증을 멎게 하며 복통과 설사를 치료하고 기운을 북돋우며 陰氣(음기)를 이롭게 한다고 기록되어 있으며, 허약해서 생기는 기침과 腎(신)이 쇠약해서 귀가 어두워지는 증상과 한열 왕래를 치료하며, 등에 생긴 종기를 치료하고 속을 補(보)한다.

황기는 오래전 중국 한나라부터 사용되어 와서 지금은 각종 요리에 넣을 정도로 사용된 식품이다. 황기는 독성이 전혀 없으므로 아무리 많이 먹어도 탈이 나지 않으며, 오래 먹게 되어도 부작용이 없다. 황기는 예로부터 늙지 않고 오래 살 수 있도록 해주는 약초로 유명하다. 그뿐만 아니라 마음을 평온하게 해주고 집중력을 향상해주는 효능도 있기 때문에 수능을 앞둔 수험생이나, 고시를 앞둔 고시생에게 원기를 강화해주는 효능을 갖고 있어서 피로해소로도 아주 좋다.

🌱 효능

– 체질을 보강하고 두뇌 활동을 활발하게 하여 정신을 안정시켜주는 효능이 있어 무기력증, 우울증, 신경쇠약증은 물론 스트레스에 아주 좋다.
– 지혈효능이 있어서 여성 질환인 월경과다나 자궁출혈이나, 임신을 한 지 얼마 안 되는 여성들의 경우 자궁출혈에 탁월한 효능이 있다.
– 허약한 신장을 강화해주어 오랫동안 설사가 치료되지 않을 때 황기를 복용하게 되면 설사를 치료하는 데에 탁월한 효능이 있다.
– 신경계통 질환이나 뇌졸중에 의한 만성 류머티즘성 관절 통증 치료는 물론, 특히 마비증세와 경련에 좋다.
– 잦은 잔병치레를 하는 사람들에게 아주 좋은 식품이다.
– 이뇨 및 배설작용을 촉진시켜주며, 허약한 신체의 기운을 강화해주는 탁월한 효능을 있을 뿐만 아니라 남성의 경우 정력에도 아주 좋다.
– 피부의 방어기능이 튼튼하지 못하여 저절로 땀이 흐를 때 피부의 저항력을 높여주고 여드름과 잡티를 제거해주는 효과가 있다.
– 우리 몸에 있는 활성산소를 제거해주고 세포의 노화를 예방해주며, 혈압을 조절하여 관리해 주기 때문에 간장을 보호해주는 효능이 있다.

🌱 증상별 효능과 음식

허한 기를 보하고 심장 기능을 향상하는 황기, 인삼, 감초와 더불어 보약의 으뜸으로 치며 만성쇠약, 특히 脾胃氣(비위기) 허약에 효과가 있으며, 중추 신경계의 흥분작용, 피로, 무력감, 음성저하, 맥연완(脈軟緩) 등의 증상이 있을 때 장기 간 다량 복용해야 효과가 있다.

🌱 복용법

– 땀이 많이 나면 백출 10g, 방풍, 황기를 각각 4.8g을 넣고 끓여서 복용하면 좋다.

- 몸이 허약하여 빈혈 증상이 있거나, 어지럽고 두통이 있을 때 황기 15g과 단너삼 30~50g을 넣고 끓여서 2~3번 나누어 하루에 먹는다.
- 늑막염 황기 뿌리를 15~20g을 1회분으로 끓여 1일 2~3회씩 1주일 이상 복용한다.
- 무월경 때 얼굴이 누렇고 머리가 어지러운 데 황기, 당귀 각각 25g, 우슬을 각각 20g을 물로 달여서 하루에 2번 먹는다.
- 산후 전신이 나른하고 바람맞기를 싫어하며 식은땀이 나거나, 늑막염에 황기를 15~20g을 끓여서 식후에 먹는다.
- 심장판막증 복풀(복수초), 황기를 1:2의 비율로 섞어 가루 내어 한 번에 6~9g씩 하루 3번 먹는다.
- 저혈압 황기 가루를 한 번에 8~10g씩 하루 3번 먹는다.
- 위궤양이나, 위하수증에는 황기를 물에 끓이다가 찌꺼기는 버리고 물엿처럼 걸쭉하게 졸여서 먹거나, 15~20g을 1회분으로 달여 하루 2~3회씩 1주일 정도 먹는다.

62) 황칠나무

두릅나무과에 속하는 식물로 원산지는 우리나라이며, 따뜻한 남부지방의 해안이나, 섬 지역인 제주도, 완도, 진도, 거문도 등 주로 서식하고 있다. 이는 예로부터 왕실에서 건강식품으로 이용한 식물로 최근에 그 효능이 조금씩 알려졌다. 이는 맛은 달고 성질이 따뜻한 편이기 때문에 평소 몸에 열이 많은 사람은 섭취하지 않은 것이 좋으며, 임신부가 복용하면 좋지 않다.

꽃은 황록색이며, 열매는 10월에 초록색에서 검은색으로 변하며, 껍질에 상처가 나면 황금빛 수액이 나오는데 이를 황칠이라 하며, 이는 열과 습기에 강하고, 침투력이 뛰어나기 때문에 가구용 도료로 주로 사용하고 있으며, 주성분은 dendropanoxide과 사포닌, 그리고 정유(精油) 성분이며, 이 외에 알코올 및 에테르 등을 함유하고 있어 만병통치나무 또는 산삼 나무라는 뜻이 있을 정도로 약리작용이 뛰어나다.

① **뼈와 치아에 좋다.**: 황칠나무는 뼈의 재생력을 향상하기 때문에 골절상 골다공증은 물론 관절염 완화 및 충치, 치아 건강에 좋다.

② **심신안정**: 초조함이나 불면증, 신경이 예민할 때 이를 이용하면 예민한 신경이 안정되고 마음이 편안하여 우울증 치료 및 집중력을 향상한다.

③ **면역력 향상**: 황칠나무에는 사포닌 다량함유 및 유해균 침투를 방지해 줄 뿐 아니라, 인체의 세포 생육을 촉진해 면역력을 향상한다.

④ **간에 좋다.**: 황칠나무 추출물은 간의 세포가 손상되는 것을 방지하여, 간수치를 떨어뜨려 숙취를 해소하고, 간 질환 등을 예방 및 개선한다.

⑤ **피를 맑게 한다.**: 혈액순환을 원활하게 하여, 고지혈증을 유발하는 콜레스테롤 수치와 중성지방의 수치를 낮춰주어 피를 맑게 해준다.

⑥ **활성산소 제거**: 황칠나무에 함유된 카테킨은 비타민E에 비해 50배 이상 항산화 작용으로 유해한 활성산소를 효과적으로 제거하는 데 도움을 준다.

⑦ **뇌 질환 치료**: 황칠나무를 달 인물을 3개월 동안 섭취하면 몸이 가벼워진다.

⑧ **당뇨에 좋다.**: 당뇨치료제의 주성분인 글리벤클라마이드보다 효능이 있다. 항암작용, 항균작용, 항산화 작용, 정혈 작용, 진통작용, 신경안정작용, 면역력 강화, 경조직(뼈와 치아) 재생, 간 기능 개선, 염좌상, 안식향, 풍습비통, 반신불수, 혈액순환촉진, 중풍, 편두통, 월경불순, 관절염, 사지 마비 동통 등에 좋은 효과가 있다.

일부 복용 시 목이나 혓바닥이 붓는 경우 섭취를 자제하고, 그 밖에 큰 부작용은 없으며, 일부 현상은 인체가 호전되는 과정에 나타나는 명현반응일 수 있다.

황칠나무 증상별 활용법

① 『절강민간상용초약』에서는 풍사를 몰아내고 습사를 없애며, 근육과 힘줄을 풀고, 혈액순환을 촉진하며, 통증에,
  – 하루 20~40g을 물로 달여서 복용하며, 또는 술에 담가서 복용한다.

② 『강서초약』에서는 풍습비통(風濕痺痛)에,

　－ 황칠나무 뿌리, 구등근(鉤藤根), 각 37.5g, 우슬초 뿌리, 계지(桂枝) 각 12g,
　　홍당(紅糖), 미주(迷酒) 등을 섞어 달여서 차처럼 만들어 마신다.

　－ 연속 3일 복용하고 2일 중지하는 것을 5회 연속으로 계속한다.

③ 『강서민간상용초약』에서는 진상(陳傷), 풍습성 관절염에,

　－ 황칠나무 뿌리, 호장근(虎杖根), 서향나무의 뿌리, 청미래덩굴 뿌리) 각
　　600g, 으름덩굴줄기 300g을 소주 3,600g에 담가 7일 동안 두면 풍습주(風
　　濕酒)를 하루에 작은 술잔 1컵씩 복용한다.

④ 사지 마비, 중풍에,

　－ 황칠나무 뿌리 20~40g을 물로 달여 3개월 동안 계속 복용한다.

⑤ 편두통에,

　－ 줄기 75g을 물로 달여서 찌꺼기를 버린 후 계란 한 개를 넣고 끓여서 즙과
　　계란을 복용한다.

⑥ 월경불순에,

　－ 뿌리 19g을 술에 볶은 후 달여서 1일 1컵씩 빈속에 복용한다.

🍲 복용법

차 끓이는 방법

1. 황칠나무 20~30g을 깨끗이 씻어 물기를 말린 후 물 1L를 넣고 끓인다.
2. 물이 끓기 시작하면 약한 불로 30분~1시간(물의 양의 처음의 1/2 정도 줄 때까
　지) 정도 더 끓인 후 건더기는 걸러내고 달여진 약초액은 냉장보관 후 하루 3회
　100~110㎖(종이컵 ⅔) 정도, 따뜻하게 하여 복용한다.

2. 산야초의 효능

- 갈대: 해열, 해독, 이뇨, 면역력 증강.
- 감잎차: 감잎을 데쳐서 그늘에 말려 차로 마시면 동맥경화증 예방과 고혈압 치료에 쓰인다. 고혈압 치료, 기침, 방광염.
- 감꼭지: 맛은 쓰고, 떫으며, 성질은 따뜻하다. 위경에 작용하며, 마른 생강과 함께 쓰면 좋다. 딸꾹질, 설사.
- 감국: 열 감기, 폐렴, 기관지염, 위, 장염, 종기 등의 암.
- 감나무잎: 각종 비타민이 풍부하고, 동맥경화, 고혈압, 심장병, 위궤양 등의 위장질환에 좋다.
- 감제풀(뿌리, 잎, 줄기): 기침, 부기, 월경불순, 변비.
- 강아지풀: 피부질환, 상처.
- 개구리밥: 해열, 해독, 이뇨, 원기회복, 항암작용.
- 개망초: 잎을 사용. 위염, 장염, 설사, 간염에 효과.
- 개비름: 더위 먹을 때, 설사, 영양보충.
- 개복숭아 열매: 간 경화증이나, 신장염, 신부전증, 혈액순환 장애.
- 개암나무: 신체허약, 식욕부진, 눈의 피로, 현기증에 효능.
- 개여귀(전초): 부인병, 위염.
- 갯고들빼기: 심장병, 암.
- 고본: 두통, 발열, 해수 가래, 콧물, 두정 통에 지통 효과.
- 고추나물(잎, 줄기, 꽃): 부스럼, 부기, 타박상, 종기, 베인 데.
- 골담초: 싹과 꽃을 이용하며, 진통, 통맥에 효능. 골절, 신경통.
- 꽈리(열매, 줄기, 잎): 이뇨, 감기, 기침, 어깨 결림, 사마귀.
- 곰보배추(문둥이배추): 가래, 기침, 천식의 명약, 불임증, 냉증, 생리불순, 자궁염, 자궁근종, 고관지염, 인후염, 폐렴, 후두염, 입 안 염증.
- 곰취: 해수, 백일해, 천식, 요통, 관절통, 타박상에 처방.
- 광나무: 신장과 간 기능 강화, 뼈와 근육을 튼튼하게, 이명증.
- 괭이밥: 설암, 위암, 해독, 염증 해소.
- 구기자(잎, 뿌리): 어지럽고, 허리와 무릎에 힘이 없으며, 남자는 유정이 있으면

서 임신이 안 될 때, 위장병, 강장, 강정, 냉증, 기침, 혈압 조절. 새싹은 폐를 윤택하게 하고, 간을 맑게 하며, 신장을 보호한다.

- **구절초**: 전초를 사용하며, 몸이 냉할 때, 부인병, 위장병에 효과.
- **구룡초**: 관절염, 구안와사, 안면신경마비, (강한 독성식물).
- **꼭두서니**: 강정, 관절염, 결석, 신경통, 지혈, 부종, 황달.
- **국화꽃**: 겹삼잎국화로 비타민과 무기질이 풍부함.
- **겨자**: 기침을 멈추고, 속이 차거나 냉기로 생긴 병을 치료, 풍독증 및 마비증일 경우 식초에 개어 찜질, 어혈이나 허리 통증 시 생강과 함께 찜질.
- **겨우살이**: 고혈압과 관절염, 당뇨병 등에 효과.
- **결명자**: 간경과 담경에 작용. 간의 기운을 조절하고, 열을 내리며 눈을 밝게 하며, 장운동 활성화, 고혈압, 콜레스테롤 저하.
- **기린초(전초)**: 방광염, 타박상, 신장염.
- **꿀 풀**: 전초를 쓰며, 임질, 결핵, 종기, 전신수종, 연주창, 소염, 이뇨제로 사용.
- **나팔꽃**: 간 경화의 복수, 심한 변비, 설사, 이뇨, 해독, 구충.
- **남가새**: 고혈압, 동맥경화, 악성 종양에 특효, 지혈작용을 하며 일시적으로 혈압을 낮추는 작용을 하며, 달여 마시면 위장질환 치료, 간을 보호하는 효능.
- **노나무(개오동나무)**: 간암, 백혈병, 신부전증, (독성식물).
- **녹나무**: 살충, 방부, 향료, 신경쇠약, 방광염, 항암작용.
- **녹제초**: 냉 대하, 생리통, 신장, 강장, 보신, 이습, 양혈, 해독.
- **노박덩굴**: 관절염, 성기능 강화, 월경이 없을 때, 혈액순환, 해독, 팔다리 마비, 요통.
- **나문재**: 변비, 비만, 숙변.
- **다래순**: 만성피로, 식욕부진, 간 기능 저하 등을 개선시키는 효험.
- **단풍치**: 뿌리를 제외한 전초를 사용. 칼륨, 비타민C, 아미노산.
- **단호박**: 당뇨병 치료 음식. 비, 위장에 좋은 식품.
- **달래**: 잎과 뿌리를 사용하며, 기침, 불면증, 보혈, 소화불량, 위암, 정력증강, 종기, 토사곽란, 복통.
- **달맞이꽃**: 잎과 뿌리를 사용하며, 감기, 해열, 소염작용, 당뇨병, 기관지염, 고혈압, 비만, 고지혈증에 효험.
- **닭장풀**: 열을 내리는 효과가 크고, 이뇨작용으로 당뇨병에 사용.

- **당개지치**: 전초를 담그며, 만성 변비, 기침, 천식, 식욕부진에 좋다.
- **당귀**: 빈혈에 보혈작용, 활혈작용, 입술과 손톱에 광채가 없고 어지럽고 가슴이 뛰는 데 사용.
- **댑싸리**: 간염, 간 경화, 손상된 간세포 보호, 살균, 피부질환.
- **더덕**: 뿌리와 싹을 이용하며, 맛은 달고, 성질은 차다. 폐경과 위경에 작용하며, 빈혈치료제로 쓰며, 가래를 없애고, 거담작용과 기침을 멈추게 하며, 청열 해독 작용, 혈압 조절, 성인병 예방, 피부미용, 갈증 해소, 강장 작용에 효과.
- **도꼬마리**: 두통, 치통, 팔다리가 쑤신 데, 뱀독 해독.
- **독말풀**: 강심, 경련성 질환, 천식.
- **돌배**: 감기, 소화불량, 천식.
- **돗나물**: 열을 내리고, 독을 풀어주며, 유행성간염 치료제. 부스럼 화상에 효과. 특히 후두염에는 돗나물 120g, 사철쑥 120g를 달여 하루에 15~30g 복용 시 15일 내 치료 효과.
- **동백나무**: 강심작용, 자양강장제, 지혈, 항암작용. (꽃을 달임.)
- **두릅나무**: 순은 단백질이 많고, 지방, 당질, 섬유질, 인, 칼슘, 비타민, 사포닌 등이 있어 혈당을 내리고, 혈중지질을 낮추어 특히 당뇨병, 신장병, 위장병에 좋다.
- **두충나무잎**: 일명 면목피라 하며, 맛은 맵고, 달며, 성질은 따뜻함. 간과 신을 보하며, 뼈를 튼튼하게 한다. 잎과 껍질은 고혈압 신경통 치료에 특효. 꿀과 생 강즙은 혈액순환용.
- **둥굴레(뿌리,줄기)**: 폐경과 위경에 작용하며, 뿌리와 싹을 이용하며, "옥죽, 위 유"로 맛은 달고, 성질은 평하다. 기침을 멈춘다. 음을 보하며, 혈당량을 낮추 며, 당뇨병, 소갈증 치료에 사용. 노화 방지, 성기능강화, 전신 허약, 체력증강.
- **들국화**: 간의 열을 내리며, 원인을 모르는 부스럼이나 종기, 어지러움증, 혈압 을 낮춤.
- **들깨**: 일명 임자. 맛은 맵고, 성질은 따뜻하다. (참기름은 찬 성분) 특히 폐기가 약 해 기침을 하는 사람은 들기름 2스푼, 계란 1개, 꿀 1스푼을 같이 먹으면 좋다.
- **들깨풀**: 구충, 두드러기, 습진, 악성 종기.
- **등나무**: 순이나 꽃을 이용하며, 열을 내리고, 변비에 효과.
- **딱지풀**: 급성 세균성적리, 아메바성적리, 염증 삭임, 혈관 강화.

- **땅두릅나무**: 혈액 응고 촉진, 혈압 강화, 강심, 중풍, 후유증, 수족경련, 류머티즘성 관절염.
- **뚱딴지**: 일명 돼지감자, 자양강장, 진통, 신경통, 류머티즘성 관절염.
- **마**: 만성위염 치료, 사포닌 성분은 혈전용 해적용을 하여 콜레스테롤 함량을 낮추어 동맥경화증 치료.
- **마디풀**: 전초를 담그며, 이뇨제, 신장염, 방광결석, 부인병, 소화기출혈, 위궤양, 천식 등에 효능.
- **마름**: 식도암, 숙취 해소, 술독, 위암, 자궁암, 자양강장, 허약체질, 해독.
- **마제 초**: 신장염, 당뇨병.
- **맥문동**: 가래, 강심, 기침, 당뇨, 변비, 자양강장, 허약체질, 이뇨, 폐결핵.
- **멍석딸기**: 강장제, 감기, 기침, 눈의 염증, 동맥경화, 신경쇠약, 오줌을 자주 누는 병, 월경불순, 입안의 염증, 풍병.
- **머위**: 가래, 감기, 기침, 폐 질환, 편도선염에 효과가 있다.
- **메꽃**: 뿌리를 포함한 전초 사용. 고혈압, 당뇨, 신체허약, 자양강장, 피로해소 등에 효능.
- **명아주(전초)**: 간장병, 고혈압, 다리 저림, 대장염, 동맥경화, 일사병.
- **모과나무**: 각종 염증, 경련, 통증.
- **무궁화(흰색)**: 급성대장염, 무좀, 몸속의 독을 해독, 위장염, 설사.
- **무화과(열매, 잎, 즙)**: 포도당 10%, 완화제로 사용, 유액(생즙)은 치질 및 사마귀 치료, 소화불량, 변비, 설사, 각혈, 신경통, 피부질환, 빈혈, 부인병, 특히 유럽에는 강장제, 암, 간장병 치료.
- **물외(토종)**: 술독, 화상, 피부미용에 특효.
- **민족도리 풀**: 진통, 냉증, 신진대사촉진.
- **바위 손**: 폐암, 코암, 지혈, 강한 항암작용, 산후 자궁 출혈, 장 출혈, 토혈, 내출혈, 코피, 피똥, 피오줌, 월경불순, 폐렴.
- **바위솔**: 항암작용, 학질, 간염, 습진, 이질, 설사, 치질, 종기.
- **박쥐나무 잎**: 순과 잎을 함께 사용하며, 사지 마비와 타박상에 효능.
- **박주가리**: 잎과 열매를 사용하며, 강장, 강정, 완화제로 효과.
- **박하**: 강심, 위장병, 방부작용, 두통, 신경통, 치통.
- **반하**: 탈모 방지, 불면증, 현기증, 구토, 구역질.

- **배롱흰나무**: 생리불순, 자궁염, 불임증, 오줌소태에 특효.
- **뱀딸기**: 위암, 자궁경부암, 코 암, 인두 암, 폐암, 청혈, 양혈.
- **번행초**: 위암, 식도암, 자궁암, 화농균 침입, 만성위장병.
- **빛나무**: 기침, 식중독, 위장과 폐 기능 강화.
- **벽오동(나무)**: 신장기능 강화, 요통, 양기 부족.
- **벽오동(잎)**: 기침, 사마귀, 타박상, 탈모증, 지혈.
- **별꽃**: 산후어혈로 인한 복통, 멍든 피, 염증, 가래, 기침, 기관지염, 감기, 신장병, 경련, 치통, 류머티즘성, 통풍, 종양, 위장병, 변비, 대장염.
- **보리수**: 잎과 열매를 사용하며, 자양, 진해, 지혈 등에 효과.
- **복령**: 소변을 잘 못 보고, 전신이 붓는 증상, 심장부종에 효과.
- **부채마**: 방사선 피해, 동맥경화, 심장병, 뇌경색.
- **부처손**: 전초를 이용하며, 항암작용, 하혈, 불임증, 냉대하증.
- **붉나무**: 건위, 위장장애, 염증 치료 효능.
- **붉은토끼풀**: 동맥경화증, 감기, 학질, 눈의 염증, 목의 염증, 악성종양, 건위약, 가래, 염증약.
- **뽕나무**: 잎 맛은 쓰고, 성질은 서늘하다. 폐경과 간경에 작용. 감기를 치료하는 데 효과, 자양 강장, 영양식, 당뇨병, 고혈압, 중풍, 근골통.
- **사철쑥**: 채취 시기는 단오 전이나 늦은 봄. 해열, 혈압하강 작용, 혈당량을 낮추며 손상된 간을 조기에 회복.
- **산삼**: 원기회복, 자양강장 등에 효능.
- **산작약**: 뿌리와 함께 전초를 사용. 부인병, 복통, 두통, 객혈 효과.
- **산사자(열매)**: 위장병, 생선 독.
- **산마늘**: 자양강장, 항균효과와 항혈전 작용 등에 효과. 방광암, 비타민 결핍증.
- **삼백초**: 요통, 축농증, 변비, 냉증, 대하, 고혈압, 종기.
- **삼지구엽초**: 음위, 신경쇠약, 건망증, 기억력 저하, 강정강장, 불임증, 월경 장애, 발기부전증에 사용.
- **삽주**: 뿌리, 줄기, 싹을 효소로 담그며, 이뇨, 진통, 건위 등에 효능. 조혈작용, 빈혈, 당뇨, 폐결핵, 몸이 붓고 쑤실 때.
- **삿갓풀**: 신경쇠약, 불면증, 각종 염증.
- **새모레덩굴**: 간암, 항암작용, 기를 돌게 하고 콜레스테롤을 낮춤.

- **새삼**: 강정강장, 허약체질 개선, 발기부전, 성교 불가 시.
- **생강나무(잎)**: 타박상, 어혈, 멍들고 삔 데, 산후풍에 특효, 잎을 넣어 삶아 자루에 넣어 찜질하면 부종과 습비 증에 효과. 기침, 구토, 건위, 멀미, 동창, 딸꾹질.
- **석잠풀**: 불면증, 신경쇠약, 고혈압, 종양.
- **석창포**: 정신 혼미, 건망증, 현기증, 신경과민.
- **선인장(백년초)**: 위장병, 위염, 위궤양, 설사, 기관지천식, 퇴행성관절염에 탁월함, 두통, 불면증, 당뇨병.
- **소나무**: 장수식품, 고혈압, 당뇨병, 심장병, 신경통, 중풍 수족마비.
- **소루쟁이**: 뿌리에 약간 독성이 있어 효소 재료는 잎만 사용. 건위, 백혈병, 종기나 부스럼 등의 피부병, 가려움증에 특효.
- **속새**: 담즙 분비 촉진, 간의 독풀이, 눈을 맑게, 눈병, 위암, 간암, 혀암.
- **속속이풀**: 청혈, 담즙 분비 촉진, 만성간염, 간 경화, 눈앓이, 장출혈, 치질, 혈뇨, 만성요도염, 방광염, 두통.
- **송순**: 뇌졸중과 고혈압, 편두통과 심장질환에 좋고, 피를 맑게 하니 혈관질환에 좋다.
- **쇠뜨기**: 고혈압, 동맥경화, 지혈, 염증, 장 출혈.
- **쇠무릎지기**: 뿌리를 포함한 전초를 사용하며, 이뇨, 지혈, 항염증 작용 부종, 장 출혈, 동맥경화, 고혈압, 관절염.
- **쇠별꽃**: 복통, 자궁병, 각기병, 심장병.
- **수세미**: 축농증, 비염, 청열, 양혈, 해독, 열병, 가래, 기침, 천식, 간경과 위경.
- **수송나물**: 염증, 비만, 고혈압, 황달.
- **수크령**: 이뇨, 결석, 복수, 곪은 데, 기침, 피 토할 때.
- **쑥 뿌리**: 월경불순, 임신중독, 설사.
- **쑥탕**: 감기, 요통, 타박상, 신경통, 부인병, 피부미용.
- **쑥부쟁이**: 심장기능 부전, 혈맥장애, 위장장애, 소화불량, 급성심장병, 만성심장병, 심내막염, 이뇨.
- **씀바귀**: 뿌리와 잎을 사용하며, 건위 소화, 암세포 억제, 종기.
- **시영**: 위장병, 관절염.
- **아카시아**: 신장 질환, 신장염, 방광염, 신석증.

- **아카시아 꽃**: 다종의 아미노산이 함유, 대장 하혈, 객혈을 멈춘다.
- **알로에**: 기침, 신경통, 변비, 위장병, 월경불순, 베인 데.
- **애기똥풀**: 항암작용, 위암, 피부암, 강한 살균, 각종 피부병.
- **앵두**: 열매를 담그며, 혈액순환, 부종 치료, 폐 기능을 도와주며, 혈색을 좋게 한다.
- **약모밀**: 동맥경화, 항생제에 의한 내성.
- **양지꽃**: 허약체질 개선, 위궤양 코피, 토혈, 월경과다, 산후 출혈.
- **엄나무(순)**: 신경통, 관절염, 요통, 늑막염, 만성간염, 종기, 피부병, 암, 염증, 중풍치료에 쓰임.
- **여뀌**: 눈을 맑게, 몸을 덥게, 속 아픔을 멈춤.
- **연꽃**: 하열, 구내염, 숙취, 치통, 객혈.
- **연잎**: 잎을 수렴제와 지혈제로 사용. 민간요법으로 오줌싸게 치료제로 사용.
- **열무**: 야뇨증, 종기, 부기.
- **염주**: 간염, 간 경화, 지방간, 황달.
- **오동나무**: 간암과 간 경화, 백혈병에 탁월한 효능.
- **오리나무**: 술로 인한 지방간, 간 경화증.
- **오이풀**: 정자와 난자를 활성화, 화상, 부인질환, 피부병.
- **오이풀뿌리**: 지혈, 염증, 대장염, 설사, 위산과다, 위염.
- **옥수수수염**: 방광 및 신장결석을 녹임, 급만성 방광염, 요도염, 담낭 염증 치료에 효과, 고혈압 치료제.
- **옻나무**: 몸에 발열, 어혈, 염증, 신경통, 관절염, 늑막염, 각종 암.
- **와송**: 전초를 사용하며, 청열, 해독, 지혈, 소종과 위장질환, 용담 소화불량, 위장병, 통증해소.
- **왕고들빼기**: 뿌리를 제외한 전초를 사용. 신진대사 활성, 담즙분비 촉진, 감기, 해열, 각종 염증, 산후 출혈 등에 효능.
- **왕과**: 당뇨, 암 말기 환자 통증, 황달.
- **우방근**: 소변작용을 소통하고, 당뇨병 치료제, 류머티즘성 치료제. 뿌리에서 추출한 기름을 바르면 탈모방지.
- **원추리**: 대하증, 생리불순, 젖 앓이, 이뇨.
- **유자**: 맛은 맵고, 성질은 따뜻하다. 유자에 설탕 대신 꿀을 약간 넣어 먹는 것

이 좋다. 냉증, 부인병, 감기, 치통.

- **으름덩굴 잎**: 신장에 좋고, 젖 분비촉진, 머리를 좋게 한다.
- **은행나무 잎**: 혈액순환, 눈이 맑아짐, 손. 발 저림, 혈관 강화, 항암.
- **은행나무 열매**: 동맥경화, 간염, 고혈압, 정력증강, 항암, 성인병 예방.
- **음양곽**: 발기부전, 유정, 조루, 무력, 권태, 기억력 저하, 노인성 치매에 효능.
- **인동덩굴(잎)**: 간염, 감기, 고혈압, 건위, 구내염, 냉증, 생리통, 이뇨, 위암, 천식, 편도선염, 피로 회복, 해열, 해독.
- **인진쑥**: 잎, 줄기를 사용하며, 특히 황달에 명약. 간염, 간 경화 등 간장병에 효과.
- **잇꽃**: 골다공증에 특효약.
- **자귀나무**: 골절통, 근육통, 타박상, 요통, 정원수용.
- **자리공**: 간 경변, 만성신장염, 만성기관지염, 이뇨, 복수.
- **자작나무잎**: 이뇨, 진통 해열에 효능.
- **작두콩**: 대장염, 위염, 중이염, 축농증, 치질.
- **잔대**: 강장, 식중독, 약물중독, 허약체질 개선.
- **잣(해송자)**: 폐기와 심기를 보하며, 몸이 허약하고 여위거나 노인들의 만성변비, 동맥경화증 예방.
- **접 골목**: 골절, 부종, 만성신장염, 타박상, 이뇨.
- **전나무**: 여성의 보음, 각종 병을 예방.
- **접시꽃(흰색)**: 냉대하증, 대소변, 부인병 질환, 임질.
- **제비꽃**: 간염, 설사, 이뇨, 춘곤증, 화농성질환, 항암작용.
- **조개나무**: 전초를 담그고, 고혈압, 감기, 이뇨제로 효능.
- **주목**: 고혈압, 난소암에 특효, 당뇨병, 몸의 통증, 신경통.
- **죽순**: 단백질, 당질, 지질, 회분, 칼슘, 인 철, 염분 등이 함유.
- **쥐똥나무순**: 새순을 효소로 담그며, 강장, 지혈에 효과.
- **중대가리풀**: 불면증, 신경 불안, 코의 염증, 히스테리.
- **진달래잎**: 고혈압 치료제, 관절염, 기관지염, 거담작용과 기침, 감기, 천식 등을 치료. 꽃은 溫(온)하고, 酸甘(산감)하며 월경불순, 폐경, 해소, 고혈압 등의 증상에 유효.
- **진득찰**: 고혈압, 반신불수, 좌골신경통, 중풍, 안면신경마비, 팔다리 마비.

- **진삼**: 잎과 뿌리를 함께 담그고, 염증성 질환, 당뇨병에 효과.
- **짚신나물**: 뿌리를 제외하고, 각종 출혈의 지혈제로 사용, 소화기 계통의 항암 약재로 유명.
- **줄**: 고혈압, 변비, 당뇨병, 심장병, 피부미용, 각종 독.
- **찔레나무**: 뿌리는 관절염, 부종, 산후 골절통, 산후풍, 어혈, 새순은 어린이 성장에 좋고, 혈액순환 촉진, 변비나 부종, 어혈 등에 효과.
- **차조기**: 노화 방지, 동맥경화, 식중독, 암 예방, 항암작용.
- **참나리**: 전초를 사용하며, 갱년기 장애, 만성기관지염, 변비, 식욕부진, 신경쇠약, 자양강장제, 허약체질 개선.
- **참나물**: 고혈압, 중풍 예방, 신경통, 대하증에 효능. 지혈, 해열제.
- **참당귀**: 간장보호, 건망증, 보혈, 부인병, 불면증, 정신 불안, 현기.
- **참마**: 뿌리를 포함한 전초를 사용. 강장제와 지사제에 효능.
- **참싸리나무순**: 소변을 잘 나오게 하며, 열을 내리며, 비타민C가 많다. 두통, 콩팥질환에 효과.
- **참취**: 비타민 성분이 많으며, 장염에 의한 복통, 골절, 타박상.
- **창포**: 건망증, 망상적 정신분열, 소화불량, 위액분비촉진.
- **천궁**: 혈액순환, 기력회복으로 통증 제거.
- **천남성**: 강력한 독성식물로 주의 요함, 간질, 반신불수, 안면신경마비, 자궁경부암, 중풍.
- **천마**: 강장제, 신경쇠약, 현기증, 두통에 효과.
- **청미래덩굴**: 결장암, 자궁암, 식도암, 위암, 바위손이나 까마중과 함께 쓰면 강력한 항암작용.
- **측백나무**: 불면증, 신경쇠약, 자양강장제, 지혈작용, 흰머리.
- **치자**: 구내염, 불면증, 지혈, 종기, 황달.
- **칠면초**: 변비, 비만, 숙변.
- **칡순**: 골다공증, 숙취해소, 불면증, 견비통, 간 기능 개선, 피부 개선, 고혈압, 기침, 술독, 자궁암, 위장보호.
- **패랭이꽃**: 전초를 사용하며, 이뇨, 통경, 송염 등에 효과. 식도암, 직장암, 월경불순, 혈액순환 촉진.
- **타래붓꽃**: 불면증, 술독.

- **토란**: 유선염, 종기 화상, 기관지염, 편도선염, 인후통.
- **토끼풀**: 감기, 생손앓이, 이뇨, 유방암, 염증 해소, 지혈, 천식, 폐결핵, 화상, 황달.
- **톱풀**: 건위, 식욕 부진, 염증, 장 출혈, 진통.
- **하수오**: 줄기와 새순을 효소로 담그며, 동맥경화, 심장병, 고지혈증 예방, 보혈, 자양강장에 효과, 노인에게 좋다.
- **할미꽃**: 강력한 독성식물, 무좀 특효, 항암작용, 강한 살균, 살충 작용, 혈변, 혈뇨, 월경불순, 코피, 치질 출혈.
- **환삼덩굴**: 고혈압, 결석, 방광염, 버짐, 벌레 물린 데, 부스럼, 살균, 소화불량, 옴, 요도염, 이뇨, 지혈, 피부병, 학질.
- **향나무**: 관절염, 부스럼, 습진, 종기, 살균, 이뇨, 해독.
- **향유**: 체증 오한, 두통, 식중독, 위암.
- **헛개나무**: 숙취 해소, 간장 질환에 효과.
- **호두**: 맛은 달고, 성질은 따뜻하다. 신을 보하여 머리를 검게 하고, 폐를 보하여 천식을 낫게 한다. 치매와 건망증을 치료하며, 동맥경화 예방.
- **호랑가시나무**: 간장보호, 관절염, 골다공증, 골절, 관절의 질환, 기침.
- **화살나무**: 자궁암, 부인병.
- **홍화(잇꽃)씨**: 골절, 골다공증 등의 뼈 질환.
- **황기(단너삼)**: 비가 허약하여 얼굴색이 희거나 황색 증상에 효과, 혈액순환에 도움, 이뇨작용, 강장 작용, 강심작용. 황기와 꿀을 재어 달여먹으면 위염, 위궤양성 질환에 효과.
- **황련**: 불면증, 식중독, 결막염, 대하, 습진, 구토, 설사.
- **황백**: 치질, 타박상, 결막염, 설사, 치통, 습진, 구내염.
- **황정**: 자양강장, 허약체질, 피로할 때, 병후 회복기에 효과.
- **흰복숭아**: 결석, 난산, 비만, 불임증, 적취(뱃속의 딱딱한 덩어리), 생리불순, 신경통, 어혈, 체한 데, 소화기 계통의 암, 생선 가시 걸린 데.
- **해당화**: 약은 꽃봉오리를 사용. 옆구리 결릴 때, 담이나 관절염 치료에 좋다. 방광이나 부종 치료에 사용. 꽃과 뿌리를 함께 달여먹으면 혈당량을 낮추는데 효과.

3. 『동의보감』에 자주 쓰이는 산야초

약재명	약 효	용 법
갈근 (칡뿌리)	발한, 해열 및 숙취해독에 효과가 있으며, 근육의 긴장을 완화시켜 준다.	말린 것을 잘게 썰어 6~12g 정도에 물 300㎖ 비율로 붓고, 절반 정도 되게 끓여 마신다.
계피	발한, 해열, 체온조절 등의 효과가 있으며, 관절염을 완화시킨다.	10~20g 정도에 물 300㎖을 붓고, 달여 마신다.
관동화	기침, 기관지, 천식 등에 효과적이다.	하루에 6~12g씩 물 300㎖을 붓고, 달여 차처럼 마신다.
구기자	강장, 보양, 시력감퇴, 신경쇠약, 간장을 강화시켜준다. 특히 치매 예방에 효과적이다.	말린 열매 20g에 물 300㎖ 비율로 붓고, 달여 차처럼 마신다. 씨앗을 가루로 차나 식용 이용.
길경 (도라지)	기침, 가래, 기관지, 천식에 효과적이며, 가슴과 목의 통증을 완화시켜 준다.	건조한 약재 4g를 물에 달이거나, 가루를 만들어 복용한다.
당귀	어혈을 풀어주고, 피를 맑게 해주며, 저혈압, 협심증, 중풍 등에 효과가 있다.	하루에 12g 기준, 물 300㎖ 비율로 붓고 달여 차처럼 마신다.
두충	장기간 복용 시 피를 맑게 하고, 혈압을 내려주며, 소화기질환, 두통, 신경통, 성 기능 감퇴, 성인병, 자궁에 효과적이다.	잎(줄기 껍질) 10g를 물 300g에 넣어 끓여 차처럼 마신다. 두충잎 10g+우슬 4g+꿀풀 8g+용담 6g로 1일 기준 3회 2개월 복용.

약재명	약효	용법
맥문동	폐결핵, 만성기관지염, 당뇨병의 치료약, 신체가 허약할 때도 효과적이다.	건조한 약재 5~12g을 300㎖의 물로 달이거나, 가루를 만들어 복용한다.
메밀 (약모밀)	동맥경화 예방, 자양 강장 효과가 있다. 변비 완화제로 사용한다.	가루를 만들어 상태에 따라 1/2숟가락 정도씩 복용한다.
백편두	설사 또는 더위를 먹을 때에 효과적이다.	하루에 6~10g 정도를 물 300㎖로 달여 마신다.
복령 (백복령)	이뇨, 항균작용, 혈당치 강하작용을 하며, 위산분비 억제작용이 있다.	하루에 4~16g 정도를 물 300㎖로 달여 매 식후에 마신다.
복분자 (산딸기)	자양, 강정, 강장 작용을 하며, 신체 허약증에 효과가 있다.	말린 것을 12g 정도씩 물 300㎖로 달이거나, 가루를 만들어 복용한다.
사상자	발기부전, 회음부, 습진, 피부 등의 가려움증에 효과가 있다.	1회에 말린 열매 2~4g을 물 200㎖에 달여 마신다.
산약	피로해소, 혈액보충, 해열에 효과를 내며, 요통, 설사를 치료하기도 한다.	1회에 3~6g씩 200㎖의 물에 달여 마시거나, 가루를 만들어 복용한다.
산초	건위, 정장작용이 있어 소화불량, 식체, 위하수, 구토, 설사 등에 효과가 있다.	건조한 약재를 1회에 2g에 물 200㎖를 넣어 달이거나, 가루를 만들어 복용한다.
상엽 (뽕잎)	혈압 및 혈당을 내려주며, 기침을 완화해준다.	하루에 20g을 물 300㎖로 달여 수시로 마신다.
소목	어혈을 풀어주며, 생리통, 생리불순, 요통에 효과가 있다.	하루에 5~7g를 물 300㎖에 넣어 달여 마신다.
영지	만성기관지염, 호흡기 질환, 고압, 당뇨병 등 성인병에 효과적이다.	하루에 5g 정도에 물 300㎖로 달여 차처럼 마신다.

약재명	약 효	용 법
오미자	자양, 강장, 기침, 천식 억제 효과가 있으며, 피로회복을 돕는다.	말린 열매 20g에 물 300㎖ 비율로 넣고 달여서 차처럼 마신다.
옥수수 속대	옥수수수염은 전립선 예방으로 생 옥수수 속대는 치주염 예방에 아주 효과적이다.	옥수수를 자연 건조시킨 후 알맹이를 제거하여 속대를 끓여 가글이나 차로 마신다.
원지	심장 기능을 좋게 하여 협심증, 가슴 두근거림에 효과적이며 건망증에도 좋다.	하루에 6~8g 정도를 물 300㎖ 비율로 달여 마신다.
으름덩굴	신경통, 관절염, 월경불순, 소변이 잘 나오지 않을 때 효과적이다.	줄기를 12g에 물 300㎖ 비율로 달이거나, 잎을 볶아 차처럼 마신다.
익모초	생리불순, 생리통, 요통, 냉증, 대하 여성 병에 효과적이다.	생즙을 마시거나, 말린 약재 20g을 물 500㎖ 비율로 1/2되게 달여 마신다.
인진쑥 (사철쑥)	생리불순, 생리통, 수족냉증, 냉대하에 효과적이며, 산후 자궁 수축에 좋다.	말린 쑥 20g에 물 300㎖ 비율로 달여 수시로 마신다.
은행잎 (푸른색)	모세혈관의 벽을 치유하여 혈압을 강하게 하여 혈을 잘 흐르게 하여 뇌졸중, 노인성 질환, 치매, 심장병, 류머티즘성 관절염, 노인성 질환, 노안 등에 효능이 있다.	2L 병에 1/2 정도(깨끗이 씻어 건조 후) 넣고, 소주를 가득 채워 밀봉 후 어둡고 신선한 곳에 3개월간 보관 후 따뜻한 물 한 컵에 한 스푼을 타서 마신다.
작약	근육을 풀어주고, 울혈을 제거하며, 혈액순환을 좋게 한다. 설사에도 효과적이다.	하루기준으로 16g에 물 300㎖ 비율로 달여 마신다.
지실 (탱자)	위장기능 강화, 자궁 수축, 두드러기 같은 피부병에 효과가 있다.	하루기준 12g에 물 300㎖로 달여서 증상에 따라 마시거나, 바른다.

약재명	약 효	용 법
지황 (숙지황)	당뇨병, 전립선비대증, 백내장, 간장병, 고혈압 등에 효과를 발휘한다.	10~20g에 물 300㎖로 달여서 마시거나, 생으로 조려서 먹는 것이 좋다.
진피 (귤껍질)	신경성 소화 장애, 신경안정, 감기, 기침에 효과가 있다.	말린 귤껍질 40g에 물 300㎖로 달여서 차처럼 마신다.
차조기 (자소엽)	감기 예방, 진해, 거담, 해독 효과가 있다. 피부병과 신경증에도 효과가 있다.	건조한 잎 15~18g에 물 300㎖로 끓여 마신다. 피부병에는 목욕 물에 사용한다.
천궁	두통, 빈혈성 어혈에 효과적이며, 혈액순환, 자궁 수축을 돕는다.	15~18g에 물 300㎖로 달여 식간에 마신다.
천남성	중풍, 반신불수, 안면신경마비, 간질병, 파상풍에 효과가 있다.	하루 기준 건조한 약재 4g에 물 300㎖로 장시간 달여 독성을 제거하여 마신다.
찔레꽃	비장을 튼튼하게 해주며, 혈액 순환을 좋게 하여 월경을 순조롭게 하며, 변비, 어혈, 어린이 성장 발육촉진, 이뇨제로 당뇨에 좋으며 소화불량이나, 몸이 쇠약한 사람에게 좋다. 이외에 신장염부종, 류머티즘성 관절염에 좋다.	찔레나무의 새순, 꽃, 열매를 주로 사용하며, 새순이 가장 좋다. 새순에 설탕을 1대1로 겹겹이 쌓아 발효시키며, 꽃이 피면 설탕을 같이 잘 덮어주며, 가을에 다시 열매와 뿌리를 채취해서 같이 넣어 발효시켜 차로 마신다.
치자	두드러기, 여드름, 타박상, 구내염, 위장염, 두통에 효과가 있다.	하루에 6~12g 정도에 물 300㎖ 비율로 달여 마시거나 바른다.
해바라기 씨	고혈압, 동맥경화, 심장병 등 각종 성인병에 효과적이며, 강정효과가 있다.	껍질을 벗겨서 그냥 먹거나, 강정을 만들어 먹는다.
향부자	신경통, 두통, 복통, 월경불순, 월경곤란 등에 효과가 있다.	하루 기준으로 12g에 물 300㎖를 붓고 달여서 마신다.

약재명	약효	용법
호박씨	기억력증진, 혈중 콜레스테롤 수치를 떨어뜨리는 효과가 있다.	껍질을 벗겨서 먹거나, 강정을 만들어 먹기도 한다.
홍화(씨) (잇꽃)	정혈작용이 있어 월경불순, 혈액 순환 장애, 산후 배앓이에 효과는 물론, 골다공증에 아주 효과적이다.	말린 꽃을 1회에 4g씩 뜨거운 물에 타서 차처럼 마신다. 씨는 20g에 물 300㎖로 달여 마신다.
환삼덩굴	혈압을 내리고, 폐를 튼튼하게 하며, 이뇨작용 효과, 허리 통증, 어혈을 제거하며, 몸 안의 독을 제거하고, 수면장애, 정신분열증, 정서 긴장에 이용한다.	7~8월에 채취하여 그늘에 건조하여 9~12g을 물 200㎖ 비율로 달여서 마신다.
황기	식은땀이 날 때, 원기회복에 탁월한 효과가 있다.	하루에 12g 정도에 물 300㎖로 달여서 마신다.
황률 (밤껍질)	소화불량, 설사를 다스려 주며, 자양 강장, 원기회복에 효과가 있다.	다른 약재와 함께 달이거나, 삼계탕에 넣어서 하루 7개 정도씩 먹는다.
민어탕	여름 보양탕	1) 민어를 적당량 잘라 손질 후 아가미는 제거하고 끓이기 시작한다. 2) 한방 재료 등 갖은 양념을 준비하여 넣고 완전히 끓일 때까지 뚜껑을 덮지 않는다. 3) 완전히 끓으면 갖은 채소류를 넣고 뚜껑을 덮어 약한 불에 약 5분 정도 더 끓인다. 4) 향이 강한 깻잎류 등은 넣지 않고, 소금을 간으로 한다. 5) 민어매운탕은 일반 매운탕처럼 끓이는 개념이 아니라 푹 끓이면 뼈가 부드럽고 잘 씹혀서 몸에 더욱더 좋다. 6) 민어(1마리)+들기름으로 살짝 볶은 후+생강+마늘+황기를 5시간 이상 끓인 후 까나리 액젓으로 간을 맞춘다.

약재명	약효	용법
가물치 들깨탕	뇌졸중 고혈압 심근경색증 호흡곤란 몸이 피곤하고 눈이 뻐근할 때 더위에 기력회복	1) 자연산 가물치를 깨끗한 물로 씻은 후 들기름으로 1차 볶는다. (비린내 제거) 2) 고기를 토막 내어 생강, 마늘, 황기를 넣고 중불로 5시간 이상 달인다. 3) 1차 달인 가물치를 걸러낸 물로 3시간 정도 더 달인다. 4) 가물치탕+찹쌀가루=2시간 이상 더 끓인 후 공복에 복용한다.
양파 비빔밥	신비한 스테미너 식사	1) 양파 1개를 잘게 다지고 2) 토종닭 계란노른자 1개 3) 조선간장(3년 이상) 1숟가락 4) 위 1)+ 2)+ 3)을 밥에 비벼 먹는다. (5일 후)

4. 부작용 없는 한방차

구분	산야초	효능	오장육부	오감
위장가스제거	향부자	소간리기 疏肝理氣: 가스 제거	간(肝), 삼초(三焦)	달다.
	창출	방향화습 芳香化濕: 위장 가스제거	비(脾), 위(胃)	맵고, 쓰다.
	택사	리수삼습 利水滲濕: 위장 가스제거	신(腎), 방광(膀胱)	달고, 짜다.
	진피	리기조중 理氣調中: 위장 가스제거	폐(肺), 비(脾)	맵고, 쓰다.
수혈제	당귀	보허보혈 補虛補血: 수혈제	간, 비, 심(心)	달고, 맵다.
	천궁	활혈행기 活血行氣: 수혈제	간, 심포(心包), 담(膽)	맵다.
	복신(령)	양심안신 養心安神: 정력제	심	달다.
	황기	보허보기 補虛補氣: 정력제	폐(肺), 비(脾)	달다.
	산수유	수조보익 收調補益: 정력제	간, 신	시다.
	감초	보허보기 補虛補氣: 양기보강	폐, 비, 위, 심	달다.
	인삼	보비익폐 補脾益肺: 비와 폐 보강	폐, 비	달다. 약간 쓰다.
염증제거	황금	청숙조습 淸熟燥濕: 어혈 제거	간, 대장, 담, 위	쓰다.
	작약	청숙혈 淸熟血: 피를 맑게함	간	쓰다.
	생지황	청숙혈 淸熟血: 피를 맑게함	심, 간, 위	달고, 쓰다.
	하고초	청숙사화 淸熟瀉火: 열을 낮춤	간, 담	쓰고, 맵다.
	청상자	명목퇴각 明目退殼: 눈을 맑게함	간	쓰다.
	결명자	간경담경 肝經膽經: 간, 담 보강	간, 담, 장	달다.

구분	산야초	효능	오장육부	오감
냉기제거	황백	淸熱燥濕(청숙조습): 손발 저림	폐, 대장, 담, 위	쓰다.
	도인	理血活血(이혈활혈): 피를 맑게 함	간, 심, 폐, 대장	달고, 쓰다.
	익모초	理血活血(이혈활혈): 피를 맑게 함	간, 심, 방광	맵고, 쓰다.
	계피	辛溫解表(신온해표): 몸을 따뜻이함	방광, 심, 폐	맵고, 달다.
	오수유	散寒止痛(산한지통): 통증제거	간, 비, 위	맵고, 쓰다.
	소회향	祛寒和胃(거한화위): 위가 편안함	간, 신, 위, 비	맵다.
담제거	방풍	辛溫解表(신온해표): 몸을 따뜻이함	간, 비	맵고, 달다.
	반하	溫化寒痰(온화한담): 냉기를 따뜻이함	폐, 간, 비	맵고, 쓰다.
	생강	辛溫解表(신온해표): 몸을 따뜻이함	폐, 비, 위	맵다.
	황기	强壯作用(강장작용): 정력강화	비	쓰다.
피로회복	생강	辛溫解表(신온해표): 신경통	폐, 비, 위	맵다.
	대추	滋養强壯(자양강장), 精神安定(정신안정)	간장(肝腸)	달다.
	오미자	神經衰弱(신경쇠약): 간염예방	간	오감.
	율무	消化器官(소화기관): 소화증진	간장(肝臟)	달다.
스테미너	연(蓮)	消化器官(소화기관): 소화증진	간장(肝臟)	달다.
	구기자	披露回復(피로회복), 補血效果(보혈효과)	비	짜다.
	대추	精神安定(정신안정) 신경계	간장(肝腸)	달다.
	자실	滋養强壯(자양강장): 정력강화	간	쓰다.

自然食品
健康管理

사상체질(四象體質)과 혈액형별 식품

제 7 장

1. 사상체질별 특성

분류	태양인	소양인	태음인	소음인
특성	폐, 대장: 實(실) 폐와 대장 기능이 튼튼하고, 간장, 담낭: 虛(허) 간장과 담낭 기능이 약함.	간장, 위장: 實(실) 비장과 위장 기능이 튼튼하며, 신장, 방광: 虛(허) 신장과 방광 기능이 약함.	간장, 담낭: 實(실) 간장과 담낭 기능이 튼튼하며, 폐, 대장: 虛(허) 폐와 대장 기능이 약함.	신장, 방광: 實(실) 신장과 방광 기능이 튼튼하고, 비장, 위장: 虛(허) 비장과 위장 기능이 약함.
건강 상태	소변이 많고, 잘 나오는 체질이나 몸이 불편하면 소변이 불편 상태.	대변이 잘 통하는 체질이며, 몸이 불편하면 변비 현상이 발생.	땀을 흘리면 상쾌한 체질이고, 땀이 안 나면 다른 병의 발생 증상.	소화가 잘 되면 건강한 상태이나, 땀이 많이 나면 병이 진행 상태.
신체 특징	• 목덜미가 굵고, 머리가 크고, 허리와 다리가 약함. • 땀은 없고, 소변이 많고, 청각 발달, 간 기능 약함.	• 앞가슴이 발달 • 허리가 자주 아프고, 가슴이 답답. • 특히 변비 시 답답하고, 번열감 느낌.	• 근골의 발육 이 질, 중풍, 공포 • 피부가 약하고 • 땀이 많고, 비만, 물을 많이 섭취.	• 골격은 굵으나 허약하고 피부는 연하고 매끄럽다. • 무의식중 한숨. • 냉한 체질로 소화 기능이 약함.
식성	• 대체로 차고, 채식이 좋다. • 맵고, 다열 음식 섭취 시 소화불량.	• 차갑고 시원한 찬 음식이 좋다. • 음식을 빨리 먹는 습관.	• 대식가이며 육식이 좋다. • 폭음, 폭식하는 경향.	• 더운 음식이 좋다. • 과식은 금물 • 음식을 천천히 먹는 습관.

2. 사상체질과 음식 관계

음식명		태양	소양	태음	소음	식품의 성질 및 효능
곡류	쌀(백미)	O	O	O	O	혈압, 중풍, 다방면
	쌀(현미)	X	X	O	O	동맥경화, 당뇨 예방, 탈모방지, 변비
	쌀(흑미)	–	O	–	O	노화 방지, 심혈관질환, 변비, 다뇨증, 피부
	찹쌀	X	X	O	O	설사, 폐, 대장 보호, 기침, 위장
	보리	O	O	X	X	소화 기능, 당뇨, 설사, 각기병
	밀	O	O	X	X	이뇨, 간장번열, 갈증
	흰 밀가루	X	X	X	X	소화 장애, 속 쓰림, 장염
	메밀	O	O	X	X	간장, 위장, 기력, 고혈압
	검정콩	O	O	X	X	신장, 부종, 혈액순환, 노화 방지
	붉은 콩	O	O	O	O	조혈, 혈액순환, 노화 방지
	흰 콩	X	X	O	O	노화, 중풍 방지, 강장 보호, 이뇨
	파란 콩	O	O	O	O	면역, 조혈, 변비, 항암
	강낭콩	O	O	O	O	면역, 조혈, 변비, 항암
	완두콩	O	O	O	O	관절염, 위, 비장
	붉은 팥	X	O	O	X	이뇨, 부기, 혈액순환, 소화촉진
	검정 팥	O	O	X	X	속이 거북함, 신트림
	녹두	O	O	X	X	갈증, 독성제거
	기장	O	O	O	O	동맥경화, 혈전 방지, 폐병, 항암
	메조	O	O	O	O	이뇨, 신장, 위장보호
	차조	X	X	O	O	심장보호, 혈액순환
	옥수수	O	O	O	O	노화 방지, 피부보호, 정장, 신장, 변비
	수수	X	X	O	O	혈액순환 장애
	검은 참깨	X	X	O	O	신장, 혈액순환, 동맥경화, 피부
	흰 참깨	O	O	X	X	신장, 혈액순환, 동맥경화, 피부
	율무	X	X	O	X	위장보호, 신진대사, 항암
	땅콩	X	O	O	O	비장과 위 보호
	들깨	O	O	O	O	강정, 기침, 고혈압, 당뇨, 폐

음식명		태양	소양	태음	소음	식품의 성질 및 효능
채소류	가지	O	O	O	O	폐결핵, 각기, 번열, 오장 보호, 치통
	감자	O	X	O	O	당뇨, 심장질환, 성인병, 고혈압
	고구마	O	X	O	X	비장, 위장, 기력회복
	고사리	O	O	O	O	비장, 위장, 이뇨, 변비, 소화
	고추	X	−	O	−	진통, 항암, 정력, 스트레스
	근대	O	O	O	O	식욕 증진, 위장보호
	깻잎	O	O	X	X	식중독, 혈액, 세포, 알레르기
	냉이	O	O	O	O	이뇨, 혈압강하, 간장, 피로해소
	당근	X	X	O	X	변비, 혈압강하, 피로해소
	달래	O	X	O	O	정력, 빈혈, 신경안정, 피부, 동맥경화
	도라지	X	X	O	O	면역력, 당뇨, 호흡기 질환
	도토리	O	O	O	O	당뇨, 해독, 피로, 성인병
	돗나물	O	O	−	O	간장, 골다공증, 성인병, 염증, 항암
	더덕	X	X	O	X	풍열, 간, 폐 보호
	두릅	O	O	O	O	당뇨, 신장, 신경안정, 혈당
	마늘	O	O	O	O	신진, 소화, 혈압강하
	무	X	O	O	O	감기, 폐
	미나리	X	O	X	X	신경통, 관절염
	머위	X	X	O	O	종창, 건위, 식욕, 이뇨
	부추	X	X	O	O	자양강장, 위장, 어혈, 신장보호
	배추	O	O	X	X	해열, 변비, 간장 보호, 설사
	비름(쇠)	O	O	O	O	산혈, 정혈, 해독, 종양 치료, 이질
	브로콜리	O	O	O	O	다이어트, 혈액순환, 해독
	상추(녹)	O	O	O	O	불면증, 변비, 정혈, 유즙 분비
	상추(적)	X	X	X	X	불면증, 변비, 정혈, 유즙 분비
	숙주나물	O	O	X	X	피부미용, 숙취 해소, 열과 독 해소
	생강	X	X	O	O	혈액순환, 항암, 해독, 식중독
	셀러리	O	O	X	X	고혈압, 어지럼증, 불면증, 간장
	시금치	O	O	O	O	변비, 비타민 풍부, 피부
	솔잎	O	−	−	−	고혈압, 간장, 신장, 숙취해독

음식명		태양	소양	태음	소음	식품의 성질 및 효능
채소류	쑥	O	O	O	O	위장, 생리, 항암, 부인병
	쑥갓	O	O	O	O	변비, 고혈압, 신경통, 혈액 정화
	씀바귀	O	X	O	O	암세포 억제
	아욱	O	O	O	O	간장, 요도, 변비, 독소제거
	오이	O	O	O	X	이뇨, 피부, 가슴 답답
	우엉	O	O	O	O	동맥경화, 암 예방, 구취 제거
	양배추	O	O	O	O	위궤양, 위염
	양파	O	X	O	O	자양강장, 고혈압, 불면증, 소화
	연근	O	O	O	O	소화, 설사, 고혈압, 동맥경화
	열무	X	O	O	O	변비, 항암, 시력 혈압, 기억력
	죽순	O	O	O	O	고혈압, 이뇨, 비만, 항암
	질경이	–	–	O	O	감기, 심장, 이뇨, 항암
	취나물	O	O	O	O	염분배출, 만성 기관지, 인후염, 두통
	치커리	O	O	O	O	당뇨, 정장, 변비, 시력, 탈모
	케일	O	O	X	X	동맥경화, 혈압, 항암, 니코틴 해독
	컴프리	O	O	X	X	간, 조혈, 당뇨, 말초신경
	콩나물	X	X	O	O	고혈압, 동맥경화, 숙취 해소, 피로
	콩잎	–	–	–	–	동맥경화, 고지혈, 골다공증, 항암
	토란	O	O	O	O	종기, 염증, 어혈, 소염
	파	O	–	O	O	감기, 혈액순환, 해열
	파슬리	O	X	O	O	피부미용, 노화 방지, 시력 증진
	피망	–	X	O	O	소화불량, 스트레스, 피부
	호박	O	O	O	O	심장, 혈액, 이뇨, 유즙 분비, 폐
	느타리	O	O	O	O	고혈압, 심장, 간 경화, 간염 항암
	표고	O	O	O	O	고혈압, 심장, 간 경화, 간염 항암
	송이	O	O	O	O	고혈압, 심장, 간 경화, 간염 항암
	팽이	O	O	O	O	고혈압, 심장, 간 경화, 간염 항암
	영지	X	O	X	X	항암, 혈압, 협심증, 변비
	운지	X	O	X	X	간 기능, 기관지, 위, 관절, 고혈압
	울금	–	–	O	O	이혈, 임질, 혈뇨, 심장

음식명		태양	소양	태음	소음	식품의 성질 및 효능
	가물치	–	–	O	O	이뇨, 부기, 유즙 분비
	가자미	O	O	O	O	피부, 골다공증, 소화, 뇌 신경
	가재	–	–	–	–	동맥경화, 두뇌, 내장기능
	갈치	–	O	X	X	노화, 식욕, 위장
	고등어	O	O	X	X	뇌 발달, 다이어트, 정신질환, 심장, 피부
	광어	O	O	O	O	다이어트, 노화 방지, 항산화, 항고혈압
	김	O	X	O	O	식욕 증진, 정혈, 변비, 이뇨
	굴	O	O	X	X	폐 보호, 자양강장
	굴비	–	X	O	O	원기, 성장, 야맹증
	게	O	O	X	X	항혈진, 항암, 정장, 면역력, 빈혈
	꽁치	O	O	X	X	감기, 동맥경화, 야맹
	낙지	O	O	X	X	당뇨, 시력, 피로, 빈혈
	다시마	O	X	O	O	혈압강하, 이뇨, 동맥, 고혈압
	도미	O	O	O	O	피로, 환자 회복, 기력, 조혈
어	대구	O	O	O	O	유즙 분비, 숙취
패	멍게	X	X	O	X	기침, 성장, 항암, 천식
류	미역	O	X	O	O	간장, 신장, 지혈, 동맥, 고혈압
	미꾸라지	O	O	O	O	체력보강, 간 기능, 간장, 당뇨
	민어	O	O	O	O	자궁 탈출, 더위, 자양강장 효과
	멸치, 젓갈	O	O	O	O	비장, 위장보호
	문어	O	O	X	X	다이어트, 시력, 빈혈
	바지락	O	O	X	X	간장, 숙취 해소
	복어	O	O	X	X	요통, 관절
	북어	O	O	O	O	간의 피로, 숙취 피로 해소, 이뇨작용
	붕어	O	O	O	O	간장, 위장, 자양, 이뇨작용
	병어	O	O	O	O	간장, 비장, 식욕
	소라	–	–	X	X	간, 성장, 시력
	새우, 젓갈	O	O	X	O	강정 식품
	생태	O	O	O	O	간장보호, 안질, 신경통, 이뇨
	쏘가리	–	–	O	O	비장, 위 보호, 강장
	아구	O	O	O	O	동맥경화, 당뇨, 성인병, 위, 장

	음식명	태양	소양	태음	소음	식품의 성질 및 효능
어패류	연어	–	–	O	–	혈액순환, 심혈관, 성인병, 피부
	오징어	O	O	O	X	심장, 간장 피로해소, 혈액순환
	옥돔	–	–	O	O	원기회복, 혈액순환, 산후조리
	우럭	O	O	O	O	뇌, 피로, 고혈압, 동맥경화
	우렁	–	O	–	–	이뇨, 술독, 갈증, 황달
	이면수	O	O	O	O	면역력 증강, 피부미용, 노화 방지, 탈모예방
	잉어	X	O	O	O	비장, 위, 허약체질, 유산방지
	자라	O	O	O	O	간장, 동맥경화, 신장, 신념, 출혈
	장어, 바다	O	O	O	O	자양강장, 폐병, 식욕 증진
	전복	O	O	X	X	갈증, 눈을 맑게, 번열, 강장
	전어	X	X	O	O	뇌, 골다공증, 성인병, 성장, 피로
	재첩	O	O	X	O	간, 숙취, 빈혈, 이뇨
	정어리	O	O	X	X	고지혈, 성인병, 혈압
	조기	O	X	O	O	간장, 식욕 증진, 위장보호, 설사
	조개	O	O	X	X	간장보호, 숙취해독
	참치	O	O	X	X	동맥경화, 고혈압, 성장, 두뇌
	청어	O	O	X	X	심장, 신경통
	파래	O	X	O	O	골다공증, 빈혈, 변비, 니코틴
	해삼	X	X	O	X	비장, 신장보호
	홍합	–	–	–	O	강장효과, 간 기능, 부인병
과실류	감	O	X	O	X	설사, 지혈, 폐, 대장, 갈증, 숙취
	귤	O	X	O	O	동맥경화, 중풍 예방, 기침, 이뇨
	곶감	O	O	X	X	고혈압, 동맥경화, 이뇨작용, 정액 생산
	대추	X	X	O	O	혈액순환, 노화예방, 이뇨, 오장
	딸기	O	O	O	O	간, 성 기능, 장, 신장, 정혈
	땅콩	X	X	O	X	비장, 위 보호
	레몬	O	X	O	O	피부미용, 감기 예방, 피로해소
	매실	X	O	O	X	폐 보호, 갈증, 해독작용
	모과	O	X	X	X	간장보호, 습 제거
	무화과	O	O	O	O	고혈압, 변비, 피부질환, 항암
	바나나	O	O	X	X	변비, 숙취, 담 보호, 해열

음식명		태양	소양	태음	소음	식품의 성질 및 효능
과실류	밤	X	X	O	X	신장, 대장 보호, 전립선
	복숭아	O	O	O	O	폐와 대장, 혈액순환
	배	O	O	O	X	번열, 갈증, 기침, 담
	사과	X	X	O	O	변비, 소화불량, 번열, 이뇨
	살구	O	O	O	O	폐, 대장, 변비, 설사
	수박	X	O	O	X	위, 방광, 심장, 번열, 갈증
	석류	O	X	O	O	감기, 갱년기, 시력, 피부미용
	오렌지	O	X	O	O	면역력, 변비, 빈혈, 피부 회복
	유자	O	O	O	O	감기, 간장, 고혈압, 중풍, 피로
	앵두	O	O	O	X	비장, 설사 예방
	은행	X	O	O	X	천식, 대장
	자두	O	O	O	O	간장, 변비, 식욕, 피로회복, 관절
	자몽	O	X	O	O	피로회복, 간장, 담, 진정
	잣	O	O	O	X	오장육부, 신장보호, 대장, 항암
	참외	X	O	X	O	갈증, 이뇨, 열 내림, 심장보호
	토마토	O	X	O	O	간장, 당뇨, 갈증, 기침, 담
	포도	O	O	X	X	피로회복, 비장, 변비, 심장
	호두	X	O	O	X	강장, 폐, 대장, 신장보호
육류	개고기	X	X	O	O	비장, 위 보호, 회복, 체력보강
	노루	X	O	X	O	자양강장, 빈혈, 신장
	닭고기	X	X	O	O	간, 자양효과, 신장
	돼지고기	X	O	X	X	비장, 배변유도
	사슴고기	X	X	O	O	신경장애, 혈압상승
	쇠고기	X	X	O	X	간염, 고혈압, 중풍, 비장, 피부병
	양고기	X	X	O	O	비장, 위, 이뇨, 피부
	오리고기	O	O	X	X	기운, 이뇨, 당뇨
	염소고기	X	X	X	O	산후회복, 허약체질, 보혈
	꿩고기	O	O	O	O	위장, 몸 보호
	칠면조	O	X	O	X	성인병, 우울증, 다이어트, 항암, 면역력
	토끼고기	X	X	O	O	심장, 당뇨, 수술회복
	계란	X	O	X	O	콜레스테롤, 단백질, 지방 풍부
	벌꿀	X	X	O	O	자양강장, 노화 방지, 변비, 해독

3. 체질별 질환에 대한 식이요법

순번	질 환	태양인	소양인	태음인	소음인
1	간	컴프리, 케일	오미자, 돌미나리	소간, 돗 나물	포도당, 냉이
2	갑상선	미역, 복숭아씨	검은콩, 돼지 꼬리	호두, 다시마	미역, 다시마
3	고혈압	메밀, 검은깨	메밀, 영지	솔잎, 토마토주스	감자, 파래
4	기관지	모과, 곶감	잣, 돼지 허파	도라지, 은행	호두, 생강
5	당뇨	보리, 쥐눈이콩	보리, 구연산	현미, 칡	시금치, 현미
6	변비	들기름, 아욱씨	표고버섯, 우엉	토란, 고구마	콩비지, 복숭아씨
7	비만증	검은팥, 다시마	두부, 셀러리	율무, 미역	표고버섯, 녹차
8	빈혈	전복, 홍합	컴프리, 돼지고기	시금치, 소고기	꿀, 닭고기
9	소화불량	배, 파인애플	무, 호박	토마토, 생강	찹쌀, 두부
10	신장염	검은콩, 호박	수박, 로열젤리	꿀, 구연산	클로렐라, 천일염
11	알레르기	오이, 포도	비타민E, 검은깨	당근, 우엉	참기름, 야콘
12	암	와송, 클로렐라	신선초, 운지	로열젤리, 와송	홍삼, 와송
13	요통	오가피, 가지	연잎, 솔잎	수수, 쇠꼬리	흑염소, 참깨
14	장염	감, 아욱	매실, 완두콩	유산균제, 마늘	구연산, 사과
15	전립선	파래, 화분, 머루	참외, 녹두	수박, 붉은 팥	옥수수수염, 은행
16	정신 불안	녹차, 표고버섯	연실, 푸른 상추	호박, 양파	대추, 쑥
17	정력	왕새우, 오가피	뱀, 돼지 귀	녹용, 해삼	인삼, 바닷장어
18	치질	솔잎, 감식초	클로렐라, 쑥	참깨, 감자	마늘, 사과 식초
19	위궤양	쑥, 굴	케일, 미나리	알로에, 양배추	부추, 민들레
20	폐결핵	로열젤리, 구연산	구기자, 연근	더덕, 파	개

4. 혈액형과 음식 관계

혈액형	분류	식품의 종류
A형 (냉성 체질)	효능	• 채식이 최고의 건강 비결이다. • 유기농법의 생산한 곡물, 채소, 콩의 식물 단백질 위주로 먹는 것이 좋다. • 단 밀은 양면성을 지닌 식품이다. (과음 시 해롭다.) • 알칼리성 과일이 좋고, 비타민C 제공, 파인애플은 소화 작용증대 및 위암 예방.
	병증	• 심장과 신장이 약함, 폐와 간 기능이 강함. • 소화기관이 민감하고, 면역체계가 약함. • 육류나, 포화지방산이 많은 유제품은 소화작용 시 위산. • 분비가 적어 소화가 불량하여 심장병, 비만. 당뇨의 원인. • 밀가루 음식은 양면성으로 과음 시 유해하다.
	유익한 음식 (열 음식)	• 곡류: 쌀, 귀리, 순 호밀, 메밀, 콩, 국수, 현미, 옥수수. • 채소류: 당근, 파슬리, 호박, 브로콜리, 마늘, 양파 등. • 육류: 흑염소, 노루, 사슴, 닭고기, 칠면조 등 가금류. • 어패류: 대구, 고등어. 연어, 정어리 등 생선. • 과일류: 살구, 자두, 파인애플, 레몬, 사과, 포도, 키위, 수박, 감, 복숭아, 감, 배, 딸기, 견과류, 땅콩과 호박씨는 항암 렉틴 성분이 있다. • 유가공류: 두부, 요구르트, 콩과 식품인 두유. • 기호식품: 적포도주, 카페인 제거한 커피, 녹차 등.
	해로운 음식 (냉 음식)	• 곡류: 밀을 과다섭취 시, 강낭콩. • 채소류: 고추, 감자, 고구마, 양배추, 피망은 위를 자극. • 육류: 가공육류 제품(햄, 소시지 등). • 어패류: 가자미 같은 흰색생선. • 과일류: 토마토는 위벽염증을 유발로 식단에서 제외하며, 바나나, 오렌지, 코코넛. • 유가공류: 요구르트 외 모든 유제품. • 기호식품: 맥주, 탄산음료, 홍차.

혈액형	분류	식품의 종류
B형 (냉성 체질)	효능	• 음식의 선택 폭이 넓다. 특히 과일이 좋다. • 유제품과 과일은 B형의 음식이다. • 파인애플은 소화작용에 탁월한 효과. • 몸을 덥게 하려면 생강차, 복부비만에 녹차와 파인애플. • 특이 체질로 O형을 닮은 심장병, 암 등에 걸릴 위험이 적다. • 유제품이 좋고, 계란과 유제품은 체중 감소를 촉진한다.
	병증	• 심장과 신장이 약함, 폐와 간 기능이 강함. • 닭고기와 밀가루 음식을 먹어서는 안 된다. • 닭고기, 옥수수, 메밀은 비만의 원인으로 신진대사 둔화, 인슐린 분비를 막아 부종, 피로감 발생. • 만성피로 증후군, 다발성경화증, 자가 면역계 질환 발생. • 혈류를 공격하는 렉틴이 심장 면역체계를 혼란시킨다.
	유익한 음식 (열 음식)	• 곡류: 쌀, 귀리는 이로운 식품. • 채소류: 가지, 시금치, 무, 피망. • 육류: 돼지고기, 양고기, 토끼고기, 흑염소, 노루, 사슴. • 어패류: 고등어, 정어리. (대구, 연어, 가자미, 넙치 등) • 유가공류: 모든 유제품. 특히 치즈, 요구르트. • 기호식품: 생강차, 녹차. • 과일류: 특히 파인애플, 바나나가 좋다. 그외 모두 좋다.
	해로운 음식 (냉 음식)	• 곡류: 땅콩, 옥수수, 메밀, 참깨. – 저혈당증 유발. 보리, 밀가루 제품. • 채소류: 가지. 무, 피망, 시금치, 깨(참기름). • 육류: 닭고기. • 어패류: 게, 바닷가재, 새우, 홍합 등 갑각류. • 과일류: 코코넛, 감 등이며, 토마토는 식탁에서 제외. • 견과류: 땅콩, 참깨, 해바라기 씨. • 유가공류: 요구르트 외 모든 유제품. • 기호식품: 맥주, 탄산음료, 홍차.

혈액형	분류	식품의 종류
AB형 (열성 체질)	효능	• 항암효과가 있는 콩 식품을 많이 먹는 것이 좋다. • 채소와 육류를 조정하여 먹거나 유제품과 계란을 대신하며, 체중 감소를 촉진한다. • 포도주가 보약이다. • 적포도주를 매일 한 잔씩 먹으면 심장질환에 좋다. • 어패류는 단백질 공급원이며, 다양하다.
	병증	• 폐와 간 기능이 약함, 심장과 신장이 강함. • A형과 B형에 해로운 음식 모두 좋지 않다. • 파인애플 외에 열대과일은 피하는 것이 좋다. • 소금에 절인 고기는 위암이 생길 위험이 있다. • 면역체계가 약해 암과 심장병에 걸릴 가능성이 높다.
	이로운 음식 (냉 음식)	• 곡류 : 백미, 현미, 잡곡, 밀가루 음식이 좋다. 두부는 정말 좋은 식품이다. • 채소류: 셀러리, 오이, 콜리플라워. • 육류 : 양고기, 칠면조. 개고기, 오리. • 어패류: 대구, 고등어, 도미, 가자미. • 과일류: 포도, 자두, 딸기, 레몬, 키위, 파인애플, 그레이프푸르트. • 유가공류: 유산균 음료, 요구르트 같은 발효식품, 치즈. • 기호식품: 적포도주, 커피, 포도 주스.
	해로운 음식 (열 음식)	• 곡류: 옥수수, 메밀, 참깨- 저혈당 유발. 흑미, 밀가루 음식은 철저히 피할 것. • 채소류: 인삼류, 후추, 참깨. • 육류 : 닭고기, 쇠고기. 계란, 염소고기, 버터, 햄. • 어패류: 멸치, 문어, 굴, 게, 조개류, 새우, 갑각류. • 과일류: 열대과일 등. 바나나, 오렌지, 견과류, 씨앗. • 유가공류: 꿀, 로열젤리. • 기호식품: 독한 술.

혈액형	분류	식품의 종류
O형 (열성 체질)	병 증	• 폐와 간 기능이 약함, 심장과 신장이 강함. • 소화기관과 대장 기능이 약하고, 면역체계가 튼튼함. • 지나친 동물 단백질 섭취는 위궤양과 염증 유발. • 유제품과 계란은 소화불량으로 제한. • 밀 제품은 신진대사 방해로 비만 현상 초래로 상극이다.
	유익한 음식 (냉 음식)	• 곡류: 현미, 잡곡. • 채소류: 시금치, 콜리플라워, 셀러리, 오이. • 육류: 양고기, 개고기, 오리고기. • 어패류: 찬물에 사는 대구, 청어, 고등어, 가물치. 　미역, 다시마 등 해조류. • 과일류: 알칼리성 과일로 자두, 사과, 바나나, 키위 포도, 레몬, 　키위, 매실. • 유가공류: 두유(어린이, 임산부의 칼슘보조제), 치즈, 요구르트. • 기호식품: 유산균 음료, 파인애플 주스.
	해로운 음식 (열 음식)	• 곡류: 밀(밀 제품), 콩(특히 강낭콩). • 채소류: 인삼류, 후추, 참깨. • 육류 : 계란, 염소고기, 버터, 햄. • 어패류: 굴, 게, 조개류, 새우, 갑각류. • 과일류: 산성 과일로 오렌지, 귤, 딸기, 코코넛. • 유가공류: 유제품. • 기호식품: 커피, 홍차, 와인, 맥주.

5. 같이 먹으면 좋은 식품

식품명	효능	효과
감자+치즈	완벽한 영양식품이다.	숙취예방
감자+돼지고기	감자는 소화율이 96%나 되는 알칼리성식품이며, 돼지고기는 산성식품으로 함께 먹으면 영양을 높이는 데 효과적이다.	영양 효과
고구마+사과	고구마는 섬유질 성분과 아마이드 성분으로 장에서 발효가 일어나 가스가 생기는데, 이때 사과 속의 펙틴이 장벽에 막을 만들어 유독물을 막아 장의 이상발효를 막아 준다.	정장작용
굴+레몬	철분의 흡수 이용률이 높아진다.	허약체질
단호박+팥	팥의 섬유소는 장을 자극하여 변비에 좋지만, 위장이 약할 경우 가스가 발생하기 쉬워 이를 보완해 줄 수 있는 것이 단호박이다. 단호박은 위장이 약하거나, 몸이 마른 아이에게 권하는 식품이다.	소화흡수
당근+식용유	당근에 비타민A로 바뀌는 카로틴이 시금치의 1.5배, 양상추의 2배로 풍부한 식품으로 비타민A는 지용성으로 열에 강하여 식용유로 조리하여 먹으면 날로 먹는 것보다 영양흡수율이 높아진다. 당근에는 비타민C를 파괴하는 아스코르비나아제가 열에 약하기 때문에 튀기면 그 힘이 없어진다.	아토피성 피부염 치료
된장+부추	된장국은 식욕 증진과 우수한 단백질 공급 효과가 있지만, 나트륨 함량이 많고, 비타민A와 C가 부족하여 부추가 비타민이 풍부하고, 이를 보완해 준다.	나트륨 체내 배출

식품명	효능	효과
닭고기+인삼	더위로 인한 지친 몸에 필요한 영양을 보충해 준다.	스트레스 해소
돼지고기 + 표고버섯	고단백, 고지방 식품인 돼지고기는 콜레스테롤 수치가 높고, 특유의 냄새가 나는데, 체내에 흡수되는 것을 버섯의 섬유질이 억제하고, 혈압을 떨어뜨리는 효능이 있다.	혈압 조절
딸기+우유	딸기에는 비타민C가 매우 풍부한 반면 단백질과 지방이 부족하여 이를 보충해 주는 우유와 함께 먹으면 영양의 균형과 딸기의 신맛을 중화해주고, 소화도 잘 된다.	단백질과 지방보충
미역+두부	콩의 사포닌 성분은 항암효과와 과산화질을 막아주지만 이를 많이 섭취하면 몸속에서 요오드 기운이 빠져나갈 수 있는데, 미역이나 김, 다시마 등의 해초류를 함께 먹으면 이러한 두부의 약점을 보완한다.	다이어트 식품
미나리+복어	복어는 고단백 저칼로리 식품으로 영양가가 매우 높지만 강한 독을 가지고 있어 피를 맑게 하고, 무기질과 비타민이 풍부한 미나리와 함께 먹으면 해독 효과가 있다.	해독작용
새우+완두 +표고버섯	새우는 단백질이 풍부한 식품이나, 콜레스테롤이 많아 주로 회피하는데 체내에 쌓이지 않아 걱정할 필요는 없다. 그러나 완두나, 표고를 섞으면 수치를 낮추어 주므로 영양 효과에 뛰어난 식단이 된다.	이유식 첨가제

식품명	효능	효과
생선+무	무는 산성식품으로 생선을 중화하는 작용이 있으며, 또한 소화효소인 아밀라아제가 들어있어 소화를 촉진하는 효과가 있다.	중화작용 소화촉진
설렁탕 + 깍두기	머리, 다리 등의 뼈나 내장을 넣어 푹 끓인 설렁탕은 필수아미노산을 골고루 가지고 있는 영양가 높은 음식이다. 잘 익은 깍두기는 누린내 제거 효과와 소화를 돕는 작용을 한다.	누린내 제거
시금치+참깨	'채소의 왕'이라 불리는 시금치는 비타민C와 카로틴이 풍부하나, 옥살산(수산)이 들어있어 너무 많이 섭취하면 신장이나 방광결석이 생길 수 있어 이를 무력화시키는 것이 칼슘인데 칼슘이 풍부한 참깨를 곁들이면 고소한 맛과 함께 두 배의 영양 효과를 얻을 수 있다.	방광결석 예방
쇠고기 + 파인애플	파인애플에는 단백질 분해효소인 브로멜린이 함유되어 있어 쇠고기를 배나 무보다 훨씬 강한 연육 작용을 해 주며, 소화를 촉진한다.	피로해소
쇠고기 + 들깻잎	쇠고기 주성분은 단백질과 칼슘이며, 비타민A는 매우 적고, C는 전혀 없다. 그러나 들깻잎에는 칼슘과 철분은 물론 풍부한 섬유소와 비타민A, C가 풍부하여 궁합이 잘 맞는다. 참기름을 더하면 더 효과적이다.	변비 예방
오이+멸치	멸치는 칼슘과 인의 함량이 많은 산성식품이지만, 오이는 칼륨의 함량이 높은 알칼리성식품을 함께 먹으면 오이가 멸치의 칼슘과 인의 균형을 유지하는 효과를 지닌다.	균형유지

식품명	부 작 용	효 능
아욱+새우	아욱에 부족한 단백질과 필수아미노산을 새우가 보충한다.	신장 강화
육류+어패류	간+우유, 굴+레몬, 돼지고기+표고버섯, 닭고기+인삼, 복어+미나리, 잉어+팥, 생선회+생강, 조개탕+쑥갓, 추어탕+산초, 스테이크+파인애플.	
유제품+채소류	냉면+식초, 녹즙+식초, 두부+미역, 된장+부추, 딸기+우유, 소주+오이, 수정과+잣, 샐러드+양파, 옥수수+우유, 약식+대추, 토란+다시다.	
조개+쑥갓	쑥갓은 알칼리성식품으로 풍부한 엽록소와 칼슘과 비타민A, C가 풍부하여 혈중 콜레스테롤 저하 효과가 있다. 그래서 조개류에는 전혀 없는 성분이라 탕에 쑥갓을 넣으면 영양의 균형과 향기가 있어 맛이 좋다.	적혈구 형성
꽃게+미나리	산성식품인 꽃게는 고단백 저지방 식품으로 비만, 고혈압, 간장병 환자에게 좋다. 그러나, 상하기 쉬운 게와 알칼리성식품인 미나리는 피를 맑게 하고, 무기질과 비타민이 풍부하며, 해독작용이 강하므로 게와 함께 먹으면 좋다.	
찹쌀+대추	칼슘과 철분, 섬유의 함량이 부족한 찹쌀의 결점을 대추가 보완해 준다.	스테미너 강화
계피+대추	계피는 식욕 증진, 노화 방지, 강장 효과가 있고, 대추는 소화 기능 강화와 찬 기운을 제거해 천연신경안정제로 충분하다.	신경안정 및 불면증 치료

6. 같이 먹으면 해로운 식품

식품명	부작용
간+곶감	• 간은 양질의 단백질과 비타민, 칼슘, 철이 많으나, • 감의 떫은 타닌 성분이 철분과 결합을 방해하는데, • 타닌과 철분이 결합하면 타닌산철이 되는데, 녹지 않고 그대로 배설되므로 영양에 좋지 않다.
게+감	• 게는 식중독균의 번식이 잘되는 고단백질 식품이고, • 감은 수렴작용을 하는 타닌 성분이 들어 있어, • 이를 같이 먹으면 소화불량과 식중독을 일으키기 쉽다.
도토리묵+감	• 도토리묵의 주성분은 녹말이지만 타닌도 가지고 있어, • 감의 떫은맛을 내는 타닌 성분을 같이 먹으면, • 변비가 심해지고, 빈혈증이 나타나며, 적혈구를 만드는 철분이 타닌과 결합하여 소화흡수를 방해한다.
돼지고기+도라지	• 도라지는 기침, 천식에 좋은 뿌리채소이다. • 돼지고기는 기능을 방해하는 성질이 있다.
라면+콜라	• 라면은 화학적으로 칼슘과 결합을 잘하는 성질이 있어 칼슘이 부족하기 쉽다. • 콜라도 칼슘과 잘 결합하는 성질이 있어, • 같이 먹으면 칼슘 결핍을 가지고 온다.
문어+고사리	• 문어는 질겨서 소화가 잘 안 되는 음식 중의 하나인데, • 고사리도 위장이 약한 사람에게는 소화불량을 일으키는 재료이므로, • 이를 같이 먹으면 소화에 문제가 생긴다.
비타민+차	• 녹차나 홍차에 함유된 타닌 성분이, 약물의 고유성분을 변화시켜 약효를 떨어뜨리기 쉽다.

식품명	부작용
장어+복숭아	• 장어를 먹고, • 복숭아를 먹으면 복숭아의 유기산이 장에 자극을 주어, • 지방이 소화되는 것을 방해하여 설사를 한다.
조개+옥수수	• 조개는 단백질과 당질이 풍부하지만 부패하기 쉽고 산란기에는 독성물질을 만들어 소화가 어렵다. • 옥수수는 소화가 잘되지 않아, • 두 가지를 같이 먹으면 소화에 큰 지장이 생긴다.
초콜릿+우유	• 우유의 유지방과, • 초콜릿의 유지방이 결합하면, • 성인병을 유발한다.
콩+치즈	• 치즈에는 칼슘이 많고, • 콩에는 칼슘보다 인산이 많다. • 둘을 같이 먹으면 인산칼륨이 생성되어 몸 밖으로 빠져나가 버린다.
토마토+설탕	• 설탕이 인체 내에서 분해하려면 비타민B1이 필요하다. • 토마토의 비타민B1은 설탕의 대사에 쓰이다 보니 • 비타민B1의 손실이 뒤따른다.
와인+카레	• 카레의 매운맛이, • 와인 속에 잠재된 알코올 성분을 깨워, • 입 안이 타는 느낌을 준다.
홍차+꿀	• 홍차 성분의 떫은맛 성분인 타닌이, • 꿀의 철분과 결합하여, • 체내에 흡수가 되지 않는 타닌산철로 변하기 때문에 같이 먹으면 안 된다.

식품명	부작용
선지+홍차	• 선지는 철분이 많아 빈혈증 환자에게 좋은 식품이다. • 홍차의 떫은맛을 내는 타닌 성분이, • 철분과 결합하여 타닌산철을 만들어 철분 효능을 반감하게 한다.
시금치+근대	• 시금치에는 옥산살이 많이 들어있다. • 근대에는 수산이 많이 들어있다. • 시금치와 근대를 같이 먹으면 옥산살수산석회가 되어 담석증이나 신석증이 걸릴 확률이 높아진다.
시금치+두부	• 시금치에는 옥산살이 들어있다. • 두부에는 칼슘이 다량 함유되어 있다. • 옥산살과 칼슘이 결합하면 불용성의 수산칼슘이 생성되어 인체의 칼슘섭취가 줄어들어 결석증을 유발한다.
쇠고기+고구마	• 고구마와 쇠고기는 소화시 위산농도가 서로 다르기 때문에 음식물이 위에 체류하는 시간이 길어져 소화흡수에 해를 준다.
쇠고기+버터	• 쇠고기에는 콜레스테롤이 많이 들어있다. • 동물성 버터에도 콜레스테롤이 많이 들어있다. 쇠고기에 버터를 첨가하여 굽는다면 콜레스테롤의 급증을 막을 수 없다.
우유+설탕+소금	• 우유에 설탕을 넣으면 단맛 때문에 마시기에는 좋지만 비타민B1의 손실이 커진다.
오이+무	• 오이에는 비타민C가 존재하지만, 칼질로 아르코르비나제라는 효소가 나와 비타민C를 파괴한다. • 무와 섞으면 비타민C가 파괴된다.

7. 체질별 질병과 야초

가. 태양인

- **교맥(메밀종자):** 달다.
  - 五臟(오장)과 氣(기)를 補(보)하고, 흥분을 가라앉힌다.
  - 고혈압, 위 적체, 종기, 화상
- **노근(갈대뿌리):** 달고 차다.
  - 갈증을 풀어주고, 구토를 그치게 한다.
  - 목이 잠겨 말을 못할 때 사용한다.
  - 위, 폐.
- **다래**
  - 달여 마시면 반위(토하거나, 구역질)에 효과가 있다.
- **목과(산당화 열매):** 시고 차다.
  - 다리가 저리고 쑤시는 습비증, 무릎 통증, 토사곽란, 구역질 예방에 효과가 있다.
  - 비장, 간, 폐.
- **메밀**
  - 기력을 강하게 하고, 위와 장을 튼튼하게 한다.
- **미후리(다래):** 차다.
  - 갈증 해소, 위를 튼튼하게, 번열을 멎게 하고, 류머티즘성 관절통 치료제로 사용한다.
  - 비장, 심장.
- **방합(조개):** 달고 짜다.
  - 갈증, 해독, 숙취, 밥맛을 내고, 정신을 맑게 하며, 산후 몸을 보한다.
  - 간, 위장.
- **송엽(소나무 잎):** 쓰고, 달고, 따스하다.
  - 살충, 가려움증, 습진 치료용으로 사용한다.

- 비장, 폐.
- **송이버섯**: 달고, 평이하다.
  - 위 보호, 기를 보하고, 설사를 멎게 한다.
  - 간, 심장, 신장, 폐.
- **송절(소나무 마디)**: 쓰고, 따스하다.
  - 풍허에 의한 관절의 통증에 효과가 있다.
  - 간, 위장.
- **송지(소나무 액)**: 달고, 따스하다.
  - 오장을 편하게, 음기와 양기를 보한다.
  - 간, 비장.
- **송화(소나무꽃)**: 쓰고, 달며, 따스하다.
  - 氣(기)를 강하게 하고, 지혈 효과
  - 비장, 폐.
- **순나물**
  - 반위, 소화불량, 신트림에 붕어와 함께 끓여 먹는다.
- **앵도육(앵두)**: 달고, 떫다, 뜨겁다.
  - 음식에 체한 설사를 멎게 하고, 얼굴을 곱게 한다.
  - 비장.
- **오가피(나무껍질)**: 맵고, 쓰며, 따스하다.
  - 간, 신장을 보하고, 혈액순환을 원활하게 하여 어혈을 해소하므로 다리가 저리거나, 통증이 있을 때 좋다.
  - 신장, 폐.
- **즉어(붕어)**: 달고, 따스하다.
  - 허한 몸을 보하고, 위를 도와 식욕증진, 설사, 이질을 낮게 한다.
  - 위장.
- **포도(포도)**: 달고, 순하다.
  - 비장을 보하고, 기운과 피로해소에 효능이 있다.
  - 비장, 심장.

- 포도 근(根)
  - 진하게 달여 마시면 구역질, 딸꾹질을 멎게 한다.

나. 소양인

- 가자(가지): 달고, 차다.
  - 폐결핵에 좋고, 과용 시 기가 동하며, 각기. 치통에 좋다.
  - 심장, 위장.
- 강활(미나리과): 쓰고, 평이하고, 미지근하다.
  - 해열과 진통, 습기로 뼈마디 통증, 감기, 몸살, 두통에 효능.
  - 방광, 소장.
- 고삼(콩과류): 맵고, 차다.
  - 청열, 조습, 살충에 효능. 대하, 열독, 혈리, 장풍, 하열, 화상을 치료한다.
  - 간, 대장, 신장, 위.
- 구맥(패랭이꽃): 쓰고, 차다.
  - 소염, 이수, 청열, 통경, 파혈, 무월경, 소변불통, 임병, 혈뇨 치료에 사용한다.
  - 방광, 소장, 신장, 심장.
- 구기자(열매): 쓰고, 달다. 약간 차다.
  - 신기를 보하고, 소갈 병을 낫게 하며, 폐를 윤택하게 하다.
  - 눈을 맑게, 뼈를 튼튼하게, 숨이 찬 것을 낫게 하며, 특히 복용 시 장수한다.
  - 간, 신장.
- 동규(아욱종자): 달고, 차다.
  - 장의 기능을 원활하게 한다.
  - 해산을 쉽게, 젖몸살을 낫게 한다.
  - 방광, 소장.
- 마치현(쇠비름): 시고, 차다.
  - 산혈, 청열, 해독 효능. 특히 독을 풀어주며, 종창과 이질에 효능이 있다.

- 간, 대장.
- **맥아(보리 종자)**: 달고, 짜다.
  - 음식에 체한 데, 소화촉진, 구토, 설사, 팽배감을 치료한다.
  - 비장, 신장.
- **목단피(모란 뿌리)**: 맵고, 쓰다.
  - 어혈, 해열, 화열 등 혈을 다스리고, 월경과 골다공증과 열을 다스린다.
  - 간.
- **목통(으름덩굴)**
  - 설사와 폐결핵에 잘 통한다.
  - 폐경, 배뇨 곤란, 소변혼탁 및 체증을 없애준다.
  - 소장.
- **박하(꿀풀과)**: 맵고, 약간 차다.
  - 머리와 눈을 맑게 하며, 풍담, 골다공증 다스림, 거풍, 해독, 해열, 치통, 소양으로 사용한다.
  - 폐.
- **복분자(산딸기)**: 달고, 시다.
  - 머리카락을 검게 하고, 눈을 맑게 하며, 성 기능을 높이고, 간을 보호한다.
  - 신기 부족, 정액 고갈, 음위증에 효능이 있다.
  - 간, 심장, 폐.
- **산수유(열매)**: 시고, 떫다. 따스하다.
  - 간과 신장을 보호하고, 빈뇨, 요통, 유정 치료. 허리. 무릎 통증 해소한다.
  - 간, 신장.
- **상심자(오디)**: 달고, 시다.
  - 머리털을 검게 하고, 오줌을 시원하게, 기억력증진, 정신을 안정시킨다.
  - 방광, 소장, 심장, 위.
- **서과(수박껍질)**: 달고, 차다.
  - 더위 독을 풀고, 혈리를 낫게 하며, 소변을 시원하게 한다.
  - 방광, 심장, 위.

- **시호(미나리과):** 쓰고, 약간 차다.
  - 양기를 높이고, 가슴이 답답하거나, 간을 풀어주는 효능이 있고, 월경불순, 자궁하수에 좋다.
  - 간, 대장, 담, 삼초, 심포, 위.
- **인동등(인동덩굴):** 달고, 따스하다.
  - 청열, 통경락, 해열. 간염, 근골동통, 열독혈리 치료에 좋다.
  - 간, 폐.
- **차전자(질경이 종자):** 달고, 차다.
  - 오줌을 시원하게, 대변은 굳게, 이수, 건담, 명목, 청열에 좋다.
  - 간, 방광, 소장.
- **토사자(새삼종자):** 시고, 달며, 따스하다.
  - 소갈, 요슬산통, 유정, 음위를 치료하며, 특히 눈을 밝게 하며. 힘줄을 굳게 한다.
  - 간, 비장, 신장.
- **홍화(잇꽃):** 맵고, 따스하다.
  - 활혈, 지통, 통경, 화담의 효능. 난산, 복중경결, 무월경, 타박상 치료. 특히 어혈에 특효이다.
  - 간, 심장.
- **해로운 약재**
  - 계육, 부자, 인삼, 조각, 심향.

다. 태음인

- **갈근(칡뿌리):** 달고, 평이하다.
  - 발한, 해열에 효능. 소갈, 설사 고혈압, 두통, 숙취, 갈증 해소용으로 사용한다.
  - 대장, 위.
- **감국(단국화):** 달고, 약간 쓰며, 평이하다.

- 열사, 풍사를 없애주며, 어지럼증, 두통, 눈병에 효능이 있다.
- 간, 비장, 신장, 폐.

- **건율(마른 밤):** 떫고, 따스하다.
  - 건비, 보신, 강근골, 양위, 지혈, 활혈 등에 효능이 있고, 나력, 구토, 하리,혈변 등에 사용한다.
  - 대장, 위.

- **곤포=해조(다시마):** 떫고, 차다.
  - 각종 부스럼 및 악창을 낫게 하고, 오줌을 잘 나오게 하며, 부기 제거용으로 이용한다.
  - 간, 신장, 위.

- **과체(참외 꼭지):** 쓰고, 차다.
  - 부종을 가라앉히고, 비색, 풍담, 황달을 치료하다.
  - 비장, 위, 폐.

- **궐채(고사리):** 달고, 차다.
  - 수기와 열을 내리고, 류머티즘성의 통증을 예방하지만, 장기간 복용 시 양기와 다리가 약해진다.
  - 신장, 위.

- **길경(도라지):** 맵고, 약간 따스하다.
  - 담을 삭이고, 고름을 나오게 하며, 폐를 튼튼하게 하는 효능이 있으며, 가슴이 결리는 통증에 사용한다.
  - 비장, 폐 .

- **나미(찹쌀):** 달고, 따스하다.
  - 몸을 보호해주며, 광란증을 멎게 한다.
  - 비장.

- **나복자(무씨):** 맵고, 따스하다.
  - 일명 내복자, 천식, 기침에 효능이 있으며, 기를 가라앉게 한다.
  - 비장, 폐.

- **남과근(호박):** 달고, 따스하다.

- 지라와 위를 보호하고, 황달, 이질 및 젖이 잘 나오게 한다.
- 비장, 위장.

- **녹용**: 신장을 보하고, 대하를 다스린다.
- **대두황권**: 근육의 경련, 무릎 통증에 효과.
- **대황**: 어혈을 없애주며, 장을 윤활하게 한다.
- **동아**: 소갈을 풀고, 대. 소장을 윤활하게 한다.
- **마황**: 땀을 잘 나게 하며, 신열을 없애 준다.
- **맥문동**: 열을 제거하고, 폐를 보한다.
- **백과(은행)**: 쓰고, 다며, 짜다.
  - 폐의 기를 도와 천식, 기침을 삭이고, 소변을 줄인다.
  - 유정을 치유한다.
  - 신장, 폐.
- **사삼(더덕)**: 달고, 약간 쓰며, 냉하다.
  - 풍열을 몰아내고, 부은 것을 가라앉히며, 고름이 잘 나오게 한다.
  - 간, 폐.
- **상백피(뽕나무 뿌리)**: 맵고, 달며, 차다.
  - 기침과 숨찬 증을 다스리며, 폐의 화를 없애고, 오줌을 시원하게 한다.
  - 간, 신장.
- **오미자(열매)**: 시고, 따스하다.
  - 갈증 빠르게 멈추고, 오래된 기침, 허로증을 다스린다.
  - 신장, 폐.
- **울금(심황)**: 맵고, 쓰고, 따스하다.
  - 온갖 어혈을 풀어주고, 임병과 혈뇨을 다스린다.
  - 심장, 폐.
- **유피(느릅나무껍질)**: 달다.
  - 관절 기능을 좋게 하며, 오줌을 잘 나게 한다.
- **의이인(율무 씨)**: 달고, 약간 차다.
  - 비장을 튼튼하게 하고, 폐를 보호하고 오줌을 잘 누게 한다.

– 간, 대장, 비장, 위, 폐.

- **이자(자두 열매): 달다.**
  – 뼈마디 열을 멎게 하며, 기운을 보하는 효능이 있다.
  – 간, 신장.

- **이어(잉어): 달고, 순하다.**
  – 부기를 가라앉히고, 허약체질을 보하며, 유산을 막아준다.
  – 비장, 위.

- **죽엽(대나무 잎): 달고, 떫고, 차다.**
  – 몸의 열을 내리며, 오줌을 잘 누게 하는 효능이 있다.
  – 담, 심장, 위장, 폐.

- **천마(난초과): 달고, 매우며, 평이하다.**
  – 강장, 진경, 진정에 효능 있고, 두풍, 두통, 반신불수, 류머티즘 치료에 쓴다.
  – 간.

- **포공영(민들레 뿌리): 쓰고, 달며, 차다.**
  – 음식중독을 풀어주고, 부은 것을 가라앉힌다.
  – 간장, 위.

- **행인(살구씨): 달고, 쓰며, 따스하다.**
  – 청담과 천식을 낫게 하며, 대장의 기운과 막힌 곳 풀어준다.
  – 대장, 폐.

라. 소음인

- **가지**
  – 폐의 화를 없애 준다.

- **감초(콩과 식물): 달고, 평이하며, 구우면 따스하다.**
  – 온갖 약독을 풀어주며, 약을 조화시켜 상한 신기를 낫게 하고, 음혈과 비위를 보한다.

- 비장, 심장.
- **건강(생강 말린 것)**: 맵고, 쓰며, 뜨겁다.
  - 몸속의 찬 기운을 몰아내고, 허열을 없애며, 위를 편하게 한다.
  - 대장, 비장, 신장, 위, 폐.
- **건칠(마른 옻)**: 맵고, 따스하다.
  - 기침, 월경불순, 속병, 어혈 등의 치료. 특히, 뿌리껍질은 접골에 효능이 있다.
  - 대장, 소장, 위.
- **계지, 계피(계수나무)**: 맵고, 달며, 뜨겁다.
  - 손과 발의 저림, 복통, 지절통(감기, 몸살), 복냉 흉만(배가 차고, 가슴이 찬듯한 병), 하복부 냉감, 통 혈맥에 효능이 있다.
  - 특히 감기 해열제로 이용한다.
  - 비장.
- **오웅계(검은수탉)**: 달고, 따스하다.
  - 기와 혈을 보하고, 심복통, 부스럼, 배설 등 습기로 저리고 아픈 병 치료. 눈을 맑게 한다.
  - 간, 신장.
- **오자계(검은 암탉)**: 달고, 따스하다.
  - 비장을 치료하며, 마음을 안정시킨다.
  - 비장.
- **백운계(흰 수탉)**: 달고, 시고, 미지근하다.
  - 흥분조절, 갈증을 멈추고, 배뇨작용에 좋다.
- **반하**: 해수, 구토에 효능이 있다.
- **백작약(흰 작약)**: 복통, 이질, 몸이 허한 것을 보하고, 월경불순, 복중경결을 치료한다.
- **백출(삽주 뿌리/줄기)**: 쓰고, 달고, 따스하다.
  - 설사를 멎게 하고, 습한 것을 몰아내고 비장을 튼튼하게 하고, 기를 도와준다.
  - 비장.
- **생강(생강과)**: 맵고, 따스하다.

- 정신을 조화시키고, 입맛을 도우며, 몸의 나쁜 기운을 배출하고, 가래와 기침을 멈춘다.
- 비장, 심장, 위, 폐.

- **사인**
  - 위를 도와 식욕을 증진시키고, 통증을 억제한다.

- **소자(차조기 씨): 맵고, 따스하다.**
  - 기침과 천식을 멈추고, 담기를 삭이며, 심폐기능을 안정시키고, 변비를 해소하고, 상처를 빨리 낫게 한다.
  - 대장, 폐.

- **익모초(꿀풀과): 맵고, 달며, 약간 차다.**
  - 어혈을 삭이고, 피를 새로 만들며, 임산부에게 아주 좋다.
  - 간, 폐.

- **황자계(누런 암탉)**
  - 양기를 돕고, 정액을 보충하고, 몸이 부을 때 효능이 있다.
  - 간, 비장.

- **구육(개고기): 짜고, 시다.**
  - 오장을 편하게 하고, 양기를 도우며, 기력과 부인의 대하증에 효능이 있다.

- **구자(부추 씨): 맵고, 달며, 따스하다.**
  - 간과 신장을 보하고, 양기를 돋운다.
  - 소변, 유정, 백음증, 허리와 무릎 시린데 치료한다.
  - 간, 신장.

- **대조(대추): 달고, 평이하다.**
  - 모든 약을 조화시키고, 원기를 돋우며, 강장, 진경, 비장을 보하고, 위가 약해 식욕부진, 타액 부족에 치료한다.
  - 비장, 심장.

- **도인(복숭아씨): 쓰고, 달다. 평이하다.**
  - 기관지 수축을 억제, 십이지장 운동촉진으로 대장을 부드럽게 하고, 월경과 어혈을 푸는 작용을 한다.

- 간, 대장.

- **두충(두충과)**: 달고, 약간 맵고, 따스하다.
  - 신장을 보하며, 슬관절 통증, 유정, 오줌을 자주 누는 병을 치료하고, 고혈압 치료에 이용한다.
  - 간, 신장.

- **목향**
  - 위를 조화시키고, 체기를 없앤다.

- **밀(꿀)**: 달고, 평이하다.
  - 기운을 보태고, 비위증을 낫게 한다.
  - 장기 복용 시 귀와 눈을 밝게 하고, 장수한다.
  - 입 안의 병 치료용으로 이용한다.
  - 대장, 비장, 폐.

- **인삼**: 달고, 약간 쓰다. 미지근하다.
  - 모든 허증을 보하고, 원기를 강하게 하며, 폐를 사하고, 비위를 강하게 한다.
  - 만병을 다스리며, 특히 항암제, 혈압강하 작용을 한다.
  - 폐.

- **인진(개똥쑥)**: 쓰고, 약간 차다.
  - 청열, 이습의 효능이 있으며, 특히 황달, 소변불리, 옴, 피부병에 효능이 있다.
  - 간, 담, 방광, 비장.

8. 여름철 보양 음식

👑 1위: 한약 삼계탕 여름철에 원기회복에 최고 보약

- 닭(1kg 이상 토종닭 1마리)+인삼, 황기(각 6년근 10뿌리)+마늘(10개)+생강(6쪽)+당귀+오갈피+대추(씨 제거)=6시간 달인다. (약재 1/2)
- 1차 달인 물에 1/2 나머지 약재를 넣고, 3시간 정도 달인 물을 먹는다.

👑 2위: 장어탕

- 효능: 심근경색, 고혈압 등
  - 마늘+장어(1마리 기준)+참기름=볶음+물 1L=장어탕
  - 장어탕+찹쌀=장어 죽

👑 3위: 낙지탕 수술 후 원기회복

- 날것을 먹거나, 기름+달걀 볶거나, 박속+낙지=낙지 칼국수

👑 4위: 생맥산 여름철 기를 돋우는 음료수

- 맥문동(2)+인삼(1)+물=끓인 물 식힘+오미자(2)를 24시간=음료수
- 생맥산+황기+대추=끓인 음료수

👑 5위: 민어탕 관절 질환, 원기회복

- 민어 **뼈가** 문질러 질 정도로 센 불로 끓이면서 된장 약간, 고추장, 고춧가루, 다진 마늘, 맛술, 매실청 등을 넣어 푹 끓인다.

자연치유 요법

제 8 장

1. 봉산물 요법

1) 벌침요법

가) 개요

민간 자연요법 중에서 벌침이 가장 우수하다는 평가를 받고 있는데, 이는 현재 전 세계적으로 임상을 통하여 그 효과가 탁월함이 입증되고 있다. 왜냐하면, 벌 독에는 항염, 항균작용이 뛰어나 인체의 면역체계를 강화해주며, 혈액순환을 원활히 하여 신체의 기능을 활성화해 질병을 치료한다고 알려져 있다. 이러한 효과가 있는 벌 독을 침구 경락에 응용하여 치유하는 방법이 곧 벌침요법이다.

고대 이집트와 바빌로니아 시대부터 봉독을 인체 질병에 활용하였고, BC 2000년 경 히포크라테스가 벌침을 임상에 활용했다고 한다. 특히 금세기에 들어 유럽 각국에서 봉침을 민간요법으로 활용한 것은 약 100년의 역사를 가지며 이중 특히 독일의 필립텔크 의학박사나, 오스트리아 테레시 의학박사는 40년 전부터 봉독을 류머티즘성 환자에 임상한 결과 약 83%의 효과를 보았고, 미국의 무라이스 박사는 20년간, 부로오드망 박사는 10년간 신경통, 류머티즘성, 암에까지 이를 연구했다고 한다.

우리나라는 1970년경부터 급속적으로 연구가 진전되어 왔는데, 특히 김문호 박사는 봉독 요법으로 가축에까지 활용하는 세계적인 석학이다.

그러나 의학적으로 체계적인 학문 정립이 필요한 현실에 앞서 우선 이와 관련한 민간단체들에 의해 자연요법으로 널리 보급되고 있는 것이 현실이다.

나) 벌침이란?

자연에서 활동하는 모든 벌이 아닌, 일반 가정이나 양봉업자들이 사육하는 꿀벌의 꽁무니에 있는 침을 환부나 한의학에서 말하는 혈(경혈)에 꽂아서 독이 피부 속으로 주입시켜 일정한 효과를 보는 것을 말하는데, 벌침을 핀셋으로 뽑아 환부(아시혈)나, 경혈(경락) 표피에 자침법으로 놓는데, 이때 벌침은 약물중독이나 부작용이 전혀 없으며, 소독이 필요 없는 순수한 자연요법이다.

다) 벌침의 시술 요령

1) 벌은 꿀벌을 사용하여야 하며, 가능한 노봉을 사용한다.
2) 이동이 간편한 플라스틱 용기로 만든 벌통과 핀셋을 준비한다.
3) 시침 후 항히스타민과 프로폴리스를 물에 타서 마시면 더 효과가 있다.
4) 벌침 시술 후 몸이 붓거나, 구토증세가 있으면, 손, 발끝을 사혈 한다.
5) 시술은 2~3일 간격으로 하며, 부작용이 없으면 점차 늘려간다.
6) 환부에 직접 시술하는 아시혈 법과 경락에 시술하는 경혈법이 있다.
7) 벌을 산채로 시술하는 직침법이 있으며, 벌침을 핀셋으로 뽑아 여러 곳에 시술하는 발침법이 있다.
8) 벌침은 꾸준히 맞아야 효과가 좋다.

라) 벌 독의 효과

1) 청혈과 용혈작용

피를 맑게 하고, 묽게 하는 20여 종의 성분이 있어 강한 청혈, 용혈작용과 수반해서 혈압을 내리는 작용과 물과 기름에도 친화성이 있어 다른 세포막의 투과성을 변화시키는 작용을 한다.

2) 소염작용

벌 독 중에 가장 강력한 작용을 하는 것이 염증을 없애는 소염작용이다. 왜냐하면, 벌 독에는 페니실린의 수백 배 이상의 강력한 살균작용과 더불어 소염효과가 있으며, 벌침만이 자랑하는 자연의 항생 물질이기 때문이다.

3) 신경 부활작용

신경에 작용하는 진정작용, 흥분작용, 그리고 진통작용을 하며 지각 신경을 흥분시켜 氣(기)와 血(혈)의 흐름을 왕성하게 하고 亂酸(난산)의 분해와 배출을 촉진해 쇠약한 신경과 亂到(난도)된 신경을 부활시킨다.

4) 강력한 살균작용

임상균, 포도상구균, 대장균 등의 유해한 균에 대한 살균작용을 한다.

5) 조직의 생성 및 파괴작용

지방산을 유리시켜 악성 세포조직을 파괴하고, 인체에 유리한 세포를 형성케 하여 병균 침해를 저지 또는 예방을 한다.

마) 벌침이 잘 듣는 병

1) **화농성 질환**: 종기, 다래끼, 등창, 여드름, 축농증, 혹, 갑상선염, 면치, 연주창, 빨치 등

2) **신경성 질환**: 두통, 편두통, 빈혈, 견비통, 요통, 팔다리 무력증, 筋炎(근염), 좌골신경통, 허리 디스크, 신경염 등

3) **근 골격계통**: 류머티즘성, 척추염, 척추 카리에스, 안면 신경마비, 삼차 신경통, 관절염 일체 등

4) **갑자기 다친 병**: 허리. 손목. 발목 등 삔 데, 교통사고 후유증, 타박상 일체

5) **호흡기 질환**: 만성기관지염, 천식, 해소, 기침, 독감

6) **소화기**: 위염, 위하수, 위궤양, 대장염, 십이지장궤양, 치질 등

7) **치과**: 충치, 풍치, 입안이 헌데, 치조농루 등

8) **비뇨기**: 성 기능 장애, 정력감퇴, 음위증, 전립선염, 전립선 비대증, 당뇨병 등

9) **피부**: 피부암, 피부병, 습진 등

10) **기타**: 유방염, 유방암, 간염, 간 경화, 간질, 암 등

바) 벌침 시술시 주의사항

1) 처음 시술자는 발침 시 5곳 이상, 직침 시 두 곳 이상을 해서는 안 되며, 보면서 서서히 늘려가야 한다.

2) 벌침 시술 4시간 전후에 절대로 술을 마시면 안 되는데, 이는 신장에 부담을 주기 때문이다.

3) 벌침 시술 4시간 전후로 목욕을 해서는 안 되는데, 이는 봉독이 빠져나가기

때문에 효과가 반감되기 때문이다.

4) 처음에는 아시혈(아픈 곳), 이후는 혈에 자침한다.

5) 몸이 피곤하거나, 술을 마신 후 벌침을 맞아서는 안 된다.

6) 과민성 알레르기 체질인 자, 심장장애자 및 신장장애자는 벌침 시술을 가능한 자제하는 것이 좋다.

7) 시술 후 반드시 붓고 가려운데 이때는 뜨거운 수건이나 드라이기로 마사지해 주는 것이 좋다.

8) 갑자기 오한이나, 구토, 맥박 이상 등이 발생하면 항히스타민제와 오로진정(간 보호약)을 함께 복용하는 것이 좋다.

9) 가능한 육식은 금하며, 가능한 꿀, 화분, 프로폴리스나, 로열젤리 등을 복용하면 더 벌침에 대한 효과가 있다.

2) 벌꿀

가) 개요

벌꿀은 만병통치의 민간약이며, 종합 영양제로 비타민, 단백질, 미네랄 방향성 물질, 아미노산 등 살아있는 식품이라고 하며, 이는 설탕이나 과일에 들어있는 당분과는 성분이 완전히 다르다. 설탕은 인체에 들어가면 포도당과 과당으로 분리되어야 흡수되나 벌꿀은 이미 위의 작업을 모두 해놓은 상태이므로 완전식품이다. 다시 말해서 인체에 들어갔을 때 소화분해 과정 없이 바로 흡수되어 에너지원이 되므로 당질 섭취에 아주 좋은 식품이다.

나) 벌꿀의 효능

벌꿀에는 화분과 효소가 그대로 살아있어 몸이 허약한 사람이나, 환자에게 좋은 영양제가 될 뿐 아니라 혈액순환 작용을 하여 피를 맑게 하고, 각종 비타민과 다량의 효소가 있기 때문에 높은 온도에서 끓여서는 안 되며, 특히 임산부에게는 호박과 함께 꿀을 넣고 달여먹는 것은 옳지 않다.

이는 마치 생수를 끓여 먹는 것과 같이 아무런 효과를 얻지 못한다.

그러나 호박을 고아 그 물에 꿀을 타 먹는 것이 가장 바람직하다.

벌꿀은 위를 편안하게 해주며, 장의 연동운동을 도와 정장작용을 도와주고, 비피두스균을 증식시켜 창자 속의 장균을 억제시키기 때문에 유아에게는 모유에 타서 먹이면 저항력을 키워준다.

다) 병증별 치유법

- **간염**: 간장 질환, 정신안정 등에는 꿀+감초가루를 타서 마신다.
- **고혈압/혈액순환**: 꿀+대추는 혈압을 강화시키는 효과가 있다.
  * 사과 식초+벌꿀 각 2숟가락을 물에 섞어 복용한다.
  * 식초 1홉+달걀 1개를 40일간 보관(껍질 제거) 후에 벌꿀을 섞어 냉장보관하고 복용 시 3배 물을 넣어 마신다.
- **감기/인후염/편도선염**: 꿀+도라지 가루를 타서 마신다.
- **기침**: 대나무 잎을 태운 가루나, 오미자 가루를 타서 복용한다.
- **당뇨병**: 당뇨 환자의 당질 섭취에 좋은 음식이다.
  * 식초 1홉+달걀 1개=40일간 보관(껍질 제거) 후에 벌꿀을 섞어 냉장보관 후 복용 시 3배 물을 넣어 마신다.
- **몸이 차가우면**: 따뜻한 미온수에 타서 마신다.
- **몸에 열이 많은 경우**: 꿀은 성질이 냉하여 찬물에 타서 마신다.
- **변비**: 취침 전 꿀 2숟가락을 먹은 후 30분 이후 생수 한 컵을 마시거나, 검은 깨나 우유를 타서 먹으면 노인이나 산모에 좋다.
- **체력 및 정력증강**: 꿀에 양파+달걀+잣+복분자(산딸기)+비타민 1정(물에 녹임)+노른자 1개+벌꿀을 섞어 복용한다.
- **보혈강장제**: 꿀+인삼가루를 섞어 복용한다.
- **산모**: 임신 중일 때 미숫가루 2+꿀 2숟가락을 먹으면 변비에 좋다.
  * 난산인 경우: 꿀+참기름 한 잔씩 달여 마신다.
  * 출산 후: 호박+대추(한 되)를 삶은 후 짜서 식힌 물 한 컵+꿀 2숟가락 타서 마신다.

* 부기/팔다리 통증/피부: 율무 40g 기준 물 두 사발을 1/2이 되게 달인 물에
꿀을 타서 1주일 정도 복용한다.
- **스테미너**: 마늘(3쪽 이내)을 꿀에 잠길 정도로 재워 먹거나, 당근+셀러리+사과
식초+벌꿀(각 비율 1:1)=2주 이상 냉장보관 후 복용한다.
- **식욕 증진**: 꿀+생강을 타서 마신다.
- **신경통**: 식초 1홉+달걀 1개를 40일간 보관(껍질 제거) 후 벌꿀을 섞어 냉장보관
후 복용 시 3배 물을 넣어 마신다.
- **위장병(위염, 위궤양)**: 벌꿀 50g+무 1개를 고아 물에 타서 하루 3회 사과 식초+
벌꿀 각 2숟가락을 물에 섞어 복용한다.
- **요통**: 꿀+두충가루와 함께 복용한다.
- **편도선염/후두염**: 꿀 한 숟가락을 목에 30초 물고 난 후 삼킨다.
- **환절기 보약**: 밤(위 보호)+대추(혈액순환)+계피(위 보호제)+귤(위, 내장기능 활성)
을 사기 주전자에 1L 물 1/2로 달여 체로 걸 린 물에 꿀을 타서 마신다.
- **피로해소**: 벌꿀+사과 식초를 각 2숟가락을 물에 타서 마신다.
* 비타민 1정(물에 녹임)+노른자 1개를 벌꿀에 섞은 후 복용한다.
- **피부 마사지**: 생수 한 컵+사과 식초 한 숟가락+꿀 한 숟가락+복령 가루를 개어
서 마사지용으로 사용한다.

3) 화분(꽃가루)의 효능

가) 개요

꿀벌이 꽃가루를 침과 꿀로 반죽하여 뒷다리에 뭉쳐서 가져오는 것으로 미네랄과
비타민이 풍부하게 들어있는 자연계의 최고 영양제이다.

이는 로열젤리의 원 물질로 살아있는 생명체이며, 단 2일 만에 이상의 생식세포
를 확장할 수 있는 41종의 필수 영양소를 고루 갖추고 있고, 자기 자신이 성장하는
데 필요한 강한 생명력, 강한 살균력, 강한 성장 물질로 이루어져 있어 사람이 섭
취할 경우 세포에 생기를 주며, 세포를 부활시킨다. 또한, 화분은 계절에 피는 꽃의

색상에 따라 황색, 적색, 흑색, 청색 등이 있으며, 맛에 있어서도 단맛, 쓴맛 등이 있다.

화분은 인체가 필요로 하는 모든 성분의 영양소를 지니고 있는 천연 종합 영양제로 장기간 복용하여도 부작용이나, 해로움이 없으며, 세포 기능을 원활하게 하여 산화된 세포에게 활력을 주게 되므로 만성 전립선염, 당뇨병, 변비, 비만, 위궤양, 갱년기 장애, 허약체질, 정력 강장은 물론 피부 효과 등 질병의 예방 및 치유에 탁월한 효과를 준다.

나) 화분의 효능
- **영양 효과**: 피로해소, 식욕 증진, 체중증가, 적혈구 증가
- **정장**: 만성 변비, 설사 예방, 장내 이상발효에 의한 복통에 효과
- 신경과민, 우울증, 뇌출혈, 빈혈성 질병에 유효하며, 특히 모세혈관이 연약해지는 것을 예방
- 체내 노폐물 제거작용을 하며, 비타민과 아미노산이 풍부하여 노인병이나, 성인병 등을 예방하며, 제암 효과가 있다.

다) 기타
- 암, 전신미용, 검은 살결, 고혈압, 간장 질환, 천식, 소화불량, 화장 독, 임포텐츠 회복, 기억력 회복 등
- 세포 재생 촉진으로 수명연장 효과, 허약체질에 효과적이다.

4) 로열젤리

가) 개요
로열젤리의 성분은 수분이 65~70%, 단백질 15%, 지방 5%, 당분 10%, 무기질 0.8%로 구성되어 있으며, 특히 비타민B군의 함량이 많고, 체내에서 자율신경을 지배하는 아세틸콜린의 양은 천연물질 중 최고다. 아미노산도 여러 가지가 들어있는

데, 뇌 대사에 관계가 깊은 아미노낙산이 들어있는 것이 특색이다.

또 암의 성장을 억제하는 물질로 알려진 10-하이드록스데센 산도 상당한 양 존재한다. 이외에 독일의 브테난트, 미국의 헤이닥 등 과학자들에 의해 로열젤리의 각종 비타민, 미네랄을 비롯하여 호르몬생성 물질이나 당질, 아미노산 등 40여 종의 성분이 알려져 있고, 판도텐산, 비타민E, 비오틴 등도 많이 함유하고 있다고 알려져 있다.

나) 효능

로열젤리는 소화관 안에서 분해되어 필수아미노산으로 된다.

아미노산에 들어있는 케티오닌은 간을 보호하며, 글루탐산은 대뇌 피질을 양성으로 흥분시키는 역할을 한다. 또한, 로열젤리에 들어있는 인산화합물은 태생기 영양에 중요한 작용을 한다. 아데노신3인산은 몸 안에서 음식물의 대사 과정이 진행될 때 에너지를 전달하여 근육수축과 같은 적기계인 작용을 하며, 형광을 발생시켜 신경 자극 전달 시 생물 전기를 일으킨다.

또한, 단백질, 다당류, 요소 등을 합성하여 생장, 분해, 흡수, 운동, 그리고 뇌 및 신경 기능 등을 생명 활동에 필요한 에너지로 공급한다. 지구에서 유일하게 10-HDA를 함유한 로열젤리는 인간의 생명을 연장하고, 강력한 항암작용 및 혈류개선을 도와주는 물질이라고 극찬하고 있다.

다) 병증별 효과

- 노인병으로 고혈압, 저혈압, 동맥경화, 콜레스테롤의 감소 작용, 만성 신염, 신장병, 피로해소 등에 좋다.
- 갱년기 장애, 뇌 신경계, 혈액 순환계, 호흡계, 소화기관, 위하수증
- 어린 영양실조, 소아 발육 불량, 소아마비, 소아 습진, 임신중독증
- 부종, 악성 종양, 사마귀, 전립선 비대증. 치핵
- 피부의 기미, 피부소양증, 간반, 지루습진, 급성 피부염증, 액취
- 신경통, 만성 관절 류머티즘성, 요통

5) 프로폴리스(propolis)의 치료 요법

가) propolis란?

꿀벌들이 나무, 풀, 꽃 등의 식물에서 나오는 수액과 수지를 채집하여 벌통으로 가져와 벌의 타액, 분비물, 밀랍 등을 혼합하여 만든 순수한 자연식품으로 이를 벌집 입구에 발라 외부로부터 박테리아나, 바이러스 등 각종 병균으로부터 벌들을 지켜주는 생명수호 물질을 인간들이 이를 이용하여 인체의 면역성을 높여주는 천연 항생 식품으로 이용하는 데 성공하여 전 세계적으로 널리 보급되고 있다.

프로폴리스(propolis)란 원래 그리스 어원으로 pro는 도시의 앞(=before)을 의미하고, polis는 도시를 뜻하는데, 이를 우리는 벌집 앞을 안전과 질병으로부터 지켜주는 물질이라는 뜻이 된다. 동양고의 의서인 『동의보감』에도 노봉방이라는 이름으로 기록되어 해수, 천식에 효과가 있음을 설명하고 있는데, 우리나라에서는 이를 봉교라고 한다. 특히, 중요한 것은 여왕벌이 산란하기 전에 벌들이 미리 봉방에다 popolis로 엷게 코팅하여 난과 유충을 미생물로부터 안전하게 보호한다는 것이다.

나) propolis의 약리작용

(1) 抗菌(항균), 抗 炎症(항 염증) 작용

프로폴리스가 민간요법으로 이용된 지는 지금부터 2,300여 년 전으로, 그리스의 의학자 히포크라테스는 상처나 궤양을 치료하는 데 프로폴리스를 이용할 것을 권장했다. 또한 아리스토텔레스는 피부병, 종기, 상처 및 감염증 치료에 프로폴리스를 이용하였다고 한다.

boar war(보어 전쟁) 시에는 프로폴리스에 글리세린을 섞어 프로포리신이라는 물질이 온갖 부상을 치료하는 데 이용되었다. 그 후로 프로폴리스 연고를 방사선 장애, 궤양성 염증, 화상, 알레르기 반응 및 아토피(AtopHy)성 피부염 치료에 이용되고 있다.

현재는 피부종양, 사마귀, 교통상해 피부, 여드름, 습진 및 무좀 치료에 많은 연구가 행해지고 있으며, 특효가 있는 것으로 알려져 있다.

(2) 抗(항) 곰팡이, 抗 細菌(세균), 抗(항)바이러스 작용

박테리아 증식제지, 살균 효과에 의한 황색포도상구균, 살모넬라균, 고초균, 부, 병균 등에 대해서 프로폴리스 농도가 높을 수록증식을 저지하는 효능이 크다고 한다.

그리고 바이러스가 원인인 인플루엔자 A2형 등에 대해서는 특히, 뛰어난 살균 효과를 나타낸다. 또한, 남성의 요도염, 여성의 방광염, 질염의 원인이 되는 트리코모나스(Trichomond)원충을 죽이는 능력이 높다고 한다.

그리고 프로폴리스는 여러 가지 항생 물질 작용에 대해서 협력 효과가 증강된다는 보고가 있다.

(3) 活性酸素(활성산소) 억제기능

사람들이 호흡할 때 지나친 호흡으로 산소 일부가 유해산소, 즉 활성산소가 되어 강력한 산화작용 결과 과산화물을 생성하여 얼굴에 검버섯, 기미, 주름살을 만들고, 내장에 장애를 주어 화나 암까지 가져다주는 생명현상의 최대 적이 된다. 그러나 프로폴리스는 이 활성산소를 순화 또는 소멸시키는 작용이 있다.

특히, 프로폴리스의 주요 구성성분인 플라보노이드는 항과산화 활동, 간장보호 특성, 손상된 조직기능의 신속한 복구, 항균 활성 등이 있는 것으로 밝혀졌다. 그리고 과산화물생성 억제 작용이 있어 인간의 노화나 암 발생을 방지하여 회춘 효과를 가져오는 기능이 있음을 활성산소 억제기능에 의하여 알 수 있다.

(4) 항암작용

프로폴리스가 암을 억제하는 데 보조적인 역할을 한다는 보고는 많다. 이것은 프로폴리스에 들어있는 플라보노이드의 위력인 것으로 보인다. 이는 세포가 암화 되기 전에 프로폴리스의 높은 면역력이 작용하여 생긴 것으로 보인다.

Win Luchydenski 박사는 수술 전에 암 환자에게 프로폴리스를 사용한 후에 수술에 성공하고, 수술환자의 90% 이상이 암세포의 전이 없이 5~10년간 재발이 없다고 보고하여 세계 암 환자를 놀라게 한 바 있다. Matsuno는 프로폴리스 추출물이 종양세포에 손상을 주는 것을 확인하고, 프로폴리스로부터 항 종양세포 활성을 갖는 물질을 분리·정제하였다.

그리고 이것을 가하여 사람의 간암 세포를 배양하면 약 7시간 뒤부터 세포 손상 작용이 나타나기 시작하여 2~3일 후에는 세포가 사멸하는 현상을 발견하였다.

이와 같은 결과는 자궁경암 종양세포에서도 발견하였으며, 적정농도에서는 정상 세포에 손상을 입히지 않는 것으로 나타났다. 그리고 프로폴리스로부터 분리한 Caffeic acid pHenethyl ester(CAPE)는 암세포에 대해서 독성을 나타낸다.

다) 프로폴리스의 효능 및 이용법

(1) 효능

항균 작용, 항산화 작용, 항염증 작용, 세포 부활작용, 부분 마취 작용, 조직재생작용, 제암작용, 면역 부활화 작용, 활성산소억제, 백혈구 증가작용, 혈소판 증가작용.

(2) 용도

(가) 한의학적 이용

프로폴리스는 우리나라 한의학에서도 이용됐는데 『동의보감』 탕액편에 보면 露蜂房(노봉방: 말벌집)이라는 약재가 나오는데 이는 나무 위의 大黃蜂巢(대황봉소: 누런 말벌집)을 말하며, 驚癎(경간, 驚氣(경기)와 癎疾(간질)), 계종(놀라서 팔다리가 떨리는 현상), 擁腫(옹종, 背瘡(배창)과 腫氣(종기)), 乳癰(유옹, 유방종기, 유방염, 유방암) 및 치통을 치료하는 데 사용하였다.

그리고 『본초강목』에서 노봉방은 호봉의 봉소로 이들의 효능은 擧風攻毒(거풍공독), 散種止痛(산종지통)이라 언급하고 있는데, 이는 외용으로는 노봉(虜鋒)만을 다려서 유옹, 옹조, 악창에 발라 씻어 주라 하였으며, 외과, 치과에 치료 및 살균 효과가 있다고 하였다. 이는 현대과학에서 밝혀진 프로폴리스의 효능과 같은 임상효과이다.

(나) 의학적 이용

프로폴리스는 의학적 용도가 다양하여 각종 질병을 치료하고, 약품을 제조하는 데 이용된다. 특히 피부질환 치료제와 소염제로 이용되는데, 이는 항균작용과 항산화 작용이 인정되고 있으며, 소염작용과 세포 기능을 증진하는 작용이 있고, 활성산소를 억제한다.

또한, 백혈구와 혈소판을 증가시키는 작용도 우수하며, 이 외에도 방사선 부작용 경감, 궤양 치료, 나병 치료, 조직재생을 비롯한 면역기능 증진, 간 보호, 혈압강하, 노화 방지, 발암물질 차단, 종양 촉진 제 억제 등 의학적 효능을 기대하고 연구 중이다.

(다) 육류의 보존

플라보노이드의 항산화 효과는 주로 지질과산화 그룹의 불순물을 제거하여 순화시키는 능력이 있다. 프로폴리스를 에탄올에 추출하여 얻어낸 EEP(Ethanol Extracted Proplis)를 첨가하여 식육제품 보존 효과를 실험한바 육제품의 보존제로 사용하는 솔빈산칼륨보다 보존 효과가 우수하여 EEP를 육제품 보존제로 개발하여 활용할 경우, 기능 식품으로 국민건강 증진에 크게 기여할 수 있을 것으로 보고 있다.

(라) 식품 첨가물

현재 육제품과 껌, 목캔디를 비롯한 여러 건강보조식품에 프로폴리스가 첨가 제조되어 판매되고 있다.

라) 프로폴리스 음용 방법

(1) 일반적으로 프로폴리스를 환자들이 아무렇게나 마시기 쉬운 대로 마시고 있는데, 이는 건강유지 및 건강증진을 위해서, 질병의 치유를 위해서, 음용하게 된다.

(2) 물은 냉수보다 따뜻한 체온 정도의 온수에다 프로폴리스를 희석하여 마시는 것이 효과적이다.

(3) 마시기 쉬운 방법보다 효과가 높게 마신다. 즉, 꿀이나, 봉밀을 다른 음료수와 함께 타서 마시는 것이 비효과적이며(부적합), 한약처럼 그대로 마시는 것이 효과적이다.

(4) 어떠한 질환이 있어 약을 먹을 경우에는 약과 함께 먹지 말고, 2~3시간 후에 간격을 두고 먹는 것이 효과적이다.

(5) 식후 만복 시보다 식간이나 식전의 공복 시에 먹는 것이 더 효과적이다.

(6) 치료를 위하여 많이 마실 때는 1일 3회에 걸쳐서만 먹는 것보다 여러 번 나누어 계속 마시는 것이 몸 전체에 프로폴리스 성분이 있도록 하는 것이 대단히 효과적이라 생각한다.

2. 光線治療 療法(광선치료 요법: 화강온구법)

1) 光線治療(광선치료)의 基本 原理(기본 원리)

우리들이 음식을 먹고, 공기 중에서 호흡하고, 산소를 섭취하여 36~37℃의 체온(열) 에너지를 얻어서 생활하고 있다는 것은 잘 알려져 있다. 즉 이 열의 파장은 7,000온스 드롬 전후의 근적외선이다. 광선 치료기의 광선은 인체의 체력으로 된 강력한 근적외선을 함유 한 가시선과 적외선의 종합광선이다. 다시 말해서 종합광선이 인체의 항병력을 강화하므로 난치병도 치유가 되는 것이다.

2) 光化學 作用(광화학 작용)

파장이 짧은 광선 특히, 자외선은 냉선이므로 온열작용이 없는 피부에 잘 흡수되므로 심부에는 달하지 않지만, 대단히 강한 광화학작용이 있으므로 병원균을 속히 살균하여 피하에 여러 가지 유효물질을 생성한다.

지상에 세균이나 오물이 충만하지 않은 것도 일광의 강한 화학작용 때문이다. 공기와 물, 그리고 엽록소에서 유기질의 근기인 전분을 합성하는 것도 광선이다.

자외선이 산소에 닿으면 오존 O3를 발생하는 것을 발견한 것은 Lenard이지만 高山(고산)이나 海岸(해안)은 공기가 淸淨(청정)하여 자외선이 강하니까 오존도 많은 것이다.

또 자외선에는 수소와 산소를 결합하여 과산화수소를 결합해 과산화수소를 생성하는 작용도 있다. 사진의 필름은 빛의 수천분의 일 초간 닿을 정도로 화학변화를 일으켜 화상을 나타낸다. 약품도 광선에 닿으면 화학 반응을 일으키니까 어두운 장소에 저장한 것이다.

1926년 독일의 화학자 Windaus는 Vitamin D는 자외선이 Ergosterin C29H44O에 작용한 것을 발견하였지만, 광선조사로 피하지방 중의 Ergosterin은 Vitamin D로 변화하여 피하 혈관 망에 의하여 전신에 운반되니까 구루병에는 전신의 1/80을 照査(조사)하면 효과가 있음이 증명되었다. 건강에 가장 적합한 자외선은 파장 320~290mmu의 소위 Dorno 선이다.

3) 광선 요법의 개요

가. 可視(가시) 종합선

1) 인류는 태양광선 아래에서 공기로 호흡하고, 영양을 섭취함으로써 생존하고, 생식과 생활에 필요한 에너지를 얻고 있다.

그의 주체는 파장 3,800~8,100A의 가시광선과 8,100A와 그 부근의 근적외선(온열)이다.

생물이 받는 광선의 대부분은 금속원소가 태양의 고열을 맞이하여 기화할 때 발생하는 것이다.

"가시종합광선"은 이중의 근적외선 78%, 약간의 근자외선을 함유한 가시선 22%이다.

2) 근적외선은 온열효과는 있지만, 일반물체 심부에는 거의 효과를 미치지 못한다.

그러나 가시종합광선은 일반적으로 식물도 동남쪽으로 향해있는 식물은 크고, 강하며, 서북쪽으로 향해있는 식물은 발육이 늦다.

과수의 경우도 그 차는 현저하게 눈으로 보고 이해할 수 있다.

이것이 간단한 가시광선 효과의 증명이다.

나. 可視光線(가시광선)의 반사

1) 생물체는 그 색과 같은 파장의 광선을 반사한다. 즉 가시광선에 함유되어있는 빛 중에 자기가 생존에 불용한 빛을 제외한 필요한 것만 흡수한다.

예를 들면, 화변은 적색이고, 심은 녹색, 화분은 황색인 것을 예를 들면 이 꽃은 공간에 꽉 차 있는 가시광선 중에 "적색, 녹색, 황색" 3종의 빛을 제거한 가시선과 근적외선을 종합한 광선을 에너지 기원으로 하여 생각할 수 있다.

2) 현시점에서 식물의 개량에 사용되고 있는 花粉交合(화분교합)은 漫然(만연)과 突然變異(돌연변이)를 갖는 게 끝이지만, 전기를 색의 법칙에 적응하면 색의 가시선 반사를 응용하여 색을 조화하여 목표에 卽應(즉응)하여 交合(교합)을 행하는 것이 가능하게 되었다.

색을 기준으로 하여 꽃의 내용을 해부하면, 耐寒(내한), 耐暑(내서) 등 식물의 결합 특성을 모든 각도에서 개발할 수가 있다.

4) 광선치료 효과

가. 광선조사 부위

사람 몸에 절창이 생기거나 혹은 절개수술을 받았을 때 그 창면을 봉합하여 7~10일 정도 지나면 유합되고, 창이 작으면 봉합을 하지 않아도 치유된다. 이것은 자연치유능력에 의한 것으로 상처를 받을 때 한 것이며, 설사하거나, 감기가 들어도 안정하고, 휴양하면 자연히 좋게 된 것처럼 인체에는 모든 질병에 대응하여 치유능력을 구비하고 있음은 잘 알려져 있다.

따라서, 절개수술을 필요로 할만한 심부의 질환 또는 악성질환에 걸리면 자연의 치유능력만으로는 치유가 되지 못하여 의사들의 치료법인 약의 복용, 수술 등을 받고 있지만 이러한 질병에도 광선을 조사하면 인체 내에 에너지가 공급되므로 치유력이 강하여져서 어떠한 질병이라도 약이나 수술을 하지 않고도 치유할 수가 있다.

나. 광선은 에너지를 증강

1) 개요

가시종합광선을 섭씨 40~50℃의 온도로 인체의 피부표면에 쬐면 그 열은 그대로 체내에 흡수되어 공기 중의 산소와 식물에 의해 합성한 에너지와 같다.

즉 산소와 식물에서 합성한 에너지를 체내에서 효율성 있게 만들어 사용하기 위한 생체 조건을 갖춘 에너지로 된다.

2) 효과

- 심장이 약한 사람에게 양쪽 발바닥을 10~20분 조사할 경우 1회로 효과를 느낀다.
- 화상을 입었을 때 20~30분 조사할 경우 흉터까지 치유.
- 급성 위경련의 경우 국소에 단시간 조사하면 고통이 완화된다.
- 발가락 뜸: 대장염에 특효(80~90% 치유)
- 두 번째 발가락, 두 번째 마디 볼록한 부분, 남자는 우측, 여자는 좌측에 뜸을 놓는다.

3. 민간요법

구 분	병 명	민 간 요 법
비뇨기 분야	무 젖	엿기름을 곱게 갈아 가루를 하루 한 숟가락씩 먹는다.
	당뇨병	팥+다시마+호박=물을 붓고 푹 삶아 죽을 만들어 조금 맵게 하여 자주 먹으면 좋다.
		숙지황 산약, 산수유, 황기 각 25g과 목단피, 택사, 복령 각 15g, 화분 50g을 물에 달여 하루 2회 복용.
	신장염	팥+호박+미꾸라지+수박을 푹 삶아서 수시로 먹으면 소변이 시원스럽고 좋은 효과가 있다.
	소변불편	은행나무 열매 14개씩 하루 3회 복용하거나, 복분자를 가루 내어 한 숟가락씩 물에 타서 하루에 2회 복용한다.
	방광염	옥수수수염(한 줌)+물(1.5홉)=1.0홉 되게 달여서 하루 3회 장기간 복용한다.
기관지	기관지 /천식	마황, 오미자, 감초를 각 5g 비율로 가루를 내어 5g씩 하루 3회 끓인 물에 타서 마신다.
		기침이 심한 경우 오미자, 도라지, 뽕나무 뿌리껍질 각 1kg을 물 2L에 넣고 끓인 후 꿀 50g을 넣어 24시간 후에 10㎖씩 하루 3회 복용한다.
	폐결핵	토종닭 1마리에 내장을 버리고, 그 속에 뽕나무 뿌리껍질 50g을 넣고 푹 삶은 후 고기와 국물을 마신다.
노화 방지	불로환	인삼 120g, 우슬 60g, 파극천 120g, 두충 60g, 당귀 120g, 백자인 40g, 토사자 120g, 석창포 40g, 숙지황 80g, 구기자 40g, 생건지황 80g, 지골피 40g을 가루 내어 꿀을 넣어 환을 만들어 하루 3회 더운 소금물이나 술로 복용한다.

100세 시대를 위한 자연식품과 건강관리

구 분	병 명	민 간 요 법
소화기 계통	간염	자라를 푹 삶아 이를 짠 후 국물을 한 컵씩 하루 3회 2~3일간 복용하면 특효가 있다.
		인진쑥 2, 솔잎 1, 대추 1 비율로 물에 달여서 수시로 마신다.
	변비	생 계란과 조청을 넣고 잘 섞어 하루 2회 정도 먹으면 특효가 있다.
		무즙 3봉지, 꿀 한 종지를 일상적으로 먹는다.
	위경련	마늘 생즙을 내어 0.2홉 정도 먹으면 신통하게 낫는 효과가 있다.
	위암	가지 꼭지를 달여서 하루 3회 공복에 장기간 복용 시 신통한 효험이 있다.
	위/십이지장 궤양	귤껍질을 갈아서 가루를 만들어 한 숟가락씩 공복에 냉수에 타서 마시면 특효가 있다.
		감초 400g, 오징어 뼈 50g을 가루로 만들어 하루에 5g씩 2회 복용하건, 양배추즙을 한 컵씩 마신다.
		너삼 뿌리 250g, 더덕 750g, 솔잎 새순(6월) 1,000g(그늘에 건조)을 가루 내 꿀로 환을 만들어 하루 3회 각 40개씩 더운 물로 식전에 3개월 복용한다.
	위염	무로 진한 즙을 내어 아침, 저녁으로 식후 30분 후 한 컵씩 계속하여 복용하면 효험이 있다.
	더위 탈 때	생강과 대추를 넣어 차를 만든 후 설탕을 약간 넣어 복용하면 좋은 효과가 있다.
	황달	무로 즙을 내어 한 컵씩 식후 하루 3회 장기간 복용하면 치유가 가능하다.

구 분	병명	민간요법
소아 분야	맹장염	무 생즙과 생강즙 낸 것을 섞어 이를 꼭 짠 후 찌꺼기를 환부에 하루 2~3차례 갈아붙인다.
	항아리	붉은 팥을 물에 불인 후 건져내어 찧어서 밀가루를 약간 넣어 섞은 다음 이를 환부에 붙이면 부기가 빠진다.
	소아습진	감, 도토리, 무의 생즙을 내어 환부에 하루 2~3회씩 2~3일간 계속 발라주면 특효가 있다.
	경풍	양쪽 엄지손가락 가운데 마디 중앙에 침을 찔러 피를 빼고, 웅담을 물에 개어 하루 3차례 먹으면 효과가 있다.
	야뇨증	감초, 비자, 연잎, 옥수수염을 물에 넣고, 달여서 조, 석으로 한 컵씩 장기간 복용하면 특효가 있다.
	땀띠	가지를 깨끗이 씻은 후 잘게 썰어 물2에 가지1 비율로 넣고, 끓인 물로 아이 전신 목욕을 하루 1회, 4~5회만 계속하면 완치가 된다.
	홍역	무즙 한 숟가락+생강즙 한 방울+소금, 설탕 약간+물 5배수 타서 하루 세 차례 먹으면 발진이 잘 되며 위기를 모면하는 좋은 요법이다.
	백일해	호박씨(검게 태움)+설탕 한 숟가락+물 3홉을 2홉 되게 진하게 달여 물 대신 마시면 효과가 좋다.
	소아마비	오가피를 진하게 달여 한 컵씩 하루 세 차례 병이 나을 때까지 복용해야 효과를 본다.
	경련	담을 물에 개어 하루 3차례 4~5일간 계속해서 복용한다. 웅담이 최상의 치료약으로 인정받고 있다.

구 분	병 명	민 간 요 법
안과	다래끼	복숭아씨를 헝겊에 싸서 으깨어 환부에 발라주면 신비한 효과가 있다.
	결막염	짠 소금물이나, 엄마 젖으로 하루 4~5회 씻어 주면 효과가 있다.
	백내장	잉어를 푹 고아서 물을 먹고, 물로 환부에 바른다.
	야맹증	뱀장어를 구워서 먹거나 달여서 장기간 복용 시 효과가 있다.
일반외과	관절염	세신, 감초 각 5g, 진교 15g, 천궁 10g을 물에 달여 하루 2회 마신다.
		위령선 10g, 방풍, 홍화 각 5g, 백지를 물 2L에 넣고 끓여 컵 1잔씩 하루 3회 복용한다.
	찰과상	새우젓이나 약쑥, 오징어 뼛가루를 환부에 2~4회 정도 발라주면 효과가 아주 좋다.
	치질	무화과 열매를 생즙 내어 하루에 한 차례 5일 정도 계속 환부에 발라주면 효과가 크다.
	찔렸을 때	메밀가루나 된장, 소금을 환부에 2~3회 발라준다.
	타박상	토란의 껍질을 벗겨 강판에 갈아 밀가루 반죽을 가재로 싸고, 붕대로 감아준다. 굳어지면 갈아준다. 염파, 좌상, 두부의 부스럼에도 2~3일 후면 깨끗이 낫는 놀라운 효과가 있는 좋은 약이다.
	탈홍	미꾸라지를 병에 넣고, 설탕을 50g 정도 넣으면 미꾸라지가 죽는데, 10시간 후 미꾸라지를 꺼내고, 이 물을 3~4일간 환부에 발라주면 신효가 있다.

구분	병명	민간요법
정신신경계통	관절염	황토를 채로 곱게 친 후 식초에 이겨 환부에 하루 한차례 5~6일간 붙이면 효과가 있다.
	고혈압	박 속을 푹 삶아서 하루에 한 컵씩 10일 정도 복용하면 특효가 있다. 대추와 당귀차가 특효가 있다.
		겨우살이 25g, 하고초(꿀풀) 40g, 익모초 씨 15g을 달여 마시거나, 밭미나리 250g과 대추 10개를 달여서 수시로 마신다.
	간질	흰 봉선화 줄기를 잘게 썰어 물을 붓고 달여서 하루에 두 차례씩 장기간 복용하면 효과를 본다.
	뇌일혈	뽕나무 뿌리를 그늘에 말린 후 잘게 썰어 물 3홉을 붓고 2홉이 되도록 달여 하루 세 차례 공복에 장기간 복용하면 치료가 가능하다.
	두통	무 생즙을 내어 콧속에 3방울 정도 넣으면 특효다.
	불면증	마늘 생즙을 내어 머리맡에 놓고 냄새를 맡으면서 잠을 자면 잠이 잘 온다.
	신경통	웅담이나, 소 쓸개를 반 컵 정도의 소주에 넣어 2~3차례만 복용하면 신기한 효과가 있다.
	신장병	팥을 적당히 삶은 물 한 홉 정도를 하루 세 차례 장기간 복용하면 특효가 있다.
	심장병	양파+마늘에 초를 약간 쳐서 생것으로 자주 복용하면 심장병에 탁월한 효과가 있다.
	어깨결림	토란과 밀가루를 같은 분량으로 잘 섞어 반죽한 후 생강즙과 설탕을 약간 넣어 하루 한차례 4~5일간 붙이면 탁월한 효과가 있다.

구분	병명	민간요법
이비인후과	귀 동상	감물이나, 옥도정기를 장기간 바르고, 붕산수로 찜질하고, 환부에 찬바람이 스치지 않도록 한다.
	내이염	생 계란의 기름을 내어 귓속에 하루 두 차례 넣으면 좋은 효과가 있다.
	목의 가시	밥이나, 삶은 고구마를 씹지 않고 넘긴다.
	비염	도라지 껍질을 벗겨 그늘에 말려 10g+물 5홉을 부어 3홉이 되게 달여 하루 3회 복용 시 효과가 있다.
	쉰 목소리	달걀 1개에 식초를 찻숟가락 하나를 넣어 아침 일찍 공복에 2~3회 정도만 먹어도 목이 트인다.
	중이염	고름이 나오면 무즙을 면봉에 붙여 귀에 넣어 탈 지면으로 귀를 막고 있으면 효과적이다.
	코피	연뿌리를 강판에 갈아 생즙을 내어 솜에 묻혀 콧구멍을 막아 주면 효과가 좋다. 다른 출혈에도 좋다.
	축농증	무 생즙을 내어 탈지면에 묻혀 콧구멍에 넣어 두면 누런 콧물이 나오는데, 하루에 3회씩 4~5일간 계속 하면 완치가 가능하다.
	편도선염	다시마를 적당한 크기로 잘라 콩 한 줌과 함께 푹 삶아 간을 맞추어 식사 때 반찬으로 먹거나, 차로 장기간 복용 시 수술 없이 그대로 낫게 된다.
		파 뿌리 3~4개를 깨끗이 씻은 다음 잘게 썬 다음 참기름을 3 숟가락 넣고, 끓여 식기 전에 하루 3회 복용을 계속한다.
	헌 코	연뿌리 생즙을 내어 잠자기 전 두 방울을 코에 넣으면 즉효다.

구분	병명	민 간 요 법
정신신경 계통	야뇨증	닭 볏을 불에 태워 가루를 만든 후 뜨거운 물로 하루 세 차례 장기간 복용하면 치료된다.
		생 단너삼 뿌리(황기) 20g, 감초 10g을 물에 달여 하루 2회 복용한다.
	요통	소주에 마늘을 이겨 넣거나, 솔잎+초+겨자를 이겨 환부에 자주 찜질을 하면 통증이 풀리면서 낫는다.
	중풍	검은 수탉 1마리(내장 버림), 엄나무껍질, 인동덩굴꽃 각 250g을 단지에 넣고, 물을 5사발 붓고, 솥에 넣어 절반이 되게 끓인 다음 끓인 물을 3회에 나누어 식전에 마신다.
	현기증	무 생즙을 내어 콧속에 2~3방울을 하루에 두 차례씩 4~5일 정도 계속하면 즉효가 있다.
치과 (구강)	황색 이빨	옥시풀을 솜에 적시어 몇 차례만 이빨을 닦으면 산뜻하게 깨끗해진다.
	치통	명아주를 생즙 내어 탈지면에 적셔 환부에 물고 있으면 아픈 것이 씻은 듯이 낫는다.
	치은염	만성일 경우 삼백초를 소금물에 씻어 저녁에 이빨 뿌리 쪽에 끼워 두었다가 아침에 양치질하면 잇몸이 시원하게 된다. 만약 낮에도 통증이 오면 삼백초를 잇몸 사이에 끼워 둔다.
	헌 입	수박을 즙 내 한 사발 정도 마시면 시원하게 낫는다.
	터진 입술	입술에 2~3회 정도 꿀을 발라주면 즉효가 있다.

구분	병명	민 간 요 법
피부계통	두드러기	습관성은 결명자를 달여 하루 2~3회 장기간 복용하면 위장도 튼튼해지고, 약효도 좋다.
	여드름	복숭아꽃을 짓이겨 즙을 내어 바르면 특효가 있다.
	무좀	부추즙+백반가루를 들깻잎에 펴서 바르면 신통한 약효가 있다.
	부스럼	마늘즙이나, 참기름을 하루 2회씩 바르면 효과가 있다.
	사마귀	무화과 잎, 줄기, 열매에서 나오는 흰 즙을 하루 1회 일주일 정도 바르면 빠진다.
	티눈	은행즙이나, 마늘즙을 내어 바르면 쉽게 빠진다.
	흑점	續修子(속수자) 잎과 줄기에서 나오는 흰 즙을 3회 정도 바르면 자연치유가 된다.
	땀띠	가지를 넣어 끓인 물로 목욕하면 치료가 된다.
	동상	생강을 즙 내 환부에 하루 4~5회씩 2~3일간 바르면 놀라운 효과가 있다.
	옴	우엉 뿌리를 물과 함께 달여 환부를 계속 씻으면 효과가 있다.
	기미	율무즙, 창포즙, 귤껍질 등을 즙 내 자주 바르면 좋은 효과가 있다.
	주근깨	오이를 얇게 잘라서 아침, 저녁으로 마사지하면 피부가 좋아지고, 부드러워진다.
	멍든 자국	쇠고기(날 것)를 얇게 포를 떠서 하루에 1회씩 3~4일 계속 붙이면 치유된다.
	탈모증	미역 끓인 물로 머리를 감거나, 참외 잎을 짓이겨 환부에 바르면 탈모방지나 毛根(모근)이 튼튼하게 된다.

구분	병명	민간요법
피부계통	발모	검은 참깨를 볶아서 찧어 알코올을 넣고, 질퍽하게 하여 머리에 바르면 좋은 효과가 있다. 묵은 생강을 갈아 즙을 낸 후 10배 정도의 알코올을 넣고, 잘 흔들어 탈지면에 묻혀서 매일 2~3회 머리에 문질러 주면 효과가 아주 좋다.
	비듬	비누로 머리를 감지 말며, 보리쌀 뜨물로 자주 머리를 감으면 비듬이 없어진다.
	옻	게나 새우를 달여서 그 물을 환부에 2~3회 바르면 특효가 있다.
	화상	오이를 강판에 갈아 생즙을 내어 환부 붙이면 좋다. 오래 두어도 변하지 않아 만들어 놓고 이용한다.
	주부습진	나팔꽃잎과 씨를 같이 섞어서 생즙을 내어 하루 2차례씩 3~4일간 계속하여 바르면 치료가 된다.
호흡기 계통	감기	무를 강판에 갈아 진하게 생즙을 내어 물엿이나, 꿀을 한 숟가락 정도 뜨거운 물에 타서 공복에 수시로 복용하면 좋은 효과가 있다.
	기관지염	큰 배 한 개를 껍질이 누렇게 탈 정도로 불에 구워서 짠 후 그 즙을 하루에 3회로 나누어 마신다.
	천식	무를 잘게 썰어 사기그릇에 넣고, 물엿을 반 홉 정도 넣고, 뚜껑을 닫고 하루가 지난 후 맑은 물을 마신다. 미나리과인 백지(일명 구릿대)가 효과가 있다.
	폐렴	무와 연근을 생즙 내어 한 컵씩 하루에 3회, 3~4일 정도 복용한다.

음양오행의 건강법

제 9 장

1. 오장육부와 음양 관계

1) 개요

우리의 전통적 음식 문화 속에는 음양오행 사상이 짙게 깔렸는데, 음양오행이란 모든 사물 현상은 서로 대립하는 속성을 가진 음과 양으로 상호 조화를 이루는 동양철학으로 우주의 기초를 이루는 다섯 가지 물질인 木(목), 火(화), 土(토), 金(금), 水(수)가 서로 어울려 만물이 이루어졌다고 보는 원리로 인체의 각 부위도 음양오행이 있으며, 모든 식품에도 음양오행이 갖추어져 있다고 보았다. 이러한 원리로 인체의 각 부위에 따라 음식 색깔을 맞추어 먹으면 해당 臟器(장기)에 도움을 줄 수 있다고 한다.

2) 五臟六腑(오장육부)의 관계

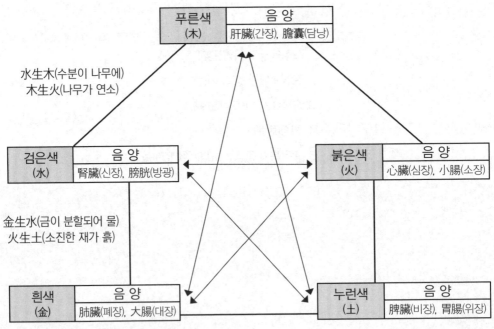

3) 오장육부와 음양관계

身體(신체)		木(목)	火(화)	土(토)	金(금)	水(수)
오장(음) 五臟(陰)	손(手)	-	심장	-	폐장	-
	발(足)	간장	-	비장	-	신장
육부(양) 六腑(陽)	손(手)	-	소장	-	대장	-
	발(足)	담즙	-	위장	-	방관
상생(相生)관계		木火 (목화)	火土 (화토)	土金 (토금)	金水 (금수)	水木 (수목)
얼굴 색상		푸른색	붉은색	노란색	흰색	검은색
효험있는 식품		청록색채소 녹두	노란불콩 된장 콩	붉은 사과 토마토 팥	검정깨 김 우엉 검은콩	흰깨 무 흰강낭콩
몸에 좋은 식품		보리 부추 자두 닭고기	수수 달래 살구 양고기	조 아욱 대추 쇠고기	현미 파 복숭아 개고기	콩 콩잎 밤 돼지고기

가) 상생 관계

(1) 木生火(목생화)

간(木)으로 흡수한 영양소와 피가 정화되어 심장(火:화)으로 들어가는데, 이때 간장(木)은 독소를 제거하여 심장(火) 기능을 도와준다.

(2) 火生土(화생토)

심장(火) 활동이 왕성하면, 활발한 혈액순환이 위장(土:토)에 공급되어 소화 기능이 향상된다.

(3) 土生金(토생금)

비장과 위장(土) 기능이 정상화하면 폐(金:금)에 혈액 공급이 원활하여 대장(金)의 활동이 왕성해진다.

(4) 金生水(금생수)

폐장(金;금)은 호흡으로 수분을 발산하므로 신장(水;수)의 과다한 수분 배설을 억제하는 역할을 한다.

(5) 水生木(수생목)

신장(水)은 암모니아 성분을 걸러 소변으로 배설하고, 간장(木)은 신장 (水;수)에서 제거하지 못한 유독성을 제거한다.

나) 상극 관계

(1) 木剋土(수극토)

간에서 분비하는 담즙(산성)과 췌장에서 분비하는 이자액(알칼리성) 분비가 불균형을 이루면 병증(위산과다)이 발생한다.

(2) 土剋水(토극수)

비장이 신장을 억제하는데, 비장이 철분 조절작용을 하는데 잘 안되면 신장기능에 장애가 온다.

(3) 水剋火(수극화)

심장은 체온을 증가시키는 역할을 하는데, 이때 신장이 지나친 심장 기능의 활동을 견제하는 작용을 한다.

(4) 火剋金(화극금)

심장 활동이 과격해지면 혈액 속의 탄산이 발생하여 호흡중추를 자극하여 폐장의 호흡을 가중시켜 폐장을 피로하게 한다.

(5) 金剋木(금극목)

폐장이 산소 공급을 잘하지 못하면 간장에 병변이 생긴다.

2. 오장육부의 생리 기능

1) 오장(五臟)의 생리 기능

심(心)의 생리 기능

- 혈맥 계통을 주관한다.
- 정신의식 상태를 주관한다.
- 5지(기쁨)와 5액(땀)이 심에 소속된다.

폐(肺)의 생리 기능

- 호흡의 기를 주관한다.
- 피부와 배합되고, 모(毛)와 코에 연결
- 5지(근심)과 5액(콧물)은 폐에 소속된다.

비(碑)의 생리 기능

- 운화(運化) 기능을 주관한다.
- 혈을 통솔하는 기능을 주관한다.
- 5지(사고)와 5액(침)에 소속된다.

간(肝)의 생리 기능

- 소설(疏泄) 기능을 주관한다.
- 혈을 저장, 조절하는 기능을 주관한다.
- 5지(노여움)와 5액(눈물)에 소속된다.

신(腎)의 생리 기능

- 정(精)을 저장하고, 생장, 발육과 생식을 주관한다.
- 수액(水液)과 기(氣)의 수납(受納)을 주관한다.
- 5지(공포)와 5액(唾液, 타액)에 소속된다.

2) 육부(六府)의 생리 기능

담(膽)의 생리 기능

- 담즙을 저장하고, 배설한다.
- 결단을 주관한다.

위(胃)의 생리 기능

- 수곡(水谷)을 받아들인다.
- 수곡(水谷)을 썩(腐熟)힌다.
- 통강(通降) 기능을 주관한다.

소장(小腸)의 생리 기능

- 물질을 받아 담고, 변화시킨다.
- 맑은 것과 흐린 것을 분별한다.

대장(大腸)의 생리 기능

- 찌꺼기를 수송하고, 대변을 배설한다.
- 대변 형성 및 수분을 흡수한다.

방광(膀胱)의 생리 기능

- 요액을 저장한다.
- 소변을 배성한다.

삼초(三焦)의 생리 기능

- 원기를 통행시킨다.
- 수곡을 운행시킨다.
- 상초(上焦): 안개와 같은 기능을 발휘한다.
- 중초(中焦): 모으는 기능이 있다.
- 하초(下焦): 물고랑과 같은 기능을 발휘한다.

3. 오행(五行)과 오감(五感)

思象		太陰	少陽	少陽	太陽	少陰
五行	陰	木	火	土	金	水
	陽	金	水	木	火	土
五方		東 (동쪽)	南 (남쪽)	中央	西 (서쪽)	北 (북쪽)
五季		春 (봄)	夏 (여름)	長夏 (土用)	秋 (가을)	冬 (겨울)
五氣: 惡		風 (바람)	熱 (더위)	濕 (습기)	燥 (건조)	寒 (차가움)
臟(陰)	五臟	肝(간)	心(심)	脾(비)	肺(폐)	腎(신)
	經脈	足闕陰	手少陰	足太陰	手太陰	足太陰
腑(陽)	五腑	膽(담)	小腸(소장)	胃(위)	大腸(대장)	膀胱(방광)
	經脈	足少陽	手太陽	足陽明	手陽明	足太陽
五體		筋, 節	血, 脈	肌, 肉	皮, 毛	骨, 髓
五觀(根)		눈(眼, 目)	혀(舌)	입(口, 脣)	코(鼻)	귀(耳)
五傷		筋(근육)	血(피)	肉(고기)	氣(기운)	骨(뼈)
五化		손, 발톱	얼굴색	입술	털	머리카락
五支		爪(조): 손톱	毛: 털	乳: 우유	息: 호흡	髮: 모발
器官		免疫器	內分泌	消火器	呼吸器	循環期
五液		눈물	땀	침	콧물	가래
五勞		泣(소리읍)	汗(땀한)	涎(침연)	涕(울체)	睡(졸음수)
		步(걷다)	視(보다)	坐(앉다)	臥(눕다)	久立(서다)
五柄戶		甲. 乙	丙. 丁	戊. 己	庚. 辛	壬. 癸
六甲		酉(닭)	未(양)	丑(소)	午(말)	亥(돼지)
五性		仁(어짊)	禮(예절)	信(믿음)	義(의리)	智(지혜)
五蓄		鷄(닭)	羊(양)	牛(소)	馬(말)	猪(돼지)
五穀		麥(보리)	黍(기장)	粟稷(수수)	稻(벼)	豆(콩)
五聲		呼(슬픔)	笑(기쁨)	歌(노래)	哭(통곡)	呻(신음)
五香		臊(비린내)	焦(탄다)	香(향기)	腥(누린내)	腐(썩는다)
五情		怒(분노)	喜,笑(기쁨)	思(생각)	憂,慮(걱정)	恐(두려움)
五神(緖)		魂	神(性)	意(智)	魄(넋)	精(志)
五變		握: 악수	憂: 근심	噦: 재치기	欸: 웃음	慄: 두려움
五味	好	酸(신맛)	苦(쓴맛)	甘(단맛)	辛(매운맛)	醎(짠맛)
	禁	辛(신)	醎(함)	酸(산)	苦(고)	甘(감)

思象	太陰	少陽	少陽	太陽	少陰
五色	靑(청)	赤(적)	黃(황)	白(백)	黑(흑)
	파란색	붉은색	노란색	하얀색	검은색
생리기능	소설, 즉 기의 운행 및 혈을 저장하는 기능	혈맥 계통 신 의식 상태 를 주관	혈을 통솔하는 운화 기능을 주관	호흡과 인체의 기를 주관	생식기능 저장, 생장, 수액 및 기 수납을 주관

🌱 註(주)

神(신)

神氣(신기)를 말한다.

臟腑(장부)의 虛實(허실), 氣血盛衰(기혈성쇠), 精神存亡(정신존망) 등의 情況(정황)을 잘 反映(반영)하며, 神(신)은 陽(양)이며, 陽(양)은 動(동)한다.

精(정)

生命力(생명력)의 根源(근원)이며, 生命(생명)의 基本物質(기본물질)을 말한다.

이것은 陰陽兩性(음양양성)의 結合(결합) 후, 새 生命力(생명력)이 生産(생산)된다.

이 또한 精(정)은 陰(음)에 屬(속)하고. 陰(음)은 靜(정)한다.

魂(혼)

隨神往來(수신왕래)를 말하며, 이는 精神活動(정신활동)의 表現(표현)이다.

魄(백)

精(정)의 出入(입출)을 말하며, 이 또한 精神活動(정신활동)의 表現(표현)이다.

氣(기)

天德下流(천득하류), 地氣上迫(지기상박), 陰陽交感(음양교감)으로 萬物(만물)이 化生(화생)하는 地(지)의 氣(기)를 말한다.

4. 병증(病症)

思象	太陰	少陽	少陽	太陽	少陰
機能 (기능)	精神活動 (정신활동)을 安定(안정)	意識水準 (의식수준) 維持(유지)	飲食物 消化 (음식물 소화)	呼吸(호흡) 氣攝取 (기섭취)	成長發育 (성장발육)
	新陳代謝 (신진대사)를 행함	覺醒(각성) 睡眠 調定 (수면 조정)	水穀氣生成 (수곡기 생성)	一部(일부) 血生成 (혈생성)	生殖能力 (생식능력)
	血(혈)을 貯藏(저장)	血液 循環 (혈액 순환)	血(혈)의 流通(유통)	일부 물로 轉化(전화)	骨(골)과 齒(치)아 형성
	온몸에 영양 供給(공급)		出血防止 (출혈방지)	피부기능 억제	수분대사 조정
	骨格筋(골격근), 긴장유지		근육의 形成(형성)	防衛力維持 (방위력유지)	思考力(사고력), 判斷力(판단력)
病態 (병태)	禍(화)를 잘 냄	不安(불안) 不眠 (불면) 失神(실신)	焦燥感 (초조감)	抑鬱(억울) 코 막힘	發育不全 (발육부진)
	營養不良 (영양불량)	혀의 炎症(염증)	抑鬱疲勞 (억울피로)	易感染性 (역감염성)	勃起不全 (발기부전)
	손톱 成長障碍 (성장장애)	動悸(동계) (두근거림)	筋力低下 (근력저하)	呼吸困難 (호흡곤란)	骨代謝異常 (골대사이상)
	눈 疲老(피로)	가슴으로 치밀어 오르는 느낌	出血傾向 (출혈경향)	病的因(병적인) 發汗(발한)	배뇨장애 膣炎(질염)
	發作(발작)		食慾低下 (식욕저하)		難聽(난청) 잘놀람
			설사, 구각염		수분대사 異常(이상)

5. 오운육기 응용법(五運六氣 應用法)

1) 運氣學(운기학)의 歷史的 背景(역사적 배경)

易(역)의 학문이 設立(설립)할 때 運氣(운기)를 논하였고, 그 내용은 동양의학의 근본이 되었다. 東洋醫學(동양의학)의 원리는 內徑(내경)의 素問編(소문편)에 설명을 하고 있는데, 이 모든 이론을 五運六氣(오운육기)에 歸納(귀납)시키고 있다. 한국 運氣(운기) 의학의 聖者(성자)라 불리는 李朝(이조) 英祖(영조) 때 尹 美 先生(윤미 선생)의 '草窓訣(초창결)'이라는 저서에 수록되어 있는데, 이는 인간의 질병은 부모의 교감으로부터 入胎(입태)되어 체질이 결정되고, 평생 그 계통의 病(병)을 앓게 된다는 原理下(원리하)에 漢藥(한약) 처방을 성립하게 한 醫書(의서)이다.

2) 運氣體質(운기체질)이란?

가) 인간의 선천적인 병체질을 설명하는 구체적이고, 체계적인 학문이다.

나) 母胎(모태)에 入胎(입태)되는 순간 體質(체질)이 결정되는 入胎運氣(입태운기)와 出生(출생)하면서 天地 運氣(천지 운기)에 따라 체질이 형성되는 出生運氣(출생운기)로 구분한다.

3) 五運六氣(오육운기)란?

가) 天地間(천지간)의 기후변화에 의해 인간의 질병을 설명하는 것을 運氣學(운기학)이라 하며, 運氣(운기)는 인간의 질병을 좌우하기 때문이다.

나) 五運(오운)은 木(목), 火(화), 土(토), 金(금), 水(수)를 말하며, 六氣(육기)는 風(풍), 熱(열), 署(서), 濕(습), 燥(조), 寒(한)인 天地間(천지간)의 기후변화를 論(논)하는 것으로 주로 五運 六氣(오운 육기)는 天干(천간), 地支(지지)의 五行(오행)으로 설명한다.

4) 運氣醫學(운기의학)의 要論(요론)

가) 天干(천간): 甲(갑), 乙(을), 丙(병), 丁(정), 戊(무), 己(기), 庚(경), 辛(신), 壬(임), 癸(계)이며, 五陽干(오양간)과 五陰干(오음간)으로 分類(분류)한다.

　　- 五陽干(오양간): 甲(갑), 丙(병), 戊(무), 庚(경), 壬(임)은 太過 (태과) 즉 實(실)이고,

　　- 五陰干(오음간): 乙(을), 丁(정), 己(기), 辛(신), 癸(계)는 不及(불급) 즉 虛(허)이다.

나) 五運六氣(오운육기) 체질 중 앞의 것은 '臟(장)'이며, 뒤의 것은 '腑(부)'이다.

　　(예) 1948년 戊(天干=五陽)子(支干=五陰)年 음력 6월 7일은 三運三氣가 金火로 앞의 太歲年 太過인 金은 '臟=肺=實'이고,

다) 支干(지간): 天干(천간)에 비하여 陰(음)이며

　　子(자), 丑(축), 寅(인), 卯(묘), 辰(진), 巳(사) 午(오), 未(미), 申(신), 酉(유), 戌(술), 亥(해)

　　뒤의 子는 支干(五陰)인 火는 '腑=小腸=虛'이다.

5) 運氣醫學(운기의학)의 理論(이론)

가) 出生年度인 太歲年의 첫 자가 五陽干에 해당하면 太過 즉 實이고,
- 五陽干=太過=實 甲 丙 戊 庚 壬
- 五行 陽: 木 火 土 金 水
- 五臟: 肝 心 脾 肺 腎
- 五腑: 膽囊 小腸 胃 大腸 膀胱
　　- 출생연도가 太過년 즉 五陽干이면, 臟=實, 腑=虛이 된다.

나) 出生年度인 太歲年의 첫 자가 五陰干에 해당하면 不及 즉 虛에 해당
- 五陰干=不及=虛 乙 丁 己 辛 癸
- 五行 陰: 木 火 土 金 水
- 五臟: 肝 心 脾 肺 腎

- 五腑: 膽囊 小腸 胃 大腸 膀胱
  - 출생연도가 不及년 즉 五陰干이면, 臟=虛이며, 腑=實이 된다.

〈出生運氣: 예 1〉

太歲年인 辛(五陰干인 不及에 해당)酉年의 一運一氣는?

水=臟=腎 이때 臟인 腎이 虛가 되면,

支干인 酉또한 陰이므 로 虛에 해당한다.

土=腑=胃가 된다.

〈胎生運氣: 예 2〉

太歲年이 庚(太過=五陽)申(支干=陰)의 一運二氣는?

臟인 金은 臟=肺=實이면,

申은 陰인 土는 腑=胃=虛이다.

〈胎生運氣: 예 3〉

太歲年이 戊子年의 三運三氣이면?

金火의 戊는 五陽이므로 太過=臟=肺=實이면,

子는 不及=腑=小腸=虛이다.

6) 要約表(요약표) 太過(태과): 腑(부), 不及(불급): 臟(장)

生年月日	入胎運氣			出生運氣			
	體質	運氣	通辯處方	五運六氣	五行	太歲	通辯處方
1948년 음 6월 7일	金土	丁亥 4.5	丁: 不及(虛) 肺: 虛(右)	三運三氣 5월 2일~6월 16일	金火	戊子	戊: 太過(實) 大腸: 虛(左)

				二運二氣			
1951년 음 3월 3일	木金	庚寅 3. 4	庚: 太過(實) 膽: 實(右)	2월 26일~4월 16일	木火	辛卯	辛: 不及(虛) 肝: 虛(左)
1952년 윤5월28일	土木	辛卯 4. 5	辛: 不及(虛) 脾, 膽: 虛(右)	三運三氣 5월 16일~6월 1일	土水	壬辰	壬: 太過(實) 胃: 實(左)
運氣體質早見表		陰陽五行通辯處方: 六十甲子 해당 年 -> 入胎運氣 ->4					

7) 運氣體質(운기체질)의 特徵(특징)

가) 入胎에 의한 運氣體質은 右側에 出生에 運氣體質은 左側에 나타난다.

나) 現在의 運氣에 따라 右側이나, 左側이 惡化되거나, 回復되고 있음을 쉽게 알 수 있다.

다) 각 臟腑 經絡의 左, 右 虛實이 명백하게 區別된다.

라) 左右 病의 特徵

- 入胎(先天)에 의한 病은 右側에 發現하고, 出生(後天)에 의한 病은 꼭 左側에 發現한다. 虛實의 主 病만 알면, 漢藥 處方은 간단하다.

8) 한약재의 특성

가) 양증의 약재는 달고 매우며, 더우면서 강한 향기가 나는 것이 특징이다. 오한, 발열, 통증 등의 증상이 밖으로 드러나는 병을 양증이라 하며, 이는 밖으로 풀어야 하기 때문에 피부와 호흡기를 통해서 몸 밖으로 병독을 뿜어내야 한다. 이때 약재는 음증의 약재를 사용하여야 한다.

나) 음증의 약재는 차고 쓴 것이 대부분이다. 당장 심하지도 않고, 치료를 하지 않아도 심하게 아프지 않은 만성병이 안으로 깊어져 가는 병이기 때문에 이를 음증이라 하며, 이는 안에서 풀어야 해서 오줌이나, 대변을 통하여 몸 밖으로 병독을 배설하여야 하는데, 이때 약재는 양증의 약재를 사용하여야 한다.

柳泰佑 編著(1980년 9월)〈運氣體質 早見表〉 引用

自然食品
健康管理

건강 관리법

제 10 장

1. 성인병 십계명

예방수칙

1) 가족 중 환자가 있으면 특히 주의한다.
2) 비만은 건강의 적이므로 표준 체중을 유지한다.
3) 금주, 금연이 상책이며, 절주는 차선책이다.
4) 적절한 운동은 필수이다.
5) 온 가족이 가능한 한 싱겁게 먹는다.
6) 콜레스테롤, 동물성 지방은 피한다.
7) 채소류, 해조류, 과일을 즐겨 먹는다.
8) 스트레스는 그때그때 푼다.
9) 생활은 긍정적으로 살아간다.
10) 혈당과 혈압은 수시로 확인한다.

건강 십계명

1) 少肉多菜(소육다채): 고기는 덜 먹고, 채소를 많이 먹어라.
2) 少糖多果(소당다과): 설탕을 줄이고, 과일을 많이 먹어라.
3) 小食多嚼(소식다작): 음식은 알맞게 먹고, 오래 씹도록 하라.
4) 少鹽多醋(소염다초): 소금을 적게 먹고, 식초를 많이 먹어라.
5) 少衣多浴(소의다욕): 옷은 가능한 한 가볍게 입고, 목욕을 자주 하라.
6) 少煩多眠(소번다면): 근심은 불면증의 원인이니, 충분히 자라.
7) 少言多行(소언다행): 말 수를 줄이고, 부지런히 몸을 움직여라.
8) 少慾多施(소욕다시): 욕심을 버리고, 남을 위해 봉사하라.
9) 少怒多笑(소노다소): 성내지 말고, 많이 웃어라.
10) 少車多步(다차다보): 가까운 거리는 걷는 것이 좋다.

2. 동의보감(東醫寶鑑)의 건강관리

가. 머리를 자주 빗어라.

머리는 양경지회(陽經之會)라 하여 양의 경락이 모이는 곳이다.
양의 경락이 분포하고 있는 머리를 자극하면

　　1) 머리카락도 잘 빠지지 않고,

　　2) 머리카락에 윤이 나며,

　　3) 머리도 맑아진다.

나. 얼굴을 자주 만져라.

얼굴에는 양의 경락이 퍼져있어 자주 만져주면 얼굴 피부에 탄력을 줄 뿐 아니라, 혈액순환 장애로 인한

　　1) 고혈압이나,

　　2) 동맥경화의 개선에 도움이 된다.

다. 귓불을 자주 만져라.

귓불은 신장기능과 연관되어 있어 이를 자주 만져주면,
1) 생식기능이 좋아지고 耳針(이침) 자리가 얼굴 점인데, 이곳을 자극하면
2) 얼굴 피부에 탄력이 생기고 피부색이 좋아진다.

라. 침을 만들어 삼켜라.

한의학에서 唾液(타액)은 腎精(신정; 우리 몸을 이끌어가는 에너지)과 관련이 많다.
타액을 만드는 방법은 혀로 입천장과 아랫잇몸을 핥으면 되는데, 이때 만들어진 타액을 삼키면,

1) 갈증을 해소하고,
2) 소화 촉진제 역할을 한다.

마. 치아를 자주 두드려라.

퇴계 선생님도 권했던 양생법으로 치아를 두드리면
1) 구취를 없애고,
2) 이와 잇몸을 튼튼하게 해 준다.

바. 배를 자주 만져라.

윗배는 위와 관계가 있고, 아랫배는 장이나 생식기와 관련이 많다.
명치부터 아래로 자주 문질러주고, 손바닥으로 돌리면서 시계방향으로 자주 자극을 주면,
1) 소화가 잘 되고,
2) 더부룩한 사람들도 소화가 잘 되고,
3) 입맛이 돌아온다.

사. 항문을 안으로 당겨라.

아랫배에 힘을 주어 항문을 자극하는 것인데, 이때 성 기능이 함께 자극을 하므로,
1) 성 기능 강화에 많은 도움이 된다.

아. 물을 천천히 자주 마셔라.

물을 하루에 7~9컵씩 천천히 마시면 몸의 비만을 예방하고, 피로를 제때 풀어주며, 특히 아침에 일어나자마자 물을 마시면 두뇌를 맑게 한다.
1) 비만 및 노화 방지

2) 암 발생 억제,

3) 변비 예방하고 장을 튼튼히 한다.

3. 잘못된 식생활

1) 올바른 먹거리인지를 확인하라.

병은 입으로 들어가는 독성물질로 인하여 생기는 것인데, 이로 인한 건강을 회복하려면 이러한 독성물질이 든 먹거리를 먹지 말고, 이를 분해해 몸 밖으로 내보내야 한다.

인체에 필요한 모든 영양소 중에서 불과 4%만 음식으로부터 섭취한다고 하는데, 이로 인하여 적절한 음식을 섭취하지 못하면 인체는 활력을 잃어 건강을 해치게 되는데, 누구든 질병으로부터 자유롭고, 건강한 삶을 누리려면 자연 그대로 먹거리를 먹어야 한다.

즉 가공하지 않고 어떤 첨가물도 넣지 않으며, 익히지도 않은 자연농법으로 재배한 것을 먹어야 한다.

따라서 자연 먹거리들은 피를 맑게 하고, 피가 맑으면 병이 없어지고, 건강해진다.

2) 적당한 운동을 하여야 한다.

올바른 먹거리도 중요하지만, 규칙적인 운동의 필요성 역시 두말할 필요가 없다. 인간은 6개월 이상 계속 누워 있으면 50% 이상 치매가 걸린다는 통계가 있는데, 인간은 적당한 운동을 하지 않으면 근육세포는 탄력을 잃고, 산소 공급이 원활하지 못하여 몸의 세포가 서서히 죽어간다. 따라서 인간은 육체적 활동을 필요로 하는데, 적당한 운동을 하는 사람은 몸속의 노폐물을 몸 밖으로 배출하는 능력이 뛰어나며, 운동을 계속하는 사람에게는 피의 양이 많아진다. 이는 곧 몸에서 피는 생명이며, 먹는 것보다 운동이 더 중요함을 말해주고 있다.

3) 부정적인 생각은 절대 금물이다.

만일 우리가 사랑, 기쁨, 행복 등 긍정적인 생각을 갖게 되면, 그것은 우리 몸의 유전자가 치유능력을 최대치로 끌어올려 육체적으로도 건강을 증진시키고 활력이 넘치게 한다. 그러나 부정적인 생각을 가진다면, 육체를 쇠약하게 하고, 질병을 일으킨다. 반면 긍정적인 사고방식과 긍정적인 인생관은 건강하고, 행복하며, 성공적인 삶을 만드는 요소이다.

4) 충분한 휴식을 가져라.

인간은 일생의 3분의 1을 수면으로 보낸다. 수면의 목적은 내일의 활동을 위하여 에너지를 재충전하고 세포를 재생시키며, 뇌 신경 세포가 피로하여 질병에 걸리는 것을 예방하고, 기억력을 강화한다.

그러므로 우리는 신선한 공기와 조용한 공간에서 충분히 휴식과 수면을 취해야 한다. 휴식은 곧 보약이기 때문이다.

5) 순수한 공기를 마셔라.

우리의 건강은 순수한 공기의 충분한 공급에 좌우된다는 것을 알 수 있다. 태초의 공기는 나무와 식물들에서 나오는 순수한 공기였을 것이다. 인체가 가장 필요로 하는 것은 바로 이런 순수한 공기이다.

6) 깨끗한 물을 마셔라.

우리 선조들은 우물물이나, 샘물을 마시고 살았는데 그 물은 원천적으로 순수했다. 그러나 오늘날은 수돗물을 마시고 있는데, 이 물은 염소로 소독되고, 불소가 첨가되어있을 뿐 아니라 불순물이 많다.

우리 몸은 세포질 속에 물이 회전되어야만 생명이 유지되며, 관절에는 윤활유처럼 쓰인다. 물은 우리 체내에서 위, 장, 심장, 혈관, 신장 등 장기를 거치는 순환을 하면서 각 세포에 산소와 영양을 공급하고, 몸의 노폐물을 배출시킨다. 그러므로 건강을 유지하기 위하여 인체를 정화하고, 치유하려면 반드시 순수한 물을 마셔야 한다.

7) 풍부한 일광욕을 즐겨라.

햇빛은 살균과 소독에 탁월한 힘을 가졌기 때문에 세균과 곰팡이의 번식을 억제한다. 또한, 사람에게 필요한 비타민D의 최고 공급원이며, 이로 인하여 고혈압, 동맥경화 등을 일으키는 콜레스테롤층을 줄여 준다.

또한, 칼슘 흡수를 도와 뼈를 튼튼하게 하며, 유기물로 신진대사 과정의 촉진제로 작용한다.

햇빛이 잘 드는 집에 살면 짜증, 우울, 피로, 불안이 해소되며, 심장 기능, 성 기능, 괴저 및 궤양 치료에도 효과가 있다.

4. 건강하게 사는 법

1) 일곱 가지 건강법

- 올바른 식사: 곡물 50%, 채소/과일 35%, 동식물 15% 비율로 한다.
- 좋은 물 마시기: 기상 시 500㎖, 아침/점심 2시간 후 500㎖를 마신다.
- 올바른 배설: 지정한 시간에 배변을 한다.
- 올바른 호흡 법: 심호흡을 한다.
- 적당한 운동: 격렬한 운동 금지, 야간 운동 지양한다.
- 충분한 휴식, 수면, 오수를 즐긴다.
- 즐거운 마음, 웃음과 행복감, 긍정적 사고를 가진다.

2) 몸속의 다섯 가지 흐름

- 혈액, 림프, 위장, 오줌, 호흡, 기의 흐름이 원활해야 한다.

3) 먹는 식품에는 생명이 있다.

가) 식물 음식: 곡물, 채소, 과일, 해조류 등은 엔자임이 풍부하다.
나) 동물 음식: 가축(소, 돼지, 닭, 오리, 생선) 엔자임이 많다.
다) 공장에서 제조한 식품: 정제염, 설탕, 식품첨가제, 인공 감미료, 제반 가공식
품은 죽은 식품이다.

4) 곡물류의 필수아미노산은 거의 섭취 가능

가) 특히 현미는 몸에 필요한 영양소를 대부분 함유.
나) 부곡물: 납작보리, 콩, 조, 기장, 수수, 메밀, 율무 등 잡곡

5) 엔자임(효소)의 식품과 역할

가) 개요

- '맛이 있다'는 느낌의 물질: 신선한 식품일수록 많다.
- 신선한 과일/채소/생선 등에 많으며, 열을 가하면 엔자임이 줄어든다. 단, 곡물류는 가열 후 먹는 것이 좋다.

나) 풍부한 과일

- 키위, 딸기, 파인애플, 바나나, 파파야 등
- 음식섭취 후 3~40분 전 간식으로 먹는 것이 좋으며, 30분 만에 위에 도착하여 2~4시간 후에는 장에 도착.

다) 역할

- 면역력 증강, 자가 치유력 향상, 술, 담배, 전자파, 식품 첨가물, 병원균, 스트레스 등에서 오는 독을 해독.
- 농축환원 식품은 수분이 없도록 졸이는 과정에 엔자임과 비타민이 완전히 소멸한다.

6) 전체식이 좋은 이유

가) 껍질 부분에 항산화 물질이 집중되어 있고, 영양소가 풍부함.
나) 햇빛에 말린 건조된 생선은 산화된 식품이다.
다) 멸치처럼 내장과 뼈까지 먹는 식품은 예외이다.

7) 위장의 소리를 경청하라

가) 식품 첨가물 음식에 익숙한 사람은 미각이 파괴되어 6~12개월 정도 엔자임 식사요법으로 지속하면 미각이 살아나는데, 이때 엔자임 식사요법이 맛이 있다

고 느끼면 미각이 살아난 것이며, 싫어하거나, 맛이 없다고 느끼면 그 사람에게 좋지 않은 식품일 가능성이 크다.

나) 배가 고프다는 것은 건강의 척도이며, 식후 4시간 이상 지나도 공복감을 느끼지 못하면 위가 약하거나, 엔자임이 부족한 상태이므로 이때 음식을 꼭꼭 씹어 먹어야 소화흡수가 좋아진다.

8) 운동과 낮잠이 몸에 좋은 이유

가) 격렬한 운동은 엔자임을 소모하나, 스트레칭, 산책, 팔다리 굽혀펴기 등의 운동은 엔자임을 활성화해 면역력을 높여주며, 밤(스트레칭 정도)보다 낮에 하는 것이 좋다.

나) 엔자임(체내 효소)은 수면이나, 휴식 때 많이 만들어지며, 체력이 떨어지는 것은 엔자임의 생산과 소비의 불균형에서 오며, 이때 피곤하거나 졸리면 5~10분 정도 몸을 쉬게 하는 것이 좋다.

5. 성인병 예방 및 치유법

1) 고혈압

가) 원인

생활 속에서 고혈압을 다스리기 위하여 가장 핵심적인 것은 식습관을 개선하는 것인데, 이중에서도 특히 소금이 심장과 혈관계 질환이나 신장, 간, 당뇨 등에 해롭다고 하는데, 이는 잘못된 이론이며 다만 정제된 화학 소금은 단 1g이라도 섭취하면 독극물로 생각하여도 무방하다.

다만, 각종 미네랄과 생명 에너지가 풍부한 자연 소금을 적절한 방법으로 섭취하여야 피를 맑게 하고, 질병에 대한 저항력과 자연 치유력을 강화한다고 한다. 고혈압 환자에게 효험이 있는 대표적인 식품이 마늘이며, 대표적인 예방법 및 민간요법을 몇 가지 방법을 소개하고자 한다.

나) 유익한 음식과 민간요법

🌿 미역, 다시마

1) 염분이 적고, 미네랄이 풍부하며, 칼로리가 거의 없어 비만이나 고혈압 환자가 부담 없이 먹어도 되는 식품으로 무기질과 식이섬유가 풍부하고, 혈압을 떨어뜨리는 아미노산도 많다.

2) 또한 콜레스테롤과 나트륨을 체외로 배출시키며, 혈관을 튼튼하게 하며, 동맥경화, 심장병이나 변비 등의 예방과 치료에 좋다.

　» **먹는 방법**

1) 물에 우려낸 뒤 물과 함께 먹거나, 가루를 내어 요리에 활용하는 그것도 좋다.

🌿 감자 및 채소(시금치)

1) 고혈압 환자에게 효험이 있는 건강식품으로 위장계통 질환이나 당뇨병 환자에게도 효과적인 식품으로 열을 가해도 파괴되지 않는 비타민C가 풍부하다.

2) 생즙 복용 기간

– 6개월 이상 꾸준히 복용 시 효과를 실감한다.

🌿 감식초

1) 감식초는 지방합성을 억제하고, 분해 작용을 한다.

2) 감식초를 장기간 복용 시 성인병과 다이어트에 도움을 주며, 배탈, 설사, 고혈압, 심장병 등 혈액순환계통에 효과가 있다.

　» **만드는 방법**

1) 소주잔으로 반 잔 정도를 하루 2~3회. 변비가 있을 때 생수나 꿀, 과일즙에 타서 마신다.

🌿 감잎차

1) 비타민C가 레몬의 20배이며, 칼슘 또한 풍부(5~6월)하여 임산부나 어린아이에 매우 효과적이다.
2) 특히 빈혈이나 고혈압에 뚜렷한 효과가 있다.

» **만드는 법**

1) 5~6월경 어린잎을 따서 깨끗이 씻어 물기를 뺀 후 5mm 정도로 잘게 썰어 포대에 넣고, 찜통에서 몇 분간 찐 후 그늘에 말려 밀폐용기에 넣어 보관한다.
2) 차로 마실 때 감잎을 2~3g를 80c 물에 넣어 우려 마신다.

🌿 땅콩 초절임

1) 땅콩은 혈압을 내리는 효과가 있어 매일 밤 10개씩 2개월 정도 복용 시 효과가 있다.
2) 식초는 요통. 신경통 개선에 탁월한 효과가 있어 매일 상식하면 뼈와 근육을 튼튼하게 하는 효과가 있다.
3) 개선 효과: 빠르면 1개월 늦으면 4개월 이상 소요.

» **만드는 법**

1) 땅콩은 속껍질 상태로 병에 넣고, 잠길 정도로 식초를 붓고, 뚜껑을 덮고, 1주일 이상 냉장고에 보관한다.

🌿 뽕나무 차

1) 뽕나무 잎이나 뿌리 속껍질(상백피)은 혈압을 안정시키고, 중풍을 예방하며, 감기 예방 및 치료, 기침, 가래 해소와 해열작용과 정혈작용에 뛰어나다.
2) 이뇨작용이 강하며, 혈압을 내리며, 혈당을 강화한다.
3) 뽕나무 새싹이 날 때 따 두었다가 푸른 채소와 함께 조리하여 상식하면 좋다.

🌿 솔잎 및 송화차

1) 솔잎(특히 부드러운 적송 잎)은 예부터 불로장생의 선약으로 널리 알려져 왔으며, 솔잎 및 송화차는 고혈압과 동맥경화, 중풍 예방, 위장병, 소화불량, 불면증에도 효과적이다.

» **만드는 법**

1) 가능한 맛이 있는 부드러운 적송 잎이나, 7~8월경 새로 돋아난 송화, 솔방울을 채취하여 깨끗이 씻어 건조 시킨다.

2) 솔잎 50~60g를 깨끗이 씻어 유리병에 넣고, 물 500㎖에 흑설탕 100g 비율로 넣고, 5~6일(봄, 가을은 2주 정도) 맑은 날 발효시키면 회색으로 변한다.

3) 다른 병으로 옮겨 시원한 곳에 보관하여 차로 마신다.

🌿 양파 및 양파 피클

1) 피를 맑게 해주는 대표적인 식품으로 특히 담홍색 건조 양파 겉껍질을 달여 마시면 혈압을 내려준다.

2) 혈액의 지방산과 콜레스테롤을 녹여주는 효과가 있어 동맥경화와 고지혈증을 예방하고, 고혈압이나 당뇨에 좋다.

3) 잠자기 전 피클 10조각을 식초와 함께 먹으면 건강유지에 좋은 식품으로 심장병이나, 백발 개선, 노화 방지 작용, 스테미너 회복, 신진대사로 변비를 예방한다.

🌿 함 초

1) 혈액순환을 좋게 하고, 피를 맑게 하여 혈색이 좋아지며, 혈관을 튼튼하게 함으로써 고혈압 및 저혈압 환자는 물론 최근에는 항암 치료제로 각광을 받고 있다.

2) 순환기계통의 질병, 만성병, 피로, 간장 질환 등 모든 질병에 효과적이며, 서해안에 많이 자란다.

» **만드는 방법**

1) 생즙을 내어 먹거나, 말려서 가루나 알약을 만들어 먹는다.

2) 처음 하루에 4g씩 4~5일간 먹다가, 차츰 양을 늘려 15일 이후는 하루에 10~12g씩 빈속에 먹는다.

3) 신비롭고, 놀라운 효능이 있는 산삼, 녹용을 능가하는 세계적인 약초이다.

🌿 쑥

1) 혈압을 조절하여 주며, 중풍을 예방하고 치료한다.

2) 자월도, 백령도, 강화도, 남양 반도에서 자라는 야생 싸주아리쑥이 약효가 제

일 좋다.

3) 약효 성분이 가장 좋은 시기는 새싹이 돋아난 무렵 채취하는 것이 좋고, 특히 5월 단오 이전 쑥이 약쑥이며, 이후는 잡풀이다.

4) 모래밭에 자란 쑥 뿌리가 특히 효능이 있다.

🌿 된장 차

1) 메주콩이나, 쥐눈이콩으로 만든 된장(1숟가락)+사과(1/2)+토마토(1개)+물(300㎖)을 믹서기로 갈아서 아침 공복에 마신다.

2) 생강(200g)+계피(40g)+감귤(20g)+물 2L를 20분간 끓인 물을 식힌 후 된장(1숟가락) 풀어 공복에 마신다.

– 저혈압 환자는 복용을 금지한다.

* 최소한 3개월 이상 복용하여야 한다.

2) 노화 방지

가) 원인

사람은 나이에 따라 피부의 탄력이 없어지기 시작하는데, 이는 나이에 비해 젊게 보이려 하는 것이 인간의 바람이다. 따라서 피부의 근육이 모자라 탄력이 떨어질 때 이를 유지하기 위하여 음식도 중요하지만, 적당한 운동을 하면서 소식을 하는 것이 좋다. 노화 방지에 가장 악영향을 주는 활성산소가 인스턴트 식품이나 패스트 푸드에 들어있는 방부제, 식품첨가제 등에서 만들어 내기 때문에 제철 음식과 유기농 음식을 먹는 것이 가장 좋은 방법이다.

나) 유익한 음식과 민간요법

🌿 대추 차

– 예민한 신경의 여성에 특히 좋고, 풍부한 비타민C로 스트레스와 신경을 안정시키고, 흥분을 억제하며, 불면증을 완화시킨다. 오래 먹으면 안색이 좋아지고,

몸이 가벼워지며, 늙지 않는다.

🌿 구기자차

– 예부터 정기를 증강시키는 약재로 자양강장의 효능이 뛰어난 음식이다. 구기자는 늙지 않게 한다고 하여 '각노'라고 하는데 특히 간세포의 신생을 촉진하여 눈을 밝게 하고, 피로를 빨리 회복시킨다.

🌿 석 류

– 여성호르몬이 풍부하다고 하여 요즘 뜨는 대표적인 식품이다.

그러나 비용대비 효과적인 측면에서 볼 때 기적의 식품은 아니다.

오히려 이보다는 단백질이 많은 콩이나, 원재료인 된장, 청국장, 두부 등의 가공된 음식이 좋다. 이외에도 브로콜리, 시금치, 토마토, 포도주, 양파 등 항산화 성분이 풍부한 식품이 여성에게 특히 좋다.

🌿 기타 음식

– 4대 음식으로는 토마토, 적포도주, 녹차, 마늘이 있으며, 이외에 검은콩, 깨, 매실, 쇠비름, 오가피, 둥굴레 등이 있다.

3) 당뇨병

가) 원인

당뇨병의 발병원인은 여러 가지가 있지만, 대다수는 잘못된 식생활과 잦은 외식, 그리고 가공식품과 식품첨가제의 과다 복용 등으로 비만이 되고, 또 당뇨병으로 이어지므로 올바른 식생활 습관이 당뇨병을 예방하는 지름길인데, 혈당을 조절하고, 건강상태를 유지하기 위하여 아연이 함유된 음식을 섭취하는 것이 가장 쉬운 치유방법이다.

나) 유익한 음식

- **곡식류**: 현미, 검은콩, 잡곡류(조, 수수, 율무, 통보리, 옥수수 등)
- **채소류**: 양파와 밭 마늘, 옥수수수염
- **해산물**: 살짝 데친 미역, 다시마. 등푸른생선(공치)
- **전통발효식품**: 검은콩 청국장, 된장, 간장, 고추장, 김치, 식초류 등
- **견과류**: 달맞이꽃 씨 오일, 호두 등 견과류(과일은 다소 소량 섭취)
- **기타**: 생수, 죽염, 두유, 바나나 등

다) 효능 있는 음식

- **음식**: 서목태콩 청국장, 발아 현미, 양파즙, 밭마늘, 당조고추 등
- **야생초**: 국산 유근피, 야생 둥굴레 차, 겨우살이, 솔잎, 갈근(칡뿌리) 생즙, 달맞이 씨 기름, 야콘, 옥수수수염 등.

라) 민간요법

🌿 완두콩 비지찌개

- 콩은 콜레스테롤을 낮추고, 혈액을 맑게 하며, 특히 인슐린 분비를 촉진하는 음식으로 평소 땀을 많이 흘리는 사람에게 좋다.

  » **만드는 법**

1) 완두콩에 소금을 약간 넣고 삶은 후 물을 넣고, 믹서에 갈아 완두콩 1컵, 물 1.5컵, 배추김치 잎 2개에 콩나물을 넣는다.
2) 마늘을 약간 넣고, 김치가 익을 때까지 끓인 후 소금으로 간을 하여 먹는다.

🌿 도라지 무밥

- 피를 맑게 하는 영양밥으로 갈증이 있는 당뇨 환자의 경우 상당히 도움이 되며, 도라지의 풍부한 사포닌 성분은 감기약의 주성분이며, 피를 맑게 하여 고혈압과 당뇨에 효과적이며, 항암작용과 함께 천식, 치매 예방에 도움이 된다.
- 특히 이눌린 성분이 있어 혈당을 강하시키는 효과가 있고, 성질이 따뜻하여 손발이 차거나, 냉한 음성인 사람에게 효과적이다.

» 만드는 법

1) 3년근 도라지 한 뿌리를 물에 씻은 후 잔뿌리를 떼어내고, 껍질을 벗긴 후, 5mm 정도 잘게 썬다.

2) 쌀 2컵 정도를 씻어 30분 정도 물에 불려다가 물을 뺀 후 무 1/3개는 껍질을 벗겨 채를 썬 후 솥의 바닥에 깔고, 쌀과 도라지를 섞어 간을 한 후 물 2컵 1/4 정도 붓고, 간을 맞추어 밥을 짓는다.

🌿 단호박 샐러드

- 특히 호박에 함유된 크롬은 지혈기능과 혈당을 낮춰주는 음식으로 당뇨에 많은 도움이 된다. 또한, 고혈압, 심장병, 고지혈증 등에 좋은 음식이다.

- 몸이 따뜻하고, 상체가 발달한 체형의 사람에게 효과적이며, 소화흡수가 잘되는 음식이다.

» 만드는 법

1) 단호박 1개를 씻어 4등분 한 후 고구마 1개와 함께 찜통에 찐 후 이를 함께 으깬다.

2) 단호박과 고구마를 으깬 뒤 두유와 꿀을 각 2숟가락씩 넣고 땅콩과 함께 섞어 먹는다.

🌿 당조고추

- 당조고추는 고추와 잎에 AGI 성분이 다량 함유되어있어 이를 일정하게 섭취할 경우 당이 조절된다 하여 당조고추라 한다.

- 당조고추를 매 식사 때 50g 정도를 복용 후 30분 후 당이 떨어지면 10g을 줄이고, 변동이 없으면 10g을 증가하여 섭취한다.

- 건조한 고춧잎 50g에 물 2L로 끓인 후 매식 후 120㎖를 마신다.

4) 비만

가) 원인

비만은 질병이다. 따라서 우리 몸의 오장육부가 제대로 작동하지 못하여 흡수와 배설이 불균형을 이루어 지방 속에 수분이 쌓여있다는 뜻인데, 이때 피하 조직에 모세혈관조직의 부족으로 각종 질병 즉 요통, 두통, 변비통, 신경통 및 냉증 등이 생긴다.

성인병의 원인은 첫째 출생 시 유아의 우유에서부터 가공식품, 즉 인스턴트 식품과 화학조미료에 길들어 있기 때문이다. 둘째로 식사 시간을 제대로 지키지 못하고, 아침은 굶고, 저녁은 과식하는 불규칙적인 식사습관에서 오기 때문이다. 셋째로 젊은이들은 가능한 자연식품을 멀 리 하기 때문이다.

나) 민간요법

🌿 옥수수수염과 수박

– 악성 축농증이나, 원기가 부족한 사람에게 신장(신장염)을 이롭게 하는 치료제로 이용하고 있다. 따라서 비아그라 효과를 내고 있다.
– 황달성 부종에 탁월한 효과가 있다.
– 옥수수수염과 농익은 수박을 끓여 먹으면 소변이 시원하게 빠진다.
– 여성 비만 해소 및 고혈압에는 옥수수수염+농익은 수박+인진쑥= 끓여 먹으면 여성 비만 해소 및 각종 신경통 등에 효과적이다.

🌿 양파+인진쑥+익모초

– 3가지를 넣고 은근한 불로 다려서 3개월 이상 마시면 비만, 복부냉증, 여성 생리불순, 요실금 등이 해소된다.

  » **양파의 5대 특성**

매운맛: 폐에 작용하여 혈액순환에 작용.

단맛: 비장에 작용하여 보혈작용과 소화기 계통에 작용.

독특한 향기: 땀을 내고, 피를 맑게 하여 두통을 완화.

담백한 맛: 신장과 피를 안정시켜 생식기에 원기를 제공.

쓴맛: 심장을 진정시키고, 변비와 소변에 영향 제공.

5) 변비

가) 원인

변비의 가장 흔한 원인은 잘못된 식사습관에서 비롯되는데, 이는 불규칙적인 식사와 채소나 채소 등의 섬유질 섭취 부족과 물을 적게 마시기 때문이다.

또한, 시간이 없어 변을 억지로 참거나, 일정한 시간에 변을 보지 않음으로써 배변 리듬을 잃게 되거나, 대장에 종양이 있어 막히는 경우, 장이 꼬이는 경우, 만성 염증성 대장질환의 합병증으로 대장에 협착이 오는 경우, 선천적으로나, 후천적으로 대장의 거대결장증이 생겨서 대장이 지나치게 팽대하고, 운동성이 저하되는 경우에도 변비가 발생한다.

또한, 갑상선 기능저하증, 당뇨병, 척추의 손상이나 종양에 의해서도 발생하며, 철분제나 항우울제를 복용해도 변비가 발생한다.

나) 민간요법

🌿 민들레 뿌리

– 4~5월에 민들레 뿌리를 캐서 그늘에 말린 후 가루를 내어서 한 번에 10~15g씩 식전에 더운물에 타서 하루에 세 번 먹는다.

🌿 양파, 파인애플 및 콩 식초

– 피를 맑게 하고, 신진대사로 변비 예방은 물론 다이어트에 아주 효과가 있다.

– 쌀 식초에 절인 콩을 하루에 5~6알과 식초를 한 잔씩 같이 마시면 좋은 효과를 본다.

– 식초가 입에 맞지 않으면 물을 희석하여 꿀을 섞어 먹어도 좋다.

🌿 보리, 밀 싹 파우더

- 밀이 발아한 새싹으로 그늘에 건조하여 가루를 만들어 먹으면 혈당을 조절하여 혈압을 낮추고, 혈액순환을 도와 피를 맑게 하며, 장을 청소하여 소화를 촉진시키며, 불면증을 해소한다.
- 특히 변비에 좋다.

🌿 감자 생즙

- 변비로 고혈압, 냉증, 생리통, 비만의 원인이 되는데 하루 2회 공복에 복용 시 숙변을 제거한다.

6) 중풍(뇌졸중)

가) 원인

뇌졸중은 우리나라에서는 흔히 중풍이라 하는데, 이는 주로 노인들에게 발생하는 병으로 원인은 뇌혈관이 막히는 뇌경색, 반대로 뇌혈관이 터지는 뇌출혈 등으로 뇌에 손상을 일으켜 갑자기 쓰러지거나, 몸 일부분이 마비되어 정상적인 생활을 할 수 없는 증상을 말한다.

나) 민간요법

일본의 구니와케 시에 있는 한 양로원에서 여러 노인들이 쓰고 있던 비법이 세상에 알려지면서 지금 일본에서는 선풍을 일으키고 있다고 하는데, 이는 수천 명의 사람에게 실험해 본 결과 평생에 단 한 번 복용만으로 이 비법을 사용한 사람은 뇌졸중으로 쓰러진 사람이 한 명도 없다고 한다.

🌿 준비할 재료

1) 유정란(계란) 1개(흰자만 사용), 머구(머위) 잎의 즙(잎 3개 정도)
2) 청주(정종- 소주는 절대 안 됨) 3스푼, 매실 5개(씨 제거) 분량 즙.
3) 반드시 청매실이어야 하며, 익으면 약효가 없다.

» **신비의 약을 만드는 방법**

1) 5월 말경 털이 없는 머위 잎이 가장 좋다.

2) 달걀흰자를 플라스틱 용기에 넣고, 반드시 나무젓가락으로 같은 방향으로 150회 젓은 다음, 다시 잎즙을 넣고 50회 더 젓는다.

3) 청주를 넣고, 30회 정도, 다시 매실즙을 넣고, 20회 정도 젓는다.

» **주의사항**

쇠붙이가 닿으면 안 되며, 복용 후 30분 이내, 물이나 다른 음식을 먹지 말 것.

복용 시 틀니나, 의치가 있으면 빨대를 사용하여 복용할 것.

🍃 **갈대뿌리 차**

최소한 보통 10~30년 이상 뿌리를 채취하여 깨끗하게 씻은 후 태양에 10일 이상 건조해 2시간 정도 끓여 차로 마시면 효능이 있다.

🍃 **민들레 차**

2~3년생 민들레 잎과 뿌리를 가을에 채취하여 깨끗이 씻은 후 채소로 먹거나, 즙으로 먹으면 효능이 있다.

7) 암을 예방하는 채소류

가) 개요

의학의 창시자 히포크라테스는 "식품으로 고칠 수 없는 병은 어떤 약으로도 고칠 수 없다."라고 하였다. 그래서 "식품이 곧 약"이라는 말이다. 이는 오늘 아침에 내가 먹은 콩나물국과 참치구이, 김치, 그리고 된장국이 내 몸에 피가 되고, 살이 된다는 것이다.

전주 민속 한의원 박천수 원장은 봄철의 산나물인 봄쑥, 머위, 달래, 돌나물, 민들레 등이 암을 이기는 음식과 함께 아래 음식에 대하여 우리는 주목하여야 할 것이다.

🌿 위암을 예방하는 '마늘'

마늘 속 알리신 성분이 위암 발생 물질로 지목되는 '헬리코박터 파일로리균'의 감염을 효과적으로 예방한다. 일주일에 마늘 18g을 먹으면 위암을 50% 예방할 수 있고, 결장암은 30%를 예방할 수 있다고 한다.

또한, '콜리플라워'나 '양배추'에 들어있는 설포라페인이라는 물질도 위암 예방에 도움을 준다.

🌿 폐암을 예방하는 '시금치'

시금치에 많은 엽록소는 암을 저지하며, 엽산과 비타민B12는 암세포가 될 수 있는 전암 단계의 세포를 정상 세포로 바꾸어 준다.

시금치를 많이 먹는 흡연자는 폐암에 걸릴 확률이 1/8로 줄어든다고 밝혔다. 시금치는 데치거나 볶아 먹어도 영양소가 파괴되지 않으며 하루 7~8뿌리 정도 먹으면 적당하다.

🌿 간암을 예방하는 '양송이버섯'

버섯에는 단백질이 풍부하여 손상된 간이 재생하는 데 필요한 단백질을 공급할 수 있고, 베타글루칸 성분은 면역 강화와 암 예방 및 암세포가 자라는 것을 억제하는데, 버섯 속 AHML 성분은 암을 공격하는 자연 살상 세포를 활성화한다.

🌿 대장암을 예방하는 '생강'

생강의 진저롤 성분은 장을 연동시켜 변비를 예방하고 장내 이상발효를 억제하며, 진행 단계에서 암 증식 세포를 억제한다고 알려졌다.

일본 기후 대학 모리히데 교수는 생강 성분을 투여한 실험을 통해 생강이 대장암을 억제하는 데 효과가 있다고 밝혔다.

🌿 유방암을 예방하는 '검은콩'

콩에는 식물성 여성호르몬인 이소플라본이 풍부해 여성호르몬이 지나치게 분비되는 것을 막아 암을 예방한다.

콩을 많이 먹으면 유방 조직의 밀도가 낮아져 가슴이 부드러워지며, 폐경기 여성의 갱년기 증상까지 줄여 준다고 한다.

🌿 식도암을 예방하는 '당근'

당근에 많이 들어있는 베타-카로틴은 암 발생과 진행을 억제하며, 담배를 피우거나 술을 마시는 사람에게 부족한 베타-카로틴을 보충하게 해 식도암, 폐암, 위암을 예방한다.

미국 국립암연구소에 의하면 식도암과 위암의 위험이 40~60% 낮은 사람들의 메뉴에 당근이 반드시 포함되어 있다고 한다.

🌿 자궁암을 예방하는 '미역'

일본 이로사키대학에서 실험을 통해 미역에 함유된 'U-푸코이단'이라는 섬유소가 암세포를 없애는 것을 발견했다. 특히 U-푸코이단은 정상 세포에는 전혀 영향을 미치지 않고 암세포만을 자멸하도록 유도했으며 72시간 뒤 거의 모든 암세포가 소멸했다고 밝혔다. 미역 속 알긴산은 중금속이나 발암물질 등을 몸 밖으로 내보내는 역할을 한다.

🌿 전립선암을 예방하는 '토마토'

토마토 속 리코펜, 비타민C, 셀레늄 등의 항암 성분은 전립선암 세포의 증식을 지연시키고 암 유발 물질이 형성되기 전에 몸 밖으로 배출시키는 역할을 한다. 미국 하버드 의과대학 연구팀은 일주일에 최소 10번 이상 토마토가 들어간 음식을 먹은 사람은 전립선암 발생률이 45% 낮았다고 밝혔다. 토마토는 하루 1~2개만 먹어도 충분하다.

🌿 피부암을 예방하는 '늙은 호박'

늙은 호박에 들어있는 루테인은 피부암을 예방하며 베타-카로틴은 항산화 작용을 한다. 미국 마운트 사이나이 의대 제임스 스펜서 박사의 연구에 따르면 피부암 환자에게 5년간 비타민A(베타-카로틴)을 먹게한 결과 몇 가지 피부암 세포 형성이 현저히 줄어들었다고 밝혔다.

🌿 혈액암을 예방하는 '녹차'

녹차 속 '카테킨' 성분은 정상 효소에는 아무 영향을 주지 않으면서 암세포가 증식하는 데 필수적인 효소의 활성을 억제한다. 미국 퍼듀대학 연구진에 의하면 백혈병 암세포가 증식, 생존하는 데 필요한 의사전달 신호를 차단, 교란해 암세포의 성장을 억제한다고 한다.

중국의 후난 의과대학 연구팀도 녹차의 폴리페놀 성분이 암세포의 자살을 유도하는 효능이 있다고 밝혔다.

나) 민간요법

🌿 봄 쑥

- 몸을 따뜻하게 하고, 출혈을 멎게 하며, 염증과 통증을 제거하며, 항암효과 또한 뛰어난 효과가 있다고 한다.
- 즙을 내거나, 푹 삶은 물을 식전에 한잔 씩 복용 시 고혈압, 위장병, 요통, 천식, 치질 등에 효과가 있다.

🌿 머 위

- 독성이 없는 강력한 항암 식물로 암의 전이를 줄여 주며, 환자의 치료 개선과 암의 통증을 완화하는 데 효과가 있다.
- 꽃, 줄기(잎), 뿌리를 사용 하루 15g 정도 달여 마신다.

🌿 달래

– 매운맛이 있어 작은 마늘이라 하는데, 불면증이나, 정력제로 사용.

– 봄나물로 된장국에 넣어 끓여 먹는 것이 효과적이다.

🌿 돗나물

– 간염이나, 황달, 간변증 같은 간 질환에 효과적인 약나물로 알려져 있으나, 간 암에는 즙을 내어 먹으면 효과적이다.

🌿 암에 효험이 있는 산야초

– 약재로 사용하는 가시오가피, 계피, 꾸지뽕나무, 엄나무, 밤나무(잎), 선인장, 대추나무, 제피나무, 감국, 감초, 개비름, 개똥쑥, 갯고들빼기, 곰취, 괭이밥, 까 마중, 꿀풀, 냉이, 느릅나무, 담쟁이, 닭의장 풀, 바위솔, 도라지, 민들레, 미나 리, 바위솔, 방가지똥, 백화, 번행초, 뱀딸기, 부처손, 부추, 사설초, 와송, 쇠비 름, 쇠뜨기, 씀바귀, 어성초, 엉겅퀴, 인삼, 울금, 영지버섯, 잔대순, 조릿대(산 죽), 질경이, 짚신나물, 지치, 차조기, 차가버섯, 참빗살나무, 취나물, 칡 등

   » **복용법**

위 산야초를 30여 종 이상을 봄의 새싹이나, 꽃, 줄기, 뿌리 등을 채취하여 이를 깨끗이 씻어 그늘에서 건조해 잘게(2~3cm) 절단하여 항아리나, 유리병에 누른 설 탕을 넣어 3개월 이상 발효한 후 이를 다시 뒤집기를 수차례 하면서 1년 이상 발효 시킨 엑기스를 따뜻한 물에 태워 공복에 한 컵씩 수시로 마신다. (부록: 참조)

8) 피 해독(淸血)법

2014년 6월 4일 방송된 MBN「엄지의 제왕」에서는 피 해독에 효과적인 청혈 주 스 만드는 법이 공개되었는데, 이는 피 해독 전문 한의사 선재광 원장은 "건강을 해 치는 것이 바로 혈액 속 독소가 혈관을 타고 다니기 때문에 쑤시고 아프거나 담에 걸리게 되는 것이라 한다. 만성 두통과 피로감, 손발 저림과 마비 증상 등은 내 몸 의 작은 불편한 증상은 피 속 독소가 있다는 신호다."라고 밝혀 모두를 깜짝 놀라

게 만들었다.

🌱 청혈 주스 만드는 법

- 당근(400g) 사과(200g) 귤 (100g) 양파(10g) 생강(10g)의 재료들을 함께 넣고 믹서에 넣고 돌리면 청혈 주스가 완성된다.
- 이때 생강이나 양파의 향이 강하게 느껴진다면 살짝 데치거나 볶아서 믹서기로 만든다.
- 청혈 주스의 장점은 신선한 채소와 과일 섭취는 물론, 효소가 가득해 위에 부담이 없고 장 기능을 활성화해준다는 것이다.

🖐 청혈 주스 복용법

- 사과 200g(1개), 당근 400g(4~5개), 귤 100g(1알), 양파와 생강은 각 10g의 비율로 주스를 만든다.
- 양파와 생강의 향이 강하면 살짝 볶거나 데쳐 갈아 마셔도 좋다.
  » **효능**
- 청혈 주스는 식전이나, 아침에 식사대용으로 3주 정도 복용을 하면 고혈압, 비만 그리고 부정맥이 있는 사람이 복용하면 효능이 있다.
- 해독(청혈) 주스는 면역력을 상승시키고, 혈관의 기름때를 제거하는 기능이 있다고 한다.
- 햇빛을 하루에 30분씩 쬐는 운동을 하면 비타민D가 생성되어 심장병과 뇌경색을 예방한다.

9) 신장에 좋은 식품

🌿 강낭콩

- 3년 이상 건조한 강낭콩에는 부기를 가라앉히고 혈압을 진정시키는 약효가 있다 하여 신장병의 특효약으로 사용됐다.

– 강낭콩 5g에 물 3컵을 붓고 물이 반으로 줄 때까지 달여 그 물을 하루 3회 나누어 공복에 마신다.

🌿 검은색 음식

– 신장에 이로운 식품 중에는 검은색이 많은데 검은색 식품은 거의 모두 신장에 이로운 식품이라고 생각해도 될 정도이다.
– 신장에는 검은깨, 오골계, 흑염소 등 검은색 식품 모두가 좋다.

🌿 검정콩

– 신장에 좋은 음식 검정콩은 인체의 유해한 성분을 효과적으로 배출해주고 신장의 기능을 향상하는 효능이 있다.
– 평소 신장이 약할 경우 몸이 쉽게 차고 신진대사가 원활하지 못해 인체에 불필요한 수분이나 지방이 쌓이게 되는데, 꾸준히 섭취하면 불필요한 수분과 지방이 쌓이는 것을 효과적으로 막아준다.

🌿 결명자

– 신장병 환자가 결명자차를 수시로 마시면 수분이 대변과 함께 빠져나가는 효능이 있어 신장에 피로감을 회복시킨다.
– 또한, 결명자는 간장을 강화해 주는 효능이 있다.

🌿 밤

– 말린 밤은 신장의 특효약이며 속을 따뜻하게 해주고, 힘줄이 약한데 좋으며, 생밤은 강정제, 알코올분해·산화작용을 하며, 속껍질은 횟배와 피부 주름과 미백에 효과가 좋다.
– 맛이 좋은 밤은 탄수화물, 지방, 단백질, 비타민, 미네랄 등 꼭 필요한 5대 영양소가 고루 함유되어있어 완전식품으로 신장을 건강하게 하는 것뿐 아니라 혈액순환을 원활하게 하고, 근육 형성에도 도움이 된다.

🌿 배

– 배와 수박은 수분이 많은 대표적인 과일로 아미노산의 일종인 시트룰린이라는
  성분이 함유되어있어 이뇨작용을 탁월하게 개선해 준다.
– 인체의 열을 내리고, 장을 도와 소화를 돕고, 변비를 개선해 준다.

🌿 송이버섯

– 송이버섯은 요실금과 소변혼탁에 탁월한 효능이 있지만 발병한 요실금을 병원
  치료와 함께 먹는 것이 좋다.

🌿 수박

– 신장기능을 향상해주며, 요독증을 예방해주며, 몸에 열이 잦거나 평소에 자주
  붓거나, 콩팥염으로 소변을 보는 데 불편한 사람에게 좋다.

🌿 옥수수수염

– 신장의 기능악화로 인해 평소 이뇨작용이 원활하지 못하거나 단백뇨 증상이
  있을 경우 수박씨와 옥수수수염을 꾸준히 마시면 증상을 완화한다.
– 특히 아침에 얼굴이 쉽게 붓는 사람은 인체에 불필요한 수분과 노폐물을 제때
  배출하지 못한 것인데, 신장에 좋은 음식 옥수수수염을 섭취하면 이러한 증상
  을 개선해 준다.

🌿 팥

– 팥 역시 뛰어난 이뇨작용이 있어 신장에 도움을 주며, 특히 부기가 있는 신장
  병에 이상적인 식품이다.
– 깨끗이 씻은 팥 10g에 물 3컵을 붓고 물이 반으로 줄 때까지 달여 하루 3회로
  나뉘어 공복에 마시면 좋다.

🌿 호박

– 호박의 주성분은 당질로 이루어져 있고, 베타-카로틴 형태로 들어있어 비타민

A 및 다양한 비타민이 풍부하게 함유된 식품이다.

- 식물성 섬유질인 펙틴이 풍족하게 함유되어 있으며 칼슘, 철분 등의 미네랄들이 인체의 불순물과 혈중 콜레스테롤을 배출하며, 부기를 빼는 음식으로 유명하지만, 특히 늙은 호박은 신장을 젊게 하는 효능이 있다.

좋은 산야초

🌿 국화차

- 국화차는 신장을 강화해주기 때문에 이뇨작용에 탁월한 효능이 있어 몸이 피곤할 때 국화차를 마시면 효능을 볼 수 있다.

🌿 겨우살이

- 겨우살이를 마시면 신장이 강화되어 소변을 볼 때 불편하거나, 아픈 분에게 겨우살이는 탁월한 효능을 보인다.

🌿 산수유

- 신장과 간을 보호해 주는 산수유는 몸을 단단하게 해주며, 산수유에 신맛을 내주는 성분은 근육 수축력을 향상해주고 방광 조절 능력을 향상해주어 이뇨 증상과 함께 요실금 증상 등을 치료하는 음식이다.

🌿 어성초

- 신장 강화, 요로감염증, 소변을 보기 어려운 사람에게 뛰어난 효능이 있으며, 또한 이뇨작용을 활발하게 하기 때문에 비뇨기 계통 질환에 노출되어 계신 사람에게 많은 도움이 된다.

🌿 익모초

- 신장을 강화해주기 때문에 소변량이 적어지고 잘 나오지 않을 때 익모초를 달인 물이나, 환을 만들어 먹으면 탁월한 효능을 볼 수 있다.

🌿 질경이

– 질경이는 그늘에 말려 잎은 10g, 씨는 5g(하루분)을 달여 3회에 걸쳐 마시거나, 뿌리째 갈아서 더운물이나 데운 청주에 타 마셔도 좋다.

🌿 황 기

– 황기에 함유된 성분이 나트륨의 배설작용을 촉진하고 이뇨량을 증가시켜 주는 탁월한 효능이 있다.
– 이외 구기자, 토사자, 두릅, 뽕나무 뿌리, 백련초, 산수유, 아욱, 한련초.

좋은 식품

- 산수유 차와 두충차는 신장과 뼈를 튼튼하게 해주는 효과가 있다.
- 음식들로는 조(메조), 녹두전, 미나리, 오이, 우엉, 율무 등이 있으며, 특히 연근 밥(연실)은 정신건강과 심장에 좋다.
- 로열젤리, 꿀, 복분자와 호박씨 및 생강을 넣은 계피차도 신장에 좋다.
- 새우가 강장 식품으로 손꼽히는 이유는 양질의 단백질과 칼슘을 비롯한 무기질, 비타민B 복합체 등이 풍부하기 때문이다.
- 미역, 다시마, 굴, 해삼, 가물치, 장어, 잉어도 신장에 좋다.

민간요법

– 허브차를 자주 마시면, 몸속의 노폐물을 내보내는 효과가 있어 부기를 빼주며, 소변이 잘 나오도록 하여 신장기능에 효능이 있다.
– 옥수수수염 한 줌과 어름나무 가지 8g을 달여 차로 마시면 소변보기가 쉽고, 만성 신장염에도 좋다.
– 잉어 1마리에 마늘 10쪽, 붉은팥 1홉, 영지와 질경이 씨앗을 각각 12g씩 넣고 고아서 그 물을 자주 마시면 좋다.
– 수박 과육과 껍질을 합해 엿기름과 구기자나무 1근과 같이 고아 그 물을 수시로 마시면, 소변을 보기 힘들 때 효과가 높다.
– 늙은 호박의 살을 긁어내서 붉은팥과 함께 고아 죽을 만들어 꾸준히 먹으면

부기가 빠지고 신장에 좋다.

나쁜 음식

- 5백식품(흰쌀, 흰 밀가루, 흰 설탕, 흰 소금, 흰 조미료)을 먹지 않는다.
- 식초도 빙초산을 사용하지 말고 사과 식초, 현미 식초 등을 이용한다.
- 짜고, 맵고, 차갑고, 뜨겁게 먹지 않는다.
- 동물성단백질과 지방의 과잉섭취는 피한다.
- 커피와 알코올음료 섭취를 줄인다.
- 수분의 섭취는 하루에 6~8잔 정도가 좋다.

10) 호흡기 질환에 좋은 식품

무, 도라지, 호두유진액, 오미자, 생강, 더덕, 돌배, 연근, 표고버섯, 사과, 아스파라거스 등 신선한 과일과 채소를 주로 많이 먹도록 하는 것이 좋다.

한편 돼지고기, 튀김, 버터, 치즈, 햄 등 지방이 많은 음식이나, 자극성이 강한 식품들과 단 음식, 찬 음식, 커피, 청량음료, 담배, 술 등도 삼가고, 특히 결핵 환자는 해조류를 많이 섭취하면 좋지 않다.

🌿 토종 무청

무는 소화효소가 풍부한 소화제인 동시에 기침이나, 체내의 중금속이나 담배의 니코틴을 분해하는데 아주 뛰어난 효과가 있어 특히 민간요법으로 무즙, 도라지, 생강, 밭마늘 등에 조청이나, 꿀을 적당히 넣어 수시로 복용하면, 천식과 소아의 백일해나 담을 삭이는 데도 좋은 효과가 있다.

또한, 손상된 기관지와 폐를 온화하게 해주는 효과가 있는 무씨나 살구씨를 볶아서 가루 내어 먹는 것도 심한 기침에 아주 효과적이다.

1) 무

– 그리고 무는 소화효소가 풍부하여 음식물의 소화는 물론 체내의 중금속이나 담배의 니코틴을 분해시키는 데 아주 뛰어날 뿐 아니라, 따뜻한 성질이 있어 손상된 기관지와 폐를 온화하게 해주는 효과가 있다.

2) 도라지

– 한방에서는 배농, 편도선염, 최유, 진해, 화농성 종기, 천식 및 폐결핵의 거담제로, 그리고 늑막염 등에도 효과가 있는 것으로 알려져 있으며, 주요성분은 트라이테르페노이드(triterpenoid)계 사포닌으로 밝혀졌으며, 기관지 분비를 항진시켜 가래를 삭이는 효능이 있다.

– 또한, 사포닌 성분은 진정, 해열, 진통, 혈당 강하, 콜레스테롤 대사개선, 항콜린, 항암작용 및 위산분배 억제 효과 등 여러 효과가 있는 것으로도 알려져 있다.

– 국산 도라지의 주요 약리 성분은 트라이테르페노이드(triterpenoid)계 사포닌으로 밝혀졌으며 기관지준비를 항진시켜 가래를 삭이는 효능이 있다.

– 도라지에서만 특별히 관찰되는 사포닌 성분은 진정, 해열, 진통, 진해, 거담, 혈당 강하, 콜레스테롤 대사개선, 항콜린, 항암작용 및 위산분배 억제 효과 등 여러 약리 효과가 있는 것으로도 알려져 있으며, 특히 오래된 자연산도라지(지리산도라지) 혹은, 3년 이상 재배한 도라지가 좋다.

3) 밭마늘

– 마늘은 강력한 살균력을 지니고 있으며, 손상된 기관지와 폐를 세균감염으로부터 보호하는 효과 및 양기를 북돋워 주고, 혈액순환을 촉진하는 효능이 있어 조직을 재생시키는 데도 효과적이다.

– 토종 밭마늘은 기침을 계속할 때 갈아서 오블라트로 싸서 먹으면 크게 도움이 된다.

4) 생강

– 국산 생강은 담을 제거하고, 풍한과 습기를 없애 주고, 천식을 다스리며, 양기

를 돋우는 약성을 지니고 있어 기관지와 폐의 손상된 조직을 생산하는 효과가 있어, 강한 양기의 힘으로 폐와 기관지에 찼던 음기를 발산하며, 특히 감기가 들었을 때 생강차를 마시면 효과가 있다.

- 양기를 돋우는 약성을 지니고 있어 기관지와 폐의 손상된 조직을 생성시키며, 강한 양기로 폐와 기관지에 찼던 음기를 발산시키는 효과가 있다.

  ⇒ 생강과 더불어 칡뿌리(갈근), 감초, 목련꽃 봉오리, 대추 등도 감기에 좋은 식품이며, 이들을 함께 넣어 만든 생강갈근액(차) 및 생강갈근차에 토종 도라지청을 타서 먹으면 기침, 가래, 감기 등에 매우 좋을 것이다.

🌿 자연산 오미자(효소액)

- 국산 오미자는 폐 기능을 보호하는 효능이 있어, 편도선염, 만성기관지염 및 확장증의 기침과 천식, 가래 증상, 인후염 예방 및 치료에 효과적이다.
- 몹시 여윈 몸을 보(補)하며, 눈을 밝게 하고, 양기를 세게 하며, 남자의 정력을 도우며, 술독을 풀고, 기침이 나면서 숨이 찬 것을 치유한다.
- 아이가 기침을 자주 할 때 오미자 우린 물을 꾸준히 먹이면 유기산이 많아 신맛이 강하고 피로해소를 도와준다.
- 효소 음료를 먹으면 입에서 침이 잘 나오는데, 이는 소화 및 신진대사를 촉진하여 비만과 노화를 방지해주고, 혈액을 맑게 하는 정화작용을 한다.

🌿 자연산 돌복숭아(효소액)

- 감기에 걸리면 열을 내리거나 폐에 쌓인 균을 밖으로 내보내기 위한 기침은 천식, 해수, 백일해 등이 있으며 이는 간장, 신장, 폐의 기능에 관련된 경우가 많은데, 이는 몸에 무리가 안 가면서 손쉽게 민간요법으로 치유할 수 있는 것이 돌복숭아 효소인데, 이는 기침, 감기, 천식 등의 효능뿐 아니라 관절염에도 좋은 것으로 알려져 있다.

🌿 자연산 돌배(효소액)

- 자연산 돌배는 일반 배에 비해 3~5배가 넘는 효능이 있어 기침, 천식 해열, 위

궤양, 변비, 폐병, 폐암, 고혈압, 당뇨 등에 탁월한 효과가 있다.

– 돌배는 해열, 건위(위를 보호함), 지갈(갈증 해소), 이뇨, 항당뇨, 지방분해 등의 큰 효과가 있어 옛날부터 약용으로 널리 이용되고 있다.

– 폐병에는 배가 아주 좋은 것으로 알려져 있으며, 폐를 건강하게 해주고 피를 맑게 하며, 심장에 염증을 없애 주며, 화를 내리게 해주고, 주독을 풀어주며, 특히 고혈압, 당뇨 및 중풍에 좋다고 한다.

– 효소액 담글 때 전통 항아리에 자연산 돌배, 유기농 설탕이나, 자연산 꿀을 사용하여 전통방식으로 '돌배 효소액'을 만들어 마시면 맛과 영양에 좋다.

🌿 자연산 더덕

– 『본초강목』에 "더덕은 폐화(肺火)를 맑게 하고, 오랜 기침과 폐결핵을 다스린다."라고 적혀있으며, 또한 사포닌과 인, 비타민, 단백질, 칼슘, 당류 등이 함유되어 예로부터 건위, 강장제, 기침(천식), 거담 등의 약재로 이용되는데, 이는 자연산(야생) 더덕 차 혹은 가루가 재배한 더덕보다 효능이 좋다. (도라지 효과를 못 보신 사람은 야생 더덕이 좋다.)

🌿 양 파

– 생양파를 먹기가 힘든 사람은 생 된장에 양파를 많이 다져 넣고 볶은 콩가루를 듬뿍 넣어서 버무려 두면 양파의 매운맛이 가시고 된장의 짠맛도 순화되어 먹기 좋은 고단백 영양식이 되며, 볶은 깨와 마늘을 비롯한 다른 양념을 섞어도 좋다.

🌿 은 행

– 특히 국산 은행을 구워서 껍질을 까고 하루에 7개씩 먹으면 좋다.

🌿 호 두

– 호두(특히 국산)는 콩팥의 기능을 강화해 이뇨작용을 촉진하고 요통, 관절통, 어린이 변비 치료에도 좋은 효과가 있으며, 각종 질병을 예방하고 폐의 기능을

개선하면서 건강증진에 도움을 주고 정신을 맑게 해준다고 한다.

- 각종 미네랄 및 비타민B1과 칼슘, 인, 철분 등이 풍부하여 노화 방지와 자양강장에도 두드러진 효과를 보인다.

- 또한, 여러 기관지 및 폐 질환을 다스리는 식품으로 이용되고 있다.

- 지방을 많이 함유한 갈색의 속껍질이 벗겨져 공기에 노출되어 산소와 만나면 쉽게 산화되어 버리기 때문에 벗겨진 것을 구입하면 안된다.

- 요즘과 같은 환절기에, 감기로 인한 여러 가지 질환이 잦은 겨울에 아주 요긴하게 쓸 수 있는 보조제가 바로 호두유진액이다.

🌿 호두유진액 활용법

- 호두의 독성을 제거하기 위하여 밥과 함께 호두를 찐 뒤 3번 말리기를 반복한 후 살짝 볶은 다음 짜주면 호두 기름(油)이 완성된다.

- 오메가-3와 비타민B1이 풍부하여 꾸준히 먹으면 뇌건강과 성인병 예방은 물론, 기름으로 먹었을 때 흡수율이 높아 효과가 배가 된다고 한다.

- 하루 2~3회(1회1/3스푼) 먹으면 기침, 천식, 폐 질환에 매우 좋다. 특히 아이들에겐 건강증진과 감기 예방에 많은 도움이 된다.

- 심한 기침 감기나 천식으로 인한 기침에는 호두유진액을 티스푼에 따르고 거기에 구죽염 분말을 소량 섞어서 먹으면 좋다.

- 아이들이 자고 있을 때 새벽녘에 한 번씩 입에도 조금 흘려주면 목 안이 촉촉해져서 감기 예방에 많은 도움이 된다.

- 호두유진액을 먹기를 싫어하는 아이들에겐 밥에 살짝 섞어서 비벼주거나, 참기름 혹은 깨소금이랑 비벼서 주면 좋다

11) 보양 음식 鷄膏(계고)

닭은 폐의 기능을 도와 기운을 돋우며, 속을 편안하게 하면서 위장의 힘을 돕기 때문에 고기의 인삼이라 하는데, 특히 위암으로 고생하신 분이나, 소화 기능이 약

하여 음식을 제대로 섭취하지 못하여 기력이 없거나, 쉽게 피로하여 활동이 어렵거나, 속이 쓰리고, 체중이 감소하는 사람들에게 권하고 싶은 음식이다. 특히 궁중 음식으로 소화 기능이 약하여 음식을 제대로 먹지 못하여 기력이 저하된 정조 임금이 즐겨 먹었든 음식으로 유명하다.

또한, 영국에서는 흰색인 닭고기가 간암에 효능이 있다는 연구 결과가 발표되기도 하였으며, 최근에는 이와 유사한 음식인 삼계탕이 미국에서 큰 인기를 얻고 있다고 한다.

🐔 닭의 부위별 효능

1) 닭 다리: 운동을 많이 하는 부위로 쫄깃하며, 식감이 좋으며, 필수아미노산과 철이 함유되어 혈압이 높은 사람에게 좋다.
2) 닭 날개: 콜라겐, 콘드로이틴이 풍부하여 피부미용 골다공증에 좋다.
3) 닭 가슴살: 지방이 많아 저칼로리 고단백질이라 다이어트와 혈관질환에 좋다.
4) 닭 모래집: 한약재인 '계내금'은 소화력을 높이는 효능이 있다.

🔑 계고 만드는 법

1. 토종닭이나, 오골계를 선택하는 것이 좋으며, 닭 가슴, 다리, 날개를 부위별로 손질하여 지방이나 기름기를 제거한다.
2. 대파, 마늘, 양파, 생강 등을 고기에 넣고, 2시간 정도 푹 삶는다.
3. 닭 뼈, 기름, 껍질 및 채소를 제거한 후 고기를 잘게 찢어준다.
4. 잘게 찢은 살코기를 다시 육수에 넣고, 끓인다.
5. 마지막으로 누룽지를 넣고, 죽을 만들어 주시로 복용한다.

🍄 효능

– 위암 수술 후 후유증으로 몸무게가 급격하게 감소할 때 몸무게를 증가시킨다.
– 소화기 기능 장애로 음식물을 섭취하기 어렵거나, 소화 기능이 약하여 소화가 잘 안 될 때 소화 기능을 촉진한다.
– 자주 피로하거나, 기력이 없을 때 원기회복에 효험이 있다.

– 소화흡수력이 뛰어나며, 단백질이 풍부하여 체력이 회복에 있어 삼계탕보다 더 효과적이다.

12) 정력을 좋게 하는 '7대 보양 음식'

🍃 당근

당근은 정력뿐 아니라 우리 몸에 필요로 하는 영양가가 골고루 들어있는 식품으로 생당근을 갈아서 계속 복용하면 빈혈에 효과가 있으며, 씨는 신장병에 좋은 이뇨작용이 있어 부기를 빼주기도 한다.

또한, 당근을 강장 식품으로 먹으려면 당근과 사과 1개를 매일 아침 한 잔씩 먹으면 좋다. 이때 껍질째 갈아 먹는 것이 더 좋다. 이렇게 하면 원기가 왕성해지고 몸이 더워지며 특히 내장기능을 강화한다.

🍃 참 깨

병원에 입원해 있는 환자나 몸이 아픈 사람의 기운을 북돋우기 위해 깨죽을 자주 먹는데, 특히 들깨는 몸의 기력을 돕는 음식으로 예로부터 널리 알려져 있는데, 들깨를 갈아서 죽으로 먹는 것도 좋지만, 콩과 대추 및 참깨와 함께 쪄서 단자를 만들어 먹으면 정력 식품으로 더욱 좋다.

🍃 땅콩

땅콩은 필수지방산이 풍부해서 콜레스테롤 수치를 낮추는 효과가 있어 전문가들은 땅콩이 심장병, 고혈압 환자에게 알맞은 식품이라고 추천한다. 또한, 땅콩은 콩 종류 중 당질이 가장 적게 들어있을 뿐 아니라 필수아미노산인 라이신이 풍부할 뿐 아니라 비타민B1, B2, E 등도 다량함유하고 있어 스테미너 식품으로 높이 평가받고 있다.

🌿 포도

과일의 씨는 생명의 근원 역할을 해서 다량의 영양소와 우리 몸에 필요한 요소들이 많이 들어있다. 특히 포도는 소화 기능을 돕는 효능이 있으며 이뇨작용을 하기 때문에 한방에서는 포도 씨를 강장제로 많이 쓴다.

정력을 강하게 하려고 포도를 먹을 때는 포도보다는 속에 들어있는 포도 씨는 소화가 잘 안 되기 때문에 씨만 따로 빼서 가루로 만들어 꿀에 재워 먹으면 효과가 더욱 크다.

🌿 더 덕

더덕이 정력에 좋다는 것은 이미 잘 알려진 사실이다. 더덕은 효능이 크기 때문에 식용뿐 아니라 약용으로도 많이 사용된다.

더덕은 칼슘과 인이 풍부하게 들어있고 인삼에 많은 사포닌 성분도 들어있어 특히 강장, 강정 식품이다. 위를 튼튼히 하고 폐, 비장, 신장의 기능을 강화해 준다.

🌿 구기자

속담 중에 "혼자 사는 남자에게 구기자 술을 먹이지 말라."는 말이 있다. 그 정도로 구기자의 강장 효과가 뛰어나기 때문이다.

구기자나무는 왕성한 번식력이 강해 잘 자라는 나무에서는 한 해에 두 번 꽃이 피고 두 번 잎이 돋아나며 두 번 열매가 열린다는 것이다.

잎과 열매를 먹기도 하는데 주로 차나 술을 만들어 마신다. 구기자는 특히 정력을 강하게 해줄 뿐만 아니라 동맥경화 예방에도 탁월한 효능이 있다.

🌿 혈액순환개선제

» 구기자 울금 차

비타민A가 풍부한 물 2L 기준으로 구기자 4스푼+울금 1스푼+꿀을 1스푼을 넣고, 15분 정도 끓인 물을 매일 2~3회 복용한다.

13) 대상포진

가) 꽃송이 및 느타리버섯

베타글루칸이라는 성분이 있어 면역력을 키워 주는 세포에 직접 영향을 주어 강력한 항암효과 및 면역기능을 강화하는 탁월한 효과를 보인다.

나) 도라지

건강 관련 식품 중에서 유명한 것이 도라지는 사포닌 성분이 풍부하게 들어있어서 면역력을 증가시켜 준다.

다) 홍삼

면역력을 증가시켜 주는 사포닌 성분이 많이 들어있어 몸을 건강하게 해주고 암 예방과 노화 방지 효과까지 있다.

라) 녹황색 채소

대상포진에 좋은 음식인 녹황색 채소는 라이코펜 성분이 들어있어서 혈액순환을 활발히 해주고 신진대사를 높여주어 면역력 강화에 큰 도움을 준다.

마) 양파

우리나라 식탁에서 양파가 들어가지 않은 음식을 찾기 힘들 정도로 많이 섭취하는데, 이는 몸속의 혈관을 튼튼하게 해주고, 면역력 향상에 도움을 준다.

바) 등푸른생선

요즘 오메가3 열풍이라고 할 정도로 약품들이 나오고 있는데, 이는 자연에서 얻을 수 있는 등푸른생선이 면역력과 관련된 부분에 효과가 있다.

사) 잡곡밥

건강을 위해서 잡곡밥을 많이 먹는 추세인데, 현미, 보리, 조, 귀리, 검은콩 등은 면역력 강화에 좋은 영양분들을 흡수할 수 있어 대상포진에 좋다.

아) 굴

바다의 보물이라고 할 정도로 충분하게 영양분을 제공해주는 굴은 피로해소에 좋은 타우린부터 대상포진과 관련된 면역력 향상에도 도움을 준다.

6. 나의 체질은?

구분		태양인	소양인	태음인	소음인
외모	머리	크다.	상체는 충실함.	기세가 약하다.	적은 편.
	목	굵고 실하다.	긴 편이다.	가늘고 길다.	짧은 편이다.
	가슴	발달한 체형.	성장/ 충실한 편.	체격이 건실함.	빈약한 편임.
	허리	아래가 약하다.	하체가 약하다.	형세가 성장.	하체가 균형.
	엉덩이	작다.	아래가 약하다.	크다.	크다.
	다리	위축형.	짧은 편이다.	대부분 길다.	짧은 편이다.
	키	작은 편이다.	큰 편이다.	체격이 건실함.	보통 작은 편.
	비만	비후하지 않음.	보통.	비만형.	마른 체질.
	피부	보통.	보통.	견실하다.	부드럽고, 조밀함.
	용모	뚜렷하다.	단정하다.	굳건하다.	성장하다.
	자세	불안정.	외로워 보임.	불안정.	외로워 보임.
	행동	오래 서 있는 것도 힘이 든다.	걸음걸이가 날래다.	보통.	가벼워 보인다.
	특기 사항	외모는 큰 편이며, 성격은 다혈질이다.	가끔 키가 작아 소음인으로 보는 경우가 있다.	여위고, 키가 작은 경우는 드물다. 태양인 외모와 비슷하다.	드물게 키가 큰 사람도 있다. 자궁발육이 좋은 체형이다.

성 격	대인 관계	적극적인 소통으로 다른 사람과 쉽게 교통.	사무에 능하고 강인함과 적극성이다.	호화스러움과 재물에 욕심이 많다.	온순하고, 침착하며, 상냥하여 사교적이다.
	항심	急迫(급박)之心(지심)(조급한 마음)	求心(구심)(일을 벌여 불안)	怯心(겁심)(조심성)	不安定之心(부안정지심)(소심한 성격)
	심성	진취적, 의욕적, 독선적, 실패 시 남 탓함.	강하고, 날렵한 성격.	묵직하고, 느릿한 성격.	소극적, 시기심과 감정이 장기간 지속.
	心慾(심욕)	放縱(방종)之心(지심)	偏私(편사)之心(지심)	物慾(물욕)之心(지심)	偸逸(유일)之心(지심)
	성격	용맹함, 적극성.	정리보다 방치.	변화를 싫어함.	내성적, 침착.
	좋은 음식	담백한 음식.	차고, 싱싱함.	단백질, 중후.	따뜻함, 자극성.
	나쁜 음식	맵고, 열나는 것.	열나고, 자극성.	지방질, 자극성.	차고, 지방질.
	질병	소변량이 많고 잘 나오면 건강. 대변이 잘 안 나오면 병.	대변이 잘 통 하면 건강. 비뇨기/생식기 기능이 약함.	땀이 잘 나면 건강. 호흡기/순환기 기능이약함(변비).	소화가 잘되면 건강(위장병) 설사와 땀이 많이 나면 병.
	病症(병증)	소변이 불편하고, 입에서 침이나 거품이 나오고, 열격증(토함).	대변이 불편. 대변 불통 시 가슴이 답답하고, 설사와 배가 냉함.	땀이 안 나면, 소장의 명치가 꽉 막혀 답답하고, 땀이 나면 병이 회복.	소화가 안 되고, 땀이 나면 병, 아랫배가 냉하고 땀이 나면, 병이 악화.

태양인	소양인	태음인	소음인
성질이 조급하다.	자꾸 불안하다.	매사에 조심한다.	불안정 성격이다.
매사에 적극적임.	매사에 방심함.	무사 안일주의.	매사에 침착함.
담백한 음식 선호.	찬 음식을 선호.	중후한 음식 선호.	자극성 음식 선호.
매운 음식 싫어함.	열나는 음식 싫다.	자극성 음식 싫다.	찬 음식 싫다.
적극적 의사소통.	강인한 적극성.	호사스러운 성격.	상냥하고 사교적.
소변 다량, 잘 나옴.	대변이 잘 통함.	땀이 나면 상쾌함.	소화가 잘됨.
대변이 잘 안 나옴.	비뇨기 능이 약함.	순환기능이 약함.	설사, 땀이 많이 남.
독선적, 남을 탓함.	강하고 날렵함.	묵직하고 느긋함.	소극, 감정 장기간.
머리가 큰 편임.	상체가 충실한 편.	기세가 약해 보임.	체형이 적은 편임.
가슴이 발달체형.	가슴이 단단한 편.	가슴이 건실한 편.	가슴이 빈약한 편.
허리가 약함.	하체가 약함.	하체가 상실함.	하체가 균형 잡힘.
엉덩이 작다.	엉덩이가 작다.	엉덩이가 크다.	엉덩이가 크다.
다리가 길다.	다리가 짧다.	다리가 길다.	다리가 짧다.
키가 작은 편임.	키가 큰 편임.	체격이 건실한 편.	키가 작은 편임.
자세가 불안정.	자세가 외로움.	자세가 불안정.	자세가 외로움.
체격이 보통.	체격이 보통.	비만형.	마른 체형.
서 있는 것 힘듦.	걸음걸이가 빠르다.	걸음걸이 보통.	걸음걸이 가볍다.
몸이 불편하면 소변이 불편하다.	몸이 불편하면 변비가 온다.	땀을 흘리고 나면, 기분이 상쾌하다.	땀을 흘리고 나면 기운이 없다.
일반적인 피부.	일반적인 피부.	살갗이 견실하고 조밀하지 않다.	피부가 조밀하고 부드럽다.
체격이 큰 편이다.	체격이 보통이다.	체격이 큰 편이다.	체격이 작은 편임.
넓고 잘 발달하였다. (비만형)	가슴이 넓고 튼튼한 편 (근육형).	가슴이 벌어지고 견실하다.	빈약하고 구부정하다. (세장형)
시원한 음식 선호.	뜨거운 음식 선호.	시원한 음식 선호.	따뜻한 음식 선호
걸음걸이가 꼿꼿하다.	걸음걸이가 빠르고, 몸을 흔든다.	걸음걸이가 무겁고, 느리다.	걸음걸이가 자연스럽고 얌전하다.
외모, 골격이 굵고 다부진 체격이다.	외모는 보통 다부진 체격이다.	외모, 골격이 굵고 살이 찐 편이다.	외모, 골격이 작고 균형이 잡힌 체격이다.

新老人十戒名(신노인십계명)

1. 일일이 알려고 하지 마라

2. 이것저것 利害得失(이해득실)을 따지지 마라

3. 三三(삼삼) 五五(오오) 어울려 다녀라

4. 死生決斷(사생결단) 하지 마라

5. OK 하고, Oh! Yes 하라

6. 肉體(육체)를 움직여라

7. 70%로 滿足(만족)하라

8. 팔팔하게 살아라

9. 구질구질하게 살지 마라

10. 10%는 社會(사회)에 還元(환원)하라

발효식품 제조법

부록

1. 전통식초 제조법

과정 1: 누룩을 만든다.

1) **시기**: 6월이 적기이며, 가능하면 초여름에 만드는 것이 좋다.

2) **재료**: 토종 밀 90%에 녹두 10%를 준비한다.

3) **제조 순서**

  (1) 밀과 녹두를 방앗간에 가서 누룩용(밀기울)으로 빻는다.

  (2) 밀기울이 겨우 엉킬 정도로 물을 넣고 반죽을 한 후 누룩 형틀 같은 곳에 보자기를 깔고, 여기에 밀기울을 넣고 단단히 밟아 누룩을 만든다.

  (3) 형틀에서 만든 누룩은 뒤집어 가면서 2일 정도 말린 후 다시 누룩 사이에 짚을 채워 차곡차곡 세운다. 그러나 여름에는 헛간에 짚을 깔고, 가마니 등으로 덮어 두어도 된다.

  (4) 발효 적정온도는 30℃ 정도이며, 삼복더위가 아니면 전기장판을 이용해도 된다.

  (5) 발효 기간은 20일 정도이다.

  (6) 발효 후 다시 건조한 곳에 1개월 정도 숙성시킨 후 다시 빻는다.

  (7) 빻은 가루는 4~5일 밤낮으로 햇빛과 이슬을 맞힌다.

  (8) 이때 자체의 나쁜 냄새를 제거하며, 잡균의 살균 등으로 좋은 향을 낸다.

  (9) 누룩 또는 곡자가 완성된다.

과정 2: 식혜를 만든다.

  1) 현미 무공해 쌀을 생수에 7~8시간 정도 담가두었다가 밥을 한다.

  2) 엿기름으로 식혜를 만든다. (4. 조청 제조법 참조)

  3) 약쑥, 인진쑥, 생강, 감초, 오가피 등을 넣고 약식혜(감주)를 만들어 사용하면 이것이 천연 현미 식초이다.

과정 3: 술을 담근다.

1) 무공해 현미 쌀 2되를 생수에 7~8시간 정도 담가두었다가 밥을 한다.

2) 현미밥을 완전히 식혀 누룩 가루와 고루 섞는다.

3) 재료: 현미 2되, 누룩 가루 1되, 식혜 1되, 엿기름가루 2홉.

4) 물은 식혜와 생수를 사용하며, 항아리에 2/3 정도 채우고, 가재나 헝겊으로 덮고, 고무줄로 동여맨다.

5) 온도는 30℃ 정도를 유지하여야 한다. 겨울철에는 온돌방 온도 정도거나, 전기장판의 높은 온도, 봄가을에는 전기장판의 중간 정도의 온도로 항아리 전체를 담요 등으로 싸준다.

6) 2~3일이 지나면 술이 발효되기 시작한다.

7) 술이 발효하기 시작하면 상부를 조금 열고, 담요로 항아리를 싼다.

8) 술이 발효하기 시작하여 4~5일이 지나면 발효가 중단되고, 맑은 술이 보이게 된다.

과정 4: 식초를 만든다.

1) 준비사항

(1) 유액을 바르지 않는 항아리를 준비한다.

(2) 초항아리 안팎을 깨끗하게 씻은 후 마른 수건으로 물기를 완전히 제거한 뒤, 짚을 태우는 불로 항아리 독 안을 소독하거나, 아니면 100% 알코올 식초(양조식초)로 소독하여야 한다.

2) 식초제조 순서

(1) 소독한 초항아리에 맑은 술을 걸러서 옮겨 담는다. 이때 용수는 대나무로 만든 용기를 사용하여 옮겨 담는다.

(2) 주의사항

- 초를 앉힐 때 맛을 보거나, 입술이 닿는 그릇을 독 안에 넣거나, 식용유 등 다른 이물질이 들어가면 변질하기 쉽다.

- 술이 변질하거나 꽃가지가 피어 정상적인 발효가 되지 못하므로 주의하

여야 한다.

(3) 초를 앉힌 후 초항아리 입구를 가재나 깨끗한 천으로 덮고, 고무줄로 동여맨 다음 뚜껑을 덮는다.

(4) 초항아리 뚜껑을 덮고, 직사광선이 비치지 않는 서늘한 곳에 20일 이상 보관한다.

(5) 주의사항

- 바람이 잘 통하는 재래식 부엌이나, 마루, 창고, 베란다 등에 두는 것이 좋다.
- 바닥 온기가 직접 항아리에 닿지 않도록 받침대를 깐다.
- 항아리를 함부로 옮기거나, 다루지 않아야 한다.
- 공기가 맑은 곳에 두어야 좋은 식초를 만들 수 있다.

(6) 초산 침투를 용이하게 하여 발효를 촉진하기 위하여 초항아리를 매일 흔들어 준다.

(7) 식초가 성숙하면 초항아리 주위에 아주 작은 하루살(양파나 과일에 모이는 하루살이)이가 모이는데 이를 초할매라 하며, 항아리 바닥에 생기는 작은 벌레를 초눈이라 한다.

과정 5: 식초를 숙성시킨다.

1) 초를 앉힌 후 20일이 지난 뒤 첨가물을 넣는 것이 좋다.

  (1) 벌꿀 2홉, 구연산 성분의 사과, 포도, 석류, 살구 등의 과일을 적당히 넣는다.

  (2) 인삼, 대추, 토종꿀을 넣으면 인삼 식초이고,

  (3) 솔잎, 송화, 송진을 넣으면 솔잎식초이다.

2) 식초는 발효되는 시간이 중요하므로 최소한 1년 이상 숙성시켜야 강력한 초산이 생성되며, 3년이 지나야 제 빛깔이 난다.

3) 숙성과정에 인위적으로 온도조절이나, 소주, 양주, 주정, 빙초산 등이 섞이면 화학작용이 일어나 본질을 망치게 하므로 주의하여야 한다.

4) 기간은 1년 기준의 사계절을 거치게 하여야 하는데, 이는 겨울에는 효소가 잠

복하고, 여름에는 효소가 활짝 피어나는 세월의 섭리를 느껴야 하기 때문이다.

* 현미 식초를 1년 이상 발효한 식초를 일명 '흑식초'라 한다.

2. 생강 식초 제조법

과정 1: 특성

1) 대체 의학적 효능

식초와 생강이 만나면 우리가 알지 못하는 놀라운 효능이 있다는 사실이 최근 일본에서 밝혀져 화제인데, 이는 당뇨병, 고혈압은 물론 동맥경화, 뇌졸중, 심근경색, 변비, 냉증, 등 다양한 효능이 밝혀지고 있기 때문이다.

감기의 특효약으로 생강차를 마시며, 항균효과나 위를 건강하게 하는 작용, 냉증 개선작용을 하는데.

2) 내 몸이 차면,

첫째: 내 몸의 기초대사율이 저하된다.

둘째: 면역력이 저하된다.

셋째: 자율신경의 활동이 흐트러진다.

넷째: 내장기능의 저하가 발생한다.

다섯: 우울증에 걸리기 쉽다.

과정 2: 제조법

1) 재료준비: 생강 10개, 현미 식초 900㎖ 비율로 준비한다.

2) 생강을 깨끗이 씻어서 그대로 사용한다.

3) 현미 식초를 냄비에 15분 정도 가열한다.

4) 끓인 용기에 생강을 넣는다.

5) 이것이 생강 식초이다.

6) 복용: 식초를 1/4 양에 물 3/4를 희석하여 마신다.

과정 3: 흑초생강 제조법

1) 생강 5개, 흑초 360㎖, 설탕 4스푼 비율로 준비한다.

2) 생강을 껍질째 깨끗이 씻어서 물기 제거 후 사용한다.

3) 생강을 엄지손톱 크기로 잘게 자른다.

4) 보존 용기에 생강과 설탕을 넣어 흑초를 부어 잘 섞는다.

5) 냉장고에 3일 이상 보관한 후 복용한다.

3. 산야초 효소 발효법

과정 1: 대체 의학적 효능

일명 백야 초(100종류 이상의 들풀이란 뜻)라고도 하는데, 이는 '정월 보름에 앞서 산나물국 세 번만 먹으면 황소 한 마리 먹은 폭이다.'라는 말이 있다. 이는 추위와 싸우고, 햇볕에 목말라 하면서 엽록소에 비타민, 미네랄, 아연, 마그네슘이 들어있어 우리 몸속에 들어오면 혈액 정화능력이 월등하여 중금속을 씻어 내고, 면역력을 줄 뿐 아니라 혈액 정화능력이 풍부하여 세포를 늙지 않게 해주며, 단백질, 탄수화물, 성인병 예방은 물론 무기질 등이 풍부한 산야초의 가치는 바로 뛰어난 생명력에 있다.

과정 2: 산야초 발효방법

1) 산야초 채취

(1) 채취 종류와 시기

　(가) 새순, 새싹, 꽃, 열매, 뿌리, 줄기, 껍질 등에 효능이 많다.

　(나) 채취 시기: 양력 5월부터 10월 사이 계절별에 채취한다.

(2) 미량영양소와 효소, 생균이 풍부하게 함유된 산야초의 잎, 줄기, 뿌리, 꽃, 열매, 엽체, 껍질 등을 사용한다.

(3) 줄기와 잎은 가장 잎이 왕성할 때 채집하는 것이 좋고, 봄에 새싹이나, 잎이 나오는 식물은 새순이나 새싹에 효능이 많다.

(4) 뿌리는 초봄이나, 늦가을에 채취하는 사용하는 것이 좋다.

(5) 꽃은 꽃망울이나, 개화초기에 것을 사용하는 것이 좋다.

(6) 과실은 성숙 초기 녹색일 때나, 과실이 성숙한 시기의 가을에 채취하여 사용하는 것이 좋다.

(7) 유기농으로 재배한 채소, 약초, 과일을 포함하는 것이 좋다.

(8) '산나물' 자가 들어가거나, 잎이 서로 마주 보는 식물이거나, 특히 인삼같이 5엽인 산야초를 선택하는 것이 더 효과적이다.

2) 준비사항

(1) 산과 들의 깨끗한 곳에 있는 오염이 안 된 청정지역의 산야초를 계절별로 구분하여 채취한다.

(2) 깨끗한 물에 씻고서 물기를 제거한다.

(3) 적당한 크기(3~4cm), 뿌리는 더 잘게 자른다.

(4) 전통 항아리(옹기)를 준비하여 깨끗이 씻은 다음 내부를 건조 시킨다.

(5) 효과가 있는 산야초를 필요로 하는 효능별 채소를 최소한 50가지 이상을 자연 그대로 채취하여 숨 쉬는 항아리에 정성껏 3년 이상 발효시켜 만들어진 제품이 바로 효과가 최고조에 이른다고 한다.

3) 효소 발효 과정

(1) 재료는 산야초를 50가지 이상 준비하여 잘게 자른다.

(2) 재료와 흑설탕이나 꿀의 비율을 1:1로 유지 하도록 하여야 백야초 효소 발효의 성공 여부는 설탕 비율을 잘 맞추는 데 있다.

(3) 설탕(꿀)을 잘 섞어서 김치를 담그는 방법으로 용기에 차곡차곡 담는다.

(4) 재료는 4/5를 넘지 않도록 채워야 한다.

(5) 산야초 발효 시 기포가 발생하여 재료를 밀어 올리므로 깨끗한 돌로 눌러 놓는다.

(6) 새로운 산야초를 추가할 경우 기존재료의 밑으로 뒤섞는다.

(7) 항아리는 밀봉하여 서늘한 그늘에 보관하는 것이 좋다.

(8) 재료가 발효하면서 넘칠 우려가 있으므로 재료가 골고루 발효되도록 1주일 한 두 번 정도 섞어 준다. 이때 곰팡이가 생기지 않도록 주의하여야 한다.

(9) 재료 채취를 마감하고 3~4개월 정도 숙성을 시킨다.

(10) 1차 발효가 끝나는 시기는 왕성한 거품 발생이 잠잠해지는 시기인데, 이때는 1차 발효가 끝나는 시기이므로 용기의 재료를 걸러서 최소 6개월 이상 1년 정도 숙성시킨다.

(11) 3년 이상 발효시키는 것이 효능이 최고이다.

과정 3: 복용방법

1) 생수/온수 300㎖: 효소 30㎖를 타서 하루에 2~3회 복용한다.

2) 점심때나 저녁때 10㎖ 정도 혼합하여 30분 정도 두었다가 마시면 흡수가 훨씬 잘 된다.

3) 장기간 복용하는 것이 좋다. (소주에 타서 마셔도 무방하다.)

4) 특이 체질인 사람은 가슴이 울렁거리며, 속이 답답하다거나, 일시적으로 효소 반응이 나빠진다는 등의 느낌이 나타나거나, 공복을 피하여 복용량을 조절하면 해소된다.

과정 4: 효능

1) 건강한 사람이나, 병약자 또는 현대인이 부족하기 쉬운 비타민과 무기질 등이 풍부하여 성인병 예방 및 치료에 효과적이다.

2) 저혈당일 때 1일 2~3회 생수에 타서 마시면 단식의 효과가 높아진다.

3) 투병생활을 하거나, 허약자에게 이처럼 좋은 건강식품은 없다.

4) 저혈당이나 빈혈 증상이 있는 경우에도 좋은 효과를 낸다.

5) 위와 장 기능이 약한 자에게 도움이 된다.

6) 자연식품이기 때문에 노화 방지, 비만 해소, 소화촉진, 적혈구 증식, 변비 예방, 임산부나 노약자, 성장하는 어린이가 섭취하면 좋다.

7) 체지방감소, 출산 후 체중관리, 피부와 미용관리에도 도움이 된다.

8) 항암효과가 있는 산야초를 채집하여 효소를 만들어 암 환자가 복용할 경우 크게 도움이 된다.

   * 제10장 건강 관리법 5. 성인병 예방 및 치유법 참조

4. 조청 제조법

과정 1: 엿기름을 만든다.

1) 재료는 쌀이나, 옥수수, 수수, 고구마 등으로 만들 수 있다.

2) 도정을 하지 않은 겉보리를 물에 2~3시간 담근 후 건져 물을 뺀다.

3) 겉보리에 싹이 날 때까지 건조하지 않게 천으로 덮어 둔다.

4) 겉보리에 싹이 10mm 정도 돋아나면 건조시킨다.

5) 서늘한 늦가을 햇볕에 건조시킨 것이 최고 품질의 엿기름이다.

6) 싹이 난 겉보리를 건조하여 가루를 만든 것이 엿기름이다.

과정 2: 식혜를 만든다.

1) 전통식초 만드는 방법의 식혜 공정과 같다. (조청과 같은 효능)

2) 쌀 3kg과 엿기름 450g을 씻어 물을 1:1 정도로 평소보다 조금 적게 붓고 고두밥을 짓는다. (멥쌀보다는 찹쌀에 엿이 더 잘 나온다.)

3) 지은 밥 위에 엿기름(보리를 싹 나게 하여 건조한 것)을 분량대로 붓고 물을 부은 다음 밥과 엿기름을 10:1 비율로 고루 섞는데, 정석대로라면 식혜를 만들 때처럼 엿기름물을 따로 내서 물만 사용하기도 하는데, 어차피 걸러낼 물이라 이렇게 한데 섞어 만들기도 한다.

4) 위의 상태에서 밥솥의 뚜껑을 닫고 8~10시간 정도 보온으로 두면 밥알이 위쪽으로 떠오를 때까지 삭힌 것이 식혜다.

과정 3: 조청을 만든다.

1) 삭은 밥과 엿기름 건더기를 베나 면 보자기로 짜낸 찌꺼기는 버린다.

2) 걸러낸 물을 약한 불에 서서히 끓이면서 거품은 걷어낸다.

3) 약한 불에 한두 시간 정도 끓이면 물이 약간 줄어들면서 점점 색이 짙어지는
데, 세 네 시간 경과하면 큰 거품이 생긴다.

4) 주걱으로 떠보면, 흐르다가 굳어지면 맛있는 조청이 완성된다.

5) 소독된 병에 담아 냉장고에 보관하여 복용한다.

과정 4: 조청 효능

1) 조청은 장의 독소와 노폐물을 제거함은 물론 소화기 계통을 도와 소화가 잘되
며, 혈액이 맑아지고, 세포가 재생되어 체질이 개선된다.

2) 각종 천연 영양소를 공급하여 몸의 조화와 균형을 유지시켜 변비와 비만을 조
절하고, 정신이 맑아지면서 집중력이 강화되는 식품으로 지금은 벌꿀 대신 천
연 감미료로 널리 이용되고 있다.

『100세 시대를 위한 자연식품과 건강관리』를 출간하면서

　인간이 태어날 때는 자기 마음대로 태어난 것은 아니지만, 태어난 후 성장을 하면서부터 자신의 몸은 스스로 관리를 하여야 한다.

　그렇다고, 생각만큼 몸을 건강하게 유지하기가 그리 쉬운 것은 아니다.

　태어나면서 부모의 체질을 유전 받아 오장육부 중 어느 부분이 약하고, 강한지를 알 수는 없지만, 성장을 하면서 자기 몸의 오장육부 중 어느 한 부분이 약하다는 것을 느끼게 된다. 이때부터 몸에 좋다는 음식을 찾게 되는데, 이는 내 부모가 주는 음식에서부터 본인 스스로 음식 문화에 맛 들여진 식품으로 인하여 발생하는 각종 성인병과 자연환경으로 인한 질병으로 인간들은 많은 고통을 받으면서 살아가고 있다.

　나는 1987년 교통사고로 골반을 다쳐 수술한 적은 있었지만, 그 어떠한 질병 없이 지금까지 건강을 유지 할 수 있었던 것은 나의 부친은 6·25 참전 시 부상으로 제주도 후송 병원에서 전역하신 후부터 돌아가실 때까지 국가로부터 의료지원을 전혀 받지 못하시고 후유증과 노동으로 농사일하시면서 각종 질병과 가난으로 인한 위장병으로 오랫동안 고생을 하시면서 오직 민간요법으로만 치유하시다가 일찍 세상을 떠나신 후 몇 년이 되지 않아 사촌 형 또한 시골에서 힘겹게 농사일을 하시면서 살다가 위암으로 단명하신 것을 지켜본 나는 언제부터인가 시골집 주위에 아버지께서 심어 놓으신 야생초에 의해 우리 인간들에게 많은 병을 치유할 수 있음을 알게 되었지만, 이를 제대로 활용도 못 하시고 돌아가신 것을 알고부터 나는 아버지의 숙원을 이루고자 생활주변에 무수하게 자라고 있는 우리나라 토종 식물을 이용한 민간요법을 직접 체험하면서 그 효험을 경험하였다.

나는 이를 바탕으로 우리 생활주변에서 자생하는 야생초가 우리 몸의 건강에 도움이 된다는 사실을 몸소 체험하면서 자연치유학에 관련한 문헌과 전문가들의 도움을 받아 100세 시대에 사는 우리들의 건강에 많은 도움이 되시기를 바라는 마음에서 이 책을 출간한다.

2017년 7월
저자 이채호

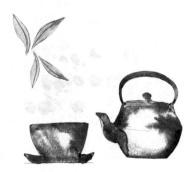

참고문헌

출판사	책 이름	저 자	발행년도
생활한방연구소	『현대인의 생활 한방』	홍문화 외 2명	1989
재단법인광선연구소	『遺傳과 光線』	黑田保次良	1968
음양맥진출판사	『陰陽五行通辯寶鑑』	박기성, 김성호	1998
도서출판예찬	『만성병 시대』	오장근	1996
휴머니스트	『동의보감(허준)』	동의과학연구소	2002
신광인쇄사	『벌침요법』	박노경 편저	1990
가림출판사	『자연치료의학』	오홍근	1996
대광출판사	『체질을 알면 건강이 보인다』	이명복	1994
고려문화사	『한방동의보감』	구보희	2000
도서출판선영사	『사상의학(이제마)』	이명복, 전양경 편저	2002
태일출판사	『옛날식초 장수법』	구관모	1998
해서원	『신건강상식 3000』	편집부	1993
국제선교연구원	『자연치료입문』	신광균 편저	1998
361교실	『361요법교재』	국민일보사회연구원	2000
삼성출판사	『현대농업기술』	유달영	1985
쌍용출판사	『중국궁중회춘건강법』	채일반	1981

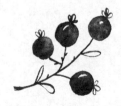